现代专科护理技术与实践

主编　张成程　昝金玲　朱俊珍　魏秀艳
　　　张　宇　栾凤珍　徐　真

上海科学技术文献出版社
Shanghai Scientific and Technological Literature Press

图书在版编目（CIP）数据

现代专科护理技术与实践 / 张成程等主编 .-- 上海：上海科学技术文献出版社,2023

ISBN 978-7-5439-8960-3

Ⅰ. ①现… Ⅱ. ①张… Ⅲ. ①护理学 Ⅳ. ① R47

中国国家版本馆CIP数据核字（2023）第199163号

组稿编辑：张　树
责任编辑：王　珺
封面设计：宗　宁

现代专科护理技术与实践
XIANDAI ZHUANKE HULI JISHU YU SHIJIAN

主　　编：张成程　昝金玲　朱俊珍　魏秀艳　张　宇　栾凤珍　徐　真
出版发行：上海科学技术文献出版社
地　　址：上海市长乐路746号
邮政编码：200040
经　　销：全国新华书店
印　　刷：山东麦德森文化传媒有限公司
开　　本：787mm×1092mm 1/16
印　　张：21.5
字　　数：547 千字
版　　次：2023年9月第1版　2023年9月第1次印刷
书　　号：ISBN 978-7-5439-8960-3
定　　价：198.00 元

编委会

主　编

张成程　昝金玲　朱俊珍　魏秀艳

张　宇　栾凤珍　徐　真

副主编

龙　慧　刘慧冬　史小梅　孙伟菊

魏　娟　贾　明　李　旭　师　伟

编　委（按姓氏笔画排序）

龙　慧（滕州市洪绪镇卫生院）

田　波（荆楚理工学院附属中心医院/荆门市人民医院）

史小梅（栖霞市中医医院）

师　伟（山东省妇幼保健院）

朱俊珍（山东省无棣县柳堡镇卫生院）

刘慧冬（山东中医药大学附属医院）

许　梅（荆楚理工学院附属中心医院/荆门市人民医院）

孙伟菊（恩施土家族苗族自治州中心医院）

李　旭（贵州中医药大学第二附属医院）

汪　颖（荆楚理工学院附属中心医院/荆门市人民医院）

张　宇（青岛市中医医院）

张成程（枣庄市中医医院）

周寒莉（荆楚理工学院附属中心医院/荆门市人民医院）

赵　杰（淄博市第一医院）

昝金玲（枣庄市立医院）

贾　明（山东省枣庄市精神卫生中心）

徐　真（潍坊鸢都医院）

栾凤珍（鄄城县人民医院）

魏　娟（新疆医科大学第三临床医学院）

魏秀艳（泰安市第一人民医院）

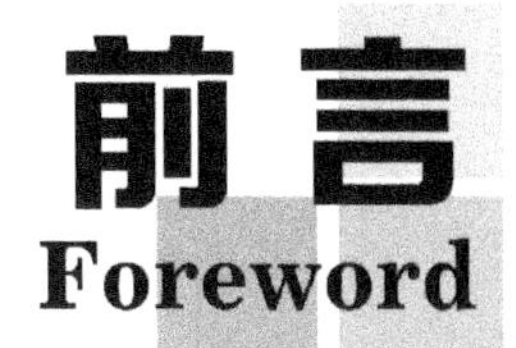

专科护理是指临床各专科特有的护理知识和技术，是体现护理工作内涵和护理质量的试金石。随着医疗领域的快速发展，各专科新技术、新理论不断涌现，专科护理随之突显出其专业性、技术性和适应性等重要特点。加之护理工作在我国医疗卫生事业的发展中发挥着重要作用，广大护理工作者在协助临床诊疗、救治生命、促进康复、减轻疼痛及增进医患和谐方面肩负着大量工作。这就要求护理人员需要熟练掌握专科护理知识，为患者提供专业的护理服务，以此既能体现护士的业务能力和水平，也是深化护理工作、提高护理工作质量的关键。为帮助护理人员更好地适应临床护理工作，将专科护理操作技术与临床应用充分结合并用于日常工作，我们邀请多位专家共同编写了这本《现代专科护理技术与实践》。

本书由工作在临床一线的护理骨干，结合自身多年临床实践与教学经验精心编写而成。以循证护理为基础，结合中西方最新的科学研究成果，主要讲解了临床专科护理技术、普外科护理、妇科护理、产科护理、消化内镜室护理、消毒供应中心护理等内容，并重点论述了疾病的护理评估、护理诊断、护理措施、护理评价及健康指导。本书内容丰富，涵盖知识点全面，叙述清晰，重点突出，且融入中西方先进的护理理论与技术，具有实用性、科学性、新颖性、强指导性的特点，希望可以为广大的临床护理人员和护理教学人员提供重要参考。

由于本书编者较多，编写时间仓促，编写风格不尽相同，书中存在的疏漏与不当之处，希望广大读者见谅，并提出意见和建议，以便后期修正与学习。

《现代专科护理技术与实践》编委会

2023年5月

目录
Contents

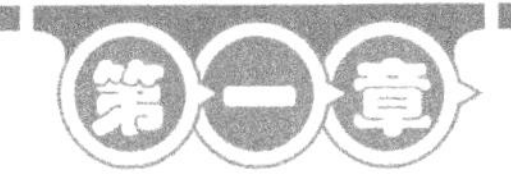

临床专科护理技术

第一节　气管插管护理

一、概述

气管插管是指将特制的气管导管，通过口腔或鼻腔插入患者气管内，能迅速解除上呼吸道梗阻，进行有效的机械通气，为气道通畅、通气供氧、呼吸道吸引和防止误吸等提供最佳条件，是一种气管内麻醉和抢救患者的技术。

二、病情观察与评估

(1)监测生命体征，观察呼吸频率、动度及血氧饱和度变化。

(2)观察患者意识、面色、口唇及甲床有无发绀。

(3)评估有无喉头水肿，气道急性炎症等插管禁忌证。

(4)评估年龄、体重，选择与患者匹配的气管导管型号。

(5)评估患者有无因躁动导致意外拔管的危险。

三、护理措施

(一)插管前准备

1.抢救药品

盐酸肾上腺素、阿托品、镇静剂(常用丙泊酚)等。

2.用物准备

合适型号的导管、喉镜、牙垫、连接好管道的呼吸机、氧气设备、吸痰器、简易呼吸器等。

3.抢救人员

符合资质的医师至少1名、护士2名。

(二)插管时的护理配合

(1)评估患者意识、耐受程度；约束四肢，避免抓扯；遵医嘱使用镇静剂。

(2)判断插管成功的指标：呼气时导管口有气流，人工辅助通气时胸廓对称起伏，能闻及双肺呼吸音。

(3)妥善固定导管:选择适当牙垫或气管导管固定器固定导管。

(4)监测气囊压力:维持压力 2.5～2.9 kPa(25～30 cmH_2O)为宜,避免误吸或气管黏膜的损伤。

(三)插管后护理

(1)体位:床头抬高 15°～30°,保持患者头后仰,减轻气管插管对咽、喉的压迫。

(2)每班观察、记录插管长度并交接,成人经口(22±2)cm,儿童为 12+年龄÷2,经鼻插管时增加 2 cm。

(3)保持呼吸道通畅,按需吸痰,观察痰液颜色、量及黏稠度。痰液黏稠者持续气道湿化或遵医嘱雾化吸入。

(4)口腔护理:经口气管插管口腔护理由 2 人配合进行,1 人固定气管插管,1 人做口腔护理。口腔护理前吸净插管内及口鼻腔分泌物。

(5)防止非计划拔管:遵医嘱适当约束和镇静。使用呼吸机的患者更换体位时,专人负责管路固定,避免气管插管过度牵拉移位发生脱管。

(四)拔管护理

拔管前吸净口腔及气道内分泌物,气囊放气后拔管。密切观察患者呼吸频率、动度及氧饱和度。

四、健康指导

(1)告知患者及家属气管插管的目的及配合要点。

(2)告知家属行保护性约束的目的及意义。

(3)指导并鼓励患者进行有效咳嗽,做深呼吸,及早拔管。

(4)指导患者在插管期间通过写字板、图片、宣教卡等方式进行有效沟通。

(朱俊珍)

第二节　气管切开套管护理

一、概述

气管切开术是临床常用的急救手术之一,方法是在颈部切开皮肤及气管,将套管插入气管,以迅速解除呼吸道梗阻或下呼吸道分泌物潴留所致的呼吸困难。可经套管吸痰、给氧、进行人工通气,从而改善患者呼吸及氧合。

二、病情观察与评估

(1)监测生命体征,观察呼吸频率、动度及血氧饱和度情况。

(2)观察患者意识、面色、口唇及甲床有无发绀。

(3)评估气管套管位置、颈带松紧度、气囊压力。

（4）评估患者有无因躁动导致意外拔管的危险。

三、护理措施

（一）术前准备

（1）药品准备：利多卡因、盐酸肾上腺素、阿托品。

（2）用物准备：合适型号的导管、氧气设备、吸痰器、简易呼吸器等。

（3）抢救人员：符合资质的医师至少1名、护士2名。

（二）术中护理配合

（1）体位：去枕平卧，肩部垫软枕，使头部正中后仰，保持颈部过伸。

（2）气管前壁暴露后，协助医师拔除经口或鼻的气管插管。

（3）密切观察患者面色、口唇及肢端颜色、血氧饱和度。

（三）术后护理

（1）体位：床头抬高30°～45°。

（2）妥善固定：系带牢固固定气管切开套管，松紧度以能伸进系带一小指为宜，防止套管脱出。

（3）保持气道通畅：按需吸痰，观察痰液颜色、量、黏稠度，导管口覆盖双层湿润无菌纱布。痰液黏稠时给予雾化吸入或持续气道湿化。

（4）切口护理：观察切口有无渗血、发红，切口及周围皮肤用0.5%碘伏或2%氯己定消毒，每天2次，无菌开口纱或高吸收性敷料保护切口，保持敷料清洁干燥。

（5）内套管护理：金属气管内套管每天清洁消毒2次，清洁消毒顺序为清水洗净－碘伏浸泡30分钟或煮沸消毒－0.9%氯化钠注射液冲洗。

（6）口腔护理：2～6小时1次，保持口腔清洁无异味。

（7）并发症观察：观察气管切口周围有无肿胀，出现皮下捻发音，可用头皮针穿刺皮下排气，嘱患者勿用力咳嗽，以免加重皮下气肿。

（8）心理护理：患者经气管切开后不能发音，指导患者采用手势、写字板、图片、文字宣教卡等方式进行沟通，满足其需求。

（四）拔管

首先试堵管，第一天封住1/3，第二天封住1/2，第三天全堵。堵管期间，严密观察呼吸变化，如堵管24～48小时后呼吸平稳、发音好、咳嗽排痰功能佳可考虑拔管。拔管后密切观察患者呼吸及氧饱和度变化。

四、健康指导

（1）告知患者及家属气管切开的目的及配合要点。

（2）指导并鼓励患者进行深呼吸及有效咳嗽排痰。

（3）教会患者有效的沟通方法。

（张　宇）

第三节　中心静脉置管护理

一、概述

中心静脉置管(central venous catheter,CVC)是指经锁骨下静脉、颈内静脉、股静脉置管,尖端位于上腔静脉或下腔静脉的导管。作为需要大量补液的输注通道,同时监测大手术或危重患者血容量的动态变化,判断是否存在血容量不足或心功能不全。

二、病情观察与评估

(1)监测生命体征,观察患者有无发热、脉搏增快等表现。

(2)观察管路是否通畅。

(3)观察穿刺点有无发红、肿胀、脓性分泌物、破溃。

(4)评估患者有无因意识不清、烦躁导致非计划拔管的风险。

三、护理措施

(一)置管前准备

(1)告知患者及家属中心静脉置管的目的,签署《中心静脉置管知情同意书》。

(2)根据病情选择单腔、双腔或三腔中心静脉导管及准备好其他用物。

(二)置管时护理配合

(1)协助医师安置患者体位:颈内静脉置管,患者去枕平卧,头偏向一侧;锁骨下静脉置管,去枕平卧,肩部垫薄枕;股静脉置管,患者穿刺侧肢体外展,充分暴露穿刺部位。

(2)穿刺过程中密切观察患者心率、血压、氧饱和度变化。

(三)置管后护理

(1)固定与标识:用无菌透明敷贴妥善固定导管,标识并记录导管的名称、留置时间和导管插入的深度,每班交接。更换敷贴后注明更换的日期。

(2)穿刺点护理:观察穿刺点有无红肿、渗血、渗液及脓性分泌物。一般每周更换无菌敷贴1次,如有污染、潮湿、松动、脱落及时更换。消毒穿刺点及周围皮肤8～10 cm,操作时动作轻柔,防止导管移位或脱出。

(3)保持导管通畅:避免导管打折、移位。输液前回抽导管,如无回血,先用肝素盐水冲洗管道,经多次抽吸冲洗后仍无回血,阻力大,可能是导管阻塞,不得再使用该导管。输液完毕,用0.9%氯化钠注射液10～20 mL或0～10 U/mL肝素盐水脉冲式正压封管。

(4)预防非计划拔管:烦躁患者适当约束双上肢或遵医嘱镇静,翻身及其他操作治疗时避免牵拉导管,防止非计划拔管。

(四)拔管

每天评估留置导管的必要性,病情允许时及早拔出中心静脉导管。拔管后,用无菌纱布压迫穿刺点约5分钟,防止发生血肿。如怀疑导管相关感染,留取导管尖端5 cm做培养。

四、健康指导

(1)告知患者及家属留置中心静脉导管的目的。

(2)保持穿刺部位皮肤清洁干燥,勿抓挠。

(3)指导患者选用开衫衣服,正确穿脱上衣,防止管道拉出。

(史小梅)

第四节　经外周静脉置入中心静脉导管护理

一、概述

经外周静脉置入中心静脉导管(peripherally inserted central catheter,PICC)是指经上肢贵要静脉、肘正中静脉、头静脉、肱静脉、颈外静脉(新生儿还可通过下肢大隐静脉、头部颞静脉、耳后静脉等)穿刺置管,尖端位于上腔静脉或下腔静脉的导管。临床广泛用于长期输液、化疗、输入刺激性药物、新生儿输液等。PICC 留置期间需要定期进行导管维护。

二、病情观察和评估

(1)监测生命体征,注意有无体温升高、脉搏增快、呼吸异常。

(2)观察患者有无心慌、气短、胸闷等不适。

(3)观察穿刺点有无渗血、渗液、分泌物,周围皮肤有无皮疹、发痒、水疱、脱皮、溃烂等。

(4)观察穿刺侧肢体有无红肿、胀痛。

(5)观察敷料有无脱落、卷边、破损、潮湿等。

(6)评估有无因置管导致感染的危险。

(7)评估有无置管或长期带管导致静脉血栓的危险。

三、护理措施

(一)PICC 置管

(1)评估患者病情、治疗方案,穿刺部位皮肤有无瘢痕、感染,双上肢血管有无静脉闭锁、畸形、包块压迫等,评估患者心理状态,询问有无麻醉药物或材料使用过敏史。

(2)核对医嘱,查阅患者病史有无上腔静脉综合征、深静脉血栓、置管侧肢体手术史、外伤史、放疗史等置管禁忌证。查看患者相关化验报告,了解有无凝血时间、血小板计数、纤维蛋白原指标、血糖指标异常等置管相对禁忌证。

(3)向患者说明置管操作过程、术中配合要点、可能发生的并发症、大致费用等,签署置管知情同意书。

(4)准备测量尺、消毒液、穿刺包、导管、空针、生理盐水、肝素液等穿刺用物。

(5)测量预置入长度和置管侧肢体臂围。

(6)协助患者平卧位或抬高床头 20°～30°,穿刺侧手臂外展与躯干成 45°～90°。

(7)备齐抢救车和用物。

(8)置管中严格无菌操作,以穿刺点为中心,由内向外,顺时针、逆时针、再顺时针消毒三遍,每次消毒至少30秒,消毒范围大于(20×20)cm,最好消毒整个手臂皮肤。操作无菌面宜自头到脚盖住患者整个身体及操作台。

(9)动作轻柔,随时观察患者的呼吸、脉搏,询问患者有无心慌、气短、胸闷、呼吸困难等不适,评估患者状态。

(10)心理护理:指导患者放松,如深呼吸、听音乐等;助手多与患者保持语言交流,分散其注意力,以免患者情绪过度紧张,引起血管收缩,影响送管。

(11)及时有效处理操作中遇到如送管困难、导管移位、误伤动脉等问题。

(12)置管后行胸片照射确定导管末端位置。

(13)置管24小时后置管侧肢体做松拳握拳运动,严禁剧烈运动或提重物等,多饮水;置管48小时内更换敷贴,观察局部出血情况。

(二)导管维护

(1)洗手,戴口罩、帽子,着装整洁。

(2)备齐用物,核对患者身份,询问有无消毒液或材料等过敏史。

(3)协助患者舒适卧位,暴露置管侧上肢,测量患者同侧上臂臂围。

(4)打开换药包,将治疗巾垫在患者置管侧肢体下。

(5)将敷贴、导管固定器及10 mL预冲液或10 mL生理盐水空针、胶布、纱布备齐,肝素盐水预充肝素帽备用。

(6)准备消毒液、乙醇棉片或乙醇棉签。

(7)去除包裹在肝素帽外的纱布,揭开胶布及敷贴,对着穿刺点方向(平行零度手法)缓慢撕下敷贴。

(8)洗手,戴手套。

(9)取下原有肝素帽,用乙醇棉片或乙醇棉签消毒导管口及外缘。10 mL预冲液或10 mL生理盐水空针连接导管,缓慢回抽,见回血后脉冲式冲管。

(10)将预充好的肝素帽与导管接口紧密连接,用3~5 mL肝素盐水正压封管。

(11)用碘伏或2%葡萄糖酸氯己定,以穿刺点为中心,由内向外,先顺时针再逆时针消毒后再顺时针消毒,每个步骤至少摩擦30秒,自然待干。

(12)将导管呈"C"形或"U"形角度摆放,用固定器固定延长管。敷贴以穿刺点为中心,无张力粘贴。

(13)用纱布保护肝素帽。

(14)整理用物,洗手,记录置入长度、外露长度、穿刺侧肢体情况、异常情况处理、维护人员、维护时间等。

(三)维护注意事项

(1)首次维护应在导管置入后24~48小时。

(2)冲封管禁止使用小于10 mL的注射器,严禁对非耐高压导管进行高压注射。

(3)不能用含血液和药液混合的盐水冲洗导管。

(4)如果经导管内抽血、输血或输注脂肪乳、蛋白、TPN、甘露醇等,必须脉冲式冲管后再输注其他液体。

(5)不可以重力静脉滴注方式代替脉冲式冲管。

四、健康指导

(1)置管后24小时内置管侧肢体减少活动，避免过度外展、上举、旋转运动，可以适当做握拳运动，防止穿刺点出血或导管移位。

(2)睡觉时尽量不要压迫置管侧手臂，防止因血流缓慢导致静脉血栓的发生。

(3)更衣时避免将导管拔出，应选择宽大袖口的衣服，也可将袖口沿缝线拆开，用弹力绷带或专用固定套保护。

(4)输液时注意观察液体滴速，如出现不明原因的滴速明显减慢或导管有漏液现象，要及时通知护士进行妥善处理。

(5)做CT增强检查时，切勿从非耐高压导管进行注射，防止导管断裂；PICC导管一般不用于抽血，紧急情况、患者血管条件特别差或凝血功能障碍者除外。

(6)住院期间每周由专业护士进行导管维护1～2次。

(7)带管期间每7天进行维护换药一次。如使用纱布换药，应不超过48小时更换。穿刺点出现渗血、渗液，敷料打湿或卷边，导管内可见回血等，应及时维护。

(8)导管留置期间进餐、扫地、开车等日常生活不受影响，但不能提超过2.5 kg的重物，穿刺肢体不能做旋转运动，洗澡时保护好穿刺点。

(9)避免在置管侧肢体测血压，避免锐器划伤导管、避免重力撞击导管。

(10)保持良好的个人卫生，防止细菌在导管周围皮肤繁殖引起感染。

(11)可加强置管侧手部抬高、握拳活动，若无禁忌每天饮水2 000 mL以上，防止血栓形成。

(12)如出现不明原因胸闷或心慌气短、发热，肢体红肿、胀痛等，应及时到医院就诊，排除导管移位、感染、血栓等并发症并对症处理。

（孙伟菊）

第五节　胸腔闭式引流管护理

一、概述

胸腔闭式引流术是临床治疗胸腔积液、积气的主要方法，广泛用于需要胸腔持续引流的患者。根据引流目的不同，选取不同的穿刺部位，将引流管一端放入胸腔内，另一端连接水封瓶，以达到引出胸腔内积液、积血、脓液或气体，重建胸膜腔负压，促进肺膨胀的目的。

二、病情观察与评估

(1)监测生命体征，观察患者呼吸变化。

(2)观察置管处有无渗血、渗液。

(3)评估是否有非计划拔管的风险。

三、护理措施

(一)体位

患者取半卧位,以利呼吸和引流。

(二)保持有效引流

(1)保持导管引流通畅:妥善固定引流管,翻身及活动时防止引流管受压、打折、扭曲、脱出。定时挤压,保持引流管通畅。

(2)保持引流系统密闭:导管衔接处连接紧密,避免脱落。水封瓶长玻璃管没入水中3～4 cm,观察有无液体或气体排出及水柱波动情况(正常水柱上下波动4～6 cm)。若水柱波动过大,提示可能存在肺不张,若水柱无波动,提示引流管不通畅或肺已完全扩张。如患者有胸闷、气短,立即检查引流管有无扭曲、受压,有无血凝块堵塞,挤压引流管。记录24小时引流液的量、颜色和性状,发现异常及时通知医师并协助处理。

(3)保持引流装置无菌:定时更换引流瓶;引流口处敷料清洁干燥;引流瓶低于胸壁引流口平面60～100 cm,以防引流液逆流。

(4)低负压吸引:胸腔闭式引流需持续低负压吸引者,调节并随时观察负压大小,保证有效负压吸引。

(三)引流管

周围由纱布严密覆盖,更换引流瓶或搬动患者时,先用止血钳双向夹闭引流管,防止空气进入;若引流管脱出,立即用凡士林纱布或无菌纱布封闭伤口,通知医师;如引流管连接处脱落或引流瓶损坏,立即双钳夹闭胸壁导管,按无菌操作更换装置。

(四)出血观察

观察并记录引流液的量、颜色、性质,如术后每小时引流量大于200 mL持续3小时以上、颜色鲜红,提示有活动性出血。

(五)预防感染

(1)伤口护理:保持胸壁引流口处敷料清洁、干燥,按需换药。

(2)防止引流液逆流:保持引流瓶低于引流管胸腔出口平面60 cm,不可倒转。

(3)引流瓶更换:长期行胸腔闭式引流者,每周更换引流瓶一次。更换时用止血钳双重夹闭引流管近心端,防止空气进入,严格无菌操作。

(4)肺功能锻炼:指导患者进行呼吸功能锻炼,如深呼吸、有效咳嗽排痰、吹气球,正确使用呼吸训练器,预防肺不张或肺部感染。

(六)拔管护理

嘱患者先深吸一口气后屏气即可拔管,迅速用凡士林纱布覆盖,宽胶布密封。

四、健康指导

(1)告知患者和家属留置胸腔闭式引流管的重要性及注意事项,取得配合。

(2)指导患者适当活动,保护导管,防止意外脱管。

(3)如需约束的患者,告知家属约束的目的,取得理解与配合。

(4)告知患者拔管后如有胸闷、憋气、局部渗液等情况及时告知医护人员。

(魏　娟)

第六节 心包、纵隔引流管护理

一、概述

心包、纵隔引流管为心脏或纵隔术后放置于心包或纵隔内的引流管,目的是通过放置的引流管排除心包或纵隔内渗血、渗液,并通过观察其引流液量、颜色、性质,评估和判断术后有无出血,预防心包填塞。

二、病情观察与评估

(1)监测生命体征,观察有无心率、呼吸增快。

(2)观察伤口有无渗血、渗液。

(3)评估有无因躁动导致非计划拔管的风险。

三、护理措施

(一)体位

患者取半卧位,以利呼吸和引流。

(二)保持有效引流

(1)妥善固定引流管:翻身及活动时防止受压、打折、扭曲、脱出。定时挤压,保持引流管通畅。

(2)保持引流系统密闭:管道衔接处连接紧密,避免脱落。

(3)低负压吸引:需持续低负压吸引者,调节并随时观察负压大小,保证有效负压吸引。

(三)出血观察

观察记录引流液的量、颜色、性质,术后每小时引流量大于200 mL持续3小时以上、颜色鲜红,提示有活动性出血的可能,协助医师处理。

(四)心包填塞观察护理

警惕心包填塞的早期征象,如原有引流量偏多、有凝血块,突然减少或无,挤压引流管无液体引出且伴有心率增快、血压下降、中心静脉压增高,应考虑有心包填塞的可能,及时明确诊断并处理。

(五)预防感染

1.伤口护理

保持伤口敷料清洁、干燥,按需换药。

2.防止引流液逆流

保持引流瓶低于引流管胸腔出口平面60 cm,不可倒转。

3.引流管更换

长期安置心包、纵隔引流管者,每周更换引流瓶一次。更换时用止血钳夹闭引流管近心端,严格无菌操作。

4.肺功能锻炼

指导患者进行呼吸功能锻炼，如深呼吸、有效咳嗽排痰、吹气球、正确使用呼吸训练器，预防肺不张或肺部感染。

(六)意外拔管处理

用无菌纱布覆盖伤口，告知医师，协助重新置管或换药。

(七)拔管护理

一般术后48～72小时，引流量明显减少，<50 mL/d，颜色变淡，即可拔除引流管，拔管时密切观察生命体征变化。

四、健康指导

(1)告知患者和家属留置引流管的重要性及注意事项，取得配合。

(2)指导患者适当活动，保护导管，防止意外脱管。

(3)如需约束的患者，告知家属约束的目的，取得理解与配合。

(李　旭)

第七节　脑室引流管护理

一、概述

脑室引流是指经过颅骨钻孔或椎孔穿刺侧脑室，将带有数个侧孔的引流管前端置于脑室内，末端外接无菌引流袋，将脑脊液引流至体外，以解除脑脊液循环梗阻，降低颅内压力，缓解脑疝症状。

二、病情观察与评估

(1)监测生命体征，观察有无体温升高。

(2)观察患者有无意识、瞳孔变化。

(3)评估患者有无因意识障碍、躁动导致非计划拔管的风险。

三、护理措施

(一)妥善固定引流管

(1)引流管应在高于侧脑室10～15 cm的水平悬挂固定，以维持正常颅内压。侧卧时以正中矢状面为基线，平卧时以耳屏为基线。

(2)导管缝线固定，再予导管固定装置固定。

(3)限制头部活动范围，翻身或操作时应注意避免牵拉引流管。

(4)对烦躁不安的患者，适当镇静或约束，以免引流管被拔除。

(二)保持引流通畅

引流管不可折叠、扭曲、受压。若引流管内不断有脑脊液流出，且液面随患者呼吸、脉搏等上下波动，证明引流通畅。

(三)严密观察

(1)严密观察脑脊液引流速度、颜色、性质及量。早期应特别注意引流速度,切忌引流过速过多,引流量每天不超过 500 mL。

(2)正常脑脊液清亮、无色透明,术后 1～2 天引流呈淡血性,以后逐渐转为橙黄色。

(3)脑脊液颜色变浓或引流出血性脑脊液,提示脑室内有出血。及时告知医师,协助处理。

(四)感染预防

(1)保持伤口及引流管接口处敷料清洁干燥,发现潮湿污染立即更换。

(2)更换引流袋时严格无菌技术操作,防止脑脊液逆流。

(3)若脑脊液颜色由清亮变浑浊,伴有体温升高,提示颅内感染,遵医嘱予以对症支持治疗。

(4)每天评估是否可以拔管,一般留置时间为 3～4 天,不超过 7 天。病情许可时尽早拔管。

(五)拔管

拔管前 1 天,试行夹闭引流管,观察患者若无头痛、呕吐等颅内压升高症状,即可拔管。若患者出现头痛、呕吐等颅内压增高症状时,应立即开放夹闭的引流管或放低引流袋并通知医师。

四、健康指导

(1)告知患者及家属脑室引流的目的,使其积极配合治疗。

(2)告知患者出现头痛、呕吐等颅内压增高的表现及时就医。

(许　梅)

第八节　腰大池引流管护理

一、概述

腰大池引流管是指在第 3～4 腰椎或第 4～5 腰椎体间,用腰穿针经腰椎间隙刺入椎管内,将直径1 mm的引流管放入腰椎管蛛网膜下腔内,外端接无菌引流袋或引流瓶,达到可持续引流脑脊液的目的。

二、病情观察与评估

(1)监测生命体征,观察有无体温升高、脉搏增快等感染表现。

(2)观察患者有无意识、瞳孔变化。

(3)观察有无头痛、呕吐等症状或原有头痛程度是否减轻。

(4)观察穿刺点有无红肿、脑脊液有无渗出。

(5)评估有无因躁动导致非计划拔管的风险。

三、护理措施

(一)体位

严格卧床休息。置管初期去枕平卧 6 小时后床头抬高 15°～30°。

（二）妥善固定

引流管沿脊柱侧向头部方向延长固定于肩部。

（三）保持引流通畅

(1)观察脑脊液引流速度、颜色、性质及量：脑脊液引流一般以 10～15 mL/h 为宜。正常脑脊液为无色透明液体。

(2)引流袋低于穿刺部位，使用有调节器的引流装置进行速度控制，每天引流量不超过 300 mL。

(3)变换体位时确认管道无扭曲、受压、闭塞、脱落。

（四）并发症预防处理

1.颅内感染

搬动或转运患者时夹闭引流管，避免脑脊液逆流。更换引流袋、测颅内压、椎管内注射药物时严格执行无菌操作。脑脊液若变浑浊、有沉淀物，伴有体温、白细胞升高，提示颅内感染，协助医师对症支持治疗。

2.颅内低压

控制引流速度，保持匀速引流，每天引流量<300 mL，避免脑脊液引流过快过多引起颅内低压。

3.蛛网膜下腔出血

当脑脊液为血性时，警惕有蛛网膜下腔出血，应及时告知医师协助处理。

（五）拔管

脑脊液色泽清亮，蛋白含量下降，细胞计数减少，脑脊液漏停止，及时拔除引流管。

四、健康指导

(1)告知患者及家属引流的目的，使其积极配合治疗。

(2)指导患者正确翻身，避免牵拉引流管。

(3)指导患者进食富含维生素、纤维素、易消化饮食。

(4)保持大便通畅，便秘者及时应用润肠剂，或遵医嘱使用缓泻剂。

（汪　颖）

第九节　食道癌术后留置胃管护理

一、概述

食道癌术后患者留置胃管行胃肠减压可降低吻合口张力、预防吻合口瘘，同时对吻合口有支撑作用，预防吻合口狭窄；通过观察胃肠减压引流液颜色和量，判断吻合口有无出血。因此，食管癌术后留置胃管行胃肠减压并做好相应护理尤为重要。

二、病情观察与评估

(1)监测生命体征，观察有无发热、呼吸、心率增快等表现。

(2)评估患者对留置胃管重要性的认识和配合程度。

(3)评估有无因疼痛、烦躁导致非计划拔管的风险。

三、护理措施

(一)胃管固定

专用胶带或棉带妥善固定,每班观察记录置管长度并交接。

(二)胃肠减压

(1)保持胃肠减压处于有效持续负压状态,及时倾倒引流液。

(2)观察胃肠减压引流液的颜色、量。一般术后48小时内为暗红色血液,量不多,以后逐渐变为褐色或淡黄色,如引流量多且颜色鲜红,考虑有吻合口出血,报告医师及时处理。

(三)预防非计划拔管

(1)每班进行导管风险评估,高风险患者采用相应预防措施(有警示标识、每班交接)。

(2)改进传统固定胃管的材质和方式,妥善固定。如使用蝶型弹力胶布固定在鼻翼,再以透明贴固定于面颊。

(3)协助患者翻身、坐起及下床活动,动作宜缓慢,做好管道保护,避免突然变换体位牵拉胃管导致脱出。

(4)必要时行保护性约束或适当镇静。

(四)非计划拔管后处理

术后一周内若发生胃管非计划拔管,切忌盲目置管,以免增加吻合口瘘的风险,医师评估后在内镜引导下置管。

(五)吻合口瘘观察护理

吻合口瘘是食道癌术后极为严重的并发症,多发生在术后5～10天。密切观察患者有无呼吸困难、胸腔积液、高热、白细胞计数升高、休克甚至脓毒血症等表现。怀疑吻合口瘘时,清醒患者口服亚甲蓝后观察胸腔闭式引流液的颜色,如呈蓝色,吻合口瘘成立,配合医师积极处理。

四、健康指导

(1)告知患者及家属留置胃管的目的及重要性、可能出现的不适及应对方法。

(2)告知胃管脱出的严重性,切勿自行拔管。

(3)指导患者正确保护导管,避免引流管折叠、受压、扭曲或脱出。

(周寒莉)

第十节　“T”管护理

一、概述

“T”管为胆总管切开探查术后最常留置的引流管,目的在于防止胆汁淤积,减轻胆道压力、降低胆漏风险,同时可以支撑胆道,防止胆道粘连狭窄。此外,“T”管放置后亦便于术后影像学检查和通过其对残留结石进行处理。因此，做好临床观察和护理极其重要。

二、病情观察与评估

(1)监测生命体征，观察有无发热及心率增快。

(2)观察“T”管引流是否通畅。

(3)评估患者意识及配合程度，有无意外拔管的风险。

三、护理措施

(一)“T”管固定

采用医用胶带、导管固定装置妥善固定“T”管，严防非计划拔管。

(二)“T”管引流

(1)每2～4小时挤压“T”管一次，保持引流通畅，如有引流不畅，及时报告医师，协助处理。

(2)观察胆汁颜色、性状、量。正常成人每天分泌胆汁600～1 200 mL，呈金黄色。引流量增多，提示胆总管下端不通；引流量突然减少或无，应考虑“T”管堵塞或部分脱出；引流胆汁呈红色，提示有出血。

(3)长期留置“T”管的患者，每周更换引流袋一次，严格无菌操作。

(三)“T”管护理

观察引流管口周围皮肤有无渗血、渗液及红、肿、热、痛及分泌物，敷料是否清洁干燥，如有渗液及时更换。如导管周围皮肤出现瘙痒，用0.9%氯化钠注射液清洁后再以氧化锌软膏涂抹。

(四)并发症观察护理

1.胆道出血

胆汁呈血性，量增多。若患者出现面色苍白、脉搏增快、血压下降等失血性休克表现时应警惕胆道出血。遵医嘱补液扩容、用止血药，必要时再次手术探查止血。

2.胆道感染

患者出现体温升高、腹痛、胆汁浑浊或呈脓性等，应警惕胆道感染。加强引流及换药，严格无菌操作，同时采用抗感染、营养支持等对症治疗。

3.胆漏

患者出现发热、恶心、呕吐、腹痛、压痛反跳痛、全腹肌紧张、肠鸣音减弱等腹膜炎表现，应警惕胆漏发生。遵医嘱禁食禁饮、胃肠减压、补液、抗感染、加强引流等。

(五)夹管护理

(1)长期行“T”管引流，一般术后3周开始夹管。

(2)开始时每2小时交替开放和夹闭，如无腹胀、腹痛等症状，可逐渐延长夹管时间至完全夹管。

(3)夹管过程中如果出现腹胀、恶心、畏寒发热等胆管炎症状及时开放引流管，观察胆汁的量和性状。

(六)拔管护理

“T”管夹闭2～3天，经“T”管逆行胆道造影证实胆道无狭窄、无残余结石、胆总管下端通畅即可拔管，拔管后观察患者有无黄疸、发热、腹痛等症状，并注意伤口敷料有无渗液。

四、健康指导

(1)向患者及家属说明留置"T"管的目的、留置过程中的注意事项、留置时间。

(2)告知患者正确的翻身和活动方法,防止牵拉导管引起脱落。

(3)带管出院患者的指导:①教会患者和家属自我观察胆汁引流情况,如胆汁的颜色、性状、24 小时引流量。②保持引流管周围皮肤清洁干燥,敷料脱落、污染、渗液时及时更换。③按要求随访,如有发热、腹痛等不适及时就医。

(田　波)

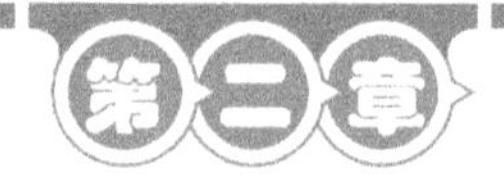

神经内科护理

第一节　蛛网膜下腔出血

一、疾病概述

(一)概念和特点

蛛网膜下腔出血(SAH)指各种原因致脑底部或脑表面的血管破裂,血液直接流入蛛网膜下腔引起的一种临床综合征,又称为原发性蛛网膜下腔出血。还可见因脑实质内,脑室出血,硬膜外或硬膜下血管破裂,血液穿破脑组织流入蛛网膜下腔,称为继发性蛛网膜下腔出血。约占急性脑卒中的10%,是一种非常严重的常见疾病。

(二)相关病理生理

血液进入蛛网膜下腔后、血性脑脊液刺激血管、脑膜和神经根等脑组织,引起无菌性脑膜炎反应。脑表面常有薄层凝块掩盖,其中有时可找到破裂的动脉瘤或血管。随时间推移,大量红细胞开始溶解,释放出含铁血黄素,使软脑膜呈现锈色关有不同程度的粘连。如脑沟中的红细胞溶解,蛛网膜绒毛细胞间小沟再开道,则脑脊液的回吸收可以恢复。

(三)病因与诱因

凡能引起脑出血的病因都能引起本病,但以颅内动脉瘤、动静脉畸形、高血压动脉硬化症、脑底异常血管网和血液病等为最常见。本病多在情绪激动或过度用力时发病(如排便)。

(四)临床表现

突然发生的剧烈头痛、恶心、呕吐和脑膜刺激征,以颈项强直最为典型,伴或不伴局灶体征。部分患者,尤其是老年患者头痛、脑膜刺激征等临床表现常不典型,而精神症状较明显。

原发性中脑出血的患者症状较轻,CT表现为中脑或脑桥周围脑池积血,血管造影未发现动脉瘤或其他异常,一般不发生再出血或迟发型血管痉挛等情况,临床预后良好。

(五)辅助检查

1.头颅影像学检查

(1)CT:是诊断SAH的首选方法,CT显示蛛网膜下腔内高密度影可以确诊SAH。

(2)MRI:当病后数天CT的敏感性降低时,MRI可发挥较大作用。4天后T_1像能清楚地显

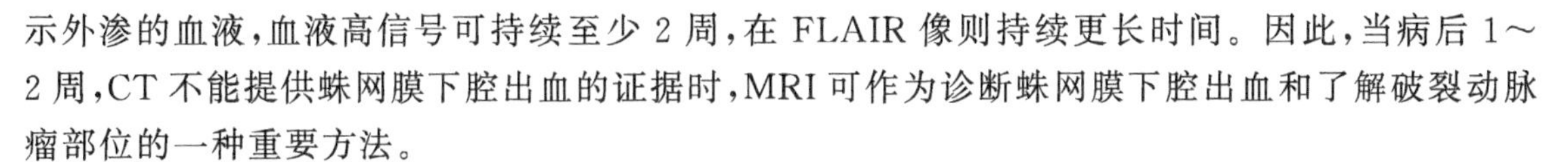

示外渗的血液，血液高信号可持续至少2周，在FLAIR像则持续更长时间。因此，当病后1～2周，CT不能提供蛛网膜下腔出血的证据时，MRI可作为诊断蛛网膜下腔出血和了解破裂动脉瘤部位的一种重要方法。

2.脑脊液(CSF)检查

CSF也是诊断SAH的重要方法。

3.脑血管影像学检查

(1)脑血管数字减影(DSA)：是诊断颅内动脉瘤最有价值的方法，阳性率达95%，可以清楚显示动脉瘤的位置、大小、与载瘤动脉的关系、有无血管痉挛等，血管畸形和烟雾病也能清楚显示。但以出血3天内或3～4周后进行为宜。

(2)CT血管成像(CTA)和MR血管成像(MRA)：CTA和MRA是无创性的脑血管显影方法，但敏感性、准确性不如DSA。主要用于动脉瘤患者的随访以及急性期不能耐受DSA检查的患者。

(3)其他：经颅超声多普勒(TCD)。

4.实验室检查

血常规、凝血功能、肝功能及免疫学检查有助于寻找出血的其他原因。

(六)治疗原则

制止继续出血，防止血管痉挛及复发，以降低病死率。

二、护理措施

(一)一般护理

绝对卧床休息，卧床时间应在4周以上，尽量减少搬动，减少人员探视，避免精神刺激，亲属探望过多，会引起情绪激动，身体劳累诱发再出血。

(二)严密观察病情变化

注意脑血管痉挛发生。脑血管痉挛是蛛网膜下腔出血的主要并发症，继发于出血后4～5天，这是出血后患者死亡和致残的主要原因。因此严密观察病情变化，除观察体温、脉搏、呼吸、血压外，应特别观察瞳孔、头痛、呕吐和抽搐等情况的变化。

(三)保持呼吸道通畅

保持呼吸道通畅，预防肺部感染并发症，对昏迷患者尤为重要，因为昏迷患者咳嗽及吞咽反射减弱或消失。口腔呼吸道分泌物及呕吐物误吸或坠积于肺部而发生肺部感染，此外亦可引起窒息，患者应取侧卧位，头部略抬高稍后仰，吸痰时，吸痰管从鼻腔或口腔内插入，轻轻地吸出，避免损伤黏膜。

(四)保持大便通畅

患者因长期卧床，肠蠕动减少，或不习惯于床上排便，常常引起便秘，用力排便可使血压突然升高，再次出血。因此，应培养患者良好的生活习惯，多吃高维生素，粗纤维饮食，锻炼床上大小便能力，防止便秘及尿潴留，对便秘者可用开塞露，液状石蜡或缓泻剂昏迷者可留置尿管。切忌灌肠，以免腹压突然增加，患者烦躁不安，加重出血。

(五)再出血的护理

蛛网膜下腔再出血是病情变化的重要因素，一般在病后2～3周内发生，发生率及死亡率均较高。如患者经治疗后出现剧烈头痛，意识障碍进行性加重，频繁呕吐，瞳孔不等大应高度怀疑再出血的发生。

预防再出血要做到:①绝对卧床休息 8 周以上,饮食,大小便均不能下床。②保持大便通畅,排便时不能用力过猛。③避免情绪激动以免引起再出血。

(六)心理护理

护士要细心观察患者的心理反应,及时做好心理疏导工作,耐心安慰患者,向其介绍疾病的特点和病程转归,使他对疾病有正确的认识,取得合作,同时指导患者学会自我调节,保持情绪稳定,避免情绪激动和突然用力,对于合并肢体瘫痪患者,帮助其进行功能锻炼。

(七)健康教育

1.饮食指导

指导患者了解肥胖、吸烟、酗酒及饮食因素与脑血管病的关系,改变不合理的饮食习惯和饮食结构。选择低盐、低脂、充足蛋白质和丰富维生素的饮食,如多食谷类和鱼类,新鲜蔬菜水果,少吃糖类和甜食。限制钠盐和动物油的摄入;忌辛辣,油炸食物和暴饮暴食;注意粗细搭配,荤素搭配,戒烟限酒,控制食物热量,保持理想体重。

2.避免诱因

指导患者尽量避免使血压骤然升高的各种因素。如保持情绪稳定和心态平衡,避免过分喜悦,愤怒,焦虑,恐惧和悲伤等不良心理和惊吓等刺激;建立健康的生活方式,保证充足睡眠,适当运动,避免体力和脑力的过度劳累和突然用力过猛;养成定时排便的习惯,保持大便通畅,避免用力排便,戒烟酒。

3.检查指导

SAH 患者一般在首次出血 3 周后进行 DSA 检查,应告知脑血管造影的相关知识,指导患者积极配合,已明确病因,尽早手术,解除隐患或危险。

4.照顾者指导

家属应关心体贴患者,为其创造良好的修养环境,督促尽早检查和手术,发现再出血征象及时就诊。

5.就诊指标

患者出现意识障碍、肢体麻木、无力、头痛、头晕、视物模糊等症状及时就诊;定期门诊复查。

(栾凤珍)

第二节　短暂性脑缺血发作

一、疾病概述

(一)概念和特点

短暂性脑缺血发作(transient ischemic attack,TIA)是指因脑血管病变引起的短暂性、局限性脑功能缺失或视网膜功能障碍,临床症状一般持续 10～20 分钟,多在 1 小时内缓解,最长不超过 24 小时,不遗留神经功能缺损症状。凡临床症状持续超过 1 小时且神经影像学检查有明确病灶者不宜称为 TIA。

我国 TIA 的人群患病率为每年 180/10 万，男∶女约为 3∶1。TIA 的发病率随年龄的增加而增加。

(二)相关病理生理

发生缺血部位的脑组织常无病理改变。主动脉弓发出的大动脉、颈动脉可见动脉粥样硬化改变、狭窄或闭塞。颅内动脉亦可有动脉硬化改变，或可见动脉炎性浸润。还可有颈动脉或椎动脉过长或扭曲。

(三)病因与诱因

1.血流动力学改变

各种原因如动脉炎和动脉硬化等所致的颈内动脉系统或椎-基底动脉系统的动脉严重狭窄，在此基础上血压的急剧波动导致原来靠侧支循环维持的脑区发生一过性缺血。

2.微栓子形成

微栓子主要来源于动脉粥样硬化的不稳定斑块或附壁血栓的破碎脱落、瓣膜性或非瓣膜性心源性栓子及胆固醇结晶等。

3.其他因素

其他因素如锁骨下动脉盗血综合征，某些血液系统疾病(如真性红细胞增多症、血小板计数增多、各种原因所致的严重贫血和高凝状态等)也可参与 TIA 的发病。

(四)临床表现

1.一般特点

TIA 好发于 50～70 岁中老年人，男性多于女性，患者多伴有高血压、动脉粥样硬化、糖尿病、高血脂和心脏病等脑血管疾病危险因素。突发局灶性脑或视网膜功能障碍，持续时间短暂，多在 1 小时内恢复，最长不超过 24 小时，恢复完全，不留后遗症状，可反复发作，且每次发作症状基本相似。

2.颈内动脉系统 TIA

大脑中动脉供血区的 TIA，病灶对侧肢体单瘫、偏瘫、面瘫和舌瘫，可伴有偏身感觉障碍和对侧同向偏盲，优势半球受累可有失语；大脑前动脉供血区的 TIA，病灶对侧下肢无力，可伴有人格和情感障碍；颈内动脉主干 TIA，病灶侧 Horner 征、单眼一过性黑蒙或失明、对侧偏瘫及感觉障碍。

3.椎-基底动脉系统 TIA

最常见的症状是眩晕、恶心、呕吐、平衡失调、眼球运动异常和复视。可能出现的症状是吞咽功能障碍、构音障碍、共济失调(小脑缺血)、交叉性瘫痪(脑干缺血)。

(五)辅助检查

1.影像学

CT 或 MRI 检查大多正常，部分病例(发作时间大于 60 分钟者)于弥散加权 MRI 和正电子发射体层成像(PET)可见片状缺血灶。CT 血管成像(CTA)、磁共振血管造影(MRA)检查可见血管狭窄、动脉粥样硬化斑，数字减影血管造影(DSA)可明确颅内外动脉的狭窄程度。

2.彩色经颅多普勒(TCD)

TCD 可见颅内动脉狭窄、粥样硬化斑等，并可进行血流状况评估和微栓子监测。

3.其他

血常规、血流变、血脂、血糖和同型半胱氨酸等。

(六)治疗原则

消除病因、减少及预防复发、保护脑功能。

1.病因治疗

高血压患者应控制高血压,使血压小于18.7/12.0 kPa(140/90 mmHg),有效地治疗糖尿病、高脂血症、血液系统疾病、心律失常等。

2.预防性药物治疗

(1)抗血小板聚集药物:常用的药物有阿司匹林、双嘧达莫、噻氯匹定、氯吡格雷和奥扎格雷等。

(2)抗凝药物:临床伴有心房颤动、频发TIA且无出血倾向、严重高血压、肝肾疾病和消化性溃疡患者,可行抗凝治疗。常用药物有肝素、低分子肝素和华法林。

(3)钙离子阻滞剂:防止血管痉挛,增加血流量,改善循环。常用的药物有尼莫地平和盐酸氟桂利嗪等。

(4)中药:对老年TIA并有抗血小板聚集剂禁忌证或抵抗性者可选用活血化瘀的中药制剂治疗,常用的中药有川芎嗪、丹参、红花、三七等。

3.手术和介入治疗

对有颈动脉或椎-基底动脉严重狭窄(>70%)的TIA患者,经药物治疗效果不佳或病情有恶化趋势者,可酌情选择动脉血管成形术(PTA)和颈动脉内膜切除术(CEA)。

二、护理措施

(一)休息与运动

指导患者卧床休息,枕头不宜太高(以15°~20°为宜),以免影响头部供血。仰头或摇头幅度不要过大,注意观察有无频繁发作,记录每次发作的持续时间、间隔时间和伴随症状。避免重体力劳动,进行散步、慢跑等适当的体育锻炼,以改善心脏功能,增加脑部血流量,改善脑循环。

(二)合理饮食

指导患者进低盐、低脂、低糖、充足蛋白质和丰富维生素的饮食,多吃蔬菜水果,戒烟酒,忌辛辣油炸食物和暴饮暴食,避免过分饥饿。

(三)用药护理

指导患者正确服药,不可自行调整、更换或停用药物。注意观察药物不良反应,例如抗凝治疗时密切观察有无出血倾向,使用抗血小板聚集剂治疗时,可出现可逆性白细胞和血小板计数减少,应定期查血常规。

(四)心理护理

详细告诉患者本病的病因、常见症状、预防、治疗知识及自我护理方法。帮助患者了解本病的危害性,帮助患者寻找和去除自身的危险因素,积极治疗相关疾病,改变不良生活方式,建立良好的生活习惯。

(五)皮肤护理

观察患者肢体无力或麻木等症状有无减轻或加重,有无头痛、头晕等表现,给予肢体按摩、被动运动,长时间卧床时,给予功能卧位,加强翻身拍背,避免压疮的发生。

(六)健康教育

1.疾病预防指导

向患者和家属说明肥胖、吸烟、酗酒及不合理饮食与疾病发生的关系。指导患者选择低盐、低脂、足量蛋白质和丰富维生素的饮食。多食入谷类和鱼类、新鲜蔬菜、水果、豆类、坚果等,限制钠盐摄入量每天不超过6 g。少摄入糖类和甜食,忌辛辣、油炸食物和暴饮暴食;戒烟、限酒。告知患者心理因素与疾病的关系,使患者保持愉快心情,注意劳逸结合,培养自己的兴趣爱好,多参加有益于身心的社交活动。

2.疾病知识指导

告知患者和家属本病是脑卒中的一种先兆和警示,未经正确和及时治疗,约1/3患者数年内可发展为脑卒中。应评估患者和家属对疾病的认知程度。

3.就诊指标

出现肢体麻木、无力、眩晕、复视等症状及时就诊;定期门诊复查,积极治疗高血压、高血脂、糖尿病等疾病。

(栾凤珍)

第三节　三叉神经痛

三叉神经痛是指三叉神经分布范围内反复发作短暂性剧烈疼痛,分为原发性及继发性两种。前者病因未明,可能是某些致病因素使三叉神经脱髓鞘而产生异位冲动或伪突触传递。近年来,由于显微血管减压术的开展,多数认为主要原因是邻近血管压迫三叉神经根所致。继发性三叉神经痛常见原因有鼻咽癌颅底转移、中颅窝脑膜瘤、听神经瘤、半月节肿瘤、动脉瘤压迫、颅底骨折、脑膜炎、颅底蛛网膜炎、三叉神经节带状疱疹病毒感染等。

一、病因和发病机制

近年来,由于显微血管减压术的开展,认为三叉神经痛的病因是邻近血管压迫了三叉神经根所致。绝大部分为小脑上动脉从三叉神经根的上方或内上方压迫了神经根,少数为小脑前下动脉从三叉神经根的下方压迫了神经根。血管对神经的压迫,使神经纤维挤压在一起,逐渐使其发生脱髓鞘改变,从而引起相邻纤维之间的短路现象,轻微的刺激即可形成一系列的冲动通过短路传入中枢,引起一阵阵剧烈的疼痛。

二、临床表现

多发生于40岁以上,女略多于男,多为单侧发病。突发闪电样、刀割样、钻顶样、烧灼样剧痛,严格限三叉神经感觉支配区内,伴有面部抽搐,又称“痛性抽搐”,每次发作持续数秒钟至1~2分钟即骤然停止,间歇期无任何疼痛。在疲劳或紧张时发作较频。

三、治疗原则

三叉神经痛,无论原发性或继发性,在未明确病因或难以查出病因的情况下均可用药物治疗或封闭治疗，以缓解症状，倘若一旦确诊病因，应针对病因治疗，除非因高龄、身患严重疾病等因素难以接受者或病因去除治疗后仍疼痛发作，可继续采用药物治疗或封闭疗法。若服药不良反应大者亦可先选择封闭疗法。

四、治疗

(一)药物治疗

三叉神经痛的药物治疗，主要用于患者发病初期或症状较轻者。经过一段时间的药物治疗，部分患者可达到完全治愈或症状得到缓解，表现在发作程度减轻、发作次数减少。

目前应用最广泛的、最有效的药物是抗癫痫药。在用药方面应根据患者的具体情况进行具体分析，各药可单独使用，亦可互相联合应用。在采用药物治疗过程中，应特别注意各种药物不良反应，联合应用。在采用药物治疗过程中，应特别注意各种药物不良反应，进行必要的检测，以免发生不良反应。

1.卡马西平

该药对三叉神经脊束核及丘脑中央内侧核部位的突触传导有显著的抑制作用。用药达到有效治疗量后多数患者于24小时内发作性疼痛即消失或明显减轻，文献报道，卡马西平可使70%以上的患者完全止痛，20%患者疼痛缓解，此药需长期服用才能维持疗效，多数停药后疼痛再现。不少患者服药后疗效有时会逐渐下降，需加大剂量。此药不能根治三叉神经痛，复发者再次服用仍有效。

用法与用量：口服开始时一次0.1～0.2 g，每天1～2次，然后逐日增加0.1 g。每天最大剂量不超过1.6 g，取得疗效后，可逐日逐次地减量，维持在最小有效量。如最大剂量应用2周后疼痛仍不消失或减轻时，则应停止服用，改用其他药物或治疗方法。

不良反应有眩晕、嗜睡、步态不稳、恶心，数天后消失，偶有白细胞减少、皮疹，可停药。

2.苯妥英钠

苯妥英钠为一种抗癫痫药，在未开始应用卡马西平之前，该药曾被认为是治疗三叉神经痛的首选药物，本药疗效不如卡马西平，止痛效果不完全，长期使用止痛效果减弱，因此，目前已列为第二位选用药物。

本品主要通过增高周围神经对电刺激的兴奋阈值及抑制脑干三叉神经脊髓束的突触间传导而起作用。其疗效仅次于卡马西平，文献报道有效率为88%～96%，但需长期用药，停药后易复发。

用法与用量：成人开始时每次0.1 g，每天3次口服。如用药后疼痛不见缓解，可加大剂量到每天0.2 g，每天3次，但最大剂量不超过0.8 g/d。取得疗效后再逐渐递减剂量，以最小量维持。肌内注射或静脉注射：一次0.125～0.250 g，每天总量不超过0.5 g。临用时用等渗盐水溶解后方可使用。

不良反应为长期服用该药或剂量过大，可出现头痛、头晕、嗜睡、共济失调及神经性震颤等。一般减量或停药后可自行恢复。本品对胃有刺激性，易引起厌食、恶心、呕吐及上腹痛等症状。饭后服用可减轻上述症状。长期服用可出现黏膜溃疡，多见于口腔及生殖器，并可引起牙龈增生，同时服用钙盐及抗过敏药可减轻。苯妥英钠并可引起白细胞数量减少、视力减退等症状。大剂量静脉注射，可引起心肌收缩力减弱、血管扩张、血压下降，严重时可引起心脏传导阻滞，心脏骤停。

3.氯硝西泮

本品为抗癫痫药物，对三叉神经痛也有一定疗效。服药 4～12 天，血浆药浓度达到稳定水平，为 30～60 μg/mL。口服氯硝西泮后，30～60 分钟作用逐渐显著，维持 6～8 小时，一般在最初 2 周内可达最大效应，其效果次于卡马西平和苯妥英钠。

用法与用量：氯硝西泮药效强，开始 1 mg/d，分 3 次服，即可产生治疗效果。而后每 3 天调整药量 0.5～1.0 mg，直至达到满意的治疗效果，至维持剂量为 3～12 mg/d。最大剂量为 20 mg/d。

不良反应有嗜睡、行为障碍、共济失调、眩晕、言语不清、肌张力低下等，对肝肾功能也有一定的损害，有明显肝脏疾病的禁用。

4.山莨菪碱(654-2)

山莨菪碱为从我国特产茄科植物山莨菪中提取的一种生物碱，其作用与阿托品相似，可使平滑肌松弛，解除血管痉挛(尤其是微血管)，同时具有镇痛作用。本药对治疗三叉神经痛有一定疗效，近期效果满意，据文献报道有效率为 76.1%～78.4%，止痛时间一般为 2～6 个月，个别达 5 年之久。

用法与用量：①口服，每次 5～10 mg，每天 3 次，或每次 20～30 mg，每天 1 次。②肌内注射，每次10 mg，每天 2～3 次，待疼痛减轻或疼痛发作次数减少后改为每次 10 mg，每天一次。

不良反应有口干、面红、轻度扩瞳、排尿困难、视近物模糊及心率增快等反应。以上反应多在 1～3 小时内消失，长期用药不会蓄积中毒。有青光眼和心脏病患者忌用。

5.巴氯芬

巴氯芬化学名[β-(P-氯苯基)γ-氨基丁酸]是抑制性神经递质 γ 氨基丁酸的类似物，临床试验研究表明本品能缓解三叉神经痛。用法：巴氯芬开始每次 10 mg，每天 3 次，隔天增加每天 10 mg，直到治疗的第2 周结束时，将用量递增至每天 60～80 mg。每天平均维持量：单用者为 50～60 mg，与卡马西平或苯妥英钠合用者为 30～40 mg。文献报道，治疗三叉神经痛的近期疗效，巴氯芬与卡马西平几乎相同，但远期疗效不如卡马西平，巴氯芬与卡马西平或苯妥英钠均具有协同作用，且比卡马西平更安全，这一特点使巴氯芬在治疗三叉神经痛方面颇受欢迎。

6.麻黄碱

本品可以兴奋脑啡肽系统，因而具有镇痛作用，其镇痛程度为吗啡的 1/12～1/7。用法：每次 30 mg，肌内注射，每天 2 次。甲亢、高血压、动脉硬化、心绞痛等患者禁用。

7.硫酸镁

本品在眶上孔或眶下孔注射可治疗三叉神经痛。

8.维生素 B_{12}

文献报道，用大剂量维生素 B_{12}，对治疗三叉神经痛确有较好疗效。方法：维生素 B_{12} 4 000 μg加维生素 B_1 200 mg 加 2%普鲁卡因 4 mL 对准扳机点作深浅上下左右四点式注药，对放射的始端作深层肌下进药，放射的终点作浅层四点式进药，药量可根据疼痛轻重适量进入。但由于药物作用扳机点可能变位，治疗时可酌情根据变位更换进药部位。

9.哌咪清(匹莫齐特)

文献报道，用其他药物治疗无效的顽固性三叉神经痛患者本品有效，且其疗效明显优于卡马西平。开始剂量为每天 4 mg，逐渐增加至每天 12～14 mg，分 2 次服用。不良反应以锥体外系反应较常见，亦可有口干、无力、失眠等。

10.维生素 B_1

在神经组织蛋白合成过程中起辅酶作用,参与胆碱代谢,其止痛效果差,只能作为辅助药物。用法与用量:①肌内注射 1 mg/d,每天 1 次,10 天后改为 2～3 次/周,持续 3 周为 1 个疗程。②三叉神经分支注射:根据疼痛部位可作眶上神经、眶下神经、上颌神经和下颌神经注射。剂量每次 500～1 000 μg,每周2～3 次。③穴位注射,每次 25～100 μg,每周 2～3 次。常用颊车、下关、四白及阿是穴等。

11.激素

原发性三叉神经痛和继发性三叉神经痛的病例,其病理改变在光镜和电镜下都表现为三叉神经后根有脱髓鞘改变。在临床治疗中发现,许多用卡马西平、苯妥英钠等治疗无效的患者,改用泼尼松、地塞米松等治疗有效。这种激素治疗的原理与治疗脱髓鞘疾病相同,利用激素的免疫抑制作用达到治疗三叉神经痛的目的。由于各学者报告的病例少,只是对一部分卡马西平、苯妥英钠治疗无效者应用有效,其长期效果和机理有待进一步观察。剂量与用量:①泼尼松,每次 5 mg,每天 3 次。②地塞米松,每次 0.75 mg,每天 3 次。注射剂:每支 5 mg,每次 5 mg,每天 1 次,肌内或静脉注射。

(二)神经封闭法

神经封闭法主要包括三叉神经半月节及其周围支乙醇封闭术和半月节射频热凝法,其原理是通过乙醇的化学作用或热凝的物理作用于三叉神经纤维,使其发生坏变,从而阻断神经传导达到止痛目的。

1.三叉神经乙醇封闭法

封闭用乙醇一般在浓度 80%左右(因封闭前注入局麻,故常用 98%浓度)。

(1)眶上神经封闭:适用于三叉神经第 1 支痛。方法:患者取坐或卧位,位于眶上缘中内 1/3 交界处触及切迹,皮肤消毒及局麻后,用短细针头自切迹刺入皮肤直达骨面,找到骨孔后刺入,待患者出现放射痛时,先注入 2%利多卡因 0.5～1 mL,待眶上神经分布区针感消失,再缓慢注入乙醇 0.5 mL 左右。

(2)眶下神经封闭:在眶下孔封闭三叉神经上颌支的眶下神经。适用于三叉神经第 2 支痛(主要疼痛局限在鼻旁、下眼睑、上唇等部位)。方法:患者取坐或卧位,位于距眶下缘约 1 cm,距鼻中线 3 cm,触及眶下孔,该孔走向与矢状面呈 40°～45°,长约 1 cm,故穿刺时针头由眶下孔呈 40°～45°向外上、后进针,深度不超过 1 cm,患者出现放射痛时,以下操作同眶上神经封闭。

(3)后上齿槽神经封闭:在上颌结节的后上齿槽孔处进行。适用于三叉神经第二支痛(痛区局限在上白齿及其外侧黏膜者)。方法:患者取坐或卧位,头转向健侧,穿刺点在颧弓下缘与齿槽嵴成角处,即相当于过眼眶外缘的垂线与颧骨下缘相交点,局部消毒后,先用左手指将附近皮肤向下前方拉紧,继之以4～5 cm长穿刺针自穿刺点稍向后上方刺入直达齿槽嵴的后侧骨面,然后紧贴骨面缓慢深入 2 cm 左右,即达后上齿槽孔处,先注入 2%利多卡因,后再注入乙醇。

(4)颏神经封闭:在下颌骨的颏孔处进行,适用于三叉神经第三支痛(主要局限在颏部、下唇)。方法:在下颌骨上、下缘间之中点相当于咬肌前缘和颏正中线之间中点找到颏孔,然后自后上方并与皮肤呈 45°向前下进针刺入骨面,插入颏孔,以下操作同眶上神经封闭。

(5)上颌神经封闭:用于三叉神经第二支痛(痛区广泛及眶下神经封闭失效者)。上颌神经主干自圆孔穿出颅腔至翼腭窝。方法常用侧入法:穿刺点位于眼眶外缘至耳道间连线中点下方,穿刺针自该点垂直刺入深约 4 cm,触及翼突板,继之退针 2 cm 左右稍改向前方 15°重新刺入,滑过

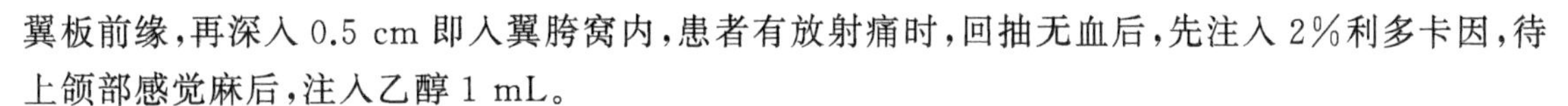

翼板前缘，再深入 0.5 cm 即入翼腭窝内，患者有放射痛时，回抽无血后，先注入 2%利多卡因，待上颌部感觉麻后，注入乙醇 1 mL。

(6)下颌神经封闭：用于三叉神经第 3 支痛(痛区广泛及眶下神经封闭失效者)。下颌神经主干自卵圆孔穿出。方法常用侧入法：穿刺点同上颌神经穿刺点，垂直进针达翼突板后，退针 2 cm 再改向上后方 15°进针，患者出现放射痛后，注药同上颌神经封闭。

(7)半月神经节封闭：用于三叉神经 2、3 支痛或 1、2、3 支痛，方法常用前入法。穿刺点在口角上方及外侧约 3 cm 处，自该点进针，方向后、上、内即正面看应对准向前直视的瞳孔，从侧面看朝颧弓中点，约进针 5 cm 处达颅底触及试探，当刺入卵圆孔时，患者即出现放射痛(下颌区)，则再推进 0.5 cm，上颌部亦出现剧痛即确入半月节内。回抽无血、无脑脊液，先注入 2%利多卡因 0.5 mL同侧面部麻木后，再缓慢注入乙醇 0.5 mL。

以上乙醇封闭法的治疗效果差异较大，短者数月，长者可达数年。复发者可重复封闭，但难以根治。

2.三叉神经半月节射频热凝法

该法首先由 Sweat(1974)提出，它通过穿刺半月节插入电极后用电刺激确定电极位置，从而有选择地用射频温控定量灶性破坏法，达到止痛目的。方法如下。

(1)半月节穿刺：同半月节封闭术。

(2)电刺激：穿入成功后，插入电极通入 0.2～0.3 V，用 50～75 w/s 的方波电流，这时患者感觉有刺激区的蚁行感。

(3)射频温探破坏：电刺激准确定位后，打开射频发生器，产生射频电场，此时为进一步了解电极位置，可将温度控制在 42～44 ℃，这种电流可造成可逆性损伤并刺激产生疼痛，一旦电极位置无误，则可将温度增高，每次 5 ℃，增高至 60～80 ℃，每次 30～60 秒，在破坏第 1 支时，则稍缓慢加热并检查角膜反射。此方法有效率为 85%左右，但仍复发而不能根治。

3.三叉神经痛的 γ 刀放射疗法

1991 年，有学者利用 MRI 定位像输入 HP-9000 计算机，使用 Gamma plan 进行定位和定量计算，选择三叉神经感觉根进脑干区为靶点照射，达到缓解症状目的，其疗效尚不明确。

五、护理

(一)护理评估

1.健康史评估

(1)原发性三叉神经痛是一种病因尚不明确的疾病。但三叉神经痛可继发于脑桥、小脑脚占位病变压迫三叉神经以及多发硬化等所致。因此，应询问患者是否患有多发硬化，检查有无占位性病变，每次面部疼痛有无诱因。

(2)评估患者年龄。此病多发生于中老年人。40 岁以上起病者占 70%～80%，女略多于男比例为 3∶1。

2.临床观察与评估

(1)评估疼痛的部位、性质、程度、时间。通常疼痛无预兆，大多数人单侧，开始和停止都很突然，间歇期可完全正常。发作表现为电击样、针刺样、刀割样或撕裂样的剧烈疼痛，每次数秒至 2 分钟。疼痛以面颊、上下颌及舌部最为明显；口角、鼻翼、颊部和舌部为敏感区。轻触即可诱发，称为扳机点；当碰及触发点如洗脸、刷牙时疼痛发作。或当因咀嚼、呵欠和讲话等引起疼痛。

以致患者不敢做这些动作。表现为面色憔悴、精神抑郁和情绪低落。

(2)严重者伴有面部肌肉的反复性抽搐、口角牵向患侧，称为痛性抽搐。并可伴有面部发红、皮温增高、结膜充血和流泪等。严重者可昼夜发作，夜不成眠或睡后痛醒。

(3)病程可呈周期性。每次发作期可为数天、数周或数月不等；缓解期亦可数天至数年。病程越长，发作越频繁越重。神经系统检查一般无阳性体征。

(4)心理评估。使用焦虑量表评估患者的焦虑程度。

(二)患者问题

1.疼痛

主要由于三叉神经受损引起面颊、上下颌及舌疼痛。

2.焦虑

与疼痛反复、频繁发作有关。

(三)护理目标

(1)患者自感疼痛减轻或缓解。

(2)患者述舒适感增加，焦虑症状减轻。

(四)护理措施

1.治疗护理

(1)药物治疗：原发性三叉神经痛首选卡马西平治疗。其不良反应为头晕、嗜睡、口干、恶心、皮疹、再生障碍性贫血、肝功能损害、智力和体力衰弱等。护理者必须注意观察，每1～2个月复查肝功和血常规。偶有皮疹、肝功能损害和白细胞减少，需停药；也可按医师建议单独或联合使用苯妥英钠、氯硝西泮、巴氯芬、野木瓜等治疗。

(2)封闭治疗：三叉神经封闭是注射药物于三叉神经分支或三叉神经半月节上，阻断其传导，导致面部感觉丧失，获得一段时间的止痛效果。注射药物有无水乙醇、甘油等。封闭术的止痛效果往往不够满意，远期疗效较差，还有可能引起角膜溃疡、失明、颅神经损害、动脉损伤等并发症。且对三叉神经第一支疼痛不适用。但对全身状况差不能耐受手术的患者、鉴别诊断以及为手术创造条件的过渡性治疗仍有一定的价值。

(3)经皮选择性半月神经节射频电凝治疗：在X线监视下或经CT导向将射频电极针经皮插入半月神经节，通电加热至65～75 ℃维持1分钟，可选择性地破坏节后无髓鞘的传导痛温觉的Aβ和C细纤维，保留有髓鞘的传导触觉的Aα和粗纤维，疗效可达90%以上，但有面部感觉异常、角膜炎、咀嚼无力、复视和带状疱疹等并发症。长期随访复发率为21%～28%，但重复应用仍有效。本方法尤其适用于年老体弱不适合手术治疗的患者、手术治疗后复发者以及不愿意接受手术治疗的患者。

射频电凝治疗后并发症的观察护理：观察患者的恶心、呕吐反应，随时处理污物，遵医嘱补液补钾；询问患者有无局部皮肤感觉减退，观察其是否有同侧角膜反射迟钝、咀嚼无力、面部异样不适感觉。并注意给患者进餐软食，洗脸水温要适宜。如有术中穿刺方向偏内、偏深误伤视神经引起视力减退、复视等并发症，应积极遵医嘱给予治疗并防止患者活动摔伤、碰伤。

(4)外科治疗：①三叉神经周围支切除及抽除术。两者手术较简单，因神经再生而容易复发，故有效时间短，目前较少采用，仅限于第一支疼痛者姑息使用。②三叉神经感觉根切断术。经枕下入路三叉神经感觉根切断术，三叉神经痛均适用此种入路，手术操作较复杂，危险性大，术后反应较多，但常可发现病因，可很好保护运动根及保留部分面部和角膜触觉，复发率低，至今仍广泛使用。③三叉神经脊束切断术。此手术危险性太大，术后并发症严重，现很少采用。④微血管减压术。已知有85%～96%的三叉神经痛患者是由于三叉神经根存在血管压迫所致，用手术方法将压迫神经的血管从三叉神经根部移开，疼痛则会消失，这就是微血管减压术，因为微血管减压术是针对三叉神经痛的主要病因进行治疗，去除血管对神经的压迫后，约90%的患者疼痛可以完全消失，面部感觉完全保留，而达到彻底根治的目的，微血管减压术可以保留三叉神经功能，运用显微外科技术进行手术，减小了手术创伤，很少遗留永久性神经功能障碍，术中手术探查可以发现引起三叉神经痛的少见病因，如影像学未发现的小肿瘤、蛛网膜增厚及粘连等，因而成为原发性三叉神经痛的首选手术治疗方法。

三叉神经微血管减压术的手术适应证：正规药物治疗一段时间后，药物效果不明显或疗效明显减退的患者；药物过敏或严重不良反应不能耐受；疼痛严重，影响工作、生活和休息者。

微血管减压术治疗三叉神经痛的临床有效率为90%～98%，影响其疗效的因素很多，其中压迫血管的类型、神经受压的程度及减压方式的不同对其临床治疗和预后的判断有着重要的意义。微血管减压术治疗三叉神经痛也存在5%～10%的复发率，不同术者和手术方法的不同差异很大。研究表明，患者的性别、年龄、疼痛的支数、疼痛部位、病程、近期疗效及压迫血管的类型可能与复发存在一定的联系。导致三叉神经痛术后复发的主要原因：①病程大于8年；②静脉为压迫因素；③术后无即刻症状消失者。三叉神经痛复发最多见于术后2年内，2年后复发率明显降低。

2.心理支持

由于本病为突然发作的反复的阵发性剧痛，易出现精神抑郁和情绪低落等表现，护士应关心、理解、体谅患者，帮助其减轻心理压力，增强战胜疾病的信心。

3.健康教育

指导患者生活有规律，合理休息、娱乐；鼓励患者运用指导式想象、听音乐、阅读报刊等分散注意力，消除紧张情绪。

（栾凤珍）

第四节　结核性脑膜炎

结核性脑膜炎是神经系统结核病最常见的类型。发病特点：①儿童发病高于成人。这是由于儿童抵抗力相对较低，防御功能薄弱，增加了感染的概率。②农村高于城市。这是由于农村卫生条件差，诊断、治疗和预防条件差。③北方高于南方。这是由于北方气候寒冷，人们为了保持室内温度居室很少开窗通风换气，造成相对密闭状态。如果家中有一传染源患者存在，则被感染的危险性很大。又因冬季长，阳光不足，结核分枝杆菌易于生存，导致结核性脑膜炎发病。

一、感染途径与发病机制

(1)结核分枝杆菌侵入血流，经脑膜动脉到达脑膜称为真性血行感染，多见婴幼儿。由于肺内原发灶恶化，发生干酪样坏死、液化形成原发空洞，或肺门淋巴结发生干酪样坏死，干酪物破溃使大量结核分枝杆菌随着侵入血流内，形成结核分枝杆菌血症，经血液循环播散至脑膜。

(2)结核分枝杆菌经血行播散到脉络丛形成结核病灶，以后病灶破入脑室，累及脑室室管膜系统，引起室管膜炎、脉络丛炎导致脑脊液分泌增多，故结核性脑膜炎通常并发交通性脑积水。

(3)全身粟粒性结核，通过血液循环直接播散到脑膜上。结核分枝杆菌一旦在大脑皮质停留便有两种可能，一是不繁殖，故不产生活动性结核病变；二是繁殖，形成干酪样病变，侵犯脑室和蛛网膜下腔。该病变可突然排出干酪样物质和结核分枝杆菌，引起急性结核性脑膜炎，而较多的情况是缓慢排出结核分枝杆菌，引起亚急性或慢性结核性脑膜炎，临床以后者居多。

上述颅内结核病灶在某些诱因存在时，如高热、外伤、妊娠、传染病、营养缺乏、长期服用激素等都可使潜在病灶破溃，排出大量结核分枝杆菌于蛛网膜下腔到脑基底池，直至全部脑膜感染。

(4)颅外感染灶以肺、纵隔内淋巴结为主，其次则为脊柱结核或椎旁脓肿、盆腔结核、肠系膜淋巴结结核及泌尿生殖系结核并发结核性脑膜炎。这是因为人的机体所有部位的活动性或干酪性结核病变都可借助淋巴、血行播散而发生结核性脑膜炎。上述各部位只是发生的概率多少有所不同。肺内任何类型的病变都可并发结核性脑膜炎，但是慢性纤维空洞型肺结核、肺硬化、肺结核瘤、已钙化的局灶型结核等并发结核性脑膜炎的概率明显减少。全身急性肺结核并发结核性脑膜炎概率最多，其次为原发复合征后期。

脊柱结核、椎旁脓肿、慢性结核性脓胸、盆腔及泌尿生殖系统结核病灶中的结核分枝杆菌都可借椎动脉系统进入脑底动脉环，从而形成脑底脑膜炎。而椎静脉无静脉瓣且又与肋间静脉相通，胸腔内的长期炎症与充血，使肋间静脉长期充盈扩张，血流量增加，由于阵咳肺急剧收缩与扩张，不论肺或胸壁来的结核分枝杆菌或干酪样物质，都易于通过肋间静脉沿椎静脉系统逆行感染形成脑底脑膜炎。

腹腔脏器结核处的结核分枝杆菌及干酪物质，可因病变侵蚀门静脉系统与下腔静脉，结核分枝杆菌进入肺血液循环，从而形成周身粟粒结核与结核性脑膜炎。

脑附近组织如中耳、乳突窦、颈椎或颅骨的结核病灶可能直接侵犯脑膜，但引起发病者为数较少。

二、病理改变

结核性脑膜炎是在血-脑屏障受到破坏，结核分枝杆菌经血液循环侵入脑膜的基础上发生的。以脑膜病变为最突出，但实际上炎症常同时侵犯到脑实质或同时伴有结核瘤、结核性脑动脉炎并引起脑梗死，或脑血管炎坏死而破裂出血等病变。亦可侵犯脊髓蛛网膜。现将主重病理分述如下。

(一)脑膜病变

结核分枝杆菌侵入血管，由脑膜动脉弥散而发生。因此最早期表现为血管的病变，血管的病理特点是以渗出和浸润性改变为主。脑膜血管充血、水肿，脑膜浑浊、粗糙、失去光泽、大量白色或灰黄色渗出物沿着脑基底、延髓、脑桥、脚间池、大脑外侧裂、视交叉等处蔓延，以底部与脑外侧裂最为显著。脑膜上有多数散在的粟粒样灰黄色或灰白色小结节。显微镜下见到软脑膜及蛛网膜下腔有弥散性细胞浸润。主要为单核细胞、淋巴细胞及少量中性粒细胞。血管周围也有单核细胞及淋巴细胞浸润。此时期如能得到及时治疗，脑膜渗出性病变可全部被吸收。如治疗不规则，病变可呈慢性经过，以增生性病变为主。此时颅底渗出物粘连、增厚、机化，出现较多的肉芽组织及干酪样坏死灶。

(二)脑实质病变

脑膜因炎症而产生渗出物,脑实质浅层可因脑膜炎而有脑炎改变,并发程度不等的脑水肿及脑肿胀。脑膜病变愈重,在相近的脑实质病变愈重。脑实质发生充血及不同程度的水肿。外观表现脑沟变浅,脑回变宽。严重者脑沟回消失而连成一片。在脑实质有结核结节、结核瘤的形成。显微镜下见到血管周围淋巴细胞炎性浸润,神经细胞有不同程度的退行性病变及胶质细胞增生,还有髓鞘脱失。脑实质可见出血性病变,多数为点状出血,少数呈弥漫甚至大片出血。

(三)脑血管病变

结核性脑膜炎时,由于炎症的渗出和增生,可产生动脉内膜炎或全动脉炎。在脑膜动脉的外膜、中层以及在血管内膜都有炎症改变。这些血管的炎症变化可发展成类纤维性坏死或完全干酪样化,结果导致血栓形成梗死。这些情况在未经抗结核治疗的患者表现更为明显。梗死可以是表浅的,但当动脉被累及时,基底节动脉也往往发生梗死,从而导致脑组织软化。

(四)脑脊液通路阻塞及脑积水

结核性脑膜炎时,大量灰黄色或灰白色黏稠的渗出物蔓延到延髓、脑桥、脚间池、大脑外侧裂、视交叉等处蛛网膜。这些渗出物及水肿液包围、挤压颅底血管及神经引起第Ⅱ、Ⅲ、Ⅵ、Ⅶ对颅神经损害。随着病情迁延,聚集在脑底部的渗出物进而发生干酪样坏死及纤维蛋白增生机化,形成又硬又厚的结核肉芽组织,阻碍脑脊液的循环,继而发生交通性脑积水。

当结核性脑膜炎急性期,结核炎症侵及脑室内脉络丛及室管膜时,使之充血、水肿、浑浊、增厚,有结核结节和干酪坏死。当脑脊液循环通路发生阻塞时,如一侧或双侧室间孔狭窄,阻塞可出现一侧或双侧侧脑室扩张,如导水管狭窄或阻塞时可发生第三脑室以上的扩张。当第四脑室正中孔或外侧孔开口处被大量干酪物阻塞,可发生整个脑室扩张,称之为非交通性脑积水。在结核性脑膜炎晚期或慢性期因脑室极度扩大或结核瘤压迫脑血液循环使回流受阻,或蛛网膜回吸收障碍,或因颅底渗出物机化,粘连堵塞,脑脊液部分或全部不能流入蛛网膜下腔,而形成慢性脑积水。

(五)脊髓和脊膜病变

结核性脑膜炎常伴有脊髓蛛网膜炎,脊髓早期以炎性渗出为主,脊髓各段脊膜肿胀、充血、水肿、粘连增厚,可见大量结核结节和干酪样坏死。粘连脊膜可以包绕成囊肿,或形成瘢痕将蛛网膜下腔完全闭塞。其病变可以弥散而不规则分布在颈、胸、腰段,也可只局限于1～2脊髓节段。如粘连严重,病变范围广泛,影响了脊髓腔脑脊液循环,或使脊髓的血管受压,脊髓发生软化或退化性变化。脊髓实质在显微镜下可见单核细胞浸润、髓鞘脱失,神经细胞出现退行性变化和坏死。

(六)脑结核瘤的形成

脑结核瘤来自血行播散,在脑内或脊髓内形成块状结核肉芽肿,多见于脑内,好发于小脑、大脑半球、脑皮质等各部位。少见于脊髓内。大小不一,一般以0.5 cm以上的结核结节称为结核瘤。其小如黄豆,大如栗子,可单个孤立存在,也有多个融合成团或串状。一旦结核瘤液化破溃入脑部或脊髓血管或直接侵入脑室及蛛网膜下腔则发生结核性脑膜炎或结核性脊膜炎。

三、临床表现

(一)临床症状与体征

1.一般症状

发病年龄多为儿童及少年,但成人也不少见,儿童以3岁以下居多,成人以18～30岁发病较多。男女发病无差异。四季均可发病，以春季较多。起病多缓慢或呈亚急性，但也有呈急性的。起病时有发冷发热，全身过敏，畏光，周身疼痛，食欲缺乏，精神差，便秘，头痛，呕吐。有的呼吸道症状较为突出，如咳嗽、喘憋、缺氧等；有的消化道症状突出，以腹泻多见，便秘较少。

2.神经系统症状

(1)脑膜刺激征：颈和腰骶神经根受炎症渗出物刺激，多数患者出现颈部伸肌收缩，颈项强直，克氏征阳性，布氏征阳性。但少数患者没有或仅晚期出现。婴儿及老年患者此征不甚典型。

(2)脑神经损害症状：结核性脑膜炎的病理变化主要为颅底炎症。脑神经通过颅底受到炎症渗出物的刺激、包埋、压迫；或结核性栓塞性动脉内膜炎，使脑实质缺血、软化；或脑结核瘤侵及脑神经核及其通路；以及颅内高压的影响均可导致脑神经损害。临床多见于面神经，次为展神经、动眼神经、视神经，可以是部分的或完全的，也可以是一侧的或双侧的，可以是结核性脑膜炎的首发症状，但多数于病象明显时出现。

(3)颅内压增高的症状：①头痛。由于颅内压增高，引起脑血管张力增高及脑膜紧张，或脑膜炎症刺激脑神经末梢而产生头痛。为结核性脑膜炎首发症状，常较剧烈而持久，以枕后痛多见，因结核性脑膜炎的病变部位大多以脑底为主，不少也可出现额颞部痛。②呕吐。由于脑室内压力增高或结核炎症刺激迷走神经核及延髓网状结构导致呕吐，是颅压增高、脑膜受刺激的一个常见症状，多发生于头痛剧烈时，有的呈喷射性呕吐，可伴或不伴恶心，若在晨间空腹出现，且无恶心先兆，则更有意义。③视盘水肿。由于颅压增高，压迫其内通过的视网膜中央血管，妨碍来自视网膜中央血管周围与视神经周围间歇的液体流通，发生视盘水肿，进而萎缩而失明。④意识障碍。颅压增高，炎症刺激引起脑皮质缺血、缺氧及脑干网状结构受损，导致意识障碍，可表现为嗜睡、昏睡、意识模糊、谵妄，甚至昏迷。⑤脑疝。颅压进一步增高，脑组织向压力小的地方移动，形成脑疝。临床上常见小脑幕切迹疝(颞叶钩回疝)及枕骨大孔疝(小脑扁桃体疝)。小脑幕切迹疝表现为昏迷、一侧瞳孔散大、光反射消失、对侧肢体瘫痪、全身抽搐及生命体征改变。枕骨大孔疝表现为急性发生、突然呼吸停止、深昏迷、双侧瞳孔散大、光反射消失、四肢弛缓、血压下降、迅速死亡。

(4)脑实质损害症状：由于结核性脑膜炎可同时侵犯脑实质，或合并脑血管病变，脑组织缺血、缺氧、软化，导致脑实质损害，临床表现多种多样，常见有以下几种。①瘫痪：可出现偏瘫、单瘫、截瘫、四肢瘫，以偏瘫多见。②去大脑强直：临床呈现牙关紧闭，向后伸仰，双侧上下肢伸直，常伴呼吸不规则，肌肉颤搐。由中脑红核水平以下和脑桥上部的神经结构破坏或功能中断所致，常见于小脑幕切迹疝。③去皮质强直：表现为双上肢屈曲，双下肢强直性伸直。由中脑红核水平以上的双侧内囊及皮质损害所致。强痛刺激可诱出去大脑皮质强直反应。④四肢手足徐动、震颤，为基底神经损害所致。⑤舞蹈样运动：表现为极快的不规则和无意义的不自主运动如挤眉、弄眼、吐舌、耸肩等，由基底节、小脑、黑质病损所致。

(5)自主神经受损症状：表现为皮质-内脏联合损害如呼吸异常、循环障碍、胃肠紊乱、体温调节障碍。还可表现肥胖、尿崩症和脑性耗盐综合征等。

(6)脊髓受损症状：结核性脑膜炎随病情的进展，病变可蔓延至脊髓膜、脊髓神经根和脊髓实质，临床上表现为脊神经受刺激和脊髓受压迫症状，椎管不通畅，脑脊液呈结核性脑膜炎改变等。结核性脊髓蛛网膜炎、椎管内结核瘤及脊柱结核均可伴发不同程度的脊髓损害。

(二)临床分型

目前国内大致把结核性脑膜炎分为以下几型。

1.单纯型结核性脑膜炎

这是临床上较常见的一种类型。病变主要限于脑膜，临床表现具有脑膜刺激症状和体征，以及典型的结核性脑膜炎脑脊液改变，无意识障碍、昏迷、抽搐等脑实质受损症状，若能早期诊断，及时治疗，则预后较好。

2.脑膜脑炎型

除脑膜炎症状外，同时出现脑实质弥散性或局限性受损表现如精神症状(精神运动性兴奋、幻觉)；不同程度的意识障碍，严重时昏迷、瘫痪抽搐、失语；少数可出现异常运动如偏侧舞蹈、手足徐动、震颤等，以及自主神经功能紊乱症状如尿崩症、过度睡眠等。此型临床症状严重，一般预后较差。

3.结核性脑膜炎并发缺血性脑血管病

临床上也常见，表现为在清醒的发展过程中较快地(1～3 天)出现或突然出现单瘫或偏瘫，以及其他神经系统局灶性症状和体征。如损害优势半球可伴有失语，此为大脑中动脉或颈内动脉发生闭塞。若四肢瘫伴小脑共济失调则为基底动脉闭塞。脑血管造影常显示管径变细、局部狭窄或闭塞。

4.浆液性结核性脑膜炎

婴幼儿、儿童较成人多见，常伴有活动性结核病灶，多由于结核病的中毒反应所致。浆液渗出物只限于脑底部，视交叉附近，临床表现脑膜刺激征轻微，脑脊液压力增高，细胞(以淋巴细胞为主)和蛋白轻度增高或正常。可出现头痛、发热、盗汗、感觉过敏等结核中毒症状。经过治疗，可以很快恢复，预后良好。

5.脊髓型

幼儿及儿童多见，结核炎症侵犯脊髓导致脊髓压迫和软化。临床表现除脑膜刺激征外，还合并脊髓横贯性完全性或部分性损害，表现病灶水平以下运动障碍，深浅感觉障碍及二便障碍。脑脊液可黄变，蛋白细胞分离，脑脊液动力学试验可不通或半通。此型恢复很慢，预后不良。

6.结核性慢性蛛网膜炎

不多见，主要是由于结核性脑膜炎病变局限于部分脑膜或脊膜，呈一种慢性炎症经过，引起软膜、蛛网膜增厚，形成粘连。粘连的脑膜或脊膜可以包绕形成囊肿或形成瘢痕将脑或脊髓的蛛网膜下腔部分压闭。前者如阻碍了脑脊液循环可出现严重的颅压增高症状；后者如影响了脊髓的脑脊液循环或供应脊髓的血管受压，脊髓发生软化，则临床出现脊髓受损症状。脊髓碘油造影见低动缓慢，分散呈点滴状或索条状，或出现不规则充盈缺损。

(三)临床分期

结核性脑膜炎发病过程一般比较缓慢，临床上可以分为早期、中期、晚期。此三期是结核性脑膜炎在无化疗前自然发展的临床表现。

1.早期(前驱期)

一般见于起病的 1～2 周，起病缓慢，多表现一般结核的中毒症状如发热、食欲缺乏、消瘦、精神差、感觉过敏。由于脑膜刺激征缺乏，造成早期诊断的困难。

2.中期(脑膜刺激期)

1～2 周，表现为头痛、呕吐、颈项强直，此期可出现颅压增高症状及脑实质受损症状，脊髓受损症状及自主神经功能障碍。腰穿脑脊液呈典型结核性脑膜炎变化。

3.晚期(昏迷期)

1～3周,以上症状加重,意识障碍加深进入昏迷,临床出现频繁抽搐,弛张高热,呼吸不整,去脑或去皮质强直,可出现脑疝危象,多因呼吸和循环中枢麻痹而死亡。

4.慢性期(迁延期)

结核性脑膜炎经化疗后,特别是经不规则化疗后,使病情迁延达数月之久。头痛、呕吐轻微可间断出现,意识可以清楚,脑膜刺激征轻微或缺如,脑脊液基本正常或变化不大。这样既不能定为晚期,又不是早期或中期。属慢性迁延期即病程超过1个月而病情又不符合晚期者。如今在化疗时代,此型在临床上颇为多见。

四、实验室及辅助检查

(一)血液检查

少数伴有轻度贫血,与长期低热、食欲缺乏、呕吐及营养不良有关。白细胞数量大都正常或轻度升高,少数严重病例可有明显的中性粒细胞数量升高,个别可出现类白血病反应。红细胞沉降率多升高,临床上一直将红细胞沉降率升高作为判断结核病活动性的依据之一,但红细胞沉降率并不能把结核病变的活动性部位反映出来。

(二)脑脊液检查

结核性脑膜炎脑脊液的变化出现较早,是诊断和鉴别诊断之一。

1.压力

一般都升高到1.8～2.0 kPa(180～200 mmH_2O)。外观:可为清亮或呈淡黄色,甚至呈草黄色,或稍浑浊或毛玻璃状。有时因纤维蛋白原含量过多,脑脊液放出后可立即凝固于试管内。有的静置数小时至24小时后液面可形成薄膜,对诊断结核性脑膜炎很有价值,但此现象并非结核性脑膜炎所特有。

2.脑脊液细胞学检查

结核性脑膜炎的脑脊液,绝大多数白细胞升高到$(300\sim500)\times10^6$/L甚至少数可达1.5×10^9/L以上,嗜中性粒细胞的比例较高,60%～80%。

3.脑脊液生化改变

(1)糖含量降低,一般常低于4.5 mmol/L。病程早期糖量可以不低。随着病程的进展出现糖降低。糖越低越有诊断价值。其机制在于炎症时,细菌及白细胞对葡萄糖的利用增加;细菌毒素引起神经系统代谢改变;脑膜炎症细胞的代谢产物抑制了膜携带运转功能,致使糖由血向脑脊液运转发生障碍,脑脊液内糖量减少。但单独糖量降低一项指标不能作为诊断结核性脑膜炎的依据。因为影响糖量降低的因素很多,如脑脊液置放过久、呕吐、进食过少以及化脓性脑膜炎、隐球菌性脑膜炎等都可以影响脑脊液中糖的含量,而使糖量降低。

(2)氯化物降低,一般低于120 mmol/L。氯化物含量降低,比糖的指标灵敏,其诊断意义比糖量降低更大,可作为结核性脑膜炎诊断的重要参考。病程越长,氯化物含量越低,诊断价值越大。特别在氯化物含量降低与糖含量平行降低时,更有诊断价值。其机制与葡萄糖降低相同。也有人认为由于结核性脑膜炎患者频发呕吐,大量出汗,服盐过少,与血浆氯化物减少有直接关系。

(3)蛋白质含量增高,对诊断、处理和预后观察具有重要作用。一般在450 mg/L以上。后期若发生椎管内蛛网膜粘连,蛋白质含量可增至10 000 mg/L以上。但脑脊液蛋白变化没有葡

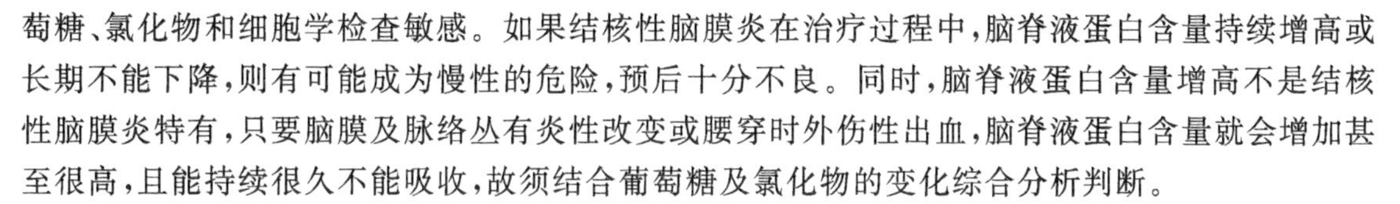

萄糖、氯化物和细胞学检查敏感。如果结核性脑膜炎在治疗过程中，脑脊液蛋白含量持续增高或长期不能下降，则有可能成为慢性的危险，预后十分不良。同时，脑脊液蛋白含量增高不是结核性脑膜炎特有，只要脑膜及脉络丛有炎性改变或腰穿时外伤性出血，脑脊液蛋白含量就会增加甚至很高，且能持续很久不能吸收，故须结合葡萄糖及氯化物的变化综合分析判断。

4.脑脊液细菌学检查

细菌学检查为结核性脑膜炎的重要诊断依据，可用直接涂片，或用薄膜法找细菌，或培养结核分枝杆菌生长。但目前无论集菌或培养阳性率均不很高，近年报道脑脊液 TB-PCR 及 TB-Ab 阳性率较高，对诊断有较高的意义。

5.脑脊液的实验室检查

近来，许多学者努力在免疫学方面进行研究，探索新的有效诊断方法，以解决结核性脑膜炎早期实验室诊断的问题。脑脊液中免疫球蛋白测定及淋巴细胞转化试验对结核性脑膜炎的诊断、鉴别诊断及预后判定上有一定意义。脑脊液中醛缩酶活性在结核性脑膜炎初期即显示升高，可作为早期诊断参考。溶菌酶的测定可作为结核性脑膜炎诊断及判定预后的参考。利用结核分枝杆菌特异性免疫反应来检测脑脊液中结核分枝杆菌可溶性抗原或特异性抗体，无疑会对确定诊断提供更有力的证据。此外，其他方法，如荧光素钠试验和溴化测定有助于结核性脑膜炎的早期诊断。色氨酸试验对结核性脑膜炎的诊断亦有一定意义。脑脊液中乳酸含量测定，可用于结核性脑膜炎的诊断和鉴别诊断的辅助方法。脑脊液中氨基酸的分析可作为早期诊断的参考。色谱仪的应用为近来诊断结核性脑膜炎提供了线索。

(三)CT 扫描

结核性脑膜炎 CT 扫描虽无特异性，但有其规律性变化。一般在 CT 扫描上可显示直接及间接两方面的变化。直接变化主要有结核瘤、基底池渗出物及脑实质粟粒性结核；间接变化主要有脑积水、脑水肿及脑梗死等。CT 的主要表现如下。

1.脑实质粟粒性病灶

脑实质粟粒性病灶是结核性脑膜炎早期组织内形成的粟粒样肉芽肿。CT 表现为广泛分布于大脑皮质或脑组织内细小的密度均等的结节，强化扫描时密度增加。

2.脑膜密度增强

当位于大脑皮质或脑膜的粟粒样肉芽肿破入蛛网膜下腔后，脑膜产生大量渗出物，积聚于脑底各脑池内。早期病理变化以浆液性为主，此时 CT 扫描无变化；当浆液渗出被纤维素性渗出代替，并有结核性肉芽肿形成时，CT 扫描在脑底部可显示已有改变的各脑池轮廓及脑膜广泛密度增强。最常见的部位是鞍上池、环池、大脑外侧裂等。

3.环状、盘状、团块状和点状阴影

环状、盘状、团块状和点状阴影是结核瘤的 CT 表现。结核瘤可发生于大脑或小脑的任何部位，多位于小脑幕上，分布在额叶、颞叶、顶叶；小脑幕下多在小脑半球或蚓部。结核性脑膜炎早期有较多的炎性反应，边缘胶原组织较少，周围为程度不等的炎性水肿区，此时 CT 平扫表现为高密度、等密度或低密度区，一般呈盘状或不规则团块状。等密度结核瘤平扫时仅可见一环形低密度带，即周围脑水肿区，如果没有周围脑水肿区，则等密度的结核瘤在平扫时不能辨认。平扫呈低密度的结核瘤不能与脑梗死鉴别，但强化扫描后结核瘤密度增强，脑梗死则不能增强。因此，强化扫描应视为确定结核瘤的必不可少的 CT 检查步骤。随病程延长，结核瘤边缘渐形成胶原组织，内部物质干酪化，周围组织水肿消失，平扫一般呈高密度盘状阴影，强化扫描表现中心密度较低,周边密度明显增强的环形影,少数可呈串珠样影,这是一种特征性表现。

4.脑室扩张和缩小

脑底部的渗出物阻塞脑脊液流通,导致脑脊液循环障碍,因而各脑室出现积水而扩张。CT扫描即可见各脑室有不同程度的扩张积水,其程度可随病程延长而加重,随抗结核治疗而减轻,直至恢复正常大小。但如脑池或其他梗阻部位形成纤维粘连时,则脑积水不能减轻甚至加重。在结核性脑膜炎的CT扫描中,脑积水发生率最高,出现时间亦早,国内报道阳性率占52.38%。此外尚见有脑室缩小,为急性广泛性脑实质水肿或为低颅压综合征所致。

5.脑室周围密度减低

为沿脑室周围分布的低密度带,强化扫描影像不增强,脑室周围密度减低与脑积水有密切关系。

6.局部或广泛低密度水肿区

结核性脑膜炎时因脑水肿程度不同,CT检查可有局部或广泛性低密度影或伴随中线移位。强化扫描影像不增强。

7.脑实质密度减低梗死区

这是脑软化的CT表现,是由于结核性脑膜炎时结核性动脉炎或动脉周围炎导致局部脑组织缺血、软化而形成,多见为大脑中动脉支配区受累。CT扫描所见为脑实质局部或广泛性低密度区,形状不规则,范围大小不一,强化扫描不增强。

8.索状、结节状高密度影像

索状密度增高影像是由于结核性炎症累及动脉内膜及外壁所形成,强化扫描密度增强;结节状高密度影像是由结节性小肉芽肿所构成,强化扫描后密度增强。索状与结节混合高密度影像表明脑动脉、脑实质同时具有结核性改变强化,扫描后密度增强。索状与结节混合高密度影像表明脑动脉、脑实质同时具有结核性改变,强化扫描后密度增强。索状影像为早期结核性脑膜炎特征性表现,具有诊断上的意义。

此外,对于结核性脑膜炎各型,CT能显示的病变部位与临床表现基本一致,因此CT扫描还可协助判断病变的部位和范围。为结核性脑膜炎的诊断提供了一种重要的检测手段。

五、诊断与鉴别诊断

(一)诊断

诊断结核性脑膜炎除脑脊液内结核分枝杆菌检出阳性外,还没有其他特异性检查方法,从而在诊断方面还存在着一定的困难。但结核性脑膜炎脑脊液内结核分枝杆菌的阳性率很低,因此单靠脑脊液结核分枝杆菌检出以确定诊断是不明智的。综合判断是必需的,如症状的特征、颅内压高低;脑脊液氯化物、糖减低及蛋白含量的增多,脑脊液细胞学呈混合细胞反应;意识障碍与麻痹的出现;与临床表现一致的规律性CT变化等迄今是惯用的诊断手段,其中动态观察脑脊液的生化及细胞学检查具有重要诊断价值,特别强调如下数值界限:①颅内压增高在2.0 kPa(200 mmH_2O)以上。②脑脊液氯化物下降到65 mmol/L以下时,且有逐渐递减或持续之趋势。③脑脊液糖含量下降到4.5 mmol/L以下时,且有逐渐递减或持续之趋势。④脑脊液蛋白含量增高到450 mg/L以上,且有逐渐递增之趋势。⑤脑脊液白细胞总数局限于$(300\sim500)\times10^6/L$,持续时间较长的以淋巴细胞、激活淋巴细胞为主混合细胞反应。⑥用玻片离心沉淀法收集脑脊液标本,发现结核分枝杆菌,对诊断有重要意义。①~⑤项均超出正常数值对诊断有肯定意义;

其中有4项异常对诊断有重要意义;②～③项异常仅具有参考意义。

为做到早期诊断,凡有以下情况者应高度怀疑结核性脑膜炎:①微热一周以上伴无症状者。②未查明原因的烦躁、嗜睡或哭闹、失眠等脑症状。③出现不明原因的神经定位症状。④癫痫样抽搐伴发热者。⑤呕吐伴有微热查不到原因者。⑥持续2周以上头痛查不到原因者。此时,需及时反复腰穿行脑脊液检查。

(二)鉴别诊断

典型的结核性脑膜炎临床诊断并不困难,但在结核性脑膜炎的早期或不典型病例,诊断不十分容易,常与结核性脑膜炎发生混淆而难于鉴别的疾病如下。

1.化脓性脑膜炎

起病急,除发热外很快出现呕吐、抽风、嗜睡、昏迷,早期即有脑膜刺激征,可伴感染性休克或全身败血症表现及硬膜下积液;白细胞高,中性粒细胞高,有核左移现象及中毒性颗粒;胸部X线片可有肺炎、肺脓肿、脓胸;结核分枝杆菌素试验多为阴性;脑脊液检查最为重要,化脓性脑膜炎时脑脊液外观早期仍清亮,稍后显浑浊或呈脓性。细胞数每立方毫米可达数千至数万;氯化物含量降低不如结核性脑膜炎明显,但糖含量降低更著,蛋白含量升高相似。离心后的脑脊液涂片及培养可找到化脓细菌。脑脊液细胞学检查在渗出期,以嗜中性粒细胞反应为主。由于致病因素的持续作用,有些嗜中性粒细胞胞体变小,染色变灰,核染色质浓密呈块状,胞质浑浊,颗粒消失,胞体破碎或轮廓模糊,而成为脓细胞,感染严重时嗜中性粒细胞胞质内可见中毒性颗粒及相应的致病菌;增生期以单核-吞噬细胞反应为主,嗜中性粒细胞数量急剧减少;修复期以淋巴细胞反应为主,直至嗜中性粒细胞完全消失,小淋巴细胞和单核细胞比例正常化。

2.病毒性脑膜炎

发热、呕吐、抽风、意识障碍、精神症状发展较快,伴有各种病毒感染的特殊症状,有些显示季节性,结核分枝杆菌素试验多阴性,胸部X线片多正常,血常规白细胞总数及中性粒细胞可正常或偏高,脑积水罕见。脑脊液检查对鉴别极其重要。外观五色透明,白细胞为$(50 \sim 500) \times 10^6/L$,糖及氯化物含量正常,蛋白正常或轻度增高。脑脊液细胞学检查早期可有明显的嗜中性粒细胞反应,但因持续时间短(可仅数小时,一般为24～48小时),又因患者往往来诊较迟,致使化验检查很难见到病毒性脑膜炎时脑脊液的嗜中性粒细胞反应。而由淋巴细胞、激活淋巴细胞和浆细胞数量的增加所代替,形成病毒性脑膜炎的典型的脑脊液细胞学图像——淋巴样细胞反应。随着病情发展而进入修复阶段时,可出现单核细胞反应。在单纯疱疹病毒性脑膜炎的淋巴样细胞中常可见到特征性的胞质内包涵体。国内已有学者用单克隆抗体(McAb)酶联免疫吸附试验(ELISA)和免疫荧光快速诊断法检测脑脊液单纯病毒抗原和抗体,使早期诊断成为可能。

3.新型隐球菌性脑膜炎

与结核性脑膜炎的临床表现和脑脊液改变很相似,唯一可靠的鉴别方法,是脑脊液经细胞玻片离心后,对所收集物行MGG染色,常可在脑脊液标本中直接发现隐球菌,菌体圆形,直径5～15 μm,MGG染色呈蓝色,无核,常于圆形菌体上长出有较小的芽孢,菌体中心折光性较强;或做墨汁染色黑底映光法可见圆形,具有厚荚膜折光之隐球菌孢子;脑脊液培养亦可发现隐球菌。脑脊液细胞学变化以激活淋巴细胞和单核-吞噬细胞反应为主,后者常可吞噬隐球菌,类似脂肪吞噬细胞和红细胞吞噬细胞。

4.癌性脑膜炎

有一些中枢神经系统转移癌为脑软膜的弥散性癌转移,而脑内并无肿块,称为癌性脑膜炎,多见于中年以上患者，是由肺癌或身体其他器官的恶性肿瘤转移到脑膜而引起，发病急，病程进展快，迅速恶化死亡。如为肺癌转移时，X线检查可显示癌性病灶，且无临床结核病中毒症状。脑脊液细胞学检查常常发现有癌细胞。而对部分此类患者采用CT扫描也常常难以发现。

5.淋巴细胞脉络丛脑膜炎

结核性脑膜炎的脑脊液除了细胞数增加外，还有糖、氯化物含量的减少。而本病脑脊液糖和氯化物含量一般少有改变；淋巴细胞数量增多并占绝对优势，无粒细胞反应期；预后良好。

六、治疗

结核性脑膜炎应采取综合治疗，治疗必须及时和彻底。

（一）抗结核药物治疗

结核性脑膜炎的抗结核药物治疗原则同肺结核一样，即早期、适量、联合、规律及全程用药。为了提高疗效，结核性脑膜炎化疗药物选择应考虑脑膜的结构，从药物动力学和药物的通透性来决定。此外，一般有炎症的脑膜，其血管的通透性是增加的，有利于抗生素及化疗药物进入脑脊液。

以药物通透性及总体有效性的标准选择结核性脑膜炎系统治疗的药物，首选5化治疗，强化期治疗方案为INH、RFP、SM、PZA、EMB(PAS)使用3～4个月，在此期脑脊液基本恢复正常，然后转入巩固期治疗，INH、RFP、PZA或INH、RFP、EMB使用5～6个月。脊髓型或部分危重者疗程适当延长到12个月。一般经9～12个月的治疗可取得良好的效果。

用药剂量：成人每天INH 0.6～0.9 g，SM 0.75～1.00 g，PZA 1.5 g，PAS 8～12 g，EMB 0.75～1.00 g，RFP 0.45～0.60 g，儿童每天每千克体重INH 15～30 mg，SM 15～30 mg，RFP 10～20 mg，PZA 20～30 mg，PAS 200～300 mg。

近年来，国内外有关耐药菌逐年增加的报道，如从患儿接触史中提示有原发耐药或通过治疗发生继发耐药时，应及时改用其他抗结核药，如氟氧沙星、卷曲霉素、利福喷丁、阿米卡星、力排肺疾等。

对有下列情况之一者应考虑耐药的可能：①脑脊液培养出结核分枝杆菌，并证实为耐药菌株。②不规则治疗超过3个月或中途自行停药者。③不规则化疗6个月疗效不佳者。④传染源是久治不愈的结核患者或不规则治疗者，复发的结核性脑膜炎患者。⑤肺结核或肺外结核合并结核性脑膜炎者。可根据药物敏感试验，治疗反应，必要时再改动治疗方案。

（二）激素治疗

激素具有抗炎、抗感染、抗纤维化、抗过敏及抑制海士曼反应的作用。激素与抗结核药物合用可提高结核性脑膜炎之疗效，对此目前认识基本一致。

1.应用激素的作用

减少脑膜的炎性渗出，促进脑和脑膜的炎症的消散和吸收，对防止纤维组织增生有良好的效果。减轻继发的动脉内膜炎和脑软化及神经根炎；减轻炎症反应，抑制结缔组织增生。

激素能抑制海士曼反应，防止患者在急性期死亡，有人解释这种现象是由于大量结核分枝杆菌死亡，释放出大量结核蛋白引起反应所致；改善机体的应激能力和一般状态，促进食欲，增加消化液的分泌，有利于疾病的恢复，使患者较顺利地度过危险期；激素尚可补充某些严重的结核患者存在的肾上腺皮质功能不全，并可减少抗结核药物的毒性反应。

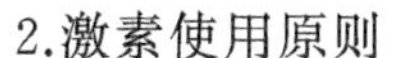

2.激素使用原则

(1)使用激素应有明确目的,一般是促使脑和脑膜的炎症消散和吸收,防止纤维组织增生和动脉炎等,它主要对渗出性病变疗效最好,因此,在急性期越早应用越好,急性期使用激素的剂量应该充分,以求迅速控制急性渗出性炎症。

(2)对于不同类型使用激素的原则也不尽相同,对脑膜炎型开始可用短期突击性的大剂量激素,以后维持时间也要长。此型不仅全身应用激素,还要积极配合鞘内注入激素,才能收到良好的效果。

(3)使用激素的具体剂量和时限根据机体的反应、病变的性质和轻重、体重大小等因素来确定,以达到上述临床效果为目的,经巩固一个阶段后应考虑及时减少激素的剂量和逐步停药的问题。

(4)对晚期患者虽疗效较差也可适当应用。因晚期者以增生的干酪性病变占优势,但仍有渗出性病变,其临床征象主要是由于脑水肿和脑膜渗出性病变引起的。

(5)使用激素静脉输注比口服效果好。

3.应用剂量及疗程

对急性期患者多用短期突击大剂量的激素,以求迅速控制炎性反应。因患者多有呕吐,服药后不能保证吸收,所以对重症患者常采用静脉输注给药。

用法:氢化可的松(亦可用地塞米松)静脉输注,成人剂量为 150～200 mg/d,小儿 5～7 mg/(kg・d),情况好转后改用口服泼尼松,成人口服 30 mg/d,儿童口服 15 mg/d。临床症状和脑脊液检查明显好转,病情稳定时开始减量,一般首次减量在用药后第 3～5 周,以后每 7～10 天减量一次,每次减量为5 mg。总疗程为 8～12 周(早期及部分患者 8～10 周即可),总疗程不宜超过 3 个月,若病情实属需要而难以停药时,也可适当延长至半年,但用药时间超过 3 个月患者尸检证实,肾上腺皮质萎缩程度与激素应用时间长短成正比。

激素减量的时间不应呆板地确定,主要根据具体情况而定。在激素减量过程中,由于减量过快脑膜炎症状未得到控制或由于患者对激素形成了依赖,此时可重新出现脑膜刺激征或颅高压的症状,脑脊液化验又出现反跳现象。这种情况观察数天后,如仍未消退,应增加激素的用量至最低有效量,待上述症状完全消失,脑脊液基本变到原来水平再缓慢减量。

(三)抗脑水肿治疗

无论急性期或慢性期出现颅压增高时,采取适当措施来降低颅内压,控制脑水肿是结核性脑膜炎治疗极其重要的环节。

脱水疗法主要作用是利用高渗溶液提高血浆渗透压,使血与脑脊液和脑组织内不同浓度所造成的渗透压差异进行脱水,使脑组织及脑脊液中的部分液体通过血液循环经肾脏排出,从而达到减轻脑水肿,降低颅内压的目的。

1.甘露醇

甘露醇是临床最常用的脱水药,广泛使用于结核性脑膜炎伴有颅压增高的患者。甘露醇通过血与脑和血与脑脊液间渗透压差而产生脱水作用。一般配成 20%过饱和溶液,同时须加温使其溶解,否则可发生休克。每次 1～2 g/kg,于 15 分钟内静脉滴注。静脉给药后 20 分钟开始起作用,2～3 小时作用最强,维持4～6 小时,一般每天用 2～4 次。不良反应甚少,偶可引起一时性头痛和心律失常。

2.甘油

复方甘油注射液，是由甘油和氯化钠配制而成的灭菌水溶液。使脑脊液同血液间形成暂时性渗透压梯度，从而将细胞间及组织间隙中的水分吸入血中，使组织发生脱水状态。其优点是：①降低颅内压迅速，且因进入脑组织的量不多，并参与代谢，故一般不伴“反跳”。②选择性地脱去脑组织中的水分，对身体其他组织中的水分影响不大。③不引起过多的水及电解质的丢失，可较长时间使用。④能改善脑代谢及脑血流量，可提供热量。成人，一次 500 mL，每天 1～2 次，静脉滴注。也可口服，配成 50%甘油盐水60 mL，每天4 次，适用于结核性脑膜炎所致慢性脑积水时，或甘露醇脱水后维持脱水。该药毒副作用甚少，偶出现血红蛋白尿，其发生率与滴注速度过快有关，故应严格控制滴注速度，以每分钟 2 mL 为宜。一旦发生血红蛋白尿，应及时停药，很快即可消失，恢复后可继续使用。

3.葡萄糖

葡萄糖能提高血浆渗透压，具有脱水利尿作用，使颅压迅速降低，血容量改善，提高血糖，供给能量，促进神经细胞的氧化过程，改善脑细胞代谢，有利于脑功能的恢复，且无不良反应，故常用于不需强烈脱水或适用于其他脱水剂的 2 次用药之间，以防止“反跳”出现，一般用 50%葡萄糖 60 mL，静脉滴注，每天 2～4 次。

4.血清蛋白或浓缩血浆

直接使血胶体渗透压增高而引起脱水，降低颅内压；使抗利尿激素分泌减少而利尿；血黏度降低而有助于脑循环，还能补充蛋白质，参与氨基酸代谢，产生能量，故有其优点。一般用20%～25%人血清蛋白 50 mL，或浓缩血浆 100～200 mL，每天静脉滴注 1～2 次，适用于重症结核性脑膜炎且营养及免疫功能低下者。由于脱水作用较差且价格昂贵，故不作常规脱水剂用。

5.利尿药

主要通过增加肾小球滤过率，抑制肾小管对钠、钾及氯离子的重吸收，使肾小管内保持较高的渗透压，减少水的再吸收，使尿量显著增加，而造成机体脱水，从而间接使脑组织脱水，降低颅内压。利尿剂的脱水功效远不及高渗脱水药，先决条件是肾功能良好和血压正常，适用于结核性脑膜炎时与甘露醇、葡萄糖合并使用，以增加脱水效果。

常用药物：①呋塞米，20～40 mg，每天 3～4 次，也有主张用大剂量 250 mg，加入500 mL林格液，静脉滴注，1 小时内滴完。利尿作用持久，降低颅内压显著，可用于结核性脑膜炎急救。不良反应相对较少，偶见呕吐、皮疹、直立性低血压、粒细胞数量减少等。②乙酰唑胺，一般用量 0.25～0.50 g，每天 2～3 次，连服一周。不良反应较少，长期大剂量可发生代谢性酸中毒，少见血尿、腹痛。适用于结核性脑膜炎急性脑积水进行不甚急剧及慢性进行性脑积水者，或用于高渗液静脉滴注疗程之前后。

(四)脑代谢活化剂治疗

结核性脑膜炎炎症、水肿和充血可使脑细胞功能受到严重的损害。为积极改善脑代谢紊乱，促进脑功能恢复，防止和减少脑损害的后遗症，可在急性期已过，病情稳定后应用促进脑细胞代谢，改善脑功能的药物即脑代谢活化剂。

1.胞磷胆碱

可促进磷脂代谢，改善神经细胞功能；提高脑干网状结构上行激活系统的作用，促进意识恢复；改善脑血管运动张力，增加脑血流，提高脑内氧分压，改善脑缺氧。一般以 250～500 mg 加入 25%～50%葡萄糖 20～40 mL 静脉注射或 10%葡萄糖液 500 mL 静脉滴注，也可肌内注射

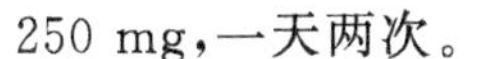

250 mg，一天两次。

2.细胞色素 C

细胞色素 C 对组织的氧化和还原起促进作用。可增加脑血流和脑氧代谢率，从而改善脑代谢，一般15～30 mg加入 25%～50%葡萄糖 20～40 mL 缓慢静脉推注或 10%葡萄糖液 500 mL 静脉滴注，每天1～2 次，连用7～30 天。

3.三磷酸腺苷

三磷酸腺苷是机体能量的主要来源，可通过血-脑屏障，为脑细胞的主要能源，可增加脑血液循环，且能直接作用于脑组织，激活脑细胞的代谢。每次 20 mg 肌内注射，每天 1～2 次，或每次 20～40 mg 加入 25%～50%葡萄糖 40 mL 静脉注射，或加入 5%～10%葡萄糖 500 mL 静脉滴注，每天 1 次，2～3 周。

4.辅酶 A

辅酶 A 对糖、脂肪、蛋白质的代谢起重要作用，可促进受损细胞恢复功能，一般以 50～100 U 加 25%～50%葡萄糖液 40 mL 静脉注射，或加入 5%～10%葡萄糖液 500 mL 静脉滴注，每天 1 次，连用 2～3 周。常与三磷酸腺苷、细胞色素 C 合用可提高疗效。

(五)鞘内注射

目前临床上多采用 INH＋地塞米松鞘内注射，这样既可减少抗结核药物的局部刺激作用，又可迅速地控制脑膜炎局部炎症反应。在实际工作中鞘内注射有如下优点。

(1)可提高脑脊液中 INH 和激素有效浓度，形成局部高浓度的杀灭结核分枝杆菌的环境，有利于治疗。

(2)避免 INH 全身给药通过肝脏乙酰化形成乙酰异烟肼。

(3)迅速降低脑脊液中细胞数和蛋白含量，使脑脊液恢复正常时间快 1/2。并有效地预防和治疗椎管内脑脊液的阻塞。

(4)腰穿后放脑脊液降低颅内压，减轻脑水肿，防止脑疝形成，降低病死率。

因此，在全身应用抗结核药物和激素基础上并用鞘内注射可大大缩短结核性脑膜炎的疗程。鞘内注药：INH 50～100 mg，地塞米松 1～2 mg，一次注入。开始每天 1 次，3 天后隔天 1 次，7 次为 1 个疗程。待病情好转、脑脊液恢复正常，则逐渐停用。注药前要放脑脊液 5～6 mL，如颅内压很高时放液要慎重，可将腰穿针芯不要全部拔出，以使脑脊液缓慢流出后再注药。患者昏迷前夕、晚期结核性脑膜炎是鞘内注射的最好适应证。

七、外科手术

侧脑室引流：适用于结核性脑膜炎所致急性脑积水，内科治疗无效者，特别是脑疝将要形成，或刚形成时，可起到抢救生命的明显效果；慢性脑积水急性发作时或慢性进行性脑积水用其他降颅压措施无效时也可考虑使用。不良反应是引流过速可致脑内静脉破裂，造成脑出血；引流过多可造成脑脊液分泌过多；引流过久可继发颅内细菌感染。在结核性脑膜炎治疗过程中，经常发生粘连梗阻而致难以控制的脑积水。可采用脑室、脑池分流术以达持久性的减低颅内压作用。

八、预后与转归

结核性脑膜炎发病急慢不定，但病程都较长，自愈者少，恶化、死亡者较多。自化疗应用以来，不良的预后大有改善。结核性脑膜炎的预后取决于抗结核药物治疗的早晚，以及开始治疗的方法正确与否;所感染的结核分枝杆菌是否为耐药菌株;患者的发病年龄;治疗时期的病期、病型;是否合并脑积水;初治或复治(恶化或复发);脑脊液生化和细胞学变化等都能影响治疗的效果。这些综合因素和预后都有密切的关系。

结核性脑膜炎早期,脑底渗出物可因及时治疗而完全吸收,临床可无症状或症状完全好转,治疗后可无任何后遗症。脑脊液恢复正常,结核分枝杆菌转阴,中枢神经系统的病灶亦可完全吸收。但是如果诊断和治疗被延误,则结核性脑膜炎颅底炎症由脑膜延及脑实质,引起意识障碍和精神症状。累及脑血管,引起脑软化、偏瘫、癫痫发作、失语。炎症波及间脑,引起严重自主神经功能紊乱。累及锥体外系出现各种异常运动。累及脑桥及延髓引起吞咽、迷走和副神经损害。患者因渗出物的粘连和压迫引起呼吸不畅或出现陈-施呼吸,可因呼吸中枢麻痹而死亡。上述不同程度的临床征象既是造成死亡的原因,也是出现后遗症的主要原因。常见有肢体运动障碍、视听觉障碍、智力障碍。当发生后遗症时,根据病情,选择使用新针疗法、推拿按压、中医中药、康复锻炼。药物方面可根据病情选用脑细胞代谢活化剂、脱水药物、内分泌制剂以及镇静地西泮剂型。

九、护理

(一)一般护理

(1)绝对卧床休息。卧床时间一般为半年,卧床给以头高位15°～20°,颈项强直者去枕。

(2)保持病室安静,避免强光强声刺激。

(3)保持床单位整齐、清洁、干燥,加强皮肤护理,防止压疮的发生。

(4)注意保持大便通畅。3天无大便,遵医嘱给予缓泻剂,预防颅内压增高。

(5)如呕吐或惊厥时,将患者侧卧,以免呕吐物吸入气管。

(6)饮食护理:易进高蛋白、高热量、高维生素、高糖、低脂饮食。

(7)心理护理:保持患者情绪稳定,避免精神紧张,帮助患者树立战胜疾病的信心,配合治疗。

(8)配合医师做好腰椎穿刺前、中、后的护理工作。

(9)密切观察神志、瞳孔、体温、脉搏、呼吸血压等变化,及时记录。瞳孔忽大忽小时提示中脑受损。注意颅内高压及肢体活动情况。观察药物的不良反应。

(10)遵医嘱给予持续低流量吸氧。

(11)发热患者遵医嘱给予降温。做好口腔护理。

(12)昏迷患者注意眼睛的保护,做好各种管道的护理,保持通畅;严格无菌操作,防感染。对烦躁不安、抽搐的患者,给以保护性措施。保持呼吸道通畅,头偏向一侧,定期翻身叩背防坠积性肺炎。

(13)加强肢体功能锻炼,制订有效的肢体训练计划。

(二)颅内高压的护理

(1)观察患者头痛的程度及持续时间,有无呕吐,呕吐是否为喷射性及呕吐物的性质,患者的呼吸情况,判断颅内压升高的程度,为降颅压治疗提供依据。

(2)观察脱水剂的临床反应:①观察脱水前后患者头痛、呕吐物情况。②脱水剂快慢对病情的影响。③脱水剂间隔时间的影响。④严重颅内高压患者甘露醇与呋塞米间隔使用。⑤肾功能不全应观察尿量变化,以防肾功能恶化。

(3)侧脑室引流的护理:①首先做好侧脑室引流术前准备、术中护理。②术后观察脑脊液颜色及每天脑脊液引流量。③正确判断脑室内压力。④观察脑室内压力与临床症状的关系。⑤注意引流后的消毒、无菌处理。

十、健康教育

(1)讲解结脑患者的早期症状及特点,以便早发现早治疗。
(2)宣传结核病的传染传播途径、传染方式,注意个人卫生,杜绝随地吐痰,加强个人防护。
(3)讲解卧床休息的重要性,避免过早下床活动。
(4)坚持长期、规律服药原则。
(5)新生儿接种卡介苗是预防儿童结脑的有效措施。
(6)合理膳食,进高热量、高蛋白、高维生素、低脂、易消化的饮食。
(7)加强肢体功能锻炼。
(8)定期复查肝、肾功能,以及脑脊液、尿、痰、血常规。
(9)禁烟酒。

(栾凤珍)

第五节　病毒性脑膜炎

病毒性脑膜炎是一组由各种病毒感染引起的脑膜急性炎症性疾病,临床以发热、头痛和脑膜刺激征为主要表现。本病大多呈良性过程。

一、病因及发病机制

多数的病毒性脑膜炎由肠道病毒引起。该病毒属于微小核糖核酸病毒科,有60多个不同亚型,包括脊髓灰质炎病毒、柯萨奇病毒A和B、埃可病毒等,其次为流行性腮腺炎、单纯疱疹病毒和腺病毒。

肠道病毒主要经粪-口途径传播,少数通过呼吸道分泌物传播;大部分病毒在下消化道发生最初的感染,肠道细胞上有与肠道病毒结合的特殊受体,病毒经肠道入血,产生病毒血症,再经脉络丛侵犯脑膜,引发脑膜炎症改变。

二、临床表现

(1)本病以夏秋季为高发季节,在热带和亚热带地区可终年发病。儿童多见,成人也可罹患。多为急性起病,出现病毒感染的全身中毒症状如发热、头痛、畏光、肌痛、恶心、呕吐、食欲缺乏、腹泻和全身乏力等,并可有脑膜刺激征。病程在儿童常超过1周,成人病程可持续2周或更长时间。

(2)临床表现可因患者的年龄、免疫状态和病毒种类不同而异,如幼儿可出现发热、呕吐、皮疹等症状,而脑膜刺激征轻微甚至阙如;手-足-口综合征常发生于肠道病毒71型脑膜炎,非特异性皮疹常见于埃可病毒9型脑膜炎。

三、辅助检查

脑脊液压力正常或增高，白细胞数正常或增高，可达(10～100)×10^6/L，早期可以多形核细胞为主，8～48小时后以淋巴细胞为主。蛋白质含量可轻度增高，糖和氯化物含量正常。

四、治疗

本病是一种自限性疾病，主要是对症治疗、支持治疗和防治并发症。对症治疗：如头痛严重者可用止痛药，癫痫发作可选用卡马西平或苯妥英钠等，脑水肿在病毒性脑膜炎不常见，可适当应用甘露醇。对于疱疹病毒引起的脑膜炎，应用阿昔洛韦抗病毒治疗可明显缩短病程和缓解症状，目前针对肠道病毒感染临床上使用或试验性使用的药物有人免疫球蛋白和抗微小核糖核酸病毒药物普来可那立。

五、护理评估

(一)健康史

发病前有无发热及感染史(呼吸道、消化道)。

(二)症状

发热、头痛、呕吐、食欲缺乏、腹泻、乏力、皮疹等。

(三)身体状况

(1)生命体征及意识，尤其是体温及意识状态。

(2)头痛：头痛部位、性质、有无逐渐加重及突然加重，脑膜刺激征是否阳性。

(3)呕吐：呕吐物性质、量、频率，是否为喷射样呕吐。

(4)其他症状：有无人格改变、共济失调、偏瘫、偏盲、皮疹。

(四)心理状况

(1)有无焦虑、恐惧等情绪。

(2)疾病对生活、工作有无影响。

六、护理诊断/问题

(一)体温过高

与感染的病原有关。

(二)意识障碍

与高热、颅内压升高引起的脑膜刺激征及脑疝形成有关。

(三)有误吸的危险

与脑部病变引起的脑膜刺激征及吞咽困难有关。

(四)有受伤的危险

与脑部皮质损伤引起的癫痫发作有关。

(五)营养失调，低于机体需要量

与高热、吞咽困难、脑膜刺激征所致的入量不足有关。

(六)生活自理能力缺陷

与昏迷有关。

(七)有皮肤完整性受损的危险

与昏迷抽搐有关。

(八)语言沟通障碍

与脑部病变引起的失语、精神障碍有关。

(九)思维过程改变

与脑部损伤所致的智能改变、精神障碍有关。

七、护理措施

(一)高热的护理

(1)注意观察患者发热的热型及相伴的全身中毒症状的程度,根据体温高低定时监测其变化,并给予相应的护理。

(2)患者在寒战期及时给予增加衣被保暖;在高热期则给予减少衣被,增加其散热。患者的内衣以棉制品为宜,且不宜过紧,应勤洗勤换。

(3)在患者头、颈、腋窝、腹股沟等大血管走行处放置冰袋,及时给予物理降温,30 分钟后测量降温后的效果。

(4)当物理降温无效、患者持续高热时,遵医嘱给予降温药物。给予药物降温后特别是有昏迷的患者,要观察其神志、瞳孔、呼吸、血压的变化。

(5)做好基础护理,使患者身体舒适;做好皮肤护理,防止降温后大量出汗带来的不适;给予患者口腔护理,以减少高热导致口腔分泌物减少引起的口唇干裂、口干、舌苔,以及呕吐、口腔残留食物引起的口臭带来的不适感及舌尖、牙龈炎等感染;给予会阴部护理,保持其清洁,防止卧床所致的泌尿系统感染;床单位清洁、干燥、无异味。

(6)患者的饮食应以清淡为宜,给予细软、易消化、高热量、高维生素、高蛋白、低脂肪饮食。鼓励患者多饮水、多吃水果和蔬菜。意识障碍不能经口进食者及时给予鼻饲,并计算患者每公斤体重所需的热量,配置合适的鼻饲饮食。

(7)保持病室安静舒适,空气清新,室温 18～22 ℃,湿度 50%～60%适宜。避免噪声,以免加重患者因发热引起的躁动不安、头痛及精神方面的不适感。降低室内光线亮度或给患者戴眼罩,减轻因光线刺激引起的燥热感。

(二)病情观察

(1)严密观察患者的意识状态,维持患者的最佳意识水平。严密观察病情变化,包括意识、瞳孔、血压、呼吸、体温等生命体征的变化,结合其伴随症状,正确判断、准确识别因智能障碍引起的表情呆滞、反应迟钝,或因失语造成的不能应答,或因高热引起的精神萎靡,或因颅压高所致脑疝引起的嗜睡、昏睡、昏迷,应及时并准确地反馈给医师,以利于患者得到恰当的救治。

(2)按时给予脱水降颅压的药物,以减轻脑水肿引起的头痛、恶心、呕吐等脑膜刺激征,防止脑疝的发生。

(3)注意补充液体,准确记录 24 小时出入量,防止低血容量性休克而加重脑缺氧。

(4)定时翻身、叩背、吸痰,及时清理口鼻呼吸道分泌物,保持呼吸道通畅,防止肺部感染。

(5)给予鼻导管吸氧或储氧面罩吸氧,保证脑组织氧的供给,降低脑组织氧代谢。

(6)避免噪声、强光刺激,减少癫痫发作,减少脑组织损伤,维护患者意识的最佳状态。

（三）精神症状的护理

（1）密切观察患者的行为，每天主动与患者交谈，关心其情绪，及时发现有无暴力行为和自杀倾向。

（2）减少环境刺激，避免引起患者恐惧。

（3）注意与患者沟通交流和护理操作技巧，减少不良语言和护理行为的刺激，避免患者意外事件的发生：①在与患者接触时保持安全距离，以防有暴力行为患者的伤害。②在与患者交流时注意表情，声音要低，语速要慢，避免使患者感到恐惧，从而增加患者对护士的信任。③运用顺应性语言劝解患者接受治疗护理，当患者焦虑或拒绝时，除特殊情况外，可等其情绪稳定后再处理。④每天集中进行护理操作，避免反复的操作引起患者的反感或激惹患者的情绪。⑤当遇到患者有暴力行为的倾向时，要保持沉着、冷静的态度，切勿大叫，以免使患者受到惊吓后产生恐惧，引发攻击行为而伤害他人。

（4）当患者烦躁不安或暴力行为不可控时，及时给予适当约束，以协助患者缓和情绪，减轻或避免意外事件的发生。约束患者时应注意以下几点：①约束患者前一定要向患者家属讲明约束的必要性，医师病程和护理记录要详细记录，必要时签知情同意书，在患者情绪稳定的情况下也应向家属讲明约束原因。②约束带应固定在患者手不可触及的地方。约束时注意患者肢体的姿势，维持肢体功能性位置，约束带松紧度适宜，注意观察被约束肢体的肤色和活动度。③长时间约束至少每 2 小时松解约束 5 分钟。必要时改变患者体位，协助肢体被动运动。若患者情况不允许，则每隔一段时间轮流松绑肢体。④患者在约束期间家属或专人陪伴，定时巡视病房，并保证患者在护理人员的视线之内。

（四）用药护理

（1）遵医嘱使用抗病毒药物，静脉给药注意保持静脉通路通畅，做好药物不良反应宣教，注意观察患者有无谵妄、震颤、皮疹、血尿，定期抽血监测肝肾功能。

（2）使用甘露醇等脱水降颅压的药物，应保证输液快速滴注，并观察皮肤情况，药液有无外渗，准确记录出入量。

（3）使用镇静、抗癫痫药物，要观察药效及药物不良反应，定期抽血，监测血药浓度。

（4）使用退热药物，注意及时补充水分，观察血压情况，预防休克。

（五）心理护理

（1）要做好患者心理护理，介绍有关疾病知识，鼓励患者配合医护人员的治疗，树立战胜疾病的信心，减轻恐惧、焦虑、抑郁等不良情绪，以促进疾病康复。

（2）对有精神症状的患者，给予家属帮助，做好患者生活护理，减少家属的焦虑。

（六）健康教育

（1）指导患者和家属养成良好的卫生习惯。

（2）加强体质锻炼，增强抵抗疾病的能力。

（3）注意休息，避免感冒，定期复查。

（4）指导患者服药。

（栾凤珍）

第六节　急性脊髓炎

一、概述

脊髓炎是指由于感染或毒素侵及脊髓所致的疾病，更因其在脊髓的病变常为横贯性，故亦称横贯性脊髓炎。

二、病因

脊髓炎不是一个独立的疾病，它可由许多不同的病因所引起，主要包括感染与毒素两类。

（一）感染

感染是引致脊髓炎的主要原因之一。可以是原发的，亦可以为继发的。原发性者最为多见，即指由于病毒所引致的急性脊髓炎而言。继发性者为起病于急性传染病，如麻疹、猩红热、白喉、流行性感冒、丹毒、水痘、肺炎、心内膜炎、淋病与百日咳等病的病程中，疫苗接种后或泌尿系统慢性感染性疾病时。

（二）毒素

无论外源毒素或内源毒素，当作用于脊髓时均可引致脊髓炎。较为常见可能引起脊髓炎的外源毒素有下列几种：一氧化碳中毒、二氧化碳中毒、脊髓麻醉与蛛网膜下腔注射药物等。脊髓炎亦偶可发生妊娠或产后期。

三、病理

脊髓炎的病理改变，主要在脊髓本身。

（一）急性期

脊髓肿胀、充血、发软、灰质与白质界限不清。镜检则可见细胞浸润，小量出血，神经胶质增生，血管壁增厚，神经细胞和纤维变性改变。

（二）慢性期

脊髓萎缩、苍白、发硬，镜检则可见神经细胞和纤维消失，神经胶质纤维增生。

四、临床表现

病毒所致的急性脊髓炎多见于青壮年，散在发病。起病较急，一般多有轻度前驱症状，如低热、全身不适或上呼吸道感染的症状，脊髓症状急骤发生。可有下肢的麻木与麻刺感，背痛并放射至下肢或围绕躯体的束带状感觉等，一般持续一或二日（罕有持续数小时者），长者可至1周，即显现脊髓横贯性损害症状。因脊髓横贯性损害可为完全性者，亦可为不完全性者，同时因脊髓罹患部位的不同，故其症状与体征亦各异。胸髓最易罹患，因胸髓最长与循环功能不全之故，按照脊髓罹患节段，分别论述其症状与体征如下。

（一）胸髓

胸髓脊髓炎患者的最初症状为下肢肌力弱，可迅速进展而成完全性瘫痪。病之早期，瘫痪为弛缓性者，此时肌张力低下，浅层反射与深层反射消失，病理反射不能引出，是谓脊髓休克，为痉挛性截瘫。与此同时出现膀胱与直肠的麻痹，故初为尿与大便潴留，其后为失禁。因病变的横贯性，故所有感觉束皆受损，因此病变水平下的各种感觉皆减退或消失。感觉障碍的程度，决定于病变的严重度。瘫痪的下肢可出现血管运动障碍，如水肿与少汗或无汗。阴茎异常搏起偶可见到。

由于感觉消失，营养障碍与污染，故褥疮常发生于骶部，股骨粗隆，足跟等骨骼隆起处。

（二）颈髓

颈髓脊髓炎患者，弛缓性瘫痪见于上肢，而痉挛性瘫痪见于下肢。感觉障碍在相应的颈髓病变水平下，病变若在高段颈髓（C_3、C_4）则为完全性痉挛性四肢瘫痪且并有膈肌瘫痪，可出现呼吸麻痹，并有高热，可导致死亡。

（三）腰骶髓

严重的腰骶髓脊髓炎呈现下肢的完全性弛缓性瘫痪，明显的膀胱与直肠功能障碍，下肢腱反射消失，其后肌肉萎缩。

五、实验室检查

血液中白细胞数增多，尤以中性多形核者为甚。脑脊髓液压力可正常，除个别急性期脊髓水肿严重者外，一般无椎管阻塞现象。脑脊髓液外观无色透明，白细胞数可增高，主要为淋巴细胞，蛋白质含量增高、糖与氯化物含量正常。

六、诊断与鉴别诊断

确定脊髓炎的部位与病理诊断并不困难，其特点包括起病急骤，有前驱症状，迅即发生的脊髓横贯性损害症状与体征及脑脊髓液的异常等。但欲确定病因则有时不易，详细的病史非常重要，例如起病前不久曾疫苗接种，则其脊髓炎极可能与之有关。

本病需与急性硬脊膜外脓肿，急性多发性神经根神经炎，视神经脊髓炎和脊髓瘤相鉴别。

七、治疗

一切脊髓炎患者在急性期皆应绝对卧床休息。急性期可应用糖皮质激素，如氢化可的松100～200 mg或地塞米松 5～10 mg 静脉滴注，1 天 1 次，连续 10 天，以后改为口服泼尼松，已有并发感染或为预防感染，可选用适当的抗生素，并应加用维生素 B_1、维生素 B_{12} 等。

有呼吸困难者应注意呼吸道通畅，勤翻身，定时拍背，务使痰液尽量排出，如痰不能咳出或有分泌物储积，可行气管切开。

必须采取一切措施预防褥疮的发生，患者睡衣与被褥必须保持清洁、干燥、柔软、且无任何皱褶。骶部应置于裹有白布的橡皮圈上，体位应定时变换，受压部分的皮肤亦应涂擦滑石粉。若褥疮已发生，可局部应用氧化锌粉、代马妥或鞣酸软膏。

尿潴留时应使用留置导尿管，每 3～4 小时放尿一次，每天应以 3%硼酸或 1%呋喃西林或者1%高锰酸钾液，每次 250 mL 冲洗灌注，应停留 0.5 小时再放出，每天冲洗 1～2 次，一有功能恢复迹象时则应取去导尿管，训练患者自动排尿。

便秘时应在食物中增加蔬菜，给予缓泻剂，必要时灌肠。

急性期时应注意避免屈曲性截瘫的发生以及注意足下垂的预防，急性期后应对瘫痪肢进行按摩、全关节的被动运动与温浴，可改善局部血液循环与防止挛缩。急性期后仍为弛缓性瘫痪时，可应用平流电治疗。

八、护理

（一）评估要点

1.一般情况

了解患者起病的方式、缓急；有无接种疫苗、病毒感染史；有无受凉、过劳、外伤等明显的诱因和前驱症状。评估患者的生命体征有无改变，了解对疾病的认识。

2.专科情况

（1）评估患者是否存在呼吸费力、吞咽困难和构音障碍。

（2）评估患者感觉障碍的部位、类型、范围及性质。观察双下肢麻木、无力的范围和持续时间；了解运动障碍的性质、分布、程度及伴发症状。评估运动和感觉障碍的平面是否上升。

（3）评估排尿情况：观察排尿的方式、次数与量，了解膀胱是否膨隆。区分是尿潴留还是充溢性尿失禁。

（4）评估皮肤的情况：有无皮肤破损、发红等。

3.实验室及其他检查

（1）肌电图是否呈失神经改变；下肢体感诱发电位及运动诱发电位是否异常。

（2）脊髓 MRI 是否有典型的改变，即病变部位脊髓增粗。

（二）护理诊断

1.躯体移动障碍

与脊髓病变所致截瘫有关。

2.排尿异常

与自主神经功能障碍有关。

3.低效性呼吸形态

与高位脊髓病变所致呼吸肌麻痹有关。

4.感知改变

与脊髓病变、感觉传导通路受损有关。

5.潜在并发症

压疮、肺炎、泌尿系统感染。

（三）护理措施

1.心理护理

双下肢麻木、无力易引起患者情绪紧张，护理人员应给予安慰，向患者及家属讲解疼痛过程。教会患者分散注意力的方法，如听音乐、看书。多与患者进行沟通，树立战胜疾病的信心，提高疗效。

2.病情观察

（1）监测生命体征：如血压偏低、心率慢、呼吸慢、血氧饱和度低、肌张力低，立即报告医师，同时建立静脉通道，每 15 分钟监测生命体征 1 次，直至正常。

（2）观察双下肢麻木、无力的范围、持续时间。

（3）监测血常规、脑脊液中淋巴细胞及蛋白、肝功能、肾功能情况，并准确记录。

3.皮肤护理

每1～2小时翻身1次，并观察受压部位皮肤情况。保持皮肤清洁、干燥，床单柔软、平坦、舒适，受压部位皮肤用软枕、海绵垫悬空，防止压疮形成。保持肢体的功能位置，定时活动，防止关节挛缩和畸形，避免屈曲性痉挛的发生。

4.饮食护理

饮食上给予清淡、易消化、营养丰富的食物，新鲜的瓜果和蔬菜，如苹果、梨、香蕉、冬瓜、木耳等，避免辛辣刺激性强和油炸食物。

5.预防并发症

(1)预防压疮，做到"七勤"。如已发生压疮，应积极换药治疗。

(2)做好便秘、尿失禁、尿潴留的护理，防治尿路感染。

(3)注意保暖，避免受凉。经常拍背，帮助排痰，防止坠积性肺炎。

(四)应急措施

如患者出现呼吸费力、呼吸动度减小、呼吸浅慢、发绀、吞咽困难时，即刻给予清理呼吸道，吸氧，建立人工气道，应用简易呼吸器进行人工捏球辅助呼吸，有条件者给予呼吸机辅助呼吸；建立静脉液路，按医嘱给予抢救用药，必要时行气管插管或气管切开。

(五)健康教育

1.入院教育

(1)鼓励患者保持良好的心态，关心、体贴、尊重患者，树立战胜疾病的信心。

(2)告知本病的治疗、护理及预后等相关知识。

(3)病情稳定后及早开始瘫痪肢体的功能锻炼。

2.住院教育

(1)指导患者按医嘱正确服药，告知药物的不良反应与服药注意事项。

(2)给予高热量、高蛋白、高维生素饮食，多吃酸性及纤维素丰富的食物，少食胀气食物。

(3)告知患者及家属膀胱充盈的表现及尿路感染的表现，鼓励多饮水，2 500～3 000 mL/d，保持会阴部清洁。保持床单位及衣物整洁、干燥。

(4)指导患者早期进行肢体的被动与主动运动。

3.出院指导

(1)坚持肢体的功能锻炼和日常生活动作的训练，忌烟酒，做力所能及的家务和工作，促进功能恢复。

(2)患者出院后，继续遵医嘱服药。

(3)定期门诊复查，一旦发现肢体麻木、乏力、四肢瘫痪等情况，立即就医。

(栾凤珍)

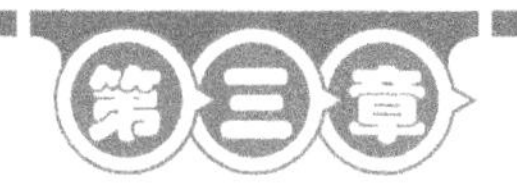

普外科护理

第一节　甲状腺疾病

甲状腺分左、右两叶，覆盖并附着于甲状软骨下方的器官两侧，中间以峡部相连，由内、外两层被膜包裹，手术时分离甲状腺即在此两层被膜之间进行。在甲状腺背面、两层被膜的间隙内，一般附有 4 个甲状旁腺。成人甲状腺重约 30 g，正常者进行颈部检查时，既不能清楚地看到，也不易摸到甲状腺。由于甲状腺借外层被膜固定于气管和环状软骨上，还借两叶上极内侧的悬韧带悬吊于环状软骨，所以做吞咽动作时，甲状腺随之上下移动，临床上常以此鉴别颈部肿块是否与甲状腺有关(图 3-1)。

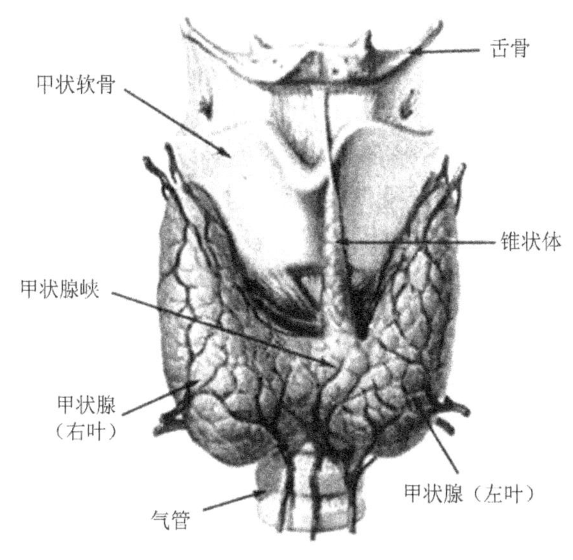

图 3-1　甲状腺的解剖结构

甲状腺的血液供应非常丰富，主要来自两侧的甲状腺上、下动脉。甲状腺有 3 条主要静脉，即甲状腺上、中、下静脉。甲状腺的淋巴液汇入颈深淋巴结。甲状腺的神经支配来自迷走神经，其中，喉返神经穿行于甲状腺下动脉的分支之间，支配声带运动，喉上神经的内支(感觉支)分布于喉黏膜，外支(运动支)支配环甲肌，与甲状腺上动脉贴近走行，使声带紧张。

甲状腺有合成、贮存和分泌甲状腺素的功能。甲状腺素的主要作用:①加快全身细胞利用氧的效能,加速蛋白质、糖类和脂肪的分解,全面增高人体的代谢,增加热量的产生。②促进人体的生长发育,在出生后影响脑与长骨的生长、发育。

一、单纯性甲状腺肿

(一)概述

单纯甲状腺肿发病率5%,甚至更高,女性好发,缺碘是主要原因。由于离海远的山区饮水和食物中含碘量低,发病者较多,故常称为地方性甲状腺肿。在缺乏碘而仍须甲状腺功能维持身体需要的前提下,垂体前叶促甲状腺激素的产生就增加,导致甲状腺代偿性肿大。病变早期为弥漫性肿大,随着增生和再生反复出现,会出现结节;晚期部分腺泡坏死、出血、囊性变、纤维化、钙化等,可出现质地不等、大小不一的结节,称为结节性甲状腺肿。

除甲状腺素的合成原料碘缺乏外,当机体对甲状腺激素的需要量较正常增高,或其他原因导致甲状腺素合成和分泌障碍时,也会引起甲状腺肿大。前者常见于青春期、妊娠期、绝经期、创伤或感染患者;后者原因众多,可以是大脑皮质-下丘脑-垂体前叶-甲状腺系统任意环节的失调。两者与地方性甲状腺肿的主要不同是,后者往往腺体肿大很突出,并多发生在地方性甲状腺肿的流行区。

(二)护理评估

1.健康史

评估时应询问患者的年龄、月经生育史、创伤感染情况和居住史,如是否居住于远离海的山区,以及饮食习惯。如是否不吃海带、紫菜等海产品,或者有海产品过敏或禁忌。据报道,卷心菜、花生、菠菜、大豆、豌豆、萝卜等食物可抑制甲状腺素的合成,经常大量进食,亦能导致甲状腺肿大。

2.临床表现

局部表现为主,颈部增粗,颈前肿块。一般无全身症状,基础代谢率正常。甲状腺可有不同程度的肿大,早期两侧呈弥漫性肿大,表面光滑,质地软,可随吞咽上下移动;随后可触及单个或多个结节,增长缓慢。较大腺体压迫周围器官或组织出现压迫症状,可表现为呼吸困难、气管软化、声音嘶哑或吞咽困难。胸骨后甲状腺肿易压迫气管和食管。

3.辅助检查

(1)甲状腺摄^{131}I率测定:缺碘性甲状腺肿可出现摄碘量增高,但吸碘高峰一般正常。

(2)B超检查:有助于发现甲状腺内囊性、实质性或混合性多发结节的存在。

(3)颈部X线检查:可发现不规则的胸骨后甲状腺肿及钙化的结节,还能确定有无气管受压、移位及狭窄的程度。

(4)细针穿刺细胞学检查:病变性质可疑时,可行细针穿刺细胞学检查以确诊。

(三)护理问题

1.焦虑

其与疾病、担心手术预后等因素有关。

2.知识缺乏

缺乏进食加碘食盐或含碘丰富的食品的有关知识。

3.疼痛

其与手术引起的组织损伤有关。

(四)护理目标

(1)患者紧张情绪缓解或减轻,积极配合手术。

(2)患者能够叙述相关知识。

(3)患者疼痛减轻或消失。

(五)护理措施

1.一般护理

(1)皮肤的准备:男性患者刮胡须,女性患者发髻低需要理发。

(2)胃肠道的准备:术前禁食 8～12 小时,禁水 4～6 小时。

(3)体位训练:术前指导患者进行头颈过伸位的训练。

2.心理护理

针对患者术前紧张和担心手术预后进行心理护理。

(1)讲解手术的必要性。

(2)讲解此手术为外科中等手术,手术医师经验丰富。

(3)讲解手术及麻醉方式。

(4)讲解过于紧张会影响手术的进行及麻醉效果。

(5)请手术已经康复的患者与之交流经验体会。

(6)调动社会支持体系,给患者予以协助和鼓励。

3.术后护理

术后护理主要针对术后并发症。

(1)出血:术后 48 小时内出现,表现为颈部迅速肿大、呼吸困难、烦躁不安,甚至窒息;伤口渗血或出血。①预防术后出血。适当加压包扎伤口敷料。予半坐卧位,减轻术后颈部切口张力。避免大声说话、剧烈咳嗽,以免伤口裂开、出血。术后 6 小时内进食温凉流质、半流质饮食,避免进过热饮食,减少伤口部位充血。②观察伤口渗血情况及颈后有无渗血;观察患者呼吸情况,有无呼吸困难;观察患者颈部情况,有无颈部肿大。床旁备气管切开包,如发生出血,应立即剪开缝线,消除积血,必要时送手术室止血。

(2)呼吸困难和窒息:表现为颈部压迫感、紧缩感或梗阻感,还可表现为进行性呼吸困难、呼吸费力、烦躁、发绀及气管内痰鸣音。①术后 24～48 小时严密观察病情变化。每 2 小时测量血压、脉搏、呼吸 1 次,观察伤口敷料及引流管引流液的情况,尤应注意颈部敷料有无渗血。②预防术后出血。适当加压包扎伤口敷料。予半坐卧位,减轻术后颈部切口张力。避免大声说话、剧烈咳嗽,以免伤口裂开出血。术后 6 小时内进食温凉流质、半流质饮食,避免进过热饮食,减少伤口部位充血。③保持呼吸道通畅。指导患者有效咳嗽、排痰的方法并示范,即先深吸一口气,然后用手按压伤口处,快速用力将痰咳出,但避免剧烈咳嗽,以免伤口裂开。痰液黏稠不易排出时,给予雾化吸入,每天 2～3 次,并协助患者翻身叩背,促进痰液排出。④及时处理:发现患者有颈部紧缩感和压迫感、呼吸困难、烦躁不安、心动加速、发绀时,应立即检查伤口。如果是出血引起,立即就地松开敷料,剪开缝线,敞开切口,迅速除去血肿;如血肿清除后患者呼吸仍无改善,则应立即施行气管切开,并予吸氧;待患者情况好转后,再送手术室进行进一步检查止血和其他处理。⑤术前常规在床旁准备气管切开包和抢救药品。⑥手术后如近期出现呼吸困难,宜先试行插管,插管失败后再做气管切开。

(3)喉返神经损伤:可分暂时性(2/3 以上的患者是暂时性损伤)和持久性损伤两种,评估患者有无声音嘶哑、失声。如果症状出现，注意给予安慰和解释，减轻其恐惧和焦虑，使其积极配合治疗。同时，应用促进神经功能恢复的药物，结合理疗、针灸，促进声带功能的恢复(暂时性损伤可在术后几周内恢复功能)。注意声带的休息，避免不必要的谈话。在后期要多与患者交流，并要求患者尽量用简短的语言回答或点头，亦可使用写字板，鼓励患者自己说出来，提高其自信心，促进声带功能的恢复。

(4)喉上神经损伤：喉上神经外支损伤可引起环甲肌瘫痪，使声带松弛，患者发音产生变化，常感到发音弱、音调低、无力、缺乏共振，最大音量降低。喉上神经内支损伤可使咽喉黏膜的感觉丧失，易引起误咽，尤其是喝水时出现呛咳。要指导患者取坐位进食，或进半固体饮食。一般理疗后可恢复。

(5)甲状旁腺功能减退：可出现低血钙，表现为面部、口唇周围及手、足针刺感及麻木感或强直感，还可表现为畏光、复视、焦虑、烦躁不安。重者可有面肌和手足阵发性痛性痉挛，甚至喉、膈肌痉挛，出现呼吸困难和窒息。血清钙低于正常。但只要有一枚良好的甲状旁腺保留下来，就可维持甲状旁腺的正常功能，故临床上出现严重的手足抽搐者并不多见。其发生率与甲状腺手术范围及以往手术次数直接相关。如果出现症状，护理上需注意以下事项：①限制含磷较高的食物：如牛奶、瘦肉、蛋类、鱼类。②症状轻者，可口服葡萄糖酸钙 2～4 g，每天3 次，2～3 周后损伤的甲状旁腺代偿性增生，症状消失；症状较重者或长期不能恢复者加服维生素 D，每天 5 万～10 万 U，促进钙在肠道中的吸收。口服二氢速固醇(AT10)油剂，有提高血清钙含量的特殊作用，从而降低神经肌肉的应激性，效果最好。③抽搐发作：注意患者安全，医护人员不要用手强力按压患者制止抽搐发作，避免受伤。

4.健康教育

(1)在甲状腺肿流行地区推广加碘食盐：告知居民勿因价格低廉而购买和食用不加碘食盐。日常烹调使用加碘食盐，每 10～20 kg 食盐中均匀加入碘化钾或碘化钠 1 g 即可满足人体每天的需碘量。

(2)告知患者碘是甲状腺素合成的必需成分：食用高碘含量食品有助于增加体内甲状腺素的合成，改善甲状腺肿大症状。鼓励进食海带、紫菜等含碘丰富海产品。

二、甲状腺功能亢进

(一)概述

1.病因

甲状腺功能亢进(简称甲亢)的原因尚未完全明了，目前多认为它是一种自身免疫性疾病。此外，情绪、应激等因素也被认为对其发病有重要影响。

2.分类

(1)原发性甲亢(Grave 病、突眼性甲状腺肿或者毒性甲状腺肿)：最常见，多发于 20～40 岁，女性较男性发病率高。甲状腺呈弥漫性肿大、对称，有突眼征。

(2)继发性甲亢：少见，多发于 40 岁以上，甲状腺肿大呈结节性、不对称，一般无突眼。

(3)高功能腺瘤是继发性甲亢的特殊类型：少见，多为单发，无突眼。

(二)护理评估

1.健康史

(1)患者的年龄、性别。

(2)患者是否有情绪急躁、容易激动、失眠、两手颤动、怕热、多汗、食欲亢进而体重减轻、消瘦、心悸、胸闷、脉快有力(每分钟脉率在100次以上,休息和睡眠时快)、月经失调等症状。

(3)是否进行过甲状腺手术或者放射治疗。

(4)甲亢的药物治疗情况。

(5)患者及其家属对疾病的认识和心理反应。

2.临床表现

(1)代谢率增高的表现:食欲亢进、食量大,但反见消瘦、体重下降;多汗、不耐热;紧张、神经过敏、手细颤;心律失常和心悸;皮肤毛发柔弱,易脱落;腹泻。

(2)性格的改变:烦躁易激惹。情绪波动大,可表现为时而兴奋,时而抑郁。言语及动作速度加快。

(3)心血管系统功能改变:患者主诉心悸、心慌。脉快有力,在每分钟100次以上,休息和睡眠时亦快。脉压增大,常>5.3 kPa(40 mmHg)。脉率增快和脉压的增大为重要临床表现。可作为判断病情程度和治疗效果的重要标志。

(4)内分泌紊乱:月经失调、不孕、早产等。

(5)眼征:瞬目减少,辐辏运动减弱,眼球内聚困难。突眼征是由于液体积聚在眼眶,球后水肿造成的眼球突出,但并非必然存在。突眼的严重程度与甲亢的严重程度无明显关系。继发于结节性甲状腺肿的甲亢患者多无突眼征。通常治疗不会改善。

3.辅助检查

(1)基础代谢率(BMR)测定:BMR=脉率+脉压-111。BMR正常为±10%,增高至+20%~+30%为轻度甲亢,+30%~+60%为中度甲亢,+60%以上为重度甲亢。

(2)甲状腺摄碘率的测定:给受试者一定剂量的放射性^{131}I,再探测甲状腺摄取^{131}I的程度,可以判断甲状腺的功能状态。正常甲状腺24小时摄碘量为人体总量的30%~40%,如果在2小时内甲状腺的摄碘量超过了人体总量的25%,或在24小时内超过了人体总量的50%,且吸碘高峰提前出现,都提示有甲亢。注意如果患者在近2个月内吃含碘较高的食物如海带、紫菜或服用含碘药物如甲状腺素片、复方碘溶液等,须停药2个月才能做试验,否则影响检测效果。

(3)血清T_3、T_4测定:甲亢时T_3可高出正常值4倍左右,T_4高出正常2.5倍。

(4)B超:甲状腺呈弥漫性或结节性肿大。

(5)心电图(ECG):显示心动过速或心房颤动,P波和T波改变。

(三)护理问题

(1)焦虑:与担心疾病及手术预后等因素有关。

(2)活动无耐力:与代谢率增高、氧的供应不能满足机体需要有关。

(3)睡眠形态紊乱:与无法耐受炎热、大汗或性情急躁等因素有关。

(4)营养失调,低于机体需要量:与代谢率增高有关。

(5)疼痛:与手术引起的组织损伤有关。

(6)潜在并发症:出血、呼吸困难或窒息、喉返神经损伤、喉上神经损伤、甲状旁腺损伤、甲状腺危象等。

(四)护理目标

(1)患者紧张情绪缓解或减轻,积极配合手术。

(2)患者活动能力逐渐增强,能满足自我护理要求或患者日常需求得到满足。

(3)患者能得到充足的休息和睡眠。

(4)患者甲亢症状得到控制，体重增加。

(5)患者疼痛减轻或消失。

(6)患者病情变化能够被及时发现和处理。

(五)护理措施

1.一般护理

(1)皮肤的准备：男性患者刮胡须，女性患者发髻低需要理发。

(2)胃肠道的准备：术前禁食8～12小时，禁水4～6小时。

(3)体位训练：术前指导患者进行头颈过伸位的训练。

(4)术前药物准备。用药目的是降低甲状腺功能和基础代谢率，控制甲亢症状，减轻甲状腺肿大及充血。先使用硫氧嘧啶类抗甲状腺药物，待基础代谢率正常后加用碘剂，适用于重度甲亢患者。硫氧嘧啶类药物主要抑制甲状腺素分泌，但能使甲状腺肿大、充血。加用碘剂可以抑制甲状腺素的释放，并能使腺体缩小、变硬，减少充血，利于手术。常用碘剂为饱和碘化钾熔液，或用Lugol溶液。服用方法如下。①增量法：常用的碘剂是复方碘化钾溶液，每天3次，第1天每次由3滴开始，逐日每次递增1滴，至每次16滴为止。然后，维持此剂量至手术。②恒量法：10滴，每天3次；4～5滴，每天3次。给抗甲状腺药物和碘剂时，多需2～3周或以上方可手术。为缩短术前准备时间，目前常给普萘洛尔口服，替代抗甲状腺药物和碘剂做药物准备。

用药注意事项：①硫氧嘧啶类药物的突出不良反应是白细胞计数和粒细胞比例减少。当发现患者有咽痛、发热、皮疹等主诉或症状时，应及时与医师联系，进一步检查分析是否需要停药。②服用碘剂时要将碘溶液滴在水、果汁、牛奶里，并用吸管饮用，以减少碘液的不良味道和对黏膜的刺激及牙齿的损害。切忌将浓的碘剂直接滴入口腔，以免灼伤口腔黏膜，刺激口腔和胃黏膜引起恶心、呕吐、食欲缺乏等，且要强调一定要按剂量服用。③碘剂不能单独治疗甲亢，仅用于手术前的准备。因为碘剂只能抑制甲状腺激素的释放，而不能抑制其合成。因此，一旦停药，贮存于甲状腺滤泡内的甲状腺球蛋白分解，大量甲状腺激素释放到血液，使甲亢症状加重。④使用普萘洛尔的禁忌证为心脏束支传导阻滞、支气管哮喘。对使用普萘洛尔的患者应监测心率。发现心率低于60次/分时，应及时提醒医师停药。

2.心理护理

针对术前紧张和担心手术预后进行心理护理。多与患者交谈，消除患者的顾虑和恐惧心理，向患者讲解甲亢是一种可治愈的良性疾病。安排通风良好、安静的休息环境，指导患者减少活动，适当卧床，以免体力消耗。限制探视，避免过多外来刺激，使患者情绪稳定。

3.术后并发症的护理

(1)出血：术后48小时内出现，表现为颈部迅速肿大、呼吸困难、烦躁不安，甚至窒息；伤口渗血或出血。①预防术后出血：适当加压包扎伤口敷料。给予半坐卧位，减轻术后颈部切口张力。避免大声说话、剧烈咳嗽，以免伤口裂开出血。术后6小时内进食温凉流质、半流质饮食，避免进过热饮食，减少伤口部位充血。②观察伤口：观察伤口渗血情况及颈后有无渗血；观察患者呼吸情况，有无呼吸困难；观察患者颈部情况，有无颈部肿大。如发生出血，应立即剪开缝线，清除积血，必要时送手术室止血。③观察伤口引流管颜色、性质、量，并准确记录。如有异常，及时通知主管医师。

(2)呼吸困难和窒息：表现为颈部压迫感、紧缩感或梗阻感，还可表现为进行性呼吸困难、呼吸费力、烦躁、发绀及气管内痰鸣音。①观察病情：术后 24～48 小时严密观察病情变化，每 2 小时测量血压、脉搏、呼吸 1 次，观察伤口敷料及引流管引流液的情况，尤应注意颈部敷料有无渗血。②预防术后出血：适当加压包扎伤口敷料。给予半坐卧位，减轻术后颈部切口张力。避免大声说话、剧烈咳嗽，以免伤口裂开出血。术后 6 小时内进食温凉流质、半流质饮食，避免进过热饮食，减少伤口部位充血。③保持呼吸道通畅：指导患者有效咳嗽、排痰的方法并示范，即先深吸一口气，然后用手按压伤口处，快速用力将痰咳出，但避免剧烈咳嗽，以免伤口裂开。痰液黏稠不易排出时，给予雾化吸入，每天 2～3 次，并协助患者翻身叩背，促进痰液排出。④及时处理：发现患者有颈部紧缩感和压迫感、呼吸困难、烦躁不安、心动加速、发绀时，应立即检查伤口。如果是出血引起，立即就地松开敷料，剪开缝线，敞开切口，迅速除去血肿；如血肿清除后患者呼吸仍无改善，则应立即施行气管切开，并予吸氧；待患者情况好转后，再送手术室进行进一步检查止血和其他处理。⑤术前常规在床旁准备气管切开包和抢救药品。⑥手术后如近期出现呼吸困难，宜先试行插管，插管失败后再做气管切开。

(3)喉返神经损伤：可分暂时性(2/3 以上的患者是暂时性损伤)和持久性损伤两种，评估患者有无声音嘶哑、失声。如果症状出现，注意给予安慰和解释，减轻其恐惧和焦虑，使其积极配合治疗。同时，应用促进神经功能恢复的药物，结合理疗、针灸，促进声带功能的恢复(暂时性损伤可在术后几周内恢复功能)。注意声带的休息，避免不必要的谈话。在后期要多与患者交流，并要求患者尽量用简短的语言回答或点头；亦可使用写字板，鼓励患者自己说出来，提高其自信心，促进声带功能的恢复。

(4)喉上神经损伤：可引起环甲肌瘫痪，使声带松弛，患者发音产生变化，常感到发音弱、音调低、无力、缺乏共振，最大音量降低。喉上神经内支损伤可使咽喉黏膜的感觉丧失，易引起误咽，尤其是喝水时出现呛咳。要指导患者取坐位进食，或进半固体饮食。一般理疗后可恢复。

(5)甲状旁腺功能减退：可出现低血钙，表现为面部、口唇周围及手、足针刺感及麻木感或强直感，还可表现为畏光、复视、焦虑、烦躁不安。重者可有面肌和手足阵发性痛性痉挛，甚至喉、膈肌痉挛，出现呼吸困难和窒息。查血清钙低于正常。但只要有一枚良好的甲状旁腺保留下来，就可维持甲状旁腺的正常功能，故临床上出现严重的手足抽搐者并不多见。其发生率与甲状腺手术范围及以往手术次数直接相关。如果出现症状，护理上须注意以下事项：①限制含磷较高的食物，如牛奶、瘦肉、蛋类、鱼类。②症状轻者可口服葡萄糖酸钙 2～4 g，每天 3 次，2～3 周后损伤的甲状旁腺代偿性增生，症状消失；症状较重者或长期不能恢复者加服维生素 D，每天 5 万～10 万 U，促进钙在肠道中的吸收。口服二氢速固醇油剂，有提高血清钙含量的特殊作用，从而降低神经肌肉的应激性，效果最好。③抽搐发作时，注意患者安全，医护人员不要用手强力按压患者制止抽搐发作，避免受伤。

(6)甲状腺危象：原因尚不清楚。表现为术后 12～36 小时内出现高热、脉快且弱(大于 120 次/分)、烦躁、谵妄，甚至昏迷，常伴恶心、呕吐。如果症状出现，要及时处理。①物理或药物降温：必要时可用冬眠药，使其体温维持在 37 ℃左右。②吸氧：减轻组织缺氧。③静脉输入大量葡萄糖溶液：降低循环血液中的甲状腺激素水平。④烦躁不安、谵妄者，注意患者安全，防止外伤。⑤遵医嘱用药：口服复方碘化钾溶液3～5 mL。紧急时用 10%碘化钠溶液 5～10 mL 加入 10%葡萄糖溶液 500 mL 中静脉滴注；氢化可的松，每天200～400 mg，分次静脉滴注，拮抗应激；利血平 1～2 mg 肌内注射；或普萘洛尔 5 mg 加入 10%葡萄糖溶液 100 mL 中静脉滴注，以降低周围组织对儿茶酚胺的反应。镇静剂常用苯巴比妥钠 100 mg 或冬眠合剂Ⅱ号半量，肌内注射，

6～8 小时一次;有心衰者加用洋地黄制剂。⑥提供心理支持,减轻恐惧和焦虑,促进症状缓解。

4.健康教育

(1)用药指导:说明甲亢术后继续服药的重要性并督促执行。教会患者正确服用碘剂的方法,如将碘剂滴在饼干、面包等固体食物上,一并服下,以保证剂量准确。

(2)复诊指导:嘱咐出院患者定期至门诊复查,了解甲状腺的功能,出现心悸、手足震颤、抽搐等情况时,及时就诊。

三、甲状腺腺瘤

(一)概述

甲状腺腺瘤是最常见的甲状腺良性肿瘤,多见于 40 岁以下的女性,病理上可分为滤泡状和乳头状囊性腺瘤两种,前者较常见。乳头状囊性腺瘤少见,不易与乳头状腺癌区别。腺瘤周围有完整的包膜。

(二)护理评估

1.健康史

(1)患者的年龄。

(2)肿物生长速度。

(3)有无压迫症状。①压迫气管:导致呼吸困难。②压迫食管:可致吞咽困难。③压迫静脉:表现为面部瘀血、发绀、水肿、浅表静脉怒张。④压迫神经:喉返神经受压,可引起声带麻痹、声音嘶哑。

2.临床表现

甲状腺腺瘤多为单发,表面光滑,边界清,随吞咽上下活动,多无不适,生长缓慢。肿块较大时可有压迫症状。多为实性,部分为囊性,当囊壁血管破裂发生囊内出血时,肿块迅速增大,伴局部胀痛。

3.辅助检查

(1)颈部 B 超:用来测定甲状腺肿物的大小及其与周围组织的关系。

(2)穿刺细胞学检查:用以明确甲状腺肿块的性质。

(三)护理问题

(1)焦虑:与担心手术及预后有关。

(2)疼痛:与手术引起的组织损伤有关。

(四)护理目标

(1)患者紧张情绪缓解或减轻,积极配合手术。

(2)患者疼痛减轻或消失。

(五)护理措施

1.术前护理

(1)皮肤的准备:男性患者刮胡须,女性患者发髻低需要理发。

(2)胃肠道的准备:术前禁食 8～12 小时,禁水 4～6 小时。

(3)体位训练:术前指导患者进行头颈过伸位的训练。

2.心理护理

针对患者术前紧张和手术预后进行心理护理。

(1)讲解手术的必要性,若不进行手术治疗,则有恶变的可能。

(2)讲解此手术为外科中等手术,手术医师经验丰富。

(3)讲解手术及麻醉方式。

(4)讲解过于紧张影响手术的进行及麻醉效果。

(5)请手术已经康复的患者与之交流经验体会。

(6)调动社会支持体系给患者予协助和鼓励。

3.术后护理

同单纯性甲状腺肿术后护理。

4.健康教育

术后多做吞咽动作,防止颈前肌粘连;伤口拆线后适当进行颈部运动,防止瘢痕挛缩。定期门诊复查。

四、甲状腺癌

(一)概述

甲状腺癌是最常见的甲状腺恶性肿瘤,发病率因国家和地区而不同,在我国约占全身恶性肿瘤的1%,近年有增长趋势,女性多见。发病年龄不同于一般癌肿多发于老年人的特点,此病从儿童到老年人都可发生,青壮年占大多数。

(二)护理评估

1.健康史

(1)患者的性别、年龄。

(2)肿物生长速度。

(3)有无压迫症状:呼吸困难、吞咽困难、声音嘶哑,面部瘀血、发绀、水肿、浅表静脉怒张等。

2.临床表现

肿块特点是质硬、不规则、边界不清,随吞咽活动度差。局部淋巴结转移时伴有颈部淋巴结肿大。晚期常因压迫邻近组织如喉返神经、气管、食管、交感神经节而出现相应的压迫症状。

3.辅助检查

(1)颈部B超检查:用来测定甲状腺肿物的大小及其与周围组织的关系。

(2)放射性同位素扫描:多为冷结节或凉结节。

(3)CT/MRI检查:能更清楚地定位病变范围及淋巴结转移灶。

(4)穿刺细胞学检查:用以明确甲状腺肿块的性质。

4.心理-社会因素

近期有无心理应激,如家庭生活、工作等方面。

(三)护理问题

(1)焦虑:与甲状腺肿块性质不明、担心手术及预后有关。

(2)知识缺乏:缺乏甲状腺手术术前、术后康复知识。

(四)护理目标

(1)患者焦虑减轻,舒适感增加,积极配合治疗。

(2)患者能够叙述相关知识。

(五)护理措施

1.一般护理

(1)皮肤的准备:男性患者刮胡子,女性患者发髻低需要理发。

(2)胃肠道的准备:术前禁食 8～12 小时,禁水 4～6 小时。

(3)体位训练:术前指导患者进行头颈过伸位的训练。

2.心理护理

针对患者术前紧张和担心手术预后进行心理护理。

(1)讲解手术的必要性,若不进行手术治疗,则病情有恶化的可能。

(2)讲解此手术为外科中等手术,手术医师经验丰富。

(3)讲解手术及麻醉方式。

(4)讲解过于紧张影响手术的进行及麻醉效果。

(5)请手术已经康复的患者与之交流经验体会。

(6)调动社会支持体系,给患者予协助和鼓励。

3.术后护理

除不会发生甲状腺危象外,其余同甲状腺功能亢进术后护理。

4.健康教育

(1)甲状腺全部切除的患者须终身服用甲状腺制剂以满足机体对甲状腺素的需要。常用的甲状腺制剂有甲状腺素片、左甲状腺素等。要使患者了解不正确的用药可导致严重心血管并发症。指导患者:①每天按时服药。②出现心慌、多汗、急躁或畏寒、乏力、精神萎靡不振、嗜睡、食欲减退等体内甲状腺激素过多或过少表现时,应及时就诊,以便调整剂量。③不随意自行停药或变更剂量。④随年龄变化,药物剂量有可能需要调整,故最好至少每年到医院复查一次。

(2)不同病理类型的甲状腺癌患者的预后有明显差异,乳头状腺癌恶性程度低,预后较好。指导患者调整心态,积极配合后续治疗。

五、甲状腺结节

(一)概述

甲状腺结节是指在甲状腺内出现的肿块,临床上是一种常见病症,可由甲状腺各种疾病引起,因而怎样区分结节的良、恶性,对如何选择治疗方案有其重要意义。儿童时期出现的甲状腺结节 50%为恶性。发生于年轻男性的单发结节,也应警惕恶性的可能。如果患者突然出现甲状腺结节,且短期内发展较快,则恶性的可能性较大,但有些早已存在的乳头状囊性腺瘤,常因重体力劳动或剧烈咳嗽而发生囊内出血时,短期内可迅速增大,应加以区分,后者病变局部常有胀痛感。

(二)护理评估

1.健康史

(1)患者的性别、年龄。

(2)结节生长速度。

(3)有无压迫症状。

2.临床表现

甲状腺单个孤立结节比多个结节的恶性机会大。触诊时,良性腺瘤表面平滑,质地较软,随

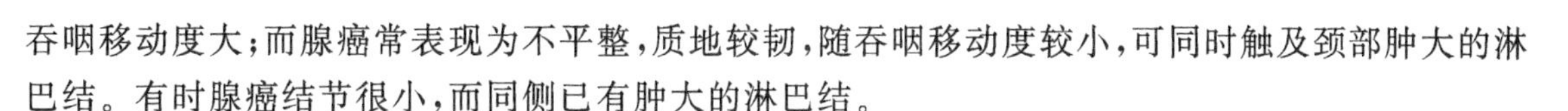

吞咽移动度大;而腺癌常表现为不平整,质地较韧,随吞咽移动度较小,可同时触及颈部肿大的淋巴结。有时腺癌结节很小,而同侧已有肿大的淋巴结。

3.辅助检查

(1)核素扫描:单个冷结节恶性的可能性较大;温结节多为良性腺瘤,癌的概率较小;热结节则几乎为良性。

(2)B超检查:能测定甲状腺结节大小及数目,可区分甲状腺结节为实质性肿块、囊肿或囊实性,因此,可弥补放射性核素扫描检查的不足。如扫描为冷结节、超声检查为囊性者,则恶性的可能性大大减低。此外,还可经超声定位指导针吸活检。

(3)穿刺细胞学检查:是明确甲状腺结节性质的有效方法。细胞学检查结果阴性,则90%为良性。

(三)护理问题

(1)焦虑:与担心甲状腺肿块性质、预后等因素有关。

(2)疼痛:与手术引起的组织损伤有关。

(四)护理目标

(1)患者焦虑减轻,舒适感增加,积极配合治疗。

(2)患者疼痛减轻或消失。

(五)护理措施

1.一般护理

(1)皮肤的准备:男性患者刮胡子,女性患者发髻低需要理发。

(2)胃肠道的准备:术前禁食8～12小时,禁水4～6小时。

(3)体位训练:术前指导患者进行头颈过伸位的训练。

2.心理护理

针对患者术前紧张和担心手术预后进行心理护理。

(1)讲解手术的必要性,若不进行手术治疗,病情有恶化的可能。

(2)讲解此手术为外科中等手术,手术医师经验丰富。

(3)讲解手术及麻醉方式。

(4)讲解过于紧张影响手术的进行及麻醉效果。

(5)请手术已经康复的患者与之交流经验体会。

(6)调动社会支持体系,给患者予协助和鼓励。

3.术后护理

同甲状腺功能亢进术后护理。

4.健康教育

良性肿瘤的健康教育同甲状腺腺瘤,恶性肿瘤的健康教育同甲状腺癌。

(六)最新进展

近年来,随着腔镜手术技能的不断成熟及腔镜手术器械的不断发展,腔镜技术在甲状腺外科中已被广泛使用,如腔镜甲状腺肿物切除术、一侧腺叶切除术或甲状腺大部分切除术,甚至甲状腺全切除合并颈中央区淋巴结清扫术等。这些术式与传统开放的甲状腺手术相比,其术后并发症并无增多,且具有手术损伤小、恢复快、住院时间短,以及除颈入路途径外,术后在身体暴露部位不留下手术瘢痕、能达到较满意的美容效果等优点。

1.腔镜甲状腺手术概况

Gagner 等成功进行了首例腔镜甲状旁腺部分切除术；Huscher 等报道了腔镜甲状腺腺叶切除术，两者手术的成功和所取得的满意的美容效果，为腔镜甲状腺手术的开发和推广奠定了基础。从此以后，腔镜甲状腺手术在国内外迅速开展，且未出现手术死亡病例或严重并发症的报道。腔镜甲状腺手术可分为经颈、经胸和经腋入路 3 种途径。

2.腔镜甲状腺手术后护理

腔镜手术较普通术式术后易发生脂肪液化、皮下积液、皮肤红肿、瘀斑。皮下瘀斑、皮下红肿一般可自行消除，严重者先行冷敷后行热敷，加用活血化瘀药物治疗后可消失。脂肪液化者予拆除乳沟处切口缝线，使其自然引流，定时换药，加用抗生素抗感染后可消失。皮下积液者，量少可自行吸收，量多者用针刺抽吸或切开引流，以防皮瓣坏死。其他护理同甲状腺功能亢进患者术后护理。

（魏秀艳）

第二节　急性乳腺炎

一、疾病概述

（一）概念

急性乳腺炎是乳腺的急性化脓性感染。多发生于产后 3～4 周的哺乳期妇女，以初产妇最常见。主要致病菌为金黄色葡萄球菌，少数为链球菌。

（二）相关病理生理

急性乳腺炎开始时局部出现炎性肿块，数天后可形成单房或多房性的脓肿。表浅脓肿可向外破溃或破入乳管自乳头流出；深部脓肿不仅可向外破溃，也可向深部穿至乳房与胸肌间的疏松组织中，形成乳房后脓肿。感染严重者，还可并发脓毒血症。

（三）病因与诱因

1.乳汁淤积

乳汁是细菌繁殖的理想培养基，引起乳汁淤积的主要原因：①乳头发育不良（过小或凹陷）妨碍哺乳。②乳汁过多或婴儿吸乳过少导致乳汁不能完全排空。③乳管不通（脱落上皮或衣服纤维堵塞），影响乳汁排出。

2.细菌入侵

当乳头破损时，细菌沿淋巴管入侵是感染的主要途径。细菌也可直接侵入乳管，上行至腺小叶而致感染。细菌主要来自婴儿口腔、母亲乳头或周围皮肤。多数发生于初产妇，因其缺乏哺乳经验；也可发生于断奶时，6 个月以后的婴儿已经长牙，易致乳头损伤。

（四）临床表现

1.局部表现

初期患侧乳房红、肿、胀、痛，可有压痛性肿块，随病情发展症状进行性加重，数天后可形成单房或多房性的脓肿。脓肿表浅时局部皮肤可有波动感和疼痛，脓肿向深部发展可穿至乳房与胸

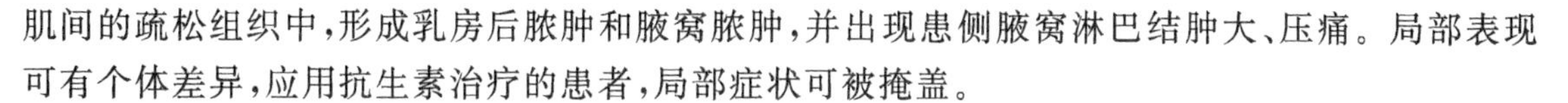

肌间的疏松组织中，形成乳房后脓肿和腋窝脓肿，并出现患侧腋窝淋巴结肿大、压痛。局部表现可有个体差异，应用抗生素治疗的患者，局部症状可被掩盖。

2.全身表现

感染严重者，可并发败血症，出现寒战、高热、脉快、食欲减退、全身不适、白细胞计数上升等症状。

(五)辅助检查

(1)实验室检查：白细胞计数及中性粒细胞比例增多。

(2)B超检查：确定有无脓肿及脓肿的大小和位置。

(3)诊断性穿刺：在乳房肿块波动最明显处或压痛最明显的区域穿刺，抽出脓液可确诊脓肿已经形成。脓液应做细菌培养和药敏试验。

(六)治疗原则

主要原则为控制感染，排空乳汁。脓肿形成以前以抗菌药治疗为主，脓肿形成后，须及时切开引流。

1.非手术治疗

(1)一般处理：①患乳停止哺乳，定时排空乳汁，消除乳汁淤积。②局部外敷，用25%硫酸镁湿敷，或采用中药蒲公英外敷，也可用物理疗法促进炎症吸收。

(2)全身抗菌治疗：原则为早期、足量应用抗生素。针对革兰阳性球菌有效的药物，如青霉素、头孢菌素等。由于抗生素可被分泌至乳汁，故避免使用对婴儿有不良影响的抗菌药，如四环素、氨基苷类、磺胺类和甲硝唑。如治疗后病情无明显改善，则应重复穿刺以了解有无脓肿形成，或根据脓液的细菌培养和药敏试验结果选用抗生素。

(3)中止乳汁分泌：患者治疗期间一般不停止哺乳，因停止哺乳不仅影响婴儿的喂养，且提供了乳汁淤积的机会。但患侧乳房应停止哺乳，并以吸乳器或手法按摩排出乳汁，局部热敷。若感染严重或脓肿引流后并发乳瘘(切口常出现乳汁)需回乳，常用方法：①口服溴隐亭 1.25 mg，每天 2 次，服用 7～14 天；或口服己烯雌酚 1～2 mg，每天 3 次，2～3 天。②肌内注射苯甲酸雌二醇，每次 2 mg，每天 1 次，至乳汁分泌停止。③中药炒麦芽，每天 60 mg，分 2 次煎服或芒硝外敷。

2.手术治疗

脓肿形成后切开引流。于压痛、波动最明显处先穿刺抽吸取得脓液后，于该处切开放置引流，脓液做细菌培养及药物敏感试验。脓肿切开引流时注意：①切口一般呈放射状，避免损伤乳管引起乳瘘；乳晕部脓肿沿乳晕边缘做弧形切口；乳房深部较大脓肿或乳房后脓肿，沿乳房下缘做弧形切口，经乳房后间隙引流。②分离多房脓肿的房间隔以利引流。③为保证引流通畅，引流条应放在脓腔最低部位，必要时另加切口做对口引流。

二、护理评估

(一)一般评估

1.生命体征(T、P、R、BP)

评估是否有体温升高，脉搏加快。急性乳腺炎患者通常有发热，可有低热或高热；发热时呼吸、脉搏加快。

2.患者主诉

询问患者是否为初产妇,有无乳腺炎、乳房肿块、乳头异常溢液等病史;询问有无乳头内陷;评估有无不良哺乳习惯,如婴儿含乳睡觉、乳头未每天清洁等;询问有无乳房胀痛,浑身发热、无力、寒战等症状。

3.相关记录

体温、脉搏、皮肤异常等记录结果。

(二)身体评估

1.视诊

乳房皮肤有无红、肿、破溃、流脓等异常情况;乳房皮肤红肿的开始时间、位置、范围、进展情况。

2.触诊

评估乳房乳汁淤积的位置、范围、程度及进展情况,乳房有无肿块,乳房皮下有无波动感,脓肿是否形成,脓肿形成的位置、大小。

(三)心理-社会评估

评估患者心理状况,是否担心婴儿喂养与发育、乳房功能及形态改变。

(四)辅助检查阳性结果评估

患者血常规检查示血白细胞计数及中性粒细胞比例升高提示有炎症的存在;根据B超检查的结果判断脓肿的大小及位置,诊断性穿刺后方可确诊脓肿形成;根据脓液的药物敏感试验选择抗生素。

(五)治疗效果的评估

1.非手术治疗评估要点

应用抗生素是否有效果,乳腺炎症是否得到控制,患者体温是否恢复正常;回乳措施是否起效,乳汁淤积情况有无改善,患者乳房肿胀疼痛有无减轻或加重;患者是否了解哺乳卫生和预防乳腺炎的知识,情绪是否稳定。

2.手术治疗评估要点

手术切开排脓是否彻底,伤口愈合情况是否良好。

三、主要护理诊断(问题)

(1)疼痛:与乳汁淤积、乳房急性炎症使乳房压力显著增加有关。

(2)体温过高:与乳腺急性化脓性感染有关。

(3)知识缺乏:与不了解乳房保健和正确哺乳知识有关。

(4)潜在并发症:乳瘘。

四、护理措施

(一)缓解疼痛

1.防止乳汁淤积

患乳暂停哺乳,定时用吸乳器吸净乳汁。

2.按摩、热敷

每天定时给予手法按摩、辅助热敷物理治疗,疏通阻塞的乳腺管,刺激乳窦,使乳汁流畅、淤积的硬块消散,预防乳腺脓肿发生。

3.托起乳房

用三角巾或宽松胸罩拖起患侧乳房，减轻疼痛和肿胀。

（二）控制体温和感染

1.控制感染

遵医嘱抽血培养和药物敏感试验，使用抗菌药物并观察疗效。

2.病情观察

定时测量体温、脉搏、呼吸，监测白细胞、中性粒细胞变化。

3.高热护理

发热期间予温水擦浴、冰袋降温等物理降温，必要时遵医嘱予药物降温；伴有畏寒、寒战等症状者，注意保暖；保持口腔和皮肤清洁。

（三）脓肿切开引流术后护理

保持引流通畅，观察引流液的量、性状、颜色及气味变化，及时更换敷料。

（四）用药护理

遵医嘱早期使用抗菌药，根据药物敏感试验选择合适的抗菌药，注意评估患者有无药物不良反应。

（五）饮食与运动

给予高蛋白、高维生素、低脂肪食物，保证足量水分摄入。注意休息，适当运动，劳逸结合。

（六）心理护理

观察了解患者心理状况，给予必要的疾病有关的知识宣教，抚慰其紧张急躁情绪。

（七）健康教育

1.保持乳头和乳晕清洁

每次哺乳前后清洁乳头，保持局部干燥清洁。

2.纠正乳头内陷

妊娠期每天挤捏、提拉乳头。

3.养成良好的哺乳习惯

定时哺乳，每次哺乳时让婴儿吸净乳汁，如有淤积及时用吸乳器或手法按摩排出乳汁；培养婴儿不含乳头睡眠的习惯；注意婴儿口腔卫生，及时治疗婴儿口腔炎症。

4.及时处理乳头破损

乳晕破损或皲裂时暂停哺乳，用吸乳器吸出乳汁哺乳婴儿；局部用温水清洁后涂以抗菌药软膏，待愈合后再行哺乳；症状严重时及时诊治。

五、护理评价

（1）患者的乳汁淤积情况有无改善，是否学会正确排出淤积乳汁的方法，是否坚持每天挤出已经淤积的乳汁，回乳措施是否产生效果，乳房胀痛有无逐渐减轻。

（2）患者乳房皮肤的红肿情况有无好转，乳房皮肤有无溃烂，乳房肿块有无消失或增大。

（3）患者应用抗生素后体温有无恢复正常，炎症有无消退，炎症有无进一步发展为脓肿。

（4）患者脓肿有无及时切开引流，伤口愈合情况是否良好。

（5）患者是否了解哺乳卫生和预防乳腺炎的知识，焦虑情绪是否改善。

（魏秀艳）

第三节　乳　腺　癌

一、概述

乳腺癌是一种常见的恶性肿瘤，大多发生于40～60岁的妇女，男性少见，女性的发病率约为男性的100倍。乳腺癌的发生率不断上升，尽管在大多数病例中，致癌的原因仍然不清楚，但许多因素已经得到证实。这些因素中如初潮早、绝经迟及未经产或高龄妊娠有一定的临床意义。与全身其他恶性肿瘤一样，乳腺癌的病因尚未完全明确，已证实的某些发病因素仍存在不少争议。绝经前和绝经后的雌激素水平是刺激发生乳腺癌的明显因素。

二、诊断

(一)症状

1.乳房肿块

乳腺内无痛性肿块，常是患者就诊的主要症状，多由患者或其配偶无意中发现，也有体格检查时发现。但也有10%～15%可伴疼痛。

2.乳头溢液

约有5%的乳腺癌可有乳头溢液症状或为乳腺导管内乳头状瘤恶变。患者更换内衣时发现有少许污迹而来就诊。

3.乳头和乳房皮肤改变

乳头扁平、回缩，皮肤凹陷，皮肤水肿，此表现常被患者忽视。晚期乳房出现溃破而形成溃疡。乳头粗糙、糜烂如湿疹样，进而形成溃疡，是乳头湿疹样乳腺癌的表现，而常被误诊为普通皮肤湿疹。炎性乳腺癌表现为局部皮肤可呈炎症样表现，即皮肤发红、水肿、增厚。

4.腋窝淋巴结

晚期可出现腋窝肿大淋巴结。也有患者乳房病灶很小未被发现而先出现腋窝肿大淋巴结。

5.乳房疼痛

不是乳腺癌常见症状，晚期乳腺癌疼痛为癌肿直接侵犯神经所致。

(二)体征

1.乳房肿块

早期多为无痛、单发的小肿块。以乳房外上象限为常见，质硬、表面不光滑，与周围组织分界不清楚，在乳房内不易被推动。随着肿瘤增大，可引起乳房局部隆起。若累及Cooper韧带，可使其缩短而致肿瘤表面皮肤凹陷，即所谓酒窝征。癌肿继续增大，如皮下淋巴管被癌细胞堵塞，引起淋巴回流障碍，出现真皮水肿，皮肤呈橘皮样改变。乳腺癌发展至晚期，可侵入胸筋膜、胸肌，以致癌块固定于胸壁而不易推动。如癌细胞侵入大片皮肤，可出现多数小结节，甚至彼此融合。有时皮肤可溃破而形成溃疡，这种溃疡常有恶臭，容易出血。

2.腋窝淋巴结

乳腺癌淋巴转移最初多见于腋窝。肿大淋巴结质硬、无痛、可被推动；之后数目增多，并融合成团，甚至与皮肤或深部组织粘连。

3.远处转移

乳腺癌转移至肺、骨、肝脏时，可出现相应的症状。例如，肺转移可出现胸痛、气急；骨转移可出现局部疼痛；肝转移可出现肝大、黄疸等。

4.特殊类型

有两种特殊类型乳腺癌的临床表现与一般乳腺癌不同，即炎性乳腺癌和乳头湿疹样乳腺癌。炎性乳腺癌并不多见，特点是发展迅速、预后差，局部皮肤可呈炎症样表现，开始时比较局限，不久即扩展到乳房大部分皮肤，皮肤发红、水肿、增厚、粗糙、表面温度升高。乳头湿疹样乳腺癌少见，恶性程度低，发展慢，乳头有瘙痒、烧灼感，以后出现乳头变粗糙、糜烂如湿疹样，进而形成溃疡，有时覆盖黄褐色鳞屑样痂皮。部分病例于乳晕区可扪及肿块。较晚发生腋淋巴转移。

（三）检查

1.钼靶 X 线摄片

诊断乳房疾病的重要手段。乳腺癌的表现为边界不规则的肿块影，密度较高，肿块边缘有长短不一的毛刺。病灶内存在钙化点是乳腺癌在 X 线摄片上的另一个特点。

2.B 超检查

表现为单发的实性低回声肿块，边界不清，周围常有晕征，内部回声不均匀，有不同程度的后方声影衰减，可有点状强回声的钙化点；肿块血流丰富；上方皮肤可能增厚或凹陷；腋下可能触及肿大的淋巴结。

3.CT 检查

乳腺癌可表现为瘤体密度高于腺体密度的不规则肿块，边缘不光滑有毛刺，肿块内可能有钙化微粒，亦可能有液化坏死的低密度区。皮肤可能有增厚，可看到 Cooper 韧带受侵皮肤凹陷，受累的乳头可回缩。累及胸壁时，乳腺后间隙可消失。增强扫描时，肿块有明显强化。CT 亦可同时清楚显示腋淋巴结和内乳淋巴结的情况。

4.MRI 检查

MRI 检查可表现为乳腺内境界不清的肿块，边界不规则有毛刺，可能显示有钙化微粒。T_1 相肿块强度低于周围组织，T_2 相肿块强度明显增高。

5.乳管镜检查

乳管镜检查常可见到 2 级、3 级导管腔内有不规则隆起，或多发性小结节，沿导管内壁纵向蔓延。基底宽，易出血，管壁僵硬，弹性差。

6.液晶及远红外热像图

乳腺癌血供丰富，肿瘤所在部位的皮肤温度比正常部位要高，液晶及热像图即利用这一现象来探测肿瘤部位。

7.穿刺活检

细针穿刺细胞学检查是一种安全、简便、快速而有效的诊断方法，一般主张在做好必要的根治术的术前准备后，再行穿刺活检；或穿刺证实为恶性肿瘤后，应尽快行根治性手术，间隔时间应控制 1 周之内，最多不超过 2 周。

8.切除活检或切取活检

这是应用最广泛、结果最可靠的诊断方法。对于乳腺内肿块凡考虑为肿瘤病变或不能排除肿瘤可能性者均应行切除活检，若怀疑为恶性病变者则应在有冷冻切片设备及做好根治性手术准备的情况下进行。只有肿瘤巨大或已有周围广泛粘连，甚至破溃者，才用切取活检方法。

(四)诊断要点

(1)乳腺癌大多发生于40～50岁妇女，近年有年龄提前的倾向。月经初潮早、绝经晚、生育、未生育、乳腺癌家族史及长期高脂饮食者为高危人群。

(2)无痛性肿块为常见症状，少数可有疼痛，肿块质地较硬，边界不清，活动度差，表面不光滑。

(3)局部皮肤凹陷、水肿，呈橘皮样改变，晚期可破溃、感染、坏死呈火山口样改变并伴有恶臭，肿瘤细胞向皮肤扩散而形成卫星结节。

(4)乳头凹陷、抬高，可有乳头溢液(血性或浆液性)。乳晕可有糜烂、渗出、皲裂、增厚等湿疹样变。

(5)淋巴结肿大，早期同侧腋窝淋巴结肿大，质硬，无压痛，分散分布或融合成团及锁骨上淋巴结肿大。

(6)可有上肢水肿及血行转移到肺、肝、脑、骨骼而出现相应症状。

(7)B超、CT、钼靶摄片及MRI、红外线等辅助检查可协助诊断。穿刺细胞学检查及病理活检可明确诊断。

(五)鉴别诊断

1.纤维腺瘤

纤维腺瘤常见于青年妇女，肿瘤大多为圆形或椭圆形，边界清楚、活动度大，发展缓慢，一般易于诊断。但40岁以后的妇女不要轻易诊断为纤维腺瘤，必须排除恶性肿瘤的可能。

2.乳腺增生症

乳腺增生症多见于中年妇女，特点是乳房胀痛，肿块可呈周期性，与月经周期有关。肿块或局部乳腺增厚与周围乳腺组织分界不明显。可观察1至数个月经周期，若月经来潮后肿块缩小、变软，则可继续观察，如无明显消退，可考虑手术切除及活检。

3.浆细胞性乳腺炎

乳腺组织的无菌性炎症，炎性细胞中以浆细胞为主。临床上60%呈急性炎症表现，肿块大时皮肤可呈橘皮样改变。40%的患者开始即为慢性炎症，表现为乳晕旁肿块、边界不清，可有皮肤粘连和乳头凹陷。

4.乳腺结核

由结核杆菌所致乳腺组织的慢性炎症。好发于中、青年女性。病程较长，发展较缓慢。局部表现为乳房内肿块，肿块质硬韧，部分区域可有囊性感。肿块边界有时不清楚。

三、治疗

(一)手术治疗

手术治疗是乳腺癌的主要方法之一，还有辅助化学药物、内分泌、放射和生物治疗等。对病灶仍局限于局部及区域淋巴结的患者，手术治疗是首选。目前应用的5种手术方式均属治疗性手术，而不是姑息性手术。

1.乳腺癌根治术

手术应包括整个乳房、胸大肌、胸小肌、腋窝及锁骨下淋巴结的整块切除。有多种切口设计方法，可采取横向或纵行梭形切口，皮肤切除范围一般距肿瘤3 cm，手术范围上至锁骨，下至腹

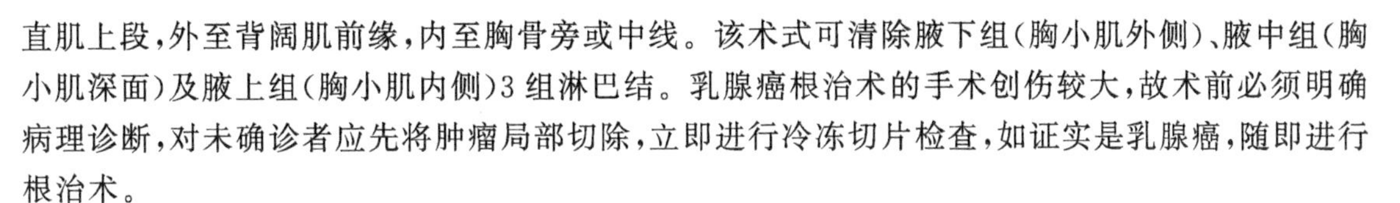

直肌上段，外至背阔肌前缘，内至胸骨旁或中线。该术式可清除腋下组(胸小肌外侧)、腋中组(胸小肌深面)及腋上组(胸小肌内侧)3组淋巴结。乳腺癌根治术的手术创伤较大，故术前必须明确病理诊断，对未确诊者应先将肿瘤局部切除，立即进行冷冻切片检查，如证实是乳腺癌，随即进行根治术。

2.乳腺癌扩大根治术

乳腺癌扩大根治术即在上述清除腋下、腋中、腋上3组淋巴结的基础上，同时切除胸廓内动、静脉及其周围的淋巴结(即胸骨旁淋巴结)。

3.乳腺癌改良根治术

有2种术式：①保留胸大肌，切除胸小肌；②保留胸大、小肌。前者淋巴结清除范围与根治术相仿，后者不能清除腋上淋巴结。根据大量病例观察，认为Ⅰ、Ⅱ期乳腺癌应用根治术及改良根治术的生存率无明显差异，且该术式保留了胸肌，术后外观效果较好，目前已成为常用的手术方式。

4.全乳房切除术

手术范围必须切除整个乳腺，包括腋尾部及胸大肌筋膜。该术式适宜于原位癌、微小癌及年迈体弱不宜做根治术者。

5.保留乳房的乳腺癌切除术

手术包括完整切除肿块及腋淋巴结清扫。肿块切除时要求肿块周围包裹适量正常乳腺组织，确保切除标本的边缘无肿瘤细胞浸润。术后必须辅以放射治疗、化学治疗。

手术方式的选择还应根据病理分型、疾病分期及辅助治疗的条件而定。对可切除的乳腺癌患者。手术应达到局部及区域淋巴结最大限度地清除，以提高生存率，然后再考虑外观及功能。对Ⅰ、Ⅱ期乳腺癌可采用乳腺癌改良根治术及保留乳房的乳腺癌切除术。在综合辅助治疗较差的地区，乳腺癌根治术还是比较适合的手术方式。胸骨旁淋巴结有转移者如术后无放疗条件可行扩大根治术。

(二)化学药物治疗

浸润性乳腺癌术后应用化学药物辅助治疗，可改善生存率。乳腺癌是实体瘤中应用化疗最有效的肿瘤之一，化疗在整个治疗中占有重要的地位。常用的有CMF方案(环磷酰胺、甲氨蝶呤、氟尿嘧啶)。根据病情可在术后尽早(1周内)开始用药。剂量为环磷酰胺(C)400 mg/m^2，甲氨蝶呤(M)20 mg/m^2，氟尿嘧啶(F)400 mg/m^2，均为静脉注射，在第1天及第8天各用1次，为1个疗程，每4周重复，6个疗程结束。因单药应用阿霉素的效果优于其他抗癌药，所以对肿瘤分化差、分期晚的患者可应用CAF方案(环磷酰胺、阿霉素、氟尿嘧啶)。环磷酰胺(C)400 mg/m^2，静脉注射，第1天；阿霉素(A)40 mg/m^2，静脉注射，第1天；氟尿嘧啶(F)400 mg/m^2，静脉注射第1、第8天，每28天重复给药，共8个疗程。化疗前患者应无明显骨髓抑制，白细胞计数$>4\times10^9/L$，血红蛋白含量>80 g/L，血小板计数$>50\times10^9/L$。化疗期间应定期检查肝、肾功能，每次化疗前要查白细胞计数，如白细胞计数$<3\times10^9/L$，应延长用药间隔时间。应用阿霉素者要注意心脏毒性，或用表柔比星替代，其心脏毒性比较轻。

术前化疗目前多用于Ⅲ期病例，可探测肿瘤对药物的敏感性，并使肿瘤缩小，减轻与周围组织的粘连。药物治疗一般可采用CMF、CAF方案，一般用2～3个疗程。

(三)内分泌治疗

癌肿细胞中雌激素受体(ER)含量高者，称激素依赖性肿瘤，这类患者对内分泌治疗有效。

而 ER 含量低者,称激素非依赖性肿瘤,内分泌治疗效果差。因此,对手术切除标本除做病理检查外,还应测定 ER 和孕激素受体(PGR)。不仅可帮助选择辅助治疗方案,对判断预后也有一定作用。

三苯氧胺为非甾体激素的抗雌激素药物,其结构式与雌激素相似,可在靶器官内与雌二醇争夺 ER,三苯氧胺、ER 复合物能影响 DNA 基因转录,从而抑制肿瘤细胞生长。临床应用表明,该药可降低乳腺癌术后复发及转移,对 ER、PGR 阳性的绝经后妇女效果尤为明显。同时可减少对侧乳腺癌的发生率。三苯氧胺的用量为每天 20 mg,一般服用 5 年。该药安全有效,不良反应有潮热、恶心、呕吐、静脉血栓形成、眼部不良反应、阴道干燥或分泌物多。长期应用后小部分患者可能发生子宫内膜癌。

新近发展的芳香化酶抑制剂如来曲唑等,有资料证明其效果优于三苯氧胺。这类药物能抑制肾上腺分泌的雄激素转变为雌激素过程中的芳香化环节,从而降低雌二醇,达到治疗乳腺癌的目的。

(四)放射治疗

乳腺癌局部治疗的手段之一。在保留乳房的乳腺癌手术后,放射治疗是一重要组成部分,应于肿块局部广泛切除后给予较高剂量放射治疗。单纯乳房切除术后可根据患者年龄、疾病分期、分类等情况,决定是否应用放疗。根治术后是否应用放疗,多数认为对Ⅰ期病例无益,对Ⅱ期以后病例可能降低局部复发率。

目前根治术后不做常规放疗,而对复发高危病例,放疗可降低局部复发率,提高生存质量。指征:①病理报告有腋中或腋上淋巴结转移者;②阳性淋巴结占淋巴结总数 1/2 以上或有4 个以上淋巴结阳性者;③病理证实胸骨旁淋巴结阳性者(照射锁骨上区);④原发灶位于乳房中央或内侧而做根治术后,尤其是腋淋巴结阳性者。

(五)生物治疗

近年临床上已逐渐推广使用的曲妥珠单抗注射液,其通过转基因技术制备,对 *C-erbB-2* 过度表达的乳腺癌患者有一定效果,特别是对其他化疗药无效的乳腺癌患者也能有部分疗效。

四、护理措施

(一)术前护理

1.心理护理

针对患者对病情的发展、手术及对预后的恐惧心理,加强心理疏导;向患者和家属说明手术的必要性,告诉患者术后择期行乳房再造手术,以弥补手术造成的胸部缺陷,树立其战胜疾病的信心。

2.支持疗法

加强营养,改善患者心、肝、肺、肾功能,提高患者对手术的耐受力。

3.皮肤准备

乳腺癌根治术切除范围大,应做好手术区皮肤的准备。需要植皮的患者,要做好供皮区皮肤的准备。

(二)术后护理

1.体位

患者血压平稳后取半卧位,有利于切口引流,防止积液导致皮瓣坏死和切口感染,也利于呼吸和有效咳嗽,预防肺不张和肺炎。

2.饮食和营养

手术后 6 小时,若患者没有出现胃肠道反应,可正常进食,并保证有足够的热量和维生素,促进术后康复。

3.切口护理

切口用多层敷料或棉垫加压包扎,使皮瓣紧贴创面,包扎松紧度适宜,维持正常血供。若患侧上肢远端皮肤发绀、温度降低、上肢脉搏不能扪及,应及时调整胸带的松紧度。若绷带松脱,应及时加压包扎。必要时用沙袋压迫。若发现皮下有积液,在严格消毒后抽液,并局部加压包扎;若皮瓣边缘发黑坏死,应予以剪除,防止感染,待肉芽组织生长良好后再植皮。

4.引流通畅

保持皮下的负压引流管通畅,观察引流液性质和颜色。术后 1～2 天,每天有 50～100 mL,血性引流液,2～3 天渗出基本停止,可拔除引流管,用绷带加压包扎切口。

5.预防并发症的发生

(1)患侧上肢水肿:术后引起患侧上肢水肿的原因有上肢淋巴回流不畅、头静脉被结扎、腋静脉栓塞、局部积液等。手术后指导患者抬高患侧上肢,制动,下床活动时用吊带固定患侧上肢,防止皮瓣滑动影响切口愈合。同时,手术后避免在患侧上肢进行测血压、静脉注射、抽血等治疗。

(2)气胸:手术若损伤胸膜,可引起气胸。术后要严密观察患者的呼吸情况,以便及早发现和及时处理。

6.功能锻炼

鼓励并协助患者开展患侧上肢的功能锻炼,减少或避免术后的残疾。术后 3 天内,患侧上肢制动,避免外展,可做手指的运动、伸指、握拳等活动。术后 4 天,活动肘部。术后 1 周皮瓣基本愈合,可进行肩部活动、做手指爬墙运动等,直至患者能自行用患侧手梳头或手高举过头。

7.放疗或化疗的护理

放、化疗期间,定期复查肝、肾功能及血常规,若出现严重肝、肾功能损害,骨髓抑制现象,应立即停止放、化疗。

8.健康指导

(1)宣传乳腺癌的早期自我检查及普查的重要性,成年女性每月乳房自我检查 1 次。

(2)术后患侧上肢避免负重,5 年内避免妊娠。

(3)定期门诊随访,术后 1～2 年,每 3 个月随诊 1 次;3～5 年后每半年随诊 1 次,包括体检、血常规、肝肾功能及细胞免疫功能检查、胸部 X 线检查、肝 B 超检查,必要时,行骨核素扫描或 CT 检查;5 年后每年随诊 1 次,共 10 年。

(魏秀艳)

第四节 肝 脓 肿

一、细菌性肝脓肿患者的护理

当全身性细菌感染,特别是腹腔内感染时,细菌侵入肝脏,如果患者抵抗力弱,可发生细菌性肝脓肿。细菌可以从下列途径进入肝脏。①胆道:细菌沿着胆管上行,是引起细菌性肝脓肿的主要原因。包括胆石、胆囊炎、胆道蛔虫、其他原因所致的胆管狭窄与阻塞等。②肝动脉:体内任何部位的化脓性病变,细菌可经肝动脉进入肝脏。如败血症、化脓性骨髓炎、痈、疔等。③门静脉:已较少见,如坏疽性阑尾炎、细菌性痢疾等,细菌可经门静脉入肝。④肝开放性损伤:细菌可直接经伤口进入肝,引起感染而形成脓肿。细菌性肝脓肿的致病菌多为大肠埃希菌、金黄色葡萄球菌、厌氧链球菌等。肝脓肿可以是单个脓肿,也可以是多个小脓肿,数个小脓肿可以融合成为一个大脓肿。

(一)护理评估

1.健康史

注意询问有无胆道感染和胆道疾病、全身其他部位的化脓性感染特别是肠道的化脓性感染、肝脏外伤病史,是否有肝脓肿病史,是否进行过系统治疗。

2.身体状况

本病通常继发于某种感染性先驱疾病,起病急,主要症状为骤起寒战、高热、肝区疼痛和肝大。体温可高达 39 ~40 ℃,多表现为弛张热,伴有大汗、恶心、呕吐、食欲缺乏。肝区疼痛多为持续性钝痛或胀痛,有时可伴有右肩牵涉痛,右下胸及肝区叩击痛,增大的肝有压痛。肝前下缘比较表浅的脓肿,可有右上腹肌紧张和局部明显触痛。巨大的肝脓肿可使右季肋区呈饱满状态,甚至可见局限性隆起,局部皮肤可出现凹陷性水肿。严重时或并发胆道梗阻者,可出现黄疸。

3.心理-社会状况

细菌性肝脓肿起病急剧,症状重,如果治疗不彻底容易反复发作转为慢性,并且细菌性肝脓肿极易引起严重的全身性感染,导致感染性休克,患者产生焦虑。

4.辅助检查

(1)血液检查:化验检查白细胞计数及中性粒细胞比例升高,有时出现贫血。肝功能检查可出现不同程度的损害和低蛋白血症。

(2)X 线胸腹部检查:右叶脓肿可见右膈肌升高,运动受限;肝影增大或局限性隆起;有时伴有反应性胸膜炎或胸腔积液。

(3)B 超检查:在肝内可显示液平段,可明确其部位和大小,阳性诊断率在 96%以上,为首选的检查方法。必要时可做 CT 检查。

(4)诊断性穿刺:抽出脓液即可证实本病。

(5)细菌培养:脓液细菌培养有助于明确致病菌,选择敏感的抗生素,并与阿米巴性肝脓肿相鉴别。

5.治疗要点

(1)全身支持疗法:给予充分营养,纠正水和电解质及酸碱平衡失调,必要时少量多次输血和血浆以纠正低蛋白血症,增强机体抵抗力。

(2)抗生素治疗:应使用大剂量抗生素。由于肝脓肿的致病菌以大肠埃希菌、金黄色葡萄球菌和厌氧性细菌最为常见,在未确定病原菌之前,可首选对此类细菌有效的抗生素,然后根据细菌培养和抗生素敏感试验结果选用有效的抗生素。

(3)经皮肝穿刺脓肿置管引流术:适用于单个较大的脓肿,在 B 超引导下进行穿刺。

(4)手术治疗:对于较大的单个脓肿,估计有穿破可能,或已经穿破胸腹腔;胆源性肝脓肿;位于肝左外叶脓肿,穿刺易污染腹腔;慢性肝脓肿,应施行经腹切开引流。病程长的慢性局限性厚

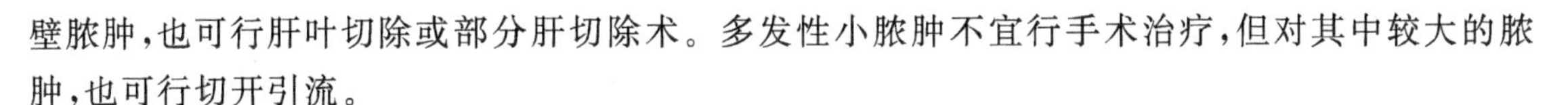

壁脓肿，也可行肝叶切除或部分肝切除术。多发性小脓肿不宜行手术治疗，但对其中较大的脓肿，也可行切开引流。

（二）护理诊断及合作性问题

1.营养失调

低于机体需要量，与高代谢消耗或慢性消耗病程有关。

2.体温过高

其与感染有关。

3.急性疼痛

其与感染及脓肿内压力过高有关。

4.潜在并发症

急性腹膜炎、上消化道出血、感染性休克。

（三）护理目标

患者能维持适当营养，维持体温正常，疼痛减轻，无急性腹膜炎休克等并发症发生。

（四）护理措施

1.术前护理

(1)病情观察，配合抢救中毒性休克。

(2)高热护理：保持病室空气新鲜、通风、温湿度合适，采用物理降温。衣着适量，及时更换汗湿衣。

(3)维持适当营养：对于非手术治疗和术前的患者，给予高蛋白、高热量饮食，纠正水、电解质平衡失调和低蛋白血症。

(4)遵医嘱正确应用抗生素。

2.术后护理

(1)经皮肝穿刺脓肿置管引流术术后护理：术前做术区皮肤准备，协助医师进行穿刺部位的准确定位。术后向医师询问术中情况及术后有无特殊观察和护理要求。患者返回病房后，观察引流管固定是否牢固、引流液性状、引流管道是否密闭。术后第二天或数天开始进行脓腔冲洗，冲洗液选用等渗盐水(或遵医嘱加用抗生素)。冲洗时速度缓慢，压力不宜过高，估算注入液与引出液的量。每次冲洗结束后，可遵医嘱向脓腔内注入抗生素。待到引流出或冲洗出的液体变清澈，B超检查脓腔直径<2 cm即可拔管。

(2)切开引流术术后护理：切开引流术术后护理遵循腹部手术术后护理的一般要求。除此之外，每天用生理盐水冲洗脓腔，记录引流液量，<10 mL或脓腔容积<15 mL，即考虑拔除引流管，改凡士林纱布引流，致脓腔闭合。

3.健康指导

为了预防肝脓肿疾病的发生，应教育人们积极预防和治疗胆道疾病，及时处理身体其他部位的化脓性感染。告知患者应用抗生素和放置引流管的目的和注意事项，取得患者的信任和配合。术后患者应加强营养和提高抵抗力，定期复查。

（五）护理评价

患者是否能维持适当营养，体温是否正常，疼痛是否减轻，有无急性腹膜炎、上消化道出血、感染性休克等并发症发生。

二、阿米巴性肝脓肿患者的护理

阿米巴性肝脓肿是阿米巴肠病的并发症，阿米巴原虫从结肠溃疡处经门静脉血液或淋巴管侵入肝内并发脓肿，常见于肝右叶顶部，多数为单发性。原虫产生溶组织酶，导致肝细胞坏死，液化组织和血液、渗液组成脓肿。

（一）护理评估

1.健康史

注意询问有无阿米巴痢疾病史。

2.身体状况

阿米巴性肝脓肿有着跟细菌性肝脓肿相似的表现，两者的区别详见表3-1。

表3-1　细菌性肝脓肿与阿米巴性肝脓肿的鉴别

鉴别要点	细菌性肝脓肿	阿米巴性肝脓肿
病史	继发于胆道感染或其他化脓性疾病	继发于阿米巴痢疾后
症状	病情急骤严重，全身中毒症状明显，有寒战、高热	起病较缓慢，病程较长，可有高热，或不规则发热、盗汗
血液化验	白细胞计数及中性粒细胞可明显增加。血液细菌培养可阳性	白细胞计数可增加，如无继发细菌感染液细菌培养阴性。血清学阿米巴抗体检查阳性
粪便检查	无特殊表现	部分患者可找到阿米巴滋养体或结肠溃面（乙状结肠镜检）黏液或刮取涂片可找阿米巴滋养体或包囊
脓液	多为黄白色脓液，涂片和培养可发现细菌	大多为棕褐色脓液，无臭味，镜检有时可到阿米巴滋养体。若无混合感染，涂片和培养无细菌
诊断性治疗	抗阿米巴药物治疗无效	抗阿米巴药物治疗有好转
脓肿	较小，常为多发性	较大，多为单发，多见于肝右叶

3.心理-社会状况

由于病程长、忍受较重的痛苦、担忧预后或经济拮据等原因，患者常有焦虑、悲伤或恐惧反应。

4.辅助检查

基本同细菌性肝脓肿。

5.治疗要点

阿米巴性肝脓肿以非手术治疗为主。应用抗阿米巴药物，加强支持疗法纠正低蛋白、贫血等，无效者穿刺置管闭式引流或手术切开引流，多可获得良好的疗效。

（二）护理诊断及合作性问题

（1）营养失调：低于机体需要量，与高代谢消耗或慢性消耗病程有关。

（2）急性疼痛：与脓肿内压力过高有关。

（3）潜在并发症：合并细菌感染。

（三）护理措施

1.非手术疗法和术前护理

（1）加强支持疗法：给予高蛋白、高热量和高维生素饮食，必要时少量多次输新鲜血、补充丙种球蛋白，增强抵抗力。

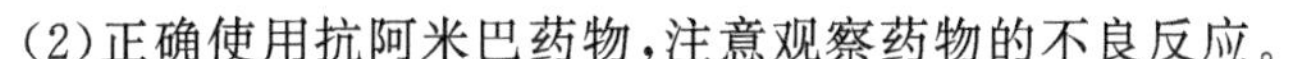

(2)正确使用抗阿米巴药物,注意观察药物的不良反应。

2.术后护理

除继续做好非手术疗法护理外,重点做好引流的护理。宜用无菌水封瓶闭式引流,每天更换消毒瓶,接口处保持无菌,防止继发细菌感染。如继发细菌感染须使用抗生素。

(魏秀艳)

第五节　原发性肝癌

原发性肝癌是指由肝细胞或肝内胆管上皮细胞发生的恶性肿瘤,是我国常见的恶性肿瘤之一,死亡率较高,在恶性肿瘤死亡排位中占第二位。近年来发病率有上升趋势,肝癌的五年生存率很低,预后凶险。原发性肝癌的发病率有较高的地区分布性,本病多见于中年男性,男女性别之比在肝癌高发区中为(3∶1)～(4∶1),低发区则为(1∶1)～(2∶1)。高发区的发病年龄高峰为40～49岁。

一、病因及发病机制

病因及发病机制尚不清楚,根据高发区的流行病学调查结果表明,下列因素与肝癌的发病关系密切。

(一)病毒性肝炎

在我国,乙型肝炎是原发性肝癌发生的最重要病因,原发性肝癌患者中1/3曾有慢性肝炎病史。肝癌患者血清中乙型肝炎标志物高达90%以上,近年来丙型肝炎与肝癌关系也逐渐引起关注。

(二)肝硬化

原发性肝癌合并肝硬化者占50%～90%,乙肝病毒持续感染与肝细胞癌有密切关系。其过程可能是乙型肝炎病毒引起肝细胞损害继而发生增生或不典型增生,从而对致癌物质敏感。在多病因参与的发病过程中可能有多种基因发生改变,最后导致癌变。

(三)黄曲霉毒素

在肝癌高发区,尤其南方以玉米为主粮的地方调查提示,肝癌流行可能与黄曲霉毒素对粮食的污染有关,其代谢产物黄曲霉毒素B_1有强烈致癌作用。

(四)饮水污染

江苏启东的流行病学调查结果发现,饮用池塘水者与饮用井水者的肝癌发病率和病死率有明显差异,可能与池塘水的蓝绿藻产生的微囊藻毒素污染饮用水源有关。

(五)遗传因素

在高发区肝癌有时出现家族聚集现象,尤以共同生活并有血缘关系者的肝癌罹患率高,可能与肝炎病毒垂直传播有关。

(六)其他

饮酒、亚硝胺、农药、某些微量元素含量异常(如铜、锌、钼等)、肝吸虫等因素也被认为与肝癌有关。吸烟和肝癌的关系还待进一步明确。

二、临床表现

(一)症状

肝癌起病隐匿,早期缺乏典型症状,多在肝病随访中或体检普查中,应用血清甲胎蛋白(AFP)及B超检查偶然发现肝癌,此时患者既无症状,体格检查亦缺乏肿瘤本身的体征,此期称之为亚临床肝癌。一旦出现症状而来就诊者其病程大多已进入中、晚期。不同阶段的肝癌,其临床表现有明显差异。

1.肝区疼痛

肝区疼痛最常见,半数以上患者呈间歇性或持续性的钝痛或胀痛,是由于肿块生长迅速,使肝包膜绷紧牵拉所致。当肿瘤侵犯膈肌时,疼痛可向右肩或右背部放射。向右后生长的肿瘤可致右腰疼痛。突然出现剧烈腹痛和腹膜刺激征提示癌结节包膜下出血或向腹腔破溃。

2.消化道症状

食欲缺乏、恶心、呕吐、腹泻、消化不良等,缺乏特异性。

3.全身症状

低热,与癌肿坏死物质吸收有关。此外,还有乏力、消瘦、贫血、全身衰弱等,少数患者晚期呈恶病质,这是由于癌症所致的能量消耗和代谢障碍所致。

4.转移灶症状

如肺转移可出现咳嗽、咯血;胸膜转移可引起胸痛和血性胸腔积液;癌栓栓塞肺动脉,引起肺梗死,可突然出现严重呼吸困难和胸痛;癌栓栓塞下肢静脉,可出现下肢严重水肿;骨转移和脊柱转移,可引起局部压痛或神经受压症状;颅内转移可出现相应的神经定位症状和体征。

5.伴癌综合征

癌肿本身代谢异常,癌组织对机体发生影响而引起的内分泌或代谢异常的一组症候群称之为伴癌综合征。如自发性低血糖症、红细胞增多症,其他罕见的有高脂血症、高钙血症、类癌综合征等。

(二)体征

1.肝大

进行性肝大是常见的特征性体征之一。肝质地坚硬,表面及边缘不光滑,有大小不等结节,伴不同程度的压痛。如癌肿突出于右肋弓下或剑突下,上腹可出现局部隆起或饱满。

2.脾大

脾大多见于合并肝硬化门静脉高压患者,因门静脉或脾静脉有癌栓或癌肿压迫门静脉引起。

3.腹水

因合并肝硬化门静脉高压、门静脉或肝静脉癌栓所致。当癌肿表面破溃时可引起血性腹水。

4.黄疸

当癌肿浸润、破坏肝细胞时,可引起肝细胞性黄疸;当癌肿侵犯肝内胆管或压迫胆管时,可出现阻塞性黄疸。

5.转移灶相应体征

锁骨上淋巴结肿大、胸腔积液的体征、截瘫、偏瘫等。

(三)并发症

肝性脑病、上消化道出血、肝癌结节破裂出血、血性胸腹水、继发感染。上述并发症可由肝癌本身或并存的肝硬化引起，常为致死的原因。

三、辅助检查

(一)血清甲胎蛋白(AFP)测定

AFP是目前诊断肝细胞肝癌最特异性的标志物，是体检普查的项目之一。肝癌患者AFP阳性率70%～90%，诊断标准：①AFP＞500 μg/L持续4周；②AFP＞200 μg/L的中等水平持续8周；③AFP由低浓度升高后不下降。

(二)影像学检查

(1)超声显像是目前肝癌筛查的首选检查之一，有助于了解占位性病变的血供。

(2)CT在反映肝癌的大小、形态、部位、数目等方面有突出的优点，被认为是补充超声显像检查的非侵入性诊断的首选方法。

(3)肝动脉造影是肝癌诊断的重要补充方法，对直径＜2 cm的小肝癌的诊断较有价值。

(4)MRI优点是除显示如CT那样的横断面外，还能显示矢状位、冠状位及任意切面。

(三)肝组织活检或细胞学检查

在超声或CT引导下活检或细针穿刺行组织学或细胞学检查，是目前确诊直径＜2 cm小肝癌的有效方法。缺点是易引起近边缘的肝癌破裂，有促进转移的危险。此方法在非侵入性操作未能确诊时考虑使用。

四、诊断要点

有慢性肝炎病史，原因不明的肝区不适或疼痛；或原有肝病症状加重伴有全身不适、明显的食欲缺乏和消瘦、乏力、发热；肝进行性肿大、压痛、质地坚硬、表面和边缘不光滑。对高危人群血清AFP的检测及影像学检查。对既无症状也无体征的亚临床肝癌的诊断主要靠血清AFP的检测联合影像学检查。

五、治疗要点

早期治疗是改善肝癌预后的最主要的手段，而治疗方案的选择取决于肝癌的临床分期及患者的体质。

(一)手术治疗

手术治疗作为首选的治疗方法，是影响肝癌预后的最主要因素，是提高生存率的关键。

(二)局部治疗

1.肝动脉化疗栓塞治疗(TACE)

TACE为原发性肝癌非手术的首选方案，效果较好，应反复多次治疗。机制为先栓塞肿瘤远端血供，再栓塞肿瘤近端肝动脉，使肿瘤难以建立侧支循环，最终引起病灶缺血性坏死，并在动脉内灌注化疗药物。常用栓塞剂有明胶海绵和碘化油。

2.无水乙醇注射疗法(PEI)

PEI是肿瘤直径＜3 cm，结节数在3个以内，伴肝硬化不能手术患者的首选治疗方法。在B超引导下经皮肝穿刺入肿瘤内注入无水乙醇，促使肿瘤细胞脱水变性、凝固坏死。

3.物理疗法

局部高温疗法，如微波组织凝固技术、射频消融、高功率聚焦超声治疗、激光等。

(三)其他治疗方法

1.放射治疗

放射治疗在肝癌治疗中仍有一定地位，适用于肿瘤较局限，但不能手术者，常与其他治疗方法组成综合治疗。

2.化学治疗

化学治疗常用阿霉素(ADM)及其衍生物、顺铂(CDDP)、氟尿嘧啶(5-FU)、丝裂霉素(MMC)和甲氨蝶呤(MTX)等。主张联合用药，单一用药疗效较差。

3.生物治疗

生物治疗常用干扰素、白细胞介素、LAK 细胞、TIL 细胞等，作为辅助治疗之一。

4.中医中药治疗

中医中药治疗用于晚期肝癌患者和肝功能严重失代偿无法耐受其他治疗者，可作为辅助治疗之一。

5.综合治疗

根据患者的具体情况，选择一种或多种治疗方法联合使用，为中、晚期患者的主要治疗方法。

六、常用护理诊断

(一)疼痛

其与肿瘤迅速增大、牵拉肝包膜有关。

(二)预感性悲哀

其与获知疾病预后有关。

(三)营养失调

其与肝功能严重损害、摄入量不足有关。

七、护理措施

(一)一般护理

1.休息与体位

给患者创造安静舒适的休息环境，减少各种不良刺激。协助并指导患者取舒适卧位。为患者创造安静、舒适环境，提高患者对疼痛的耐受性。

2.饮食护理

鼓励进食，给予高蛋白、适量热量、高维生素、易消化饮食，如出现肝性脑病，禁食蛋白质。伴腹水患者，限制水、钠摄入。如出现恶心、呕吐现象，做好口腔护理。在化疗过程中患者往往胃肠道反应明显，可根据其口味适当调整饮食。

3.皮肤护理

晚期肝癌患者极度消瘦，严重营养不良，因为疼痛影响，常拒绝体位变动，因此要加强翻身，皮肤按摩，如出现压疮，做好相应处理。

(二)病情观察

监测生命体征，观察有无肝区疼痛、发热、腹水、黄疸、呕血、便血、24 小时尿量等，以及实验室各项血液生化和免疫学指标，观察有无转移征象。

(三)疼痛护理

晚期癌症患者大部分有中度至重度的疼痛,多为顽固性的剧痛,严重影响生存质量。通过询问病史、观察或运用评估工具来判断疼痛的部位、性质、程度。

1.三阶梯疗法

目前临床普遍推行 WHO 推荐的三阶梯疗法,其原则如下。①按阶梯给药:依药效的强弱顺序递增使用;②无创性给药:可选择口服给药,直肠栓剂或透皮贴剂给药等方式;③按时给药,而不是按需给药;④剂量个体化。按此疗法多数患者能满意止痛。

(1)第一阶梯:轻度癌痛,可用非阿片类镇痛药,如阿司匹林。

(2)第二阶梯:中度癌痛及第一阶梯治疗效果不理想时,可选用弱阿片类药,如可卡因。

(3)第三阶梯:重度癌痛及第二阶梯治疗效果不理想者,选用强阿片类药,如吗啡。多采用口服缓释或控释剂型。癌痛的治疗中提倡联合用药的方法,加用一些辅助药以协同主药的疗效,减少其用量与不良反应,常用辅助药物:①弱安定药,如地西泮和艾司唑仑等;②强安定药,如氯丙嗪和氟哌利多等;③抗抑郁药,如阿米替林。

向患者说明接受治疗的效果及帮助患者正确用药,对于已掌握的规律性疼痛,在疼痛发生前使用镇痛剂。疼痛减轻或停止时应及时停药。观察止痛疗效及不良反应。

2.其他方法

(1)放松止痛法:通过全身松弛可以阻断或减轻疼痛反应。

(2)心理暗示疗法:可结合各种癌症的治疗方法,暗示患者进行自身调节,告诉患者配合治疗就一定能战胜疾病。

(3)物理止痛法:可通过刺激疼痛周围皮肤或相对应的健侧达到止痛目的。

(4)转移止痛法:让患者取舒适体位,通过回忆、冥想、听音乐、看书报等方法转移注意力,减轻疼痛反应。

(四)肝动脉栓塞化疗护理

化疗是肝癌非手术治疗的首选方法,已在临床上广泛应用,是一种创伤性的非手术治疗。

1.术前护理

(1)向患者和家属解释治疗的必要性、方法、效果。

(2)评估患者的身体状况,必要时先给予支持治疗。

(3)做好各种检查,如血常规、出凝血时间、肝肾功能、心电图、影像学检查等,检查股动脉和足背动脉搏动的强度。

(4)做好碘过敏试验和普鲁卡因过敏试验,如碘过敏试验阳性可用非离子型造影剂。

(5)术前 6 小时禁食禁饮。

(6)术前 0.5 小时可给予镇静剂,并测量血压。

2.术中护理

(1)准备好各种抢救用品和药物。

(2)护士应尽量陪伴在患者的身边,安慰及观察患者。

(3)注射造影剂时,应严格控制注射速度,注射完毕后应密切观察患者有无恶心、心悸、胸闷、皮疹等过敏症状,观察血压的变化。

(4)注射化疗药物后应观察患者有无恶心、呕吐,一旦出现应帮助患者头偏向一侧,备污物盘，指导患者做深呼吸，如使用的化疗药物胃肠道反应很明显，可在注入化疗药物前给予止吐药。

(5)观察患者有无腹痛，如出现轻微腹痛，可向患者解释腹痛的原因，安慰患者，转移注意力；如疼痛较剧，患者不能耐受，可给予止痛药。

3.术后护理

(1)预防穿刺部位出血：拔管后应压迫股动脉穿刺点15分钟，绷带包扎后，用沙袋(1～2 kg)压迫6～8小时；保持穿刺侧肢体平伸24小时；术后8小时内，应每隔1小时观察穿刺部位有无出血和渗血，保持敷料的清洁干燥；一旦发现出血，应立即压迫止血，重新包扎，沙袋压迫；如为穿刺点大血肿，可用无菌注射器抽吸，24小时后可热敷，促进其吸收。

(2)观察有无血栓形成：应检查两侧足背动脉的搏动是否对称，患者有无肢体麻木、胀痛、皮肤温度降低等，出现上述症状与体征，应立即报告医师及时采取溶栓措施。

(3)观察有无栓塞后综合征：发热、恶心、呕吐、腹痛。如体温超过39 ℃，可物理降温，必要时用退热药。术中或术后用止吐药，可有效地预防和减轻恶心、呕吐的症状，鼓励患者进食，尽可能满足患者对食物的要求。腹痛是因肿瘤组织坏死、局部组织水肿而引起的，可逐渐缓解，如疼痛剧烈，可使用药物止痛。

(4)密切观察化疗后反应，及时检查肝、肾功能和血常规，及时治疗和抢救。补充足够的液体，鼓励患者多饮水、多排尿，必要时应用利尿剂。

(五)心理护理

肝癌患者的五个阶段的心理反应往往比其他癌症患者更为明显。要充分认识患者的心理反应，对部分出现过激行为，如绝望甚至自杀的患者，要给予正确的心理疏导；同时建立良好的护患关系，减轻患者恐惧。对于晚期患者，特别要维护其尊严，并做好临终护理。

(六)健康教育

1.疾病知识指导

原发性肝癌应以预防为主。临床证明，肝炎、肝硬化、肝癌的关系密切。因此，患病毒性肝炎的患者应及时正确治疗，防止转变为肝硬化，非乙型肝炎病毒携带者应注射乙型肝炎疫苗。加强锻炼，增强体质，注意保暖。

2.生活指导

禁食含有黄曲霉素的霉变食物，特别是发霉的花生和玉米，禁饮酒。肝癌伴有肝硬化者，特别是伴食管-胃底静脉曲张的患者，应避免粗糙饮食。

3.用药指导

在化疗过程中，应向患者做好解释工作，消除紧张心理，并介绍药物性质、毒副作用，使患者心中有数：①药物反应较重者，宜安排在睡前或饭后用药，以免影响进食。呕吐严重者应少食多餐，辅以针刺足三里、合谷、曲池等穴，对减轻胃肠道反应有一定作用。②注意防止皮肤破损，观察皮肤有无瘀斑、出血点，有无牙龈出血、鼻出血、血尿及便血等症状。③鼓励患者多饮水或强迫排尿，使尿液稀释。遵医嘱适量地服用碳酸氢钠以碱化尿液。④常选用1∶5 000高锰酸钾溶液坐浴，预防会阴部感染。

4.自我监测指导

出现右上腹不适、疼痛或包块者应，尽早到医院检查。肝癌的疗效取决于早发现、早治疗，一旦确诊应尽早治疗，以手术为主的综合治疗可明显延长患者生命。观察肿瘤有无并发症和有无远处转移的表现，应警惕肝癌结节破裂、肝性脑病、消化道出血和感染等。手术后的癌肿患者应

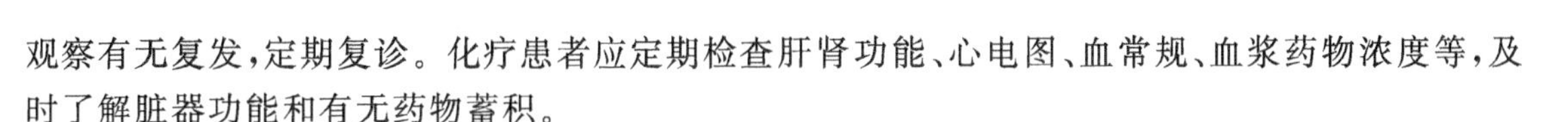

观察有无复发，定期复诊。化疗患者应定期检查肝肾功能、心电图、血常规、血浆药物浓度等，及时了解脏器功能和有无药物蓄积。

（魏秀艳）

第六节　门静脉高压症

门静脉的正常压力是1.27～2.35 kPa（13～24 cmH_2O），当门静脉血流受阻、血液淤滞、压力为2.35 kPa（24 cmH_2O）时，称为门静脉高压症，临床上常有脾大及脾功能亢进、食管胃底静脉曲张破裂出血、腹水等一系列表现。

门静脉主干由肠系膜上、下静脉和脾静脉汇合而成。门静脉系统位于两个毛细血管网之间，一端是胃、肠、脾、胰的毛细血管网，另一端连接肝小叶内的肝窦。门静脉流经肝脏的血液约占肝血流量的75%，肝动脉供血约占25%，由此可见肝脏的双重供血以门静脉供血为主。门静脉内的血含氧量较体循环的静脉血高，故门静脉对肝的供氧几乎和肝动脉相等。此外，门静脉系统内无控制血流方向的静脉瓣，与腔静脉之间存在4个交通支：①胃底、食管下段交通支；②直肠下段、肛管交通支；③前腹壁交通支；④腹膜后交通支。这些交通支中，最主要的是胃底、食管下段交通支，上述交通支在正常情况下都很细小，血流量很少。

门静脉血液淤滞或血流阻力增加均可导致门脉高压，但以门静脉血流阻力增加更为常见。按阻力增加的部位，可将门静脉高压症分为肝前、肝内和肝后3型。在我国肝内型多见，其中肝炎后肝硬化是引起门静脉高压症的常见病因；但在西方国家，乙醇性肝硬化是门脉高压最常见的原因。由于增生的纤维束和再生的肝细胞结节挤压肝小叶内的肝窦，使其变窄或闭塞，导致门静脉血流受阻，其次由于位于肝小叶间汇管区的肝动脉小分支和门静脉小分支之间的许多动静脉交通支大量开放，引起门静脉压力增高。肝前型门静脉高压症的常见病因是肝外门静脉血栓形成（脐炎、腹腔内感染、胰腺炎、创伤等）、先天畸形（闭锁、狭窄或海绵样变等）和外在压迫。肝前型门静脉高压症患者肝功能多正常或轻度损害，预后较好。肝后型门静脉高压症常见病因包括Budd-Chiari综合征、缩窄性心包炎、严重右心衰竭等。

一、护理评估

（一）健康史

应注意询问患者有无肝炎病史、酗酒、血吸虫病病史。既往有无出现肝性脑病、上消化道出血的病史，及诱发的原因。对于原发病是否进行治疗。

（二）身体状况

1.脾大、脾功能亢进

脾大程度不一，早期质软、活动，左肋缘下可扪及；晚期，脾内纤维组织增生而变硬，活动度减少，左上腹甚至左下腹可扪及肿大的脾脏并能出现左上腹不适及隐痛、胀满，常伴有血白细胞、血小板数量减少，称脾功能亢进。

2.侧支循环建立与开放

门静脉与体静脉之间有广泛的交通支，在门静脉高压时，为了使淤滞在门静脉系统的血液回流，这些交通支大量开放，经扩张或曲张的静脉与体循环的静脉发生吻合而建立侧支循环。主要表现如下。①食管下段与胃底静脉曲张：最常见，出现早，一旦曲张的静脉破裂可引起上消化道大出血，表现为呕血和黑便，是门静脉高压病最危险的并发症。由于肝功能损害引起凝血功能障碍，加之脾功亢进引起的血小板数量减少，因此出血不易自止。②脐周围的上腹部皮下静脉曲张。③直肠下、肛管静脉曲张形成痔。

3.腹水

是由于门静脉压力增高，使门静脉系统毛细血管床滤过压增高；同时肝硬化引起的低蛋白血症，造成血浆胶体渗透压下降；及淋巴液生成增加，使液体从肝表面、肠浆膜面漏入腹腔形成腹水。此外，由于中心血流量减少，刺激醛固酮分泌过多，导致水、钠潴留而加剧腹水形成。

4.肝性脑病

门静脉高压症时由于门静脉血流绕过肝细胞或肝实质细胞功能严重受损，导致有毒物质（如氨、硫醇、γ-氨基丁酸）不能代谢与解毒而直接进入体循环，从而对脑产生毒性作用并出现精神综合征，称为肝性脑病，是门静脉高压的并发症之一。肝性脑病常因胃肠道出血、感染、大量摄入蛋白质、镇静药物、利尿剂而诱发。

5.其他

可伴有肝大、黄疸、蜘蛛病、肝掌、男性乳房发育、睾丸萎缩等。

（三）心理-社会状况

患者因反复发作、病情逐渐加重、面临手术、担心出现严重并发症和手术后的效果而有恐惧心理。另外，由于治疗费用过高，长期反复住院治疗，以及生活工作严重受限产生长期的焦虑情绪。

（四）辅助检查

（1）血常规：脾功亢进时，血细胞计数减少，以白细胞计数降至 3×10^9/L 以下和血小板计数降至70×10^9/L以下最为明显。出血、营养不良、溶血、骨髓抑制都可引起贫血。

（2）肝功能检查常显示血浆清蛋白降低，球蛋白增高，白/球比例倒置；凝血酶原时间延长；还应做乙型肝炎病原学和甲胎蛋白检查。

（3）食管吞钡 X 线检查：在食管为钡剂充盈时，曲张的静脉使食管及胃底呈虫蚀样改变，曲张的静脉表现为蚯蚓样或串珠状负影。

（4）腹部超声检查可显示腹水、肝密度及质地异常、门静脉扩张。

（5）腹腔动脉造影的静脉相或直接肝静脉造影可以使门静脉系统和肝静脉显影，确定静脉受阻部位及侧支回流情况，还可以为手术提供参考资料。

（五）治疗要点

外科治疗门静脉高压症主要是预防和控制食管胃底曲张静脉破裂出血。

1.食管胃底曲张静脉破裂出血

主要包括非手术治疗和手术治疗。

（1）非手术治疗。①常规处理：绝对卧床休息，立即建立静脉通道，输液、输血扩充血容量；维持呼吸道通畅，防止呕吐物引起窒息或吸入性肺炎。②药物止血：应用内脏血管收缩药，常用药物有垂体后叶素、三甘氨酚酸升压素和生长抑素。③内镜治疗：经纤维内镜将硬化剂直接注入曲张静脉，使之闭塞及黏膜下组织硬化，达到止血和预防再出血目的。④三腔管压迫止血：利用充气的气囊分别压迫胃底和食管下段的曲张静脉，达到止血目的。⑤经颈静脉肝内门体分流术：采

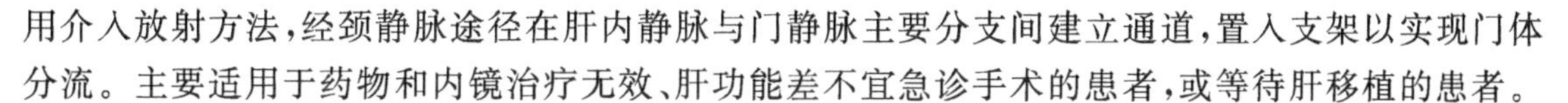

用介入放射方法，经颈静脉途径在肝内静脉与门静脉主要分支间建立通道，置入支架以实现门体分流。主要适用于药物和内镜治疗无效、肝功能差不宜急诊手术的患者，或等待肝移植的患者。

(2)手术治疗：上述治疗无效时，应采用手术治疗，多主张行门-奇静脉断流术，目前多采用脾切除加贲门周围血管离断术；若患者一般情况好，肝功能较好的可行急诊分流术。血吸虫性肝硬化并食管胃底静脉曲张且门脉压力较高的，主张行分流术常用术式有门静脉-下腔静脉分流术、脾-肾静脉分流术。

2.严重脾大，合并明显的脾功能亢进

严重脾大，合并明显的脾功能亢进多见于晚期血吸虫病，也见于脾静脉栓塞引起的左侧门静脉高压症。这类患者单纯脾切除术效果良好。

3.肝硬化引起的顽固性腹水

有效的治疗方法是肝移植，其他方法包括 TIPS 和腹腔-上腔静脉转流术。

4.肝移植

肝移植已成为外科治疗终末期肝病的有效方法，但供肝短缺、终身服用免疫抑制药的危险、手术风险及费用较高，限制了肝移植的推广。

二、护理诊断及合作性问题

(一)焦虑或恐惧

其与担心自身疾病的愈后不良，环境改变，对手术效果有疑虑，害怕检查、治疗有关。

(二)有窒息的危险

其与呕吐、咯血和置管有关。

(三)体液不足

其与呕吐、咯血、胃肠减压、不能进食有关。

(四)营养失调

其与摄入低于人体需要量有关。

(五)潜在并发症

上消化道大出血、肝性脑病。

三、护理目标

患者无焦虑和恐惧心情，无窒息发生，能得到及时的营养补充，肝功能及全身营养状况得到改善，体液平衡得到维持，无上消化道大出血、肝性脑病等并发症发生。

四、护理措施

(一)非手术治疗及术前护理

1.心理护理

通过谈话、观察等方法，及时了解患者心理状态，医护人员要针对性地做好解释及思想工作，多给予安慰和鼓励，使之增强信心、积极配合，以保证治疗和护理计划顺利实施。对急性上消化道大出血患者，要专人看护，关心体贴。工作中要冷静沉着，抢救操作应娴熟，使患者消除精神紧张和顾虑。

2.注意休息

术前保证充分休息,必要时卧床休息。可减轻代谢方面的负担,能增进肝血流量,有利于保护肝功能。

3.加强营养,采取保肝措施

(1)给低脂、高糖、高维生素饮食,一般应限制蛋白质饮食量,但肝功尚好者可给予富含蛋白质饮食。

(2)营养不良、低蛋白血症者静脉输给支链氨基酸、人血清蛋白或血浆等。

(3)贫血及凝血机制障碍者可输给鲜血,肌内注射或静脉滴注维生素 K。

(4)适当使用肌苷、辅酶 A、葡萄糖醛酸内脂(肝泰乐)等保肝药物,补充 B 族维生素、维生素 C、维生素 E,避免使用巴比妥类、盐酸氯丙嗪、红霉素等有害肝功能的药物。

(5)手术前 3～5 天静脉滴注 GIK 溶液(即每天补给葡萄糖 200～250 g,并加入胰岛素及氯化钾),以促进肝细胞营养储备。

(6)在出血性休克及合并较重感染的情况下应及时吸氧。

4.防止食管胃底曲张静脉破裂出血

避免劳累及恶心、呕吐、便秘、咳嗽等使腹内压增高的因素;避免干硬食物或刺激性食物(辛辣食物或酒类);饮食不宜过热;口服药片应研成粉末冲服。手术前一般不放置胃管,必要时选细软胃管充分涂以液状石蜡,以轻巧手法协助患者徐徐吞入。

5.预防感染

手术前 2 天使用广谱抗生素。护理操作要遵守无菌原则。

6.分流手术前准备

除以上护理措施外,手术前 2～3 天口服新霉素或链霉素等肠道杀菌剂及甲硝唑,减少肠道氨的产生,防止手术后肝性脑病;手术前 1 天晚清洁灌肠,避免手术后肠胀气压迫血管吻合口;脾-肾静脉分流术前要检查明确肾功能正常。

7.食管胃底静脉曲张大出血三腔管压迫止血的护理

(1)准备:置管前先检查三腔管有无老化、漏气,向患者解释放置三腔管止血的目的、意义、方法和注意事项,以取得患者的配合;将食管气囊和胃气囊分别注气约 150 mL 和 200 mL,观察后气囊是否膨胀均匀、弹性良好,有无漏气,然后抽空气囊,并分别做好标记备用。

(2)插管方法:管壁涂液体石蜡,经患者一侧鼻孔或口腔轻轻插入,边插边嘱患者做吞咽动作,直至插入 50～60 cm;用注射器从胃管内抽得胃液后,向胃气囊注入 150～200 mL 空气,用止血钳夹闭管口,将三腔管向外提拉,感到不再被拉出并有轻度弹力时,利用滑车置在管端悬以 0.5 kg重物作牵引压迫。然后抽取胃液观察止血效果,若仍有出血,再向食管气囊注入 100～150 mL空气以压迫食管下端。置管后,胃管接胃肠减压器或用生理盐水反复灌洗,观察胃内有无新鲜血液吸出。若无出血,同时脉搏、血压渐趋稳定,说明出血已得到控制;反之,表明三腔管压迫止血失败。

(3)置管后护理:①患者半卧位或头偏向一侧,及时清除口腔、鼻咽腔分泌物,防止吸入性肺炎。②保持鼻腔黏膜湿润,观察调整牵引绳松紧度,防止鼻黏膜或口腔黏膜长期受压发生糜烂、坏死;三腔管压迫期间应每 12 小时放气 10～20 分钟,使胃黏膜局部血液循环暂时恢复,避免黏膜因长期受压而糜烂、坏死。③观察、记录胃肠减压引流液的量、颜色,判断出血是否停止,以决定是否需要紧急手术;若气囊压迫 48 小时后,胃管内仍有新鲜血液抽出,表明压迫止血无效,应

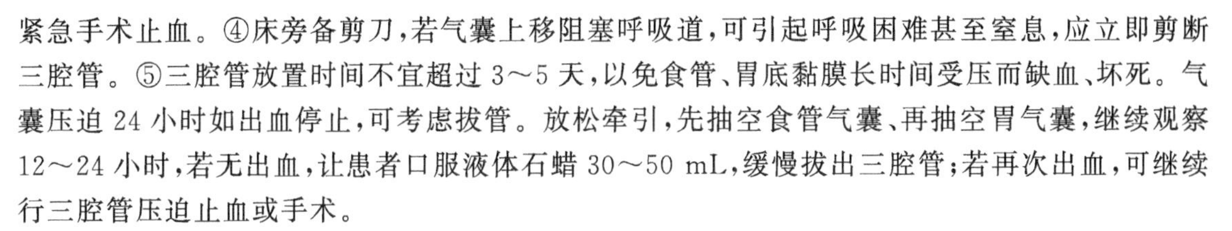

紧急手术止血。④床旁备剪刀，若气囊上移阻塞呼吸道，可引起呼吸困难甚至窒息，应立即剪断三腔管。⑤三腔管放置时间不宜超过3～5天，以免食管、胃底黏膜长时间受压而缺血、坏死。气囊压迫24小时如出血停止，可考虑拔管。放松牵引，先抽空食管气囊、再抽空胃气囊，继续观察12～24小时，若无出血，让患者口服液体石蜡30～50 mL，缓慢拔出三腔管；若再次出血，可继续行三腔管压迫止血或手术。

（二）术后护理

（1）观察病情变化：密切注视有无手术后各种并发症的发生。

（2）防止分流术后血管吻合口破裂出血，48小时内平卧位或15°低半卧位；翻身动作宜轻柔；一般手术后卧床1周，做好相应生活护理；保持排尿排便通畅；分流术后短期内发生下肢肿胀，可予适当抬高。

（3）防止脾切除术后静脉血栓形成，手术后2周内定期或必要时隔天复查1次血小板计数，如超过600×10^9/L时，考虑给抗凝处理，并注意用药前后凝血时间的变化。脾切除术后不再使用维生素K及其他止血药物。

（4）饮食护理：分流术后应限制蛋白质饮食，以免诱发肝性脑病。

（5）加强护肝，警惕肝性脑病：遵医嘱使用高糖、高维生素、能量合剂，禁用有损肝功能的药物。对分流术后患者，特别注意神志的变化，如发现有嗜睡、烦躁、谵妄等表现，警惕是肝性脑病发生，及时报告医师。

（三）健康指导

指导患者保持心情乐观愉快，保证足够的休息，避免劳累和较重体力劳动；禁烟、酒，忌过热、刺激性强的食物；按医嘱使用护肝药物，定期来医院复查。

五、护理评价

患者有无焦虑和恐惧心情，有无窒息发生，能否得到及时的营养补充，肝功能及全身营养状况是否得到改善，体液平衡是否得到维持，有无上消化道大出血、肝性脑病等并发症发生。

（魏秀艳）

妇科护理

第一节 痛　　经

痛经是指在行经前、后或月经期出现下腹疼痛、坠胀伴腰酸及其他不适，严重影响生活和工作质量者。痛经分为原发性痛经与继发性痛经两类。前者指生殖器官无器质性病变的痛经，称功能性痛经；后者指盆腔器质性病变引起的痛经，如子宫内膜异位症等。本节仅叙述原发性痛经。

一、护理评估

（一）健康史

原发性痛经常见于青少年，多发生在有排卵的月经周期，精神紧张、恐惧、寒冷刺激及经期剧烈运动可加重疼痛。评估时需了解患者的年龄和月经史、疼痛特点及与月经的关系、伴随症状和缓解疼痛的方法等。

（二）身体状况

1.痛经

痛经是主要症状，多自月经来潮后开始，最早出现在月经来潮前 12 小时，月经第 1 天疼痛最剧烈，持续 2～3 天后逐渐缓解。疼痛呈痉挛性，多位于下腹正中，常放射至腰骶部、外阴与肛门，少数人的疼痛可放射至大脚内侧。可伴面色苍白、出冷汗、恶心、呕吐、腹泻、头晕、乏力等。痛经多于月经初潮后 1～2 年发病。

2.妇科检查

生殖器官无器质性病变。

（三）心理-社会状况

患者缺乏痛经的相关知识，担心痛经可能影响健康及婚后的生育能力，表现为情绪低落、烦躁、焦虑；伴随着月经的疼痛，患者常常抱怨自己是女性。

（四）辅助检查

B 超检查生殖器官有无器质性病变。

（五）处理要点

以解痉、镇痛等对症治疗为主，并注意对患者的心理治疗。

二、护理问题

(一)急性疼痛

与经期宫缩有关。

(二)焦虑

与反复疼痛及缺乏相关知识有关。

三、护理措施

(一)一般护理

(1)下腹部局部可用热水袋热敷。

(2)鼓励患者多饮热茶、热汤。

(3)注意休息,避免紧张。

(二)病情观察

(1)观察疼痛的发生时间、性质、程度。

(2)观察疼痛时的伴随症状,如恶心、呕吐、腹泻。

(3)了解引起疼痛的精神因素。

(三)用药护理

遵医嘱给予解痉、镇痛药,常用药物有前列腺素合成酶抑制剂如吲哚美辛(消炎痛)、布洛芬等,亦可选用避孕药或中药治疗。

(四)心理护理

讲解有关痛经的知识及缓解疼痛的方法,使患者了解经期下腹坠胀、腰酸、头痛等轻度不适是生理反应,原发性痛经不影响生育,生育后痛经可缓解或消失,从而消除患者紧张、焦虑的情绪。

(五)健康指导

进行经期保健的教育,包括注意经期清洁卫生、保持精神愉快、加强经期保护、避免剧烈运动及过度劳累、防寒保暖等。疼痛难忍时,一般选择非麻醉性镇痛药治疗。

(龙 慧)

第二节 闭 经

闭经是妇科常见症状,分为原发性闭经和继发性闭经两类。原发性闭经指年龄超过16岁,第二性征已发育,或年龄超过14岁,第二性征尚未发育,且无月经来潮者;继发性闭经指正常月经建立后,因病理性原因月经停止6个月,或按自身原来月经周期计算停经3个周期以上者。青春期以前、妊娠期、哺乳期及绝经后的无月经均属生理现象。

一、护理评估

(一)健康史

原发性闭经较少见,常由于遗传性因素或先天性发育缺陷所致,评估时应注意患者生殖器官和第二性征发育情况及家族史。继发性闭经发病率高,病因复杂,评估时应详细询问患者月经史,已婚者应注意有无产后大出血、不孕及流产史。根据控制正常月经周期的四个环节,按病变部位将闭经分为下丘脑性闭经、垂体性闭经、卵巢性闭经及子宫性闭经。

1.下丘脑性闭经

最常见,以功能性原因为主。

(1)精神因素:精神创伤、紧张忧虑、环境改变、过度劳累、盼子心切或畏惧妊娠等可使内分泌调节功能紊乱而发生闭经。闭经多为一时性,可自行恢复。

(2)剧烈运动、体重下降和神经性厌食:均可诱发闭经。因初潮发生和月经维持有赖于一定比例(17%～20%)的机体脂肪,中枢神经对体重下降极为敏感。

(3)药物:一般在停药后3～6个月月经恢复。

2.垂体性闭经

垂体器质性病变或功能失调可影响卵巢功能而引起闭经。

(1)垂体梗死:常见于产后出血使垂体缺血坏死,出现闭经、性欲减退、毛发脱落、第二性征衰退等席汉综合征。

(2)垂体肿瘤:可引起闭经溢乳综合征。

3.卵巢性闭经

因性激素水平低落,子宫内膜不发生周期性变化而导致闭经。

(1)卵巢功能早衰:40岁前绝经者称卵巢功能早衰,常伴有围绝经期综合征的表现。

(2)卵巢功能性肿瘤、卵巢切除或组织破坏。

(3)多囊卵巢综合征:表现为闭经、不孕、多毛、肥胖、双侧卵巢增大。

4.子宫性闭经

月经调节功能及第二性征发育正常,但子宫内膜受到破坏或对卵巢激素不能产生正常的反应而引起闭经。

(1)先天性子宫发育不良或子宫切除术后者。

(2)子宫内膜损伤:子宫腔放射治疗后、结核性子宫内膜炎、子宫腔粘连综合征,或者因人工流产刮宫过度,使子宫内膜损伤粘连而无月经产生。

5.其他内分泌功能异常

甲状腺功能减退或亢进、肾上腺皮质功能亢进、糖尿病等可引起闭经。

(二)身体状况

了解患者的闭经类型、时间及伴随症状。注意观察患者精神状态、智力发育、营养与健康状况;检查全身发育状况,测量身高、体重、四肢与躯干比例;第二性征如音调、毛发分布、乳房发育状况,挤压乳腺有无乳汁分泌;妇科检查生殖器官有无发育异常和肿瘤等。

(三)心理-社会状况

患者担心闭经对自己的健康、性生活及生育能力有影响,病程过长及治疗效果不佳会加重患者及其家属的心理压力,产生情绪低落、焦虑,反过来又加重闭经。

(四)辅助检查

1.子宫功能检查

(1)诊断性刮宫:适用于已婚妇女,必要时可在宫腔镜直视下检查。

(2)子宫输卵管碘油造影:了解子宫腔及输卵管情况。

(3)药物撤退试验:①孕激素试验可评估内源性雌激素水平;②雌、孕激素序贯疗法。

2.卵巢功能检查

通过B超检查、基础体温测定、宫颈黏液结晶检查、阴道脱落细胞检查、血清激素测定、诊断性刮宫,了解排卵情况及体内性激素水平。

3.垂体功能检查

如垂体兴奋试验。

4.其他检查

B超检查、染色体检查及内分泌检查等。

(五)处理要点

(1)全身治疗积极治疗全身性疾病,增强体质,加强营养,保持正常体重。

(2)心理治疗精神因素所致闭经,应行心理疏导。

(3)病因治疗子宫腔粘连、先天畸形、卵巢及垂体肿瘤等,采取相应手术治疗。

(4)性激素替代疗法:根据病变部位及病因,给予相应激素治疗,常用雌激素替代疗法,雌、孕激素序贯疗法和雌、孕激素合并疗法。

(5)诱发排卵常用氯米芬、HCG。

二、护理问题

(一)焦虑

与担心闭经对健康、性生活及生育的影响有关。

(二)功能障碍性悲哀

与长期闭经及治疗效果不佳、担心丧失女性形象有关。

三、护理措施

(一)一般护理

1.鼓励患者增加营养

营养不良引起的闭经者,应供给足够的营养。

2.保证睡眠

工作紧张引起的闭经者,鼓励患者加强锻炼,增强体质,注意劳逸结合。如为肥胖引起的闭经,指导患者进低热量饮食,但需要富含维生素和矿物质,嘱咐患者适当增加运动量。

(二)病情观察

(1)观察患者情绪变化,有无引起闭经的精神因素,如工作、家庭、生活等情况。

(2)对有人工流产、剖宫产史的闭经患者,应监测阴道流血情况及月经变化。

(3)注意患者体重增加或减少的数据和时间,与闭经前、后的关系。

(4)观察患者甲状腺有无肿大、有无糖尿病症状。

(三)用药护理

指导患者合理使用性激素,说明性激素的作用、不良反应、用药方法及注意事项。

(四)心理护理

讲解月经的生理知识,使患者了解闭经与女性特征、生育及健康的关系,减轻心理压力,避免闭经加重。对原发性闭经者,特别是生殖器官畸形者进行心理疏导,保持心情舒畅,正确对待疾病,提高对自我形象的认识。

(五)健康指导

(1)告知患者要耐心坚持规范治疗,在医师的指导下接受全身系统检查。

(2)短期治疗效果可能不明显,要有心理准备,不要放弃治疗,树立战胜疾病的信心。

(龙 慧)

第三节 经前紧张综合征

经前紧张综合征是指妇女在月经来潮前出现的一系列异常现象,如头痛、乳房胀痛、失眠、情绪不稳定、抑郁、焦虑、全身水肿等。严重时影响正常的生活和社会活动。

一、护理评估

(一)病史

经前紧张综合征常发生于30～40岁的妇女,年轻女性很少出现。症状在排卵后即开始,月经来潮前几天达高峰,经血出现后消失。

(二)身心状况

主要表现为紧张、烦躁易怒、抑郁、焦虑、失眠、注意力不集中、疲乏无力、头痛等。有些妇女出现手足及面部水肿、乳房胀痛,少数妇女因肠黏膜水肿而出现腹泻现象。

(三)检查

盆腔检查及实验室检查均属正常。

二、护理诊断

(一)焦虑

与一系列精神症状及不被人理解有关。

(二)体液过多

与水、钠潴留有关。

三、护理目标

让患者正确认识经前紧张综合征,以减轻症状。

四、护理措施

(1)进行关于经前紧张综合征的有关知识的教育和指导,避免经前过度紧张,注意休息和充足的睡眠。

(2)帮助患者适当控制食盐和水的摄入。

(3)给患者服用适当的镇静剂如安定,也可服用谷维素来控制神经和精神症状,还可服用适当的利尿剂减轻水肿,以改善头痛等不适。

(4)遵医嘱用孕激素或雄激素拮抗雌激素与醛固酮的作用。

五、护理评价

(1)患者能够了解经前紧张综合征的相关知识。

(2)患者症状减轻,自我控制能力增强。

(龙 慧)

第四节 围绝经期综合征

绝经是每一个妇女生命过程中必然发生的生理过程。绝经提示卵巢功能衰退,生殖功能终止,绝经过渡期是指围绕绝经前、后的一段时期,包括从绝经前出现与绝经有关的内分泌、生理学和临床特征起,至最后一次月经后一年。

围绝经期综合征(menopausal syndrome,MPS)以往称为更年期综合征,是指妇女在绝经前、后由于卵巢功能衰退、雌激素水平波动或下降所致的以自主神经功能紊乱为主,伴有神经心理症状的一组综合征。多发生于45～55岁,约2/3的妇女出现不同程度的低雌激素血症引发的一系列症状。绝经分为自然绝经和人工绝经。自然绝经是指卵巢内卵泡生理性耗竭所致的绝经;人工绝经是指双侧卵巢经手术切除或受放射线损坏导致的绝经,后者更易发生围绝经期综合征。

一、护理评估

(一)健康史

了解患者的发病年龄、职业、文化水平及性格特征,询问月经情况及生育史,有无卵巢切除或盆腔肿瘤放疗,有无心血管疾病及其他疾病病史。

(二)身体状况

1.月经紊乱

半数以上妇女出现2～8年无排卵性月经,表现为月经频发、不规则子宫出血、月经稀发(月经周期超过35天)以至绝经,少数妇女可突然绝经。

2.雌激素下降相关征象

(1)血管舒缩症状:主要表现为潮热、出汗,是血管舒缩功能不稳定的表现,是围绝经期综合征最突出的特征性症状。潮热起自前胸,涌向头颈部,然后波及全身。在潮红的区域患者感到灼热,皮肤发红,紧接着大量出汗。持续数秒至数分钟。此种血管功能不稳定可历时1年,有时长达5年或更长。

(2)精神神经症状:常有焦虑、抑郁、激动、喜怒无常、脾气暴躁、记忆力下降、注意力不集中、失眠多梦等。

(3)泌尿生殖系统症状:出现阴道干燥、性交困难及老年性阴道炎,排尿困难、尿频、尿急、尿失禁及反复发作的尿路感染。

(4)心血管疾病:绝经后妇女冠状动脉粥样硬化性心脏病(简称冠心病)、高血压和脑出血的发病率及死亡率逐渐增加。

(5)骨质疏松症:绝经后妇女约有25%患骨质疏松症、腰酸背痛、腿抽搐、肌肉关节疼痛等。

3.体格检查

全身检查注意血压、精神状态、皮肤、毛发、乳房改变及心脏功能,妇科检查注意生殖器官有无萎缩、炎症及张力性尿失禁。

(三)心理-社会状况

因家庭和社会环境的变化或绝经前曾有精神状态不稳定等,更易引起患者心情不畅、忧虑、多疑、孤独等。

(四)辅助检查

根据患者的具体情况不同,可选择血常规、尿常规、心电图及血脂检查、B超、宫颈刮片及诊断性刮宫等。

(五)处理要点

1.一般治疗

加强心理治疗及体育锻炼,补充钙剂,必要时选用镇静剂、谷维素。

2.激素替代疗法

补充雌激素是关键,可改善症状、提高生活质量。

二、护理问题

(一)自我形象紊乱

与对疾病不正确认识及精神神经症状有关。

(二)知识缺乏

缺乏性激素治疗相关知识。

三、护理措施

(一)一般护理

改善饮食,摄入高蛋白质、高维生素、高钙饮食,必要时可补充钙剂,能延缓骨质疏松症的发生,达到抗衰老效果。

(二)病情观察

(1)观察月经改变情况,注意经量、周期、经期有无异常。

(2)观察面部潮红时间和程度。

(3)观察血压波动、心悸、胸闷及情绪变化。

(4)观察骨质疏松症的影响,如关节酸痛、行动不便等。

(5)观察情绪变化,如情绪不稳定、易怒、易激动、多言多语、记忆力降低。

(三)用药护理

指导应用性激素。

1.适应证

主要用于治疗雌激素缺乏所致的潮热多汗、精神症状、老年性阴道炎、尿路感染，预防存在高危因素的心血管疾病、骨质疏松症等。

2.药物选择及用法

在医师指导下使用，尽量选用天然性激素，剂量个体化，以最小有效量为佳。

3.禁忌证

原因不明的子宫出血、肝胆疾病、血栓性静脉炎及乳腺癌等。

4.注意事项

(1)雌激素剂量过大可引起乳房胀痛、白带多、头痛、水肿、色素沉着、体重增加等，可酌情减量或改用雌三醇。

(2)用药期间可能发生异常子宫出血，多为突破性出血，但应排除子宫内膜癌。

(3)较长时间的口服用药可能影响肝功能，应定期复查肝功能。

(4)单一雌激素长期应用，可使子宫内膜癌危险性增加，雌、孕激素联合用药能够降低风险。坚持体育锻炼，多参加社会活动；定期健康体检，积极防治围绝经期妇女常见病。

(四)心理护理

使患者及其家属了解围绝经期是必然的生理过程，介绍减轻压力的方法，改变患者的认知、情绪和行为，使其正确评价自己。

(五)健康指导

(1)向围绝经期妇女及其家属介绍绝经是一个生理过程，绝经发生的原因及绝经前、后身体将发生的变化，帮助患者消除因绝经变化产生的恐惧心理，并对将发生的变化做好心理准备。

(2)介绍绝经前、后减轻症状的方法；适当摄取钙质和维生素 D；坚持锻炼，如散步、骑自行车等；合理安排工作，注意劳逸结合。

(3)定期普查，更年期妇女最好半年至一年进行 1 次体格检查，包括妇科检查和防癌检查，有选择地做内分泌检查。

(4)绝经前行双侧卵巢切除术者，宜适时补充雌激素。

(龙　慧)

第五节　功能失调性子宫出血

功能失调性子宫出血(dysfunctional uterine bleeding，DUB)简称功血，为妇科常见病。它是由于调节生殖系统的神经内分泌机制失常引起的异常子宫出血，而全身及内、外生殖器官无器质性病变存在。常表现为月经周期长短不一、经期延长、经量过多或不规则阴道出血。功血可分为排卵性功血和无排卵性功血两类，约 85%的患者属无排卵性功血。功血可发生于月经初潮至绝经期间的任何年龄，约 50%的患者发生于绝经前期，育龄期约占 30%，青春期约占 20%。

一、护理评估

(一)健康史

1.无排卵性功血

(1)青春期:与下丘脑-垂体-卵巢轴调节功能未健全有关。过度劳累、精神紧张、恐惧、忧伤、环境及气候改变等应激刺激,以及肥胖、营养不良等因素易导致下丘脑-垂体-卵巢轴调节功能紊乱,卵巢不能排卵。

(2)绝经过渡期:因卵巢功能衰退,卵巢对促性腺激素敏感性降低,卵泡在发育过程中因退行性变而不能排卵。

(3)生育期:可因内、外环境改变,如劳累、应激、流产、手术或疾病等引起短暂无排卵。亦可因肥胖、多囊卵巢综合征、高催乳素血症等因素长期存在,引起持续无排卵。

2.排卵性功血

黄体功能不足原因在于神经内分泌调节功能紊乱,导致卵泡期卵泡刺激素(FSH)缺乏,卵泡发育缓慢,雌激素分泌减少,正反馈作用不足,黄体生成素(LH)峰值不高,使黄体发育不全、功能不足。子宫内膜不规则脱落者,由于下丘脑-垂体-卵巢轴调节功能紊乱或黄体机制异常引起萎缩过程延长。

评估时注意了解患者的发病年龄、月经史、婚育史及发病诱因,有无性激素治疗不当及全身性出血性疾病史。

(二)身体状况

1.月经紊乱

(1)无排卵性功血:最常见的症状是子宫不规则性出血,特点是月经周期紊乱,经期长短不一,经量多少不定。可先有数周或数月停经,然后阴道流血,量较多,持续 2～3 周或更长时间,不易自止,无腹痛或其他不适。

(2)排卵性功血:黄体功能不足者月经周期缩短,月经频发(月经周期短于 21 天),不易受孕或怀孕早期易流产;子宫内膜不规则脱落者月经周期正常,但经期延长,长达 9～10 天,多发生于产后或流产后。

2.贫血

因出血多或时间长,患者出现头晕、乏力、面色苍白等贫血征象。

3.体格检查

体格检查包括全身检查和妇科检查,排除全身性疾病及生殖器官器质性病变。

(三)心理-社会状况

青春期患者常因害羞而影响及时诊治,生育期患者担心影响生育而焦虑,围绝经期患者因治疗效果不佳或怀疑为恶性肿瘤而焦虑、紧张、恐惧。

(四)辅助检查

1.诊断性刮宫

诊断性刮宫可了解子宫内膜反应、子宫内膜病变,达到止血的目的。不规则流血者可随时刮宫,用以止血。确定有无排卵或黄体功能,于月经前一天或者月经来潮 6 小时内做诊断性刮宫,无排卵性功血的子宫内膜呈增生期改变,黄体功能不足显示子宫内膜分泌不良。子宫内膜不规则脱落,于月经周期第 5～6 天进行诊断性刮宫,增生期与分泌期子宫内膜共存。

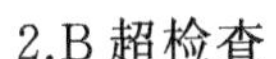

2.B超检查

了解子宫内膜厚度及生殖器官有无器质性改变。

3.血常规及凝血功能检查

了解有无贫血、感染及凝血功能障碍。

4.宫腔镜检查

直接观察子宫内膜，选择病变区进行活组织检查。

5.卵巢功能检查

判断卵巢有无排卵或黄体功能。

(五)处理要点

1.无排卵性功血

青春期和生育期患者以止血、调整周期、促排卵为原则。围绝经期患者以止血、防止子宫内膜癌变为原则。

2.排卵性功血

黄体功能不足的治疗原则是促进卵泡发育，刺激黄体功能及黄体功能替代，分别应用氯米芬、人绒毛膜促性腺激素(HCG)和黄体酮；子宫内膜不规则脱落的治疗原则是促使黄体及时萎缩，子宫内膜及时完整脱落，常用药物有孕激素和 HCG。

二、护理问题

(一)潜在并发症

贫血。

(二)知识缺乏

缺乏性激素治疗的知识。

(三)有感染的危险

与经期延长、机体抵抗力下降有关。

(四)焦虑

与性激素使用及药物不良反应有关。

三、护理措施

(一)一般护理

患者体质往往较差，应加强营养，改善全身情况，可补充铁剂、维生素 C 和蛋白质。成人体内大约每 100 mL 血中含 50 mg 铁，行经期妇女，每天从食物中吸收铁 0.7～2.0 mg，经量多者应额外补充铁。向患者推荐含铁较多的食物，如猪肝、胡萝卜、葡萄干等。按照患者的饮食习惯，为患者制订适合于个人的饮食计划，保证患者获得足够的营养。

(二)病情观察

观察并记录患者的生命体征、液体出入量，嘱患者保留出血期间使用的会阴垫及内裤，以便更准确地估计出血量；出血较多者，督促其卧床休息，避免过度疲劳和剧烈活动；贫血严重者，遵医嘱做好配血、输血、止血措施，执行治疗方案，维持患者正常血容量。

(三)对症护理

1.无排卵性功血

(1)止血:对大量出血患者,要求在性激素治疗 8 小时内见效,24~48 小时内出血基本停止,若 96 小时以上仍不止血者,应考虑有器质性病变存在。

1)性激素止血。①雌激素:应用大剂量雌激素可迅速提高血内雌激素浓度,促使子宫内膜生长,短期内修复创面而止血,主要用于青春期功血。目前多选用妊马雌酮 2.5 mg 或已烯雌酚1~2 mg。②孕激素:适用于体内已有一定水平雌激素的患者。常用药物如甲羟孕酮或炔诺酮,用药原则同雌激素。③雄激素:拮抗雌激素、增加子宫平滑肌及子宫血管张力而减少出血,主要用于围绝经期功血患者的辅助治疗,可随时停用。④联合用药:止血效果优于单一药物,可用三合激素或口服短效避孕药,血止后逐渐减量。

2)刮宫术:止血及排除子宫内膜癌变,适用于年龄大于 35 岁、药物治疗无效或存在子宫内膜癌高危因素的患者。

3)其他止血药:卡巴克洛和酚磺乙胺可减少微血管的通透性,氨基已酸、氨甲苯酸、氨甲环酸等可抑制纤维蛋白溶酶,有减少出血量的辅助作用,但不能赖以止血。

(2)调整月经周期:一般连续用药 3 个周期。在此过程中务必积极纠正贫血,加强营养,以改善体质。

1)雌、孕激素序贯疗法:也称人工周期疗法,通过模拟自然月经周期中卵巢的内分泌变化,将雌、孕激素序贯应用,使子宫内膜发生相应变化,引起周期性脱落。适用于青春期功血或生育期功血者,可诱发卵巢自然排卵。雌激素自月经来潮第 5 天开始用药,妊马雌酮 1.25 mg 或已烯雌酚 1 mg,每晚 1 次,连服 20 天,于服雌激素最后 10 天加用甲羟孕酮每天 10 mg,两药同时用完,停药后3~7 天出血。于出血第 5 天重复用药,一般连续使用 3 个周期。用药 2~3 个周期后,患者常能自发排卵。

2)雌、孕激素联合疗法:可周期性口服短效避孕药,适用于生育期功血、内源性雌激素水平较高者或绝经过渡期功血者。

3)后半周期疗法:于月经周期的后半周期开始(撤药性出血的第 16 天)服用甲羟孕酮,每天 10 mg,连服 10 天为 1 个周期,3 个周期为 1 个疗程。适用于青春期或绝经过渡期功血者。

(3)促排卵:适用于育龄期功血者。常用药物如氯米芬、人绒毛膜促性腺激素(HCG)等。于月经第5 天开始每天口服氯米芬 50 mg,连续 5 天,以促进卵泡发育。B 超监测卵泡发育接近成熟时,可大剂量肌内注射 HCG 5 000 U 以诱发排卵。青春期不提倡使用。

(4)手术治疗:以刮宫术最常用,既能明确诊断,又能迅速止血。绝经过渡期出血患者激素治疗前宜常规刮宫,最好在子宫镜下行分段诊断性刮宫,以排除子宫内细微器质性病变。对青春期功血刮宫应持慎重态度。必要时行子宫次全切除或子宫切除术。

2.排卵性功血

(1)黄体功能不足:药物治疗如下。①黄体功能替代疗法:自排卵后开始每天肌内注射黄体酮 10 mg,共 10~14 天,用以补充黄体分泌孕酮的不足。②黄体功能刺激疗法:通常应用 HCG 以促进及支持黄体功能。于基础体温上升后开始,隔天肌内注射 HCG 1 000~2 000 U,共 5 次,可使血浆孕酮明显上升,随之正常月经周期恢复。③促进卵泡发育:于月经第 5 天开始,每晚口服氯米芬 50 mg,共 5 天。

(2)子宫内膜不规则脱落:药物治疗如下。①孕激素:自排卵后第 1~2 天或下次月经前

10～14 天开始，每天口服甲羟孕酮 10 mg，连续 10 天，有生育要求可肌内注射黄体酮。②HCG：用法同黄体功能不足。

3.性激素治疗的注意事项

(1)严格遵医嘱正确用药，不得随意停服或漏服，以免使用不当引起子宫出血。

(2)药物减量必须按规定在血止后开始，每 3 天减量 1 次，每次减量不超过原剂量的 1/3，直至维持量，持续用至血止后 20 天停药。

(3)雌激素口服可能引起恶心、呕吐等胃肠道反应，可饭后或睡前服用；对存在血液高凝倾向或血栓性疾病史者禁忌使用。

(4)雄激素用量过大可能出现男性化不良反应。

(四)预防感染

(1)测体温、脉搏。

(2)指导患者保持会阴部清洁，出血期间禁止盆浴及性生活。

(3)注意有无腹痛等生殖器官感染征象。

(4)按医嘱使用抗生素。

(五)心理护理

注意情绪调节，避免过度紧张与精神刺激。特别是青春期少女，父母不仅要关注女孩的学习状况与膳食状况，还要重视女孩的情绪变化，与其多沟通，了解其内心世界的变化，帮助其释放不良情绪，以使其保持相对稳定的精神-心理状态，避免情绪上的大起大落。

(六)健康指导

(1)宜清淡饮食，多食富含维生素 C 的新鲜瓜果、蔬菜。注意休息，保持心情舒畅。

(2)强调严格掌握雌激素的适应证，并合理使用，对更年期及绝经后妇女更应慎用，应用时间不宜过长，量不宜大，并应严密观察反应。

(3)月经期避免剧烈运动，禁止盆浴及性生活，保持会阴部清洁。

(龙　慧)

第六节　外阴炎及阴道炎

一、外阴炎

外阴炎是妇科常见病，是外阴部的皮肤与黏膜的炎症，可发生于任何年龄，以生育期及绝经后妇女多见。

(一)护理评估

1.健康史

(1)病因评估：外阴炎主要指外阴部的皮肤与黏膜的炎症，以大、小阴唇为多见。由于外阴与尿道、肛门、阴道邻近且暴露，同时，阴道分泌物、月经血、产后的恶露、尿液、粪便的刺激、糖尿病患者的糖尿的长期浸渍，均可引起外阴不同程度的炎症。此外，穿化纤内裤、紧身内裤、使用卫生巾使局部透气性差等，均可诱发外阴部的炎症。

(2)病史评估:评估有无外阴炎的因素存在,有无糖尿病、阴道炎病史。

2.身心状况

(1)症状:外阴瘙痒、疼痛、红、肿、灼热,性交及排尿时加重。

(2)体征:局部充血、肿胀、糜烂,常有抓痕,严重者形成溃疡或湿疹。慢性炎症者,外阴局部皮肤或黏膜增厚、粗糙、皲裂等。

(3)心理-社会状况:了解病程,了解患者对症状的反应,有无烦躁、不安等心理。

(二)护理诊断及合作性问题

(1)皮肤或黏膜完整性受损:与皮肤黏膜炎症有关。

(2)舒适改变:与外阴瘙痒、疼痛、分泌物增多有关。

(3)焦虑:与性交障碍、行动不便有关。

(三)护理目标

(1)患者皮肤与黏膜完整。

(2)患者病情缓解或好转,舒适感增加。

(3)患者情绪稳定,积极配合治疗与护理。

(四)护理措施

1.一般护理

炎症期间宜进食清淡且富含营养的食物,禁食辛辣、刺激性食物。

2.心理护理

患者常出现烦躁不安、焦虑紧张,应帮助患者树立信心,减轻心理负担,坚持治疗,讲究卫生。

3.病情监护

积极寻找病因,消除刺激原。

4.治疗护理

(1)治疗原则:去除病因,积极治疗原发病,如阴道炎、尿瘘、粪瘘、糖尿病等。

(2)治疗配合:保持外阴清洁干燥,局部使用约 40 ℃的 1∶5 000 高锰酸钾溶液坐浴,每天 2 次,每次15～30分钟,5～10 次为 1 个疗程。如有破溃,可涂抗生素软膏或紫草油,急性期可用物理治疗。

(五)健康指导

(1)卫生宣教,指导妇女穿棉质内裤,减少分泌物刺激,对公共场所,如游泳池、公共浴室等谨慎出入,注意经期、孕期、产期及流产后的生殖道清洁,防止感染。

(2)定期妇科检查,积极参与普查与普治。

(3)指导用药方法及注意事项。

(4)加强性道德教育,纠正不良性行为。

(六)护理评价

(1)患者诉说外阴瘙痒症状减轻,舒适感增加。

(2)患者焦虑缓解或消失,掌握了卫生保健常识,能养成良好卫生习惯。

二、前庭大腺炎

细菌侵入前庭大腺腺管内致腺管充血、水肿称为前庭大腺炎。

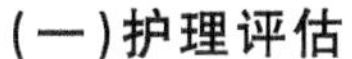

(一)护理评估

1.健康史

(1)病因评估:前庭大腺腺管开口位于小阴唇与处女膜之间,在性交、流产、分娩或其他情况污染外阴部时,病原体易侵入引起炎症,因此,以育龄妇女多见,主要病原体为葡萄球菌、链球菌、大肠埃希菌、淋病奈瑟菌及沙眼衣原体等。急性炎症发作时,细菌先侵犯腺管,腺管口因炎症肿胀阻塞,渗出物不能排出,积存而形成脓肿,称为前庭大腺脓肿(又称巴氏腺脓肿),多发于一侧。如急性炎症消退,腺管口粘连阻塞,分泌物不能外流,脓液转清,则形成前庭大腺囊肿,多为单侧,大小不等,可持续数年不增大。患者往往无自觉症状。

(2)病史评估:了解患者有无反复的外阴感染史及卫生习惯。

2.身心状况

(1)症状:初起时局部肿胀、疼痛、烧灼感,行走不便,可伴有大小便困难等。有时可出现发热等全身症状(表 4-1)。

表 4-1　前庭大腺炎临床类型及身体状况

临床类型	身体状况
急性期	(1)大阴唇下 1/3 处疼痛、肿胀,严重时行走受限。检查局部可见皮肤红、肿、热、压痛 (2)脓肿形成时,可触及波动感,脓肿直径可达 5～6 cm,可自行破溃。如破口大,引流通畅,脓液流出后炎症消退;如破口小,引流欠佳,炎症持续不退或反复发作 (3)可出现全身不适、发热等全身症状
慢性期	慢性期囊肿形成,患者感到外阴部有坠胀感或性交不适。检查时局部可触及囊性肿物,大小不一,有时可反复急性发作

(2)体征:外阴部皮肤红肿、压痛明显。当脓肿形成时,疼痛加剧,并可触及波动感,脓肿直径可达5～6 cm。

(3)心理-社会状况:了解病程,了解患者对症状的反应,有无烦躁、不安等心理,患者常有因害羞或怕痛而未及时诊治的心理障碍。

(二)辅助检查

取前庭大腺开口处分泌物做细菌培养,确定病原体。

(三)护理诊断及合作性问题

(1)皮肤完整性受损:与脓肿自行破溃或手术切开引流有关。

(2)疼痛:与局部炎症刺激有关。

(四)护理目标

(1)患者皮肤保持完整。

(2)疼痛缓解或好转。

(五)护理措施

1.一般护理

急性期患者应卧床休息,饮食易消化,富含营养。

2.心理护理

患者常常烦躁不安、焦虑紧张,应尊重患者,为患者保密,以消除其忧虑,使其积极治疗,帮助其建立治愈疾病的信心和生活的勇气。

3.病情监护

观察患者的生命体征,重点观察体温变化,观察伤口愈合情况。

4.治病护理

(1)治疗原则:急性期局部热敷或坐浴,抗生素消炎治疗;脓肿形成或囊肿较大时,切开引流或行囊肿造口术,保持腺体功能,防止复发。

(2)治疗配合:急性炎症发作时,取前庭大腺开口处分泌物做细菌培养,确定病原体。根据细菌培养结果和药物敏感试验选用抗生素口服或肌内注射。脓肿形成或囊肿较大时,切开引流或行囊肿造口术,并放置引流条。术后保持局部清洁,引流条每天更换一次,外阴用 1∶5 000 氯己定棉球擦拭,每天擦洗外阴2 次,也可用清热解毒中药热敷或坐浴,每天 2 次。

(六)健康指导

(1)向患者及家属讲解此病的病因及预防措施,指导患者注意外阴清洁卫生。

(2)告知患者及家属月经期、产褥期禁止性交;月经期应使用消毒卫生巾预防感染;术后注意事项及正确用药。

(3)告知患者相关卫生保健常识,养成良好卫生习惯。

(七)护理评价

(1)患者诉说外阴不适症状减轻,舒适感增加。

(2)患者接受医护人员指导,焦虑缓解或消失。

三、滴虫性阴道炎

阴道炎是阴道黏膜及黏膜下结缔组织的炎症,是妇科常见病。正常健康妇女由于解剖结构、组织特点,阴道对病原体的侵入有自然防御功能。当各种因素导致自然防御功能降低,阴道内生态平衡遭到破坏时,病原体侵入导致阴道炎症。幼女及绝经后妇女由于雌激素缺乏,阴道上皮薄,阴道抵抗力低,比青春期及育龄期妇女更易受感染。

滴虫性阴道炎是由阴道毛滴虫引起的最常见的阴道炎。阴道毛滴虫主要寄生于女性阴道,也可存在于尿道、尿道旁腺及膀胱。男性可存在于包皮皱襞、尿道及前列腺内。滴虫适宜生长在温度为 25~40 ℃、pH 为 5.2~6.6 的潮湿环境。月经前后,阴道内酸性减弱,接近中性,隐藏在腺体及阴道皱襞中的滴虫常得以繁殖,而发生滴虫性阴道炎。此病的传播途径有经性交的直接传播及经游泳池、浴盆、厕所、衣物、器械等途径的间接传播。

(一)护理评估

1.健康史

(1)病因评估:阴道毛滴虫呈梨形,体积为多核白细胞的 2~3 倍。滴虫顶端有 4 根鞭毛,体部有波动膜,后端尖并有轴柱凸出。活的滴虫透明无色,如水滴,鞭毛随波动膜的波动而活动(图 4-1)。阴道毛滴虫极易传播,pH 在 4.5 以下时便受到抑制甚至致死。pH 上升至 7.5 时,其繁殖可完全被抑制。在妊娠期和月经来潮前后,阴道 pH 升高,可使阴道毛滴虫的感染率和发病率升高。

(2)病史评估:评估发作与月经周期的关系,既往阴道炎病史,个人卫生情况;分析感染经过;了解治疗经过。

2.身心状况

(1)症状:主要症状为白带呈稀薄泡沫状,量多及伴有外阴、阴道口瘙痒。如有其他细菌混合感染，白带可呈黄绿色、血性、脓性且有臭味。局部可有灼热、疼痛、性交痛。合并尿路感染，可有尿频、尿痛、血尿。阴道毛滴虫能吞噬精子，阻碍乳酸生成，影响精子在阴道内存活，可致不孕。

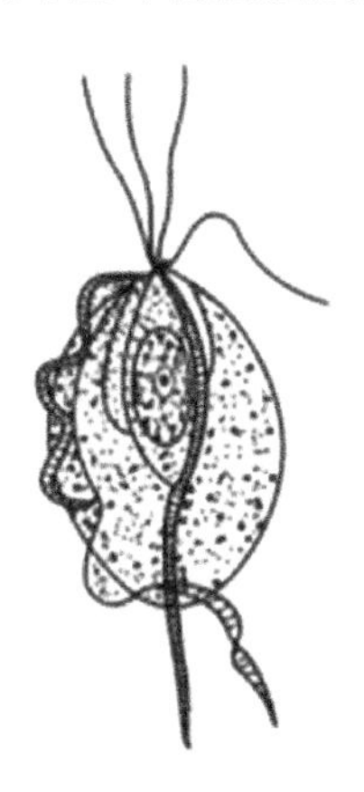

图 4-1　滴虫

(2)体征：妇科检查时可见阴道黏膜充血，严重时有散在的出血点。有时可见阴道后穹隆处有液性或脓性泡沫状分泌物。

(3)心理-社会状况：患者常因炎症反复发作而烦恼，出现无助感。

(二)辅助检查

1.悬滴法

在玻片上加 1 滴温生理盐水，自阴道后穹隆处取少许分泌物混于生理盐水中，用低倍镜检查，如有滴虫，可见其活动。阳性率可达 80%～90%。取分泌物检查前 24～48 小时，避免性交、阴道灌洗及阴道上药。

2.培养法

适于症状典型而悬滴法未见滴虫者，可用培养基培养，其准确率可达 98%。

(三)护理诊断及合作性问题

1.知识缺乏

缺乏对疾病传染途径的认识及缺乏阴道炎治疗的知识。

2.舒适改变

与外阴瘙痒、分泌物增多有关。

3.组织完整性受损

与分泌物增多、外阴瘙痒、搔抓有关。

(四)护理目标

(1)患者能说出疾病传染的途径、阴道炎的治疗与日常防护知识。

(2)患者分泌物减少、舒适度提高。保持组织完整性，无破损。

(五)护理措施

1.一般护理

注意个人卫生，保持外阴部清洁、干燥，避免搔抓外阴导致皮肤破损。

2.心理护理

消除患者因疾病带来的烦恼，减轻其确诊后的心理压力，增强治疗疾病的信心。告知患者夫妇滴虫性阴道炎的传播途径、临床表现、治疗方法和注意事项，减轻他们的焦虑心理，同时鼓励他们积极配合治疗。

3.病情观察

观察患者的外阴瘙痒症状、阴道分泌物的量及颜色等。

4.治疗护理

(1)治疗原则：杀灭阴道毛滴虫，保持阴道的自净作用，防止复发，夫妻双方要同时治疗，切断直接传染途径。

(2)治疗配合。①局部治疗：增强阴道酸性环境，用1%乳酸溶液、0.5%醋酸溶液或1∶5 000高锰酸钾溶液冲洗阴道后，每晚睡前用甲硝唑200 mg，置于阴道后穹隆，每天1次，10天为1个疗程。②全身治疗：甲硝唑(灭滴灵)每次200～400 mg，每天3次口服，10天为1个疗程。③指导患者正确用药，按疗程坚持用药，注意冲洗液的浓度、温度。④观察用药后反应：甲硝唑口服后偶见胃肠道反应，如食欲缺乏、恶心、呕吐及白细胞计数减少、皮疹等，一旦发现，应报告医师并停药。妊娠期、哺乳期妇女应慎用，因为药能通过胎盘进入胎儿体内，并可由乳汁排泄。

(六)健康指导

(1)做好卫生宣教，积极开展普查普治，消灭传染源，严格禁止滴虫阴道炎或带虫者进入游泳池。医疗单位做好消毒隔离，防止交叉感染。治疗期间勤换内裤，内裤、坐浴及洗涤用物应煮沸消毒5～10分钟以消灭病原体，禁止性生活，避免交叉或重复感染。哺乳期妇女在用药期间或用药后24小时内不宜哺乳。经期暂停坐浴、阴道冲洗及阴道用药。

(2)夫妻应双双检查，男方若查出毛滴虫，夫妻应同治，有助于提高疗效，治疗期间应禁止性生活。

(3)治愈标准：治疗后应在每次月经干净后复查1次，连续3次均为阴性，方为治愈。

(七)护理评价

(1)患者自诉外阴不适症状减轻，舒适感增加，悬滴法试验连续3个周期复查为阴性。

(2)患者正确复述预防及治疗此疾病的相关知识。

四、外阴阴道假丝酵母菌病

外阴阴道假丝酵母菌病(vulvovaginal candidiasis，VVC)也称外阴阴道念珠菌病，是一种常见的外阴、阴道炎，80%～90%的病原体为白假丝酵母菌，其发病率仅次于滴虫阴道炎。白假丝酵母菌是真菌，不耐热，加热至60 ℃，持续1小时，即可死亡；但对干燥、日光、紫外线及化学制剂的抵抗力较强。

(一)护理评估

1.健康史

(1)病因评估：念珠菌为条件致病菌，可存在口腔、肠道和阴道而不引起症状。当阴道内糖原增多、酸度增加、局部细胞免疫力下降时，念珠菌可繁殖并引起炎症，故外阴阴道假丝酵母菌病多见于孕妇、糖尿病患者及接受大量雌激素治疗者。此外，长期应用抗生素、服用类固醇皮质激素或免疫缺陷综合征等，可以改变阴道内微生物之间的相互制约关系，易发此症；紧身化纤内裤、肥胖可使会阴局部的温度及湿度增加，也易使念珠菌得以繁殖而引起感染。

(2)传播途径评估：①内源性感染为主要感染，假丝酵母菌除寄生阴道外，还可寄生于人的口腔、肠道，这些部位的假丝酵母菌可互相传染。②通过性交直接传染。③通过接触感染的衣物等

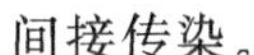

间接传染。

(3)病史评估：了解有无糖尿病及长期使用抗生素、雌激素、类固醇皮质激素病史，了解个人卫生习惯及有无不洁性生活史。

2.身心状况

(1)症状：外阴、阴道奇痒，坐卧不安，痛苦异常，可伴有尿痛、尿频、性交痛。阴道分泌物为干酪样或豆渣样。

(2)体征：妇科检查见小阴唇内侧、阴道黏膜红肿并附着白色块状薄膜，容易剥离，下面为糜烂及溃疡。

(3)心理-社会状况：患者常因外阴瘙痒痛苦不堪，由于影响休息与睡眠，产生忧虑与烦躁，评估患者心理障碍及影响疾病治疗的原因。

3.辅助检查

(1)悬滴法：在玻片上加1滴温生理盐水，自阴道后穹隆处取少许分泌物混于生理盐水中，用低倍镜检查，若找到白假丝酵母菌的芽孢和假菌丝即可确诊。

(2)培养法：适于症状典型而悬滴法未见白假丝酵母菌者，可用培养基培养。

(二)护理诊断及合作性问题

1.焦虑

与易复发，影响休息与睡眠有关。

2.组织完整性受损

与分泌物增多、外阴瘙痒、搔抓有关。

(三)护理目标

(1)患者情绪稳定，积极配合治疗与护理。

(2)患者病情改善，舒适度提高。

(3)保持组织完整性，组织无破损。

(四)护理措施

1.一般护理

注意个人卫生，保持外阴部清洁、干燥，避免搔抓外阴以免皮肤破损。

2.心理护理

向患者讲解外阴阴道假丝酵母菌病的病因、治疗方法和注意事项等，消除患者的顾虑和焦虑心理，使其积极配合治疗。

3.病情观察

观察患者的外阴瘙痒症状、阴道分泌物的量及颜色等。

4.治疗护理

(1)治疗原则：去除诱因，改变阴道酸碱度，根据患者情况选择局部或全身应用抗真菌药杀灭致病菌。

(2)用药护理。①局部治疗：用2%～4%碳酸氢钠溶液冲洗阴道或坐浴，再选用制霉菌素栓剂、克霉唑栓剂、咪康唑栓剂等置于阴道内，一般7～10天为1个疗程。②全身用药：若局部用药效果较差或病情顽固者，可选用伊曲康唑、氟康唑、酮康唑等口服。③用药注意：孕妇要积极治疗，否则阴道分娩时新生儿易感染发生鹅口疮。妊娠期坚持局部治疗，禁用口服唑类药物。勤换内裤，内裤、坐浴及洗涤用物应煮沸消毒5～10分钟以消灭病原体，避免交叉和重复感染。④用药护理:嘱阴道灌洗或坐浴应注意药液浓度和治疗时间,灌洗药物要充分溶化,温度一般为40 ℃,切忌过烫,以免烫伤皮肤。

(五)健康指导

(1)做好卫生宣教,养成良好的卫生习惯,每天洗外阴、换内裤。切忌搔抓。

(2)约15%的男性与女性患者接触后患有龟头炎,对有症状男性也应进行检查与治疗。

(3)鼓励患者坚持用药,不随意中断疗程。

(4)嘱积极治疗糖尿病等疾病,正确使用抗生素、雌激素,以免诱发外阴阴道假丝酵母菌病。

(六)护理评价

(1)患者分泌物减少,性状转为正常,舒适感增加。

(2)患者正确复述预防及治疗此疾病的相关知识,做到积极配合并坚持治疗。

五、萎缩性阴道炎

萎缩性阴道炎属非特异性阴道炎,常见于绝经后及卵巢切除后或盆腔放射治疗者。绝经后的萎缩性阴道炎又称老年性阴道炎。

(一)护理评估

1.健康史

(1)病因评估:①妇女绝经后;②手术切除卵巢;③产后闭经;④药物假绝经治疗;⑤盆腔放射治疗后等。由于雌激素水平降低,阴道上皮萎缩变薄,上皮细胞内糖原减少,阴道内pH增高,阴道自净作用减弱,局部抵抗力降低,致病菌入侵后易繁殖引起炎症。

(2)病史评估:了解有无糖尿病及长期使用抗生素、雌激素、类固醇皮质激素病史;了解个人卫生习惯及有无不洁性生活史;了解有无进行盆腔放疗等。

2.身心状况

(1)症状:白带增多,多为黄水状,严重感染时可呈脓性,有臭味。黏膜有浅表溃疡时,分泌物可为血性,有的患者可有点滴出血,可伴有外阴瘙痒、灼热、尿频、尿痛、尿失禁等症状。

(2)体征:妇科检查可见阴道皱襞消失,上皮菲薄,黏膜出血,表面可有小出血点或片状出血点;严重时可形成浅表溃疡,阴道弹性消失、狭窄;慢性炎症、溃疡还可引起阴道粘连,导致阴道闭锁。

(3)心理-社会状况:老年人常因思想比较保守,不愿就医而出现无助感。其他患者常因知识缺乏而病急乱投医。因此,应注意评估影响患者不愿就医的因素及家庭支持系统。

3.辅助检查

取分泌物检查,悬滴法排除滴虫性阴道炎和外阴阴道假丝酵母菌病;有血性分泌物时,常须做宫颈刮片或分段诊刮排除宫颈癌和子宫内膜癌。

(二)护理诊断及合作性问题

1.舒适改变

与外阴瘙痒、疼痛、分泌物增多有关。

2.知识缺乏

与缺乏绝经后妇女预防保健知识有关。

3.有感染的危险

与局部分泌物增多、破溃有关。

(三)护理目标

(1)患者分泌物减少,性状转为正常,舒适感增加。

(2)患者正确复述预防及治疗此疾病的相关知识,做到积极配合并坚持治疗。

(3)患者无感染发生或感染被及时发现和控制,体温、血常规正常。

(四)护理措施

1.一般护理

嘱患者保持外阴清洁,勤换内裤。穿棉织内裤,减少刺激等。

2.心理护理

使患者了解老年性阴道炎的病因和治疗方法,减轻其焦虑;对卵巢切除、放疗者给予心理安慰与相关医学知识解释,增强其治疗疾病的信心;解释雌激素替代疗法可缓解症状,帮助其建立治愈疾病的信心。

3.病情观察

观察白带性状、量、气味,有无外阴瘙痒、灼热及膀胱刺激症状等。

4.治疗护理

(1)治疗原则:增强阴道黏膜的抵抗力,抑制细菌生长繁殖。

(2)治疗配合。①增加阴道酸度:用0.5%醋酸或1%乳酸溶液冲洗阴道,每天1次。阴道冲洗后,将甲硝唑200 mg或氧氟沙星200 mg,放入阴道深部,每天1次,7～10天为1个疗程。②增加阴道抵抗力:针对病因给予雌激素制剂,可局部用药,也可全身用药。将己烯雌酚0.125～0.250 mg,每晚放入阴道深部,7天为1个疗程。③全身用药:可口服尼尔雌醇,首次4 mg,以后每2～4周1次,每晚2 mg,维持2～3个月。

(五)健康指导

(1)对围绝经期、老年妇女进行健康教育,使其掌握预防老年性阴道炎的措施及技巧。

(2)指导患者及其家属阴道灌洗、上药的方法和注意事项。用药前洗净双手及会阴,减少感染的机会。自己用药有困难者,指导其家属协助用药或由医务人员帮助使用。

(3)告知使用雌激素治疗可出现的症状,嘱乳癌或子宫内膜癌患者慎用雌激素制剂。

(六)护理评价

(1)患者分泌物减少,性状转为正常,舒适感增加。

(2)患者正确复述预防及治疗此疾病的相关知识,做到积极配合并坚持治疗。

(龙 慧)

产科护理

第一节 妊娠剧吐

妊娠剧吐是指妊娠期恶心，频繁呕吐，不能进食，导致脱水，酸、碱平衡失调及水、电解质紊乱，甚至肝肾功能损害，严重可危及孕妇生命。其发生率约0.3%～1.0%。

一、病因

尚未明确，可能与下列因素有关。

(一)人绒毛膜促性腺激素(HCG)水平增高

因早孕反应的出现和消失的时间与孕妇血清HCG值上升、下降的时间一致；另外，多胎妊娠、葡萄胎患者HCG值，显著增高，发生妊娠剧吐的比率也增高；而终止妊娠后，呕吐消失。但症状的轻重与血HCG水平并不一定呈正相关。

(二)精神及社会因素

恐惧妊娠、精神紧张、情绪不稳、经济条件差的孕妇易患妊娠剧吐。

(三)幽门螺杆菌感染

近年研究发现，妊娠剧吐的患者与同孕周无症状孕妇相比，血清抗幽门螺杆菌的IgG浓度升高。

(四)其他因素

维生素缺乏，尤其是维生素B_6缺乏可导致妊娠剧吐、变态反应；研究发现，几种组织胺受体亚型与呕吐有关，临床上抗组胺治疗呕吐有效。

二、病理生理

(1)频繁呕吐导致失水、血容量不足、血液浓缩、细胞外液减少，钾、钠等离子丢失使电解质平衡失调。

(2)不能进食，热量摄入不足，发生负氮平衡，使血浆尿素氮及尿酸升高；由于机体动用脂肪组织供给热量，脂肪氧化不全，导致丙酮、乙酰乙酸及β-羟丁酸聚集，产生代谢性酸中毒。

(3)由于脱水、缺氧导致血转氨酶值升高，严重时血胆红素升高。机体血液浓缩及血管通透

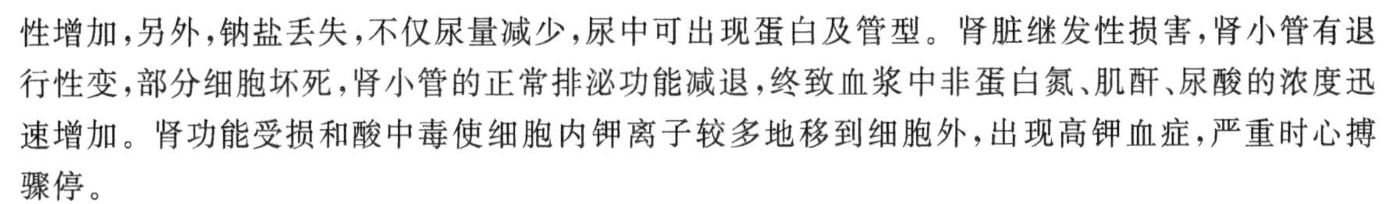

性增加，另外，钠盐丢失，不仅尿量减少，尿中可出现蛋白及管型。肾脏继发性损害，肾小管有退行性变，部分细胞坏死，肾小管的正常排泌功能减退，终致血浆中非蛋白氮、肌酐、尿酸的浓度迅速增加。肾功能受损和酸中毒使细胞内钾离子较多地移到细胞外，出现高钾血症，严重时心搏骤停。

(4)病程长达数周者，可致严重营养缺乏，由于维生素 C 缺乏，血管脆性增加，可致视网膜出血。

三、临床表现

(一)恶心、呕吐

多见于年轻初孕妇，一般停经 6 周左右出现恶心、呕吐，逐渐加重直至频繁呕吐不能进食。

(二)水电解质紊乱

严重呕吐、不能进食导致失水、电解质紊乱，使氢、钠、钾离子大量丢失，出现低钾血症。营养摄入不足可致负氮平衡，使血浆尿素氮及尿素增高。

(三)酸、碱平衡失调

机体动用脂肪组织供给能量，使脂肪代谢中间产物酮体增多，引起代谢性酸中毒。病情发展，可出现意识模糊。

(四)维生素缺乏

频繁呕吐、不能进食可引起维生素 B_1 缺乏，导致 Wernicke-Korsakoff 综合征。维生素 K 缺乏，可致凝血功能障碍，常伴血浆蛋白及纤维蛋白原减少，增加孕妇出血倾向。

四、辅助检查

(一)尿液检查

患者尿比重增加，尿酮体阳性，肾功能受损时，尿中可出现蛋白和管型。

(二)血液检查

血液浓缩，红细胞计数增多，血细胞比容上升，血红蛋白值增高；血酮体可为阳性，二氧化碳结合力降低；肝、肾功能受损害时胆红素、转氨酶、肌酐和尿素氮升高。

(三)眼底检查

严重者出现眼底出血。

五、诊断及鉴别诊断

根据病史、临床表现及妇科检查，诊断并不困难。可用 B 超检查排除滋养叶细胞疾病，此外尚需与可引起呕吐的疾病，如急性病毒性肝炎、胃肠炎、胰腺炎、胆管疾病、脑膜炎、脑血管意外及脑肿瘤等鉴别。

六、并发症

(一)Wernicke-Korsakoff 综合征

发病率为妊娠剧吐患者的 10%，是由于妊娠剧吐长期不能进食，导致维生素 B_1 缺乏引起的中枢系统疾病，Wernicke 脑病和 Korsakoff 综合征是一个病程中的先后阶段。

维生素 B_1 是糖代谢的重要辅酶，参与糖代谢的氧化脱羧代谢。维生素 B_1 缺乏时，体内丙酮酸及乳酸堆积，发生糖代谢的三羧酸循环障碍，使得主要靠糖代谢供给能量的神经组织、骨骼肌和心肌代谢出现严重障碍。病理变化主要发生在丘脑、下丘脑的脑室旁区域、中脑导水管的周围区灰质、乳头体、第四脑室底部，迷走神经运动背核，可出现不同程度的神经细胞和神经纤维轴索或髓鞘的丧失，伴有星形细胞和小胶质细胞的增生。毛细血管扩张，血管的外膜和内皮细胞明显增生，有散在小出血灶。

Wernicke 脑病表现为眼球震颤、眼肌麻痹等眼部症状，躯干性共济失调及精神障碍，可同时出现，但大多数患者精神症状迟发。Korsakoff 综合征表现为严重的近事记忆障碍、表情呆滞、缺乏主动性、产生虚构与错构。部分伴有周围神经病变。严重时发展为永久性的精神、神经功能障碍，出现神经错乱、昏迷甚至死亡。

(二)Mallory-Weiss 综合征

胃-食管连接处的纵向黏膜撕裂出血，引起呕血和黑粪。严重时，可使食管穿孔，表现为胸痛、剧吐、呕血，须急症手术治疗。

七、治疗与护理

治疗原则：休息，适当禁食，计液体出入量，纠正脱水、酸中毒及电解质紊乱，补充营养，并需要良好的心理支持。

(一)补液治疗

每天应补充葡萄糖液、生理盐水、平衡液，总量 3 000 mL 左右，加维生素 B_6 100 mg。维生素 C 2～3 g，维持每天尿量大于等于 1 000 mL，肌内注射维生素 B_1，每天 100 mg。为了更好地利用输入的葡萄糖，可适当加用胰岛素。根据血钾、血钠情况决定补充剂量。根据二氧化碳结合力值或血气分析结果，予以静脉滴注碳酸氢钠溶液。

一般经上述治疗 2～3 天后，病情大多迅速好转，症状缓解。待呕吐停止后，可试进少量流食，以后逐渐增加进食量，调整静脉输液量。

(二)终止妊娠

经上述治疗后，若病情不见好转，反而出现下列情况，应迅速终止妊娠：①持续黄疸。②持续尿蛋白；③体温升高，持续在 38 ℃以上。④心率大于 120 次/分。⑤多发性神经炎及神经性体征。⑥出现Wernicke-Korsakoff 综合征。

(三)妊娠剧吐并发 Wernicke-Korsakoff 综合征的治疗

如不紧急治疗，该综合征的死亡率高达 50%，即使积极处理，死亡率约 17%。在未补给足量维生素 B_1 前，静脉滴注葡萄糖会进一步加重三羧酸循环障碍，使病情加重，导致患者昏迷甚至死亡。对长期不能进食的患者应给维生素 B_1，400～600 mg 分次肌内注射，以后每天 100 mg 肌内注射至能正常进食为止，然后改口服，并给予多种维生素。同时，应对其内分泌及神经状态进行评价，对病情严重者及时终止妊娠。早期大量维生素 B_1 治疗，上述症状可在数天至数周内有不同程度的恢复，但仍有 60%的患者不能得到完全恢复，特别是记忆恢复往往需要 1 年左右的时间。

八、预后

绝大多数妊娠剧吐患者预后良好，仅少数病例因病情严重而需终止妊娠。然而对胎儿方面，曾有报道妊娠剧吐发生酮症者，所生后代的智商较低。

(龙　慧)

第二节　自然流产

流产是指妊娠不足28周、胎儿体重不足1 000 g而终止者。流产发生于妊娠12周前者称早期流产，发生在妊娠12周至不足28周者称晚期流产。流产又分为自然流产和人工流产，本节内容仅限于自然流产。自然流产的发生率占全部妊娠的15%左右，多数为早期流产，是育龄妇女的常见病，严重影响了妇女生殖健康。

一、病因和发病机制

导致自然流产的原因很多，可分为胚胎因素和母体因素。早期流产常见的原因是胚胎染色体异常、孕妇内分泌异常、生殖器官畸形、生殖道感染、血栓前状态、免疫因素异常等；晚期流产多由宫颈功能不全等因素引起。

（一）胚胎因素

胚胎染色体异常是自然流产最常见的原因。据文献报道，46%～54%的自然流产与胚胎染色体异常有关。流产发生越早，胚胎染色体异常的频率越高，早期流产中染色体异常的发生率为53%，晚期流产为36%。

胚胎染色体异常包括数量异常和结构异常。在数量异常中第一位的是染色三体，占52%，除1号染色三体未见报道外，各种染色三体均有发现，其中以13、16、18、21及22号染色体最常见，18-三体约占1/3；第二位的是45，X单体，约占19%；其他依次为三倍体占16%，四倍体占5.6%。染色体结构异常主要是染色体易位，占3.8%，嵌合体占1.5%，染色体倒置、缺失和重叠也见有报道。

多数三体胚胎是以流产或死胎告终，但也有少数能成活，如21-三体、13-三体、18-三体等。单体是减数分裂不分离所致，以X单体最为多见，少数胚胎如能存活，足月分娩后即形成特纳综合征。三倍体常与胎盘的水泡样变性共存，不完全水泡状胎块的胎儿可发育成三倍体或第16号染色体的三体，流产较早，少数存活，继续发育后伴有多发畸形，未见活婴。四倍体活婴极少，绝大多数极早期流产。在染色体结构异常方面，不平衡易位可导致部分三体或单体，易发生流产或死胎。总之，染色体异常的胚胎多数结局为流产，极少数可能继续发育成胎儿，但出生后也会发生某些功能异常或合并畸形。若已流产，妊娠产物有时仅为一空孕囊或已退化的胚胎。

（二）母体因素

1.夫妇染色体异常

习惯性流产与夫妇染色体异常有关，习惯性流产者夫妇染色体异常发生频率为3.2%，其中多见的是染色体相互易位，占2%，罗伯逊易位占0.6%。着床前配子在女性生殖道时间过长，配子发生老化，流产的机会也会增加。在促排卵及体外受精等辅助生殖技术中，是否存在配子老化问题目前尚不清楚。

2.内分泌因素

（1）黄体功能不良（luteal phase defect，LPD）：黄体中期孕酮峰值低于正常标准值，或子宫内膜活检与月经时间同步差2天以上即可诊断为LPD。高浓度孕酮可阻止子宫收缩，使妊娠子宫保持相对静止状态；黄体酮分泌不足，可引起妊娠蜕膜反应不良，影响孕卵着床和发育，导致流产。孕期孕酮的来源有两条途径：一是由卵巢黄体产生，二是胎盘滋养细胞分泌。孕6～8周后卵巢黄体产生孕酮逐渐减少，之后由胎盘产生孕酮替代，如果两者衔接失调则易发生流产。在习惯性流产中有23%～60%的患者存在黄体功能不全。

(2)多囊卵巢综合征(polycystic ovarian syndrome，PCOS)：有人发现在习惯性流产中多囊卵巢的发生率可高达58%，而且其中有56%的患者LH呈高分泌状态。现认为PCOS患者高浓度的LH可能导致卵细胞第二次减数分裂过早完成，从而影响受精和着床过程。

(3)高催乳素血症：高水平的催乳素可直接抑制黄体颗粒细胞增生及其分泌功能。高催乳素血症的临床主要表现为闭经和泌乳，当催乳素水平高于正常值时，则可表现为黄体功能不全。

(4)糖尿病：血糖控制不良者流产发生率可高达15%～30%，妊娠早期高血糖还可能造成胚胎畸形的危险因素。

(5)甲状腺功能：目前认为甲状腺功能减退或亢进与流产有着密切的关系，妊娠前期和早孕期进行合理的药物治疗，可明显降低流产的发生率。有学者报道，甲状腺自身抗体阳性者流产发生率显著升高。

3.生殖器官解剖因素

(1)子宫畸形：米勒管先天性发育异常导致子宫畸形，如单角子宫、双角子宫、双子宫、子宫纵隔等。子宫畸形可影响子宫血供和宫腔内环境造成流产。母体在孕早期使用或接触己烯雌酚可影响女胎子宫发育。

(2)Asherman综合征：由宫腔创伤(如刮宫过深)、感染或胎盘残留等引起宫腔粘连和纤维化。宫腔镜下行子宫内膜切除或黏膜下肌瘤切除手术也可造成宫腔粘连。子宫内膜受损伤可影响胚胎种植，导致流产发生。

(3)宫颈功能不全：是导致中晚期流产的主要原因。宫颈功能不全在解剖上表现为宫颈管过短或宫颈内口松弛。由于存在解剖上的缺陷，随着妊娠的进程子宫增大，宫腔压力升高，多数患者在中、晚期妊娠出现无痛性的宫颈管消退、宫口扩张、羊膜囊突出、胎膜破裂，最终发生流产。宫颈功能不全主要由于宫颈局部创伤(分娩、手术助产、刮宫、宫颈锥形切除、Manchester手术等)引起，先天性宫颈发育异常较少见；另外，胚胎时期接触己烯雌酚也可引起宫颈发育异常。

(4)其他：子宫肿瘤可影响子宫内环境，导致流产。

4.生殖道感染

有一些生殖道慢性感染被认为是早期流产的原因之一。能引起反复流产的病原体往往是持续存在于生殖道而母体很少产生症状，而且此病原体能直接或间接导致胚胎死亡。生殖道逆行感染一般发生在妊娠12周以前，过此时期，胎盘与蜕膜融合，构成机械屏障，而且随着妊娠进程，羊水抗感染力也逐步增强，感染的机会减少。

(1)细菌感染：布鲁菌属和弧菌属感染可导致动物(牛、猪、羊等)流产，但在人类还不肯定。

(2)沙眼衣原体：文献报道，妊娠期沙眼衣原体感染率为3%～30%，但是否直接导致流产尚无定论。

(3)支原体：流产患者宫颈及流产物中支原体的阳性率均较高，血清学上也支持人支原体和解脲支原体与流产有关。

(4)弓形虫：弓形虫感染引起的流产是散发的，与习惯性流产的关系尚未完全证明。

(5)病毒感染：巨细胞病毒经胎盘可累及胎儿，引起心血管系统和神经系统畸形，致死或流产。妊娠前半期单纯疱疹感染流产发生率可高达70%，即使不发生流产，也易累及胎儿、新生儿。妊娠初期风疹病毒感染者流产的发生率较高。人免疫缺陷病毒感染与流产密切相关，Temmerman等报道，HIV-1抗体阳性是流产的独立相关因素。

5.血栓前状态

系凝血因子浓度升高，或凝血抑制物浓度降低而产生的血液易凝状态，尚未达到生成血栓的程度，或者形成的少量血栓正处于溶解状态。

血栓前状态与习惯性流产的发生有一定的关系，临床上包括先天性和获得性血栓前状态，前者是由于凝血和纤溶有关的基因突变造成，如凝血因子Ⅴ突变、凝血酶原基因突变、蛋白C缺陷症、蛋白S缺陷症等；后者主要是抗磷脂抗体综合征、获得性高半胱氨酸血症及机体存在各种引起血液高凝状态的疾病等。

各种先天性血栓形成倾向引起自然流产的具体机制尚未阐明，目前研究比较多的是抗磷脂抗体综合征，并已肯定它与早、中期胎儿丢失有关。普遍的观点认为高凝状态使子宫胎盘部位血流状态改变，易形成局部微血栓，甚至胎盘梗死，使胎盘血供下降，胚胎或胎儿缺血缺氧，引起胚胎或胎儿发育不良而流产。

6.免疫因素

免疫因素引起的习惯性流产，可分自身免疫型和同种免疫型。

(1)自身免疫型：主要与患者体内抗磷脂抗体有关，部分患者同时可伴有血小板减少症和血栓栓塞现象，这类患者可称为早期抗磷脂抗体综合征。在习惯性流产中，抗磷脂抗体阳性率约为21.8%。另外，自身免疫型习惯性流产还与其他自身抗体有关。

在正常情况下，各种带负电荷的磷脂位于细胞膜脂质双层的内层，不被免疫系统识别；一旦暴露于机体免疫系统，即可产生各种抗磷脂抗体。抗磷脂抗体不仅是一种强烈的凝血活性物质，激活血小板和促进凝血，导致血小板聚集，血栓形成；同时可直接造成血管内皮细胞损伤，加剧血栓形成，使胎盘循环发生局部血栓栓塞，胎盘梗死，胎死宫内，导致流产。近来的研究还发现，抗磷脂抗体可能直接与滋养细胞结合，从而抑制滋养细胞功能，影响胎盘着床过程。

(2)同种免疫型：现代生殖免疫学认为，妊娠是成功的半同种异体移植现象，孕妇由于自身免疫系统产生一系列的适应性变化，从而对宫内胚胎移植物表现出免疫耐受，不发生排斥反应，妊娠得以继续。

在正常妊娠的母体血清中，存在一种或几种能够抑制免疫识别和免疫反应的封闭因子，也称封闭抗体，以及免疫抑制因子，而习惯性流产患者体内则缺乏这些因子。因此，使得胚胎遭受母体的免疫打击而排斥。封闭因子既可直接作用于母体淋巴细胞，又可与滋养细胞表面特异性抗原结合，从而阻断母儿之间的免疫识别和免疫反应，封闭母体淋巴细胞对滋养细胞的细胞毒作用。还有认为封闭因子可能是一种抗独特型抗体，直接针对T淋巴细胞或B淋巴细胞表面特异性抗原受体(BCR/TCR)，从而防止母体淋巴细胞与胚胎靶细胞起反应。

几十年来，同种免疫型习惯性流产与HLA抗原相容性的关系一直存有争议。有学者提出习惯性流产可能与夫妇HLA抗原的相容性有关，在正常妊娠过程中夫妇或母胎间HLA抗原是不相容的，胚胎所带的父源性HLA抗原可以刺激母体免疫系统，产生封闭因子。同时，滋养细胞表达的HLA-G抗原能够引起抑制性免疫反应，这种反应对胎儿具有保护性作用，能够抑制母体免疫系统对胎儿胎盘的攻击。

7.其他因素

(1)慢性消耗性疾病:结核和恶性肿瘤常导致早期流产,并威胁孕妇的生命;高热可导致子宫收缩;贫血和心脏病可引起胎儿胎盘单位缺氧;慢性肾炎、高血压可使胎盘发生梗死。

(2)营养不良:严重营养不良直接可导致流产。现在更强调各种营养素的平衡,如维生素 E 缺乏也可造成流产。

(3)精神、心理因素:焦虑、紧张、恐吓等严重精神刺激均可导致流产。近来还发现,噪音和振动对人类生殖也有一定的影响。

(4)吸烟、饮酒等:近年来育龄妇女吸烟、饮酒,甚至吸毒的人数有所增加,这些因素都是流产的高危因素。孕期过多饮用咖啡也增加流产的危险性。

(5)环境毒性物质:影响生殖功能的外界不良环境因素很多,可以直接或间接对胚胎造成损害。过多接触某些有害的化学物质(如砷、铅、苯、甲醛、氯丁二烯、氧化乙烯等)和物理因素(如放射线、噪音及高温等),均可引起流产。

尚无确切的依据证明使用避孕药物与流产有关,然而,有报道宫内节育器避孕失败者,感染性流产发生率有所升高。

二、病理

早期流产时胚胎多数先死亡,随后发生底蜕膜出血,造成胚胎的绒毛与蜕膜层分离,已分离的胚胎组织如同异物,引起子宫收缩而被排出。有时也可能蜕膜海绵层先出血坏死或有血栓形成,使胎儿死亡,然后排出。8 周以内妊娠时,胎盘绒毛发育尚不成熟,与子宫蜕膜联系还不牢固,此时流产妊娠产物多数可以完整地从子宫壁分离而排出,出血不多。妊娠 8～12 周时,胎盘绒毛发育茂盛,与蜕膜联系较牢固。此时若发生流产,妊娠产物往往不易完整分离排出,常有部分组织残留宫腔内影响子宫收缩,致使出血较多。妊娠 12 周后,胎盘已完全形成,流产时往往先有腹痛,然后排出胎儿、胎盘。有时由于底蜕膜反复出血,凝固的血块包绕胎块,形成血样胎块稽留于宫腔内。血红蛋白因时间长久被吸收形成肉样胎块,或纤维化与子宫壁粘连。偶有胎儿被挤压,形成纸样胎儿,或钙化后形成石胎。

三、临床表现

(一)停经

多数流产患者有明显的停经史,根据停经时间的长短可将流产分为早期流产和晚期流产。

(二)阴道流血

发生在妊娠 12 周以内流产者,开始时绒毛与蜕膜分离,血窦开放,即开始出血。当胚胎完全分离排出后,由于子宫收缩,出血停止。早期流产的全过程均伴有阴道流血,而且出血量往往较多。晚期流产者,胎盘已形成,流产过程与早产相似,胎盘继胎儿分娩后排出,一般出血量不多。

(三)腹痛

早期流产开始阴道流血后宫腔内存有血液,特别是血块,刺激子宫收缩,呈阵发性下腹痛,特点是阴道流血往往出现在腹痛之前。晚期流产则先有阵发性的子宫收缩,然后胎儿胎盘排出,特点是往往先有腹痛,然后出现阴道流血。

四、临床类型

根据临床发展过程和特点的不同,流产可以分为 7 种类型。

(一)先兆流产

先兆流产指妊娠 28 周前，先出现少量阴道流血，继之常出现阵发性下腹痛或腰背痛。

妇科检查：宫颈口未开，胎膜未破，妊娠产物未排出，子宫大小与停经周数相符。妊娠有希望继续者，经休息及治疗后，若流血停止及下腹痛消失，妊娠可以继续；若阴道流血量增多或下腹痛加剧，则可能发展为难免流产。

(二)难免流产

难免流产是先兆流产的继续，妊娠难以持续，有流产的临床过程，阴道出血时间较长，出血量较多，而且有血块排出，阵发性下腹痛，或有羊水流出。

妇科检查：宫颈口已扩张，羊膜囊突出或已破裂，有时可见胚胎组织或胎囊堵塞于宫颈管中，甚至露见于宫颈外口，子宫大小与停经周数相符或略小。

(三)不全流产

不全流产指妊娠产物已部分排出体外，尚有部分残留于宫腔内，由难免流产发展而来。妊娠 8 周前发生流产，胎儿胎盘成分多能同时排出；妊娠 8～12 周时，胎盘结构已形成并密切连接于子宫蜕膜，流产物不易从子宫壁完全剥离，往往发生不全流产。由于宫腔内有胚胎组织残留，影响子宫收缩，以致阴道出血较多，时间较长，易引起宫内感染，甚至因流血过多而发生失血性休克。

妇科检查：宫颈口已扩张，不断有血液自宫颈口内流出，有时尚可见胎盘组织堵塞于宫颈口或部分妊娠产物已排出于阴道内，而部分仍留在宫腔内。一般子宫小于停经周数。

(四)完全流产

完全流产指妊娠产物已全部排出，阴道流血逐渐停止，腹痛逐渐消失。

妇科检查：宫颈口已关闭，子宫接近正常大小。常常发生于妊娠 8 周以前。

(五)稽留流产

稽留流产又称过期流产，指胚胎或胎儿已死亡滞留在宫腔内尚未自然排出者。患者有停经史和/或早孕反应，按妊娠时间计算已达到中期妊娠但未感到腹部增大，病程中可有少量断续的阴道流血，早孕反应消失。尿妊娠试验由阳性转为阴性，血清 β-HCG 值下降，甚至降至非孕水平。B 超检查子宫小于相应孕周，无胎动及心管搏动，子宫内回声紊乱，难以分辨胎盘和胎儿组织。

妇科检查：阴道内可少量血性分泌物，宫颈口未开，子宫较停经周数小，由于胚胎组织机化，子宫失去正常组织的柔韧性，质地不软，或已孕 4 个月尚未听见胎心，触不到胎动。

(六)习惯性流产

习惯性流产指自然流产连续发生 3 次或 3 次以上者。每次流产多发生于同一妊娠月份，其临床经过与一般流产相同。早期流产的原因常为黄体功能不足、多囊卵巢综合征、高催乳素血症、甲状腺功能低下、染色体异常、生殖道感染及免疫因素等。晚期流产最常见的原因为宫颈内口松弛、子宫畸形、子宫肌瘤等。宫颈内口松弛者于妊娠后，常于妊娠中期，胎儿长大，羊水增多，宫腔内压力增加，胎囊向宫颈内口突出，宫颈管逐渐短缩、扩张。患者多无自觉症状，一旦胎膜破裂，胎儿迅即排出。

(七)感染性流产

感染性流产是指流产合并生殖系统感染。各种类型的流产均可并发感染，包括选择性或治疗性的人工流产，但以不全流产、过期流产和非法堕胎为常见。感染性流产的病原菌常常是阴道或肠道的寄生菌(条件致病菌),有时为混合性感染。厌氧菌感染占60%以上,需氧菌中以大肠埃希菌和假芽孢杆菌为多见,也见有β-溶血链球菌及肠球菌感染。患者除了有各种类型流产的临床表现和非法堕胎史外,还出现一系列感染相关的症状和体征。

妇科检查:宫口可见脓性分泌物流出,宫颈举痛明显,子宫体压痛,附件区增厚或有痛性包块。严重时感染可扩展到盆腔、腹腔乃至全身,并发盆腔炎、腹膜炎、败血症及感染性休克等。

五、病因筛查及诊断

诊断流产一般并不困难。根据病史及临床表现多能确诊,仅少数需进行辅助检查。确诊流产后,还应确定流产的临床类型,同时还要对流产的病因进行筛查,这对决定流产的处理方法很重要。

(一)病史

应询问患者有无停经史和反复流产史,有无早孕反应、阴道流血,应询问阴道流血量及其持续时间;有无腹痛,腹痛的部位、性质及程度;还应了解阴道有无水样排液,阴道排液的色、量及有无臭味;有无妊娠产物排出等。

(二)体格检查

观察患者全身状况,有无贫血,并测量体温、血压及脉搏等。在消毒条件下进行妇科检查,注意宫颈口是否扩张,羊膜囊是否膨出,有无妊娠产物堵塞于宫颈口内;宫颈阴道部是否较短,甚至消退,内外口松弛,可容一指通过,有时可触及羊膜囊或见有羊膜囊突出于宫颈外口。子宫大小与停经周数是否相符,有无压痛等。并应检查双侧附件有无肿块、增厚及压痛。检查时操作应轻柔,尤其对疑为先兆流产者。

(三)辅助检查

对诊断有困难者,可采用必要的辅助检查。

1.B超显像

目前应用较广,对鉴别诊断与确定流产类型有实际价值。对疑为先兆流产者,可根据妊娠囊的形态、有无胎心反射及胎动来确定胚胎或胎儿是否存活,以指导正确的治疗方法。一般妊娠5周后宫腔内即可见到孕囊光环,为圆形或椭圆形的无回声区,有时由于着床过程中的少量出血,孕囊周围可见环形暗区,此为早孕双环征。孕6周后可见胚芽声像,并出现心管搏动。孕8周可见胎体活动,孕囊约占宫腔一半。孕9周可见胎儿轮廓。孕10周孕囊几乎占满整个宫腔。孕12周胎儿出现完整形态。不同类型的流产及其超声图像特征有所差别,可帮助鉴别诊断。

(1)先兆流产声像图特征:子宫大小与妊娠月份相符,少量出血者孕囊一侧见无回声区包绕,出血多者宫腔有较大量的积血,有时可见胎膜与宫腔分离,胎膜后有回声区,孕6周后可见到正常的心管搏动。

(2)难免流产声像图特征:孕囊变形或塌陷,宫颈内口开大,并见有胚胎组织阻塞于宫颈管内,羊膜囊未破者可见到羊膜囊突入宫颈管内或突出宫颈外口,心管搏动多已消失。

(3)不全流产声像图特征:子宫较正常妊娠月份小,宫腔内无完整的孕囊结构,代之以不规则的光团或小暗区,心管搏动消失。

(4)完全流产声像图特征:子宫大小正常或接近正常,宫腔内空虚,见有规则的宫腔线,无不规则光团。

B超检查在确诊宫颈机能不全引起的晚期流产中也很有价值。通过B超可以观察宫颈长度、内口宽度、羊膜囊突出等情况，能够客观地评价妊娠期宫颈结构，且具有无创伤可重复等优点，近年来临床应用较多。可作为宫颈功能评价的超声指标较多，如宫颈长度、宫颈内口宽度、宫颈漏斗宽度、羊膜囊楔度等。一般认为，宫颈结构随着妊娠进程有所变化，故动态观察妊娠期宫颈结构变化的意义更大。目前国内规定：孕12周时如三条径线中有一异常即提示宫颈功能不全，这包括宫颈长度＜25 mm、宽度＞32 mm和内径＞5 mm。

另外，以超声多普勒血流频谱显示孕妇子宫动脉和胎儿脐动脉，可判断宫内胎儿健康状况及母体并发症。目前常用动脉血流频谱的收缩期速度峰值与舒张期速度最低值的比值，估计动脉血管的阻力。早孕期动脉阻力高者，胎儿血供和营养不足，可诱发胚胎发育停止。

2.妊娠试验

用免疫学方法，近年临床多用试纸法，对诊断妊娠有意义。为进一步了解流产的预后，多选用血清β-HCG的定量测定。一般妊娠后8～9天在母血中即可测出β-HCG，随着妊娠的进程，β-HCG逐渐升高，早孕期β-HCG倍增时间为48小时左右，孕8～10周达高峰。血清β-HCG值低或呈下降趋势，提示可能发生流产。

3.其他激素测定

其他激素主要有血孕酮的测定，可以协助判断先兆流产的预后。甲状腺功能低下和亢进均易发生流产，测定游离T_3和T_4有助于孕期甲状腺功能的判断。人胎盘催乳素（HPL）的分泌与胎盘功能密切相关，妊娠6～7周时血清HPL正常值为0.02 mg/L，8～9周为0.04 mg/L。HPL低水平常常是流产的先兆。正常空腹血糖值为5.9 mmol/L，异常时应进一步做糖耐量试验，排除糖尿病。

4.血栓前状态测定

血栓前状态的妇女可能没有明显的临床表现，但母体的高凝状态使子宫胎盘部位血流状态改变，形成局部微血栓，甚至胎盘梗死，使胎盘血供下降，胚胎或胎儿缺血缺氧，引起胚胎或胎儿发育不良而流产。如下诊断可供参考：*D*-二聚体、FDP数值增加表示已经产生轻度凝血-纤溶反应的病理变化；而对虽有危险因子参与，但尚未发生凝血-纤溶反应的患者，却只能用血浆凝血机能亢进动态评价，如血液流变学和红细胞形态检测；另外，凝血和纤溶有关的基因突变造成凝血因子Ⅴ突变、凝血酶原基因突变、蛋白C缺陷症、蛋白S缺陷症，抗磷脂抗体综合征、获得性高半胱氨酸血症及机体存在各种引起血液高凝状态的疾病等均需引起重视。

（四）病因筛查

引发流产发生的病因众多，特别是针对习惯性流产者，进行系统的病因筛查，明确诊断，及时干预治疗，为避免流产的再次发生是必要的。筛查内容包括胚胎染色体及夫妇外周血染色体核型分析、生殖道微生物检测、内分泌激素测定、生殖器官解剖结构检查、凝血功能测定、自身抗体检测等。

六、处理

流产为妇产科常见病，一旦发生流产症状，应根据流产的不同类型，及时进行恰当的处理。

（一）先兆流产处理原则

（1）休息镇静：患者应卧床休息，禁止性生活，阴道检查操作应轻柔，精神过分紧张者可使用对胎儿无害的镇静剂，如苯巴比妥（鲁米那）0.03～0.06 g，每天3次。加强营养，保持大便通畅。

(2)应用黄体酮或 HCG:黄体功能不足者,可用黄体酮 20 mg,每天或隔天肌内注射 1 次,也可使用 HCG 以促进孕酮合成,维持黄体功能,用法为 1 000 U,每天肌内注射 1 次,或2 000 U,隔天肌内注射 1 次。

(3)其他药物:维生素 E 为抗氧化剂,有利孕卵发育,每天 100 mg 口服。基础代谢率低者可以服用甲状腺素片,每天 1 次,每次 40 mg。

(4)出血时间较长者,可选用无胎毒作用的抗生素,预防感染,如青霉素等。

(5)心理治疗:要使先兆流产患者的情绪安定,增强其信心。

(6)经治疗两周症状不见缓解或反而加重者,提示可能胚胎发育异常,进行 B 超检查及β-HCG测定,确定胚胎状况,给以相应处理,包括终止妊娠。

(二)难免流产处理原则

(1)孕 12 周内可行刮宫术或吸宫术,术前肌内注射催产素 10 U。

(2)孕 12 周以上可先催产素 5～10 U 加于 5%葡萄糖液 500 mL 内静脉滴注,促使胚胎组织排出,出血多者可行刮宫术。

(3)出血多伴休克者,应在纠正休克的同时清宫。

(4)清宫术后应详细检查刮出物,注意胚胎组织是否完整,必要时做病理检查或胚胎染色体分析。

(5)术后应用抗生素预防感染。出血多者可使用肌内注射催产素以减少出血。

(三)不全流产处理原则

(1)一旦确诊,无合并感染者应立即清宫,以清除宫腔内残留组织。

(2)出血时间短,量少或已停止,并发感染者,应在控制感染后再做清宫术。

(3)出血多并伴休克者,应在抗休克的同时行清宫术。

(4)出血时间较长者,术后应给予抗生素预防感染。

(5)刮宫标本应送病理检查,必要时可送检胎儿的染色体核型。

(四)完全流产处理原则

如无感染征象,一般不需特殊处理。

(五)稽留流产处理原则

1.早期过期流产

宜及早清宫,因胚胎组织机化与宫壁粘连,刮宫时有可能遇到困难,而且此时子宫肌纤维可发生变性,失去弹性,刮宫时出血可能较多并有子宫穿孔的危险。故过期流产的刮宫术必须慎重,术时注射宫缩剂以减少出血,如一次不能刮净可于 5～7 天后再次刮宫。

2.晚期过期流产

均为妊娠中期胚胎死亡,此时胎盘已形成,诱发宫缩后宫腔内容物可自然排出。若凝血功能正常,可先用大剂量的雌激素,如己烯雌酚 5 mg,每天 3 次,连用 3～5 天,以提高子宫肌层对催产素的敏感性,再静脉滴注缩宫素(5～10 U 加于 5%葡萄糖液内),也可用前列腺素或依沙吖啶等进行引产,促使胎儿、胎盘排出。若不成功,再做清宫术。

3.预防 DIC

胚胎坏死组织在宫腔稽留时间过长,尤其是孕 16 周以上的过期流产,容易并发 DIC。所以,处理前应检查血常规、出凝血时间、血小板计数、血纤维蛋白原、凝血酶原时间、凝血块收缩试验、*D*-二聚体、纤维蛋白降解产物及血浆鱼精蛋白副凝试验(3P 试验)等,并做好输血准备。若存在凝血功能异常，应及早使用纤维蛋白原、输新鲜血或输血小板等，高凝状态可用低分子肝素，防止或避免 DIC 发生，待凝血功能好转后再行引产或刮宫。

4.预防感染

过期流产病程往往较长，且多合并有不规则阴道流血，易继发感染，故在处理过程中应使用抗生素。

(六)习惯性流产处理原则

有习惯性流产史的妇女，应在怀孕前进行必要的检查，包括夫妇双方染色体检查与血型鉴定及其丈夫的精液检查，女方尚需进行内分泌、生殖道感染、血栓前状态、生殖道局部或全身免疫等检查及生殖道解剖结构的详细检查，查出原因者，应于怀孕前及时纠治。

1.染色体异常

若每次流产均由于胚胎染色体异常所致，这提示流产的病因与配子的质量有关。如精子畸形率过高者建议到男科治疗，久治不愈者可行供者人工授精(AID)。如女方为高龄，胚胎染色体异常多为三体，且多次治疗失败可考虑做赠卵体外受精——胚胎移植术(IVF)。夫妇双方染色体异常可做 AID，或赠卵 IVF 及种植前诊断(PGD)。

2.生殖道解剖异常

完全或不完全子宫纵隔可行纵隔切除术。子宫黏膜下肌瘤可在宫腔镜下行肌瘤切除术，壁间肌瘤可经腹肌瘤挖出术。宫腔粘连可在宫腔镜下做粘连分离术，术后放置宫内节育器 3 个月。宫颈内口松弛者，于妊娠前作宫颈内口修补术。若已妊娠，最好于妊娠 14～16 周行宫颈内口环扎术，术后定期随诊，提前住院，待分娩发动前拆除缝线，若环扎术后有流产征象，治疗失败，应及时拆除缝线，以免造成宫颈撕裂。国际上有对于有先兆流产症状的患者进行紧急宫颈缝扎术获得较好疗效的报道。

3.内分泌异常

黄体功能不全者主要采用孕激素补充疗法。孕时可使用黄体酮 20 mg 隔天或每天肌内注射至孕10 周左右，或 HCG 1 000～3 000 U，隔天肌内注射 1 次。如患者存在多囊卵巢综合征、高催乳素血症、甲状腺功能异常或糖尿病等，均宜在孕前进行相应的内分泌治疗，并于孕早期加用孕激素。

4.感染因素

孕前应根据不同的感染原进行相应的抗感染治疗。

5.免疫因素

自身免疫型习惯性流产的治疗多采用抗凝剂和免疫抑制剂治疗。常用的抗凝剂有阿司匹林和肝素，免疫抑制剂以泼尼松为主，也有使用人体丙种球蛋白治疗成功的报道。同种免疫型习惯性流产采用主动免疫治疗，自 20 世纪 80 年代以来，国外有学者开始采用主动免疫治疗同种免疫型习惯性流产。即采用丈夫或无关个体的淋巴细胞对妻子进行主动免疫致敏，其目的是诱发女方体内产生封闭抗体，避免母体对胚胎的免疫排斥。

6.血栓前状态

目前多采用低分子肝素(LMWH)单独用药或联合阿司匹林的治疗方法。一般 LMWH 5 000 U皮下注射，每天 1～2 次。用药时间从早孕期开始，治疗过程中必须严密监测胎儿生长发育情况和凝血-纤溶指标，检测项目恢复正常，即可停药。但停药后必须每月复查凝血-纤溶指标，有异常时重新用药。有时治疗可维持整个孕期，一般在终止妊娠前 24 小时停止使用。

7.原因不明习惯性流产

当有怀孕征兆时，可按黄体功能不足给以黄体酮治疗，每天 10～20 mg 肌内注射，或 HCG 2 000 U，隔天肌内注射一次。确诊妊娠后继续给药直至妊娠 10 周或超过以往发生流产的月份，并嘱其卧床休息，禁忌性生活，补充维生素 E 并给予心理治疗，以解除其精神紧张，并安定其情绪。同时，在孕前和孕期尽量避免接触环境毒性物质。

（七）感染性流产

流产感染多为不全流产合并感染。治疗原则应积极控制感染，若阴道流血不多，应用广谱抗生素2～3 天，待控制感染后再行刮宫，清除宫腔残留组织以止血。若阴道流血量多，静脉滴注广谱抗生素和输血的同时，用卵圆钳将宫腔内残留组织夹出，使出血减少，切不可用刮匙全面搔刮宫腔，以免造成感染扩散。术后继续应用抗生素，待感染控制后再行彻底刮宫。若已合并感染性休克者，应积极纠正休克。若感染严重或腹、盆腔有脓肿形成时，应行手术引流，必要时切除子宫。

七、护理

（一）护理评估

1.病史

停经、阴道流血和腹痛是流产孕妇的主要症状。应详细询问患者停经史、早孕反应情绪；阴道流血的持续时间与阴道流血量；有无腹痛，腹痛的部位、性质及程度。此外，还应了解阴道有无水样排液，排液的色、量和有无臭味，以及有无妊娠产物排出等。对于既往病史，应全面了解孕妇在妊娠期间有无全身性疾病、生殖器官疾病、内分泌功能失调及有无接触有害物质等，以识别发生流产的诱因。

2.身心诊断

流产孕妇可因出血过多而出现休克，或因出血时间过长、宫腔内有残留组织而发生感染。因此，护士应全面评估孕妇的各项生命体征。判断流产类型，尤其须注意与贫血及感染相关的征象（表 5-1）。

表 5-1　各型流产的临床表现

类型	病史			妇科检查	
	出血量	下腹痛	组织排出	宫颈口	子宫大小
先兆流产	少	无或轻	无	闭	与妊娠周数相符
难免流产	中～多	加剧	无	扩张	相符或略小
不全流产	少～多	减轻	部分排出	扩张或有物堵塞或闭	小于妊娠周数
完全流产	少～无	无	全部排出	闭	正常或略大

流产孕妇的心理状况以焦虑和恐惧为特征。孕妇面对阴道流血往往会不知所措，甚至有过度严重化情绪，同时对胎儿健康的担忧也会直接影响孕妇的情绪反应，孕妇可能会表现伤心、郁闷、烦躁不安等。

3.诊断检查

（1）产科检查：在消毒条件下进行妇科检查，进一步了解宫颈口是否扩张、羊膜是否破裂、有无妊娠产物堵塞于宫颈口内；子宫大小与停经周数是否相符、有无压痛等，并应检查双侧附件有

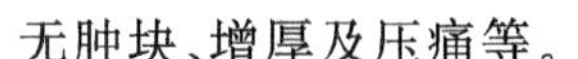
无肿块、增厚及压痛等。

(2)实验室检查:多采用放射免疫方法对人绒毛膜促性腺激素(HCG)、人胎盘催乳素(HPL)、雌激素和孕激素等进行定量测定,如测定的结果低于正常值,提示有流产可能。

(3)B超显像:超声显像可显示有无胎囊、胎动、胎心等,从而可诊断并鉴别流产及其类型,指导正确处理。

(二)可能的护理诊断

1.有感染的危险

与阴道出血时间过长、宫腔内有残留组织等因素有关。

2.焦虑

与担心胎儿健康等因素有关。

(三)预期目标

(1)出院时护理对象无感染征象。

(2)先兆流产孕妇能积极配合保胎措施,继续妊娠。

(四)护理措施

对于不同类型的流产孕妇,处理原则不同,其护理措施亦有差异。护理在全面评估孕妇身心状况的基础上,综合病史及诊断检查,明确基本处理原则,认真执行医嘱,积极配合医师为流产孕妇进行诊断,并为之提供相应的护理措施。

1.先兆流产孕妇的护理

先兆流产孕妇需卧床休息,禁止性生活,禁用肥皂水灌肠,以减少各种刺激。护士除了为其提供生活护理外,通常遵医嘱给孕妇适量镇静剂、孕激素等。随时评估孕妇的病情变化,如是否腹痛加重、阴道流血量增多等。此外,由于孕妇的情绪状态也会影响其保胎效果,因此护士还应注意观察孕妇的情绪反应,加强心理护理,从而稳定孕妇情绪,增强保胎信心。护士须向孕妇及家属讲明以上保胎措施的必要性,以取得孕妇及家属的理解和配合。

2.妊娠不能再继续者的护理

护士应积极采取措施,及时采取终止妊娠的措施,协助医师完成手术过程,使妊娠产物完全排出,同时开放静脉,做好输液、输血准备。并严密检测孕妇的体温、血压及脉搏。观察其面色、腹痛、阴道流血及与休克有关的征象。有凝血功能障碍者应予以纠正,然后再行引产或手术。

3.预防感染

护士应检测患者的体温、血常规及阴道流血,以及分泌物的性质、颜色、气味等,并严格执行无菌操作规程,加强会阴部的护理。指导孕妇使用消毒会阴垫,保持会阴部清洁,维持良好的卫生习惯。当护士发现感染征象后应及时报告医师,并按医嘱进行抗感染处理。此外,护士还应嘱患者流产后1个月返院复查,确定无禁忌证后,方可开始性生活。

4.协助患者顺利渡过悲伤期

患者由于失去婴儿,往往会出现伤心、悲哀等情绪反应。护士应给予同情和理解,帮助患者及家属接受现实,顺利渡过悲伤期。此外,护士还应与孕妇及家属共同讨论此次流产的原因,并向他们讲解有关流产的相关知识,帮助他们为再次妊娠做好准备。有习惯性流产史的孕妇在下一次妊娠确诊后卧床休息,加强营养,禁止性生活。补充B族维生素、维生素E、维生素C等,治疗期必须超过以往发生流产的妊娠月份。病因明确者,应积极接受对因治疗。黄体功能不足者,按医嘱正确使用黄体酮治疗,以预防流产;子宫畸形者须在妊娠前先进行矫正手术。宫颈内口松弛者应在未妊娠前做宫颈内口松弛修补术。如已妊娠，则可在妊娠14～16周时行子宫内口缝扎术。

(五)护理评价

(1)护理对象体温正常，血红蛋白及白细胞数正常，无出血、感染征象。

(2)先兆流产孕妇配合保胎治疗，继续妊娠。

(龙　慧)

第三节　异位妊娠

受精卵在于子宫体腔以外着床称为异位妊娠，习称宫外孕。异位妊娠依受精卵在子宫体腔外种植部位不同分为输卵管妊娠、卵巢妊娠、腹腔妊娠、阔韧带妊娠和宫颈妊娠(图5-1)。

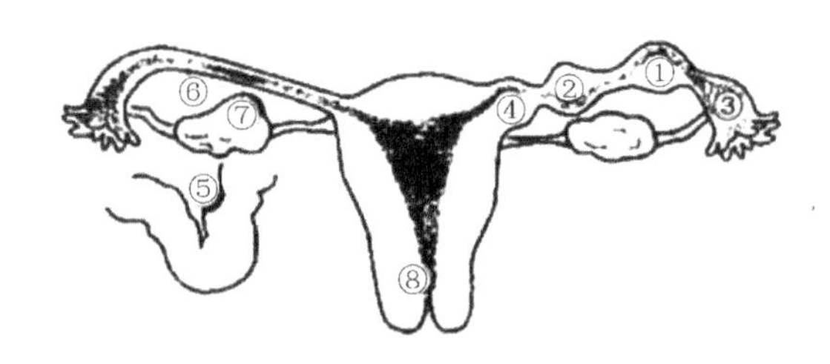

①输卵管壶腹部妊娠；②输卵管峡部妊娠；③输卵管伞部妊娠；④输卵管间质部妊娠；⑤腹腔妊娠；⑥阔韧带妊娠；⑦卵巢妊娠；⑧宫颈妊娠

图5-1　异位妊娠的发生部位

异位妊娠是妇产科常见的急腹症，发病率约1%，是孕产妇的主要死亡原因之一。以输卵管妊娠最常见。输卵管妊娠占异位妊娠95%左右，其中壶腹部妊娠最多见，约占78%，峡部、伞部、间质部妊娠较少见。

一、病因

(一)输卵管炎症

此是异位妊娠的主要病因。可分为输卵管黏膜炎和输卵管周围炎。输卵管黏膜炎轻者可发生黏膜皱褶粘连、管腔变窄。或使纤毛功能受损，从而导致受精卵在输卵管内运行受阻并于该处着床；输卵管周围炎病变主要在输卵管浆膜层或浆肌层，常造成输卵管周围粘连、输卵管扭曲、管腔狭窄、蠕动减弱而影响受精卵运行。

(二)输卵管手术史输卵管绝育史及手术史者

输卵管妊娠的发生率为10%～20%。尤其是腹腔镜下电凝输卵管及硅胶环套术绝育，可因输卵管瘘或再通而导致输卵管妊娠。曾经接受输卵管粘连分离术、输卵管成形术(输卵管吻合术或输卵管造口术)者，在再次妊娠时输卵管妊娠的可能性亦增加。

(三)输卵管发育不良或功能异常

输卵管过长、肌层发育差、黏膜纤毛缺乏、双输卵管、输卵管憩室或有输卵管副伞等，均可造

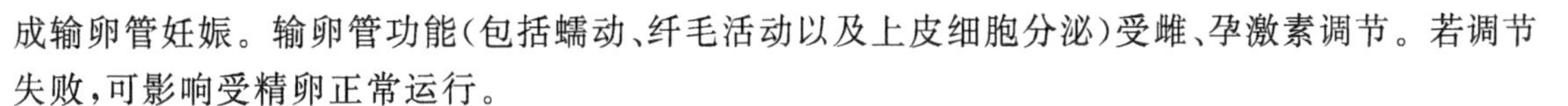

成输卵管妊娠。输卵管功能(包括蠕动、纤毛活动以及上皮细胞分泌)受雌、孕激素调节。若调节失败,可影响受精卵正常运行。

(四)辅助生殖技术

近年,由于辅助生育技术的应用,使输卵管妊娠发生率增加,既往少见的异位妊娠,如卵巢妊娠、宫颈妊娠、腹腔妊娠的发生率增加。1998 年,美国报道因助孕技术应用所致输卵管妊娠的发生率为 2.8%。

(五)避孕失败

宫内节育器避孕失败,发生异位妊娠的机会较大。

(六)其他

子宫肌瘤或卵巢肿瘤压迫输卵管,影响输卵管管腔通畅,使受精卵运行受阻。输卵管子宫内膜异位可增加受精卵着床于输卵管的可能性。

二、病理

(一)输卵管妊娠的特点

输卵管管腔狭小,管壁薄且缺乏黏膜下组织,其肌层远不如子宫肌壁厚与坚韧,妊娠时不能形成完好的蜕膜,不利于胚胎的生长发育,常发生以下结局。

1.输卵管妊娠流产

多见于妊娠 8～12 周输卵管壶腹部妊娠。受精卵种植在输卵管黏膜皱襞内,由于蜕膜形成不完整,发育中的胚泡常向管腔突出,最终突破包膜而出血,胚泡与管壁分离,若整个胚泡剥离落入管腔,刺激输卵管逆蠕动经伞端排出到腹腔,形成输卵管妊娠完全流产,出血一般不多。若胚泡剥离不完整,妊娠产物部分排出到腹腔,部分尚附着于输卵管壁,形成输卵管妊娠不全流产,滋养细胞继续侵蚀输卵管壁,导致反复出血,形成输卵管血肿或输卵管周围血肿,血液不断流出并积聚在直肠子宫陷窝形成盆腔血肿,量多时甚至流入腹腔。

2.输卵管妊娠破裂

多见于妊娠 6 周左右输卵管峡部妊娠。受精卵着床于输卵管黏膜皱襞间,胚泡生长发育时绒毛向管壁方向侵蚀肌层及浆膜,最终穿破浆膜,形成输卵管妊娠破裂。输卵管肌层血管丰富。短期内可发生大量腹腔内出血,使患者出现休克。其出血量远较输卵管妊娠流产多,腹痛剧烈;也可反复出血,在盆腔与腹腔内形成血肿。孕囊可自破裂口排出,种植于任何部位。若胚泡较小则可被吸收;若过大则可在直肠子宫陷凹内形成包块或钙化为石胎。

输卵管间质部妊娠虽少见,但后果严重,其结局几乎均为输卵管妊娠破裂。由于输卵管间质部管腔周围肌层较厚、血运丰富,因此破裂常发生于孕 12～16 周。其破裂犹如子宫破裂,症状较严重,往往在短时间内出现低血容量休克症状。

3.陈旧性宫外孕

输卵管妊娠流产或破裂,若长期反复内出血形成的盆腔血肿不消散,血肿机化变硬并与周围组织粘连,临床上称为陈旧性宫外孕。

4.继发性腹腔妊娠

无论输卵管妊娠流产或破裂,还是胚胎从输卵管排入腹腔内或阔韧带内,多数胚胎会死亡,偶尔也有存活者。若存活胚胎的绒毛组织附着于原位或排至腹腔后重新种植而获得营养,可继续生长发育,形成继发性腹腔妊娠。

(二)子宫的变化

输卵管妊娠和正常妊娠一样，合体滋养细胞产生 HCG 维持黄体生长，使类固醇激素分泌增加，致使月经停止来潮、子宫增大变软、子宫内膜出现蜕膜反应。若胚胎受损或死亡，滋养细胞活力消失，蜕膜白宫壁剥离而发生阴道流血。有时蜕膜可完整剥离，随阴道流血排出三角形蜕膜管型；有时呈碎片排出。排出的组织见不到绒毛，组织学检查无滋养细胞，此时血β-HCG下降。子宫内膜形态学改变呈多样性，若胚胎死亡已久，内膜可呈增生期改变，有时可见 Arias-Stella (A-S)反应，镜检见内膜腺体上皮细胞增生、增大，细胞边界不清，腺细胞排列成团突入腺腔，细胞极性消失，细胞核肥大、深染，细胞质有空泡。这种子宫内膜过度增生和分泌反应，可能为类固醇激素过度刺激所引起；若胚胎死亡后部分深入肌层的绒毛仍存活，黄体退化迟缓，内膜仍可呈分泌反应。

三、临床表现

输卵管妊娠的临床表现与受精卵着床部位、有无流产或破裂，以及出血量多少与时间长短等有关。

(一)症状

典型症状为停经后腹痛与阴道流血。

1.停经

除输卵管间质部妊娠停经时间较长外，多有 6～8 周停经史。有 20%～30%的患者无停经史，将异位妊娠时出现的不规则阴道流血误认为月经，或由于月经过期仅数天而不认为是停经。

2.腹痛

腹痛是输卵管妊娠患者的主要症状。在输卵管妊娠发生流产或破裂之前，由于胚胎在输卵管内逐渐增大，常表现为一侧下腹部隐痛或酸胀感。当发生输卵管妊娠流产或破裂时，突感一侧下腹部撕裂样疼痛，常伴有恶心、呕吐。若血液局限于病变区，主要表现为下腹部疼痛，当血液积聚于直肠子宫陷凹时，可出现肛门坠胀感。随着血液由下腹部流向全腹，疼痛可由下腹部向全腹部扩散，血液刺激膈肌，可引起肩胛部放射性疼痛及胸部疼痛。

3.阴道流血

胚胎死亡后。常有不规则阴道流血，色暗红或深褐，量少呈点滴状，一般不超过月经量，少数患者阴道流血量较多，类似月经。阴道流血可伴有蜕膜管型或蜕膜碎片排出，由子宫蜕膜剥离所致。阴道流血一般常在病灶去除后方能停止。

4.晕厥与休克

由于腹腔内出血及剧烈腹痛，轻者出现晕厥，严重者出现失血性休克。出血量越多越快，症状出现越迅速越严重，但与阴道流血量不成正比。

5.腹部包块

输卵管妊娠流产或破裂时所形成的血肿时间较久者，由于血液凝同并与周围组织或器官(如子宫、输卵管、卵巢、肠管或大网膜等)发生粘连形成包块，包块较大或位置较高者，腹部可扪及。

(二)体征

根据患者内出血的情况，患者可呈贫血貌。腹部检查：下腹压痛、反跳痛明显，出血多时，叩诊有移动性浊音。

四、处理原则

处理原则以手术治疗为主，其次是药物治疗。

(一)药物治疗

1.化学药物治疗

主要适用于早期输卵管妊娠、要求保存生育能力的年轻患者。符合下列条件可采用此法：①无药物治疗的禁忌证；②输卵管妊娠未发生破裂或流产；③输卵管妊娠包块直径≤4 cm；④血β-HCG<2 000 U/L；⑤无明显内出血，常用甲氨蝶呤(MTX)，治疗机制是抑制滋养细胞增生，破坏绒毛，使胚胎组织坏死、脱落、吸收。但在治疗中若病情无改善，甚至发生急性腹痛或输卵管破裂症状，则应立即进行手术治疗。

2.中医药治疗

中医学认为本病属血瘀少腹，不通则痛的实证。以活血化瘀、消癥为治则，但应严格掌握指征。

(二)手术治疗

手术治疗分为保守手术和根治手术。保守手术为保留患侧输卵管，根治手术为切除患侧输卵管。手术治疗适用于：①生命体征不稳定或有腹腔内出血征象者；②诊断不明确者；③异位妊娠有进展者(如血β-HCG处于高水平，附件区大包块等)；④随诊不可靠者；⑤药物治疗禁忌证者或无效者。

1.保守手术

此适用于有生育要求的年轻妇女，特别是对侧输卵管已切除或有明显病变者。

2.根治手术

此适用于无生育要求的输卵管妊娠内出血并发休克的急症患者。

3.腹腔镜手术

这是近年治疗异位妊娠的主要方法。

五、护理

(一)护理评估

1.病史

应仔细询问月经史，以准确推断停经时间。注意不要将不规则阴道流血误认为末次月经，或由于月经仅过期几天，不认为是停经。此外，对不孕、放置宫内节育器、绝育术、输卵管复通术、盆腔炎等与发病相关的高危因素应予高度重视。

2.身心状况

输卵管妊娠发生流产或破裂前，症状及体征不明显。当患者腹腔内出血较多时呈贫血貌，严重者可出现面色苍白，四肢湿冷，脉快、弱、细，血压下降等休克症状。体温一般正常，出现休克时体温略低，腹腔内血液吸收时体温略升高，但不超过 38 ℃。下腹有明显压痛、反跳痛，尤以患侧为重，肌紧张不明显，叩诊有移动性浊音。血凝后下腹可触及包块。

由于输卵管妊娠流产或破裂后，腹腔内急性大量出血及剧烈腹痛，以及妊娠终止的现实都将是孕妇出现较为激烈的情绪反应。可表现为哭泣、自责、无助、抑郁和恐惧等行为。

3.诊断检查

(1)腹部检查:输卵管妊娠流产或破裂者,下腹部有明显压痛或反跳痛,尤以患侧为甚,轻度腹肌紧张;出血多时,叩诊有移动性浊音;如出血时间较长,形成血凝块,在下腹可触及软性肿块。

(2)盆腔检查:输卵管妊娠未发生流产或破裂者,除子宫略大较软外,仔细检查可能触及胀大的输卵管并有轻度压痛。输卵管妊娠流产或破裂者,阴道后穹隆饱满,有触痛。将宫颈轻轻上抬或左右摇动时引起剧烈疼痛,称为宫颈抬举痛或摇摆痛,是输卵管妊娠的主要体征之一。子宫稍大而软,腹腔内出血多时子宫检查呈漂浮感。

(3)阴道后穹隆穿刺:是一种简单、可靠的诊断方法,适用于疑有腹腔内出血的患者。由于腹腔内血液易积聚于子宫直肠陷凹,抽出暗红色不凝血为阳性,说明存在血腹症。无内出血、内出血量少、血肿位置较高或子宫直肠陷凹有粘连者,可能抽不出血液,因而穿刺阴性不能排除输卵管妊娠存在。如有移动性浊音,可做腹腔穿刺。

(4)妊娠试验:放射免疫法测血中 HCG,尤其是 β-HCG 阳性有助诊断。虽然此方法灵敏度高,异位妊娠的阳性率一般可达 80%～90%,但 β-HCG 阴性者仍不能完全排除异位妊娠。

(5)血清孕酮测定:对判断正常妊娠胚胎的发育情况有帮助,血清孕酮值＜5 ng/mL 应考虑宫内妊娠流产或异位妊娠。

(6)超声检查:B 超显像有助于诊断异位妊娠。阴道 B 超检查较腹部 B 超检查准确性高。诊断早期异位妊娠单凭 B 超现象有时可能会误诊。若能结合临床表现及 β-HCG 测定等,对诊断的帮助很大。

(7)腹腔镜检查:适用于输卵管妊娠尚未流产或破裂的早期患者和诊断有困难的患者,腹腔内有大量出血或伴有休克者,禁做腹腔镜检查。在早期异位妊娠患者,腹腔镜可见一侧输卵管肿大,表面紫蓝色,腹腔内无出血或有少量出血。

(8)子宫内膜病理检查:诊刮仅适用于阴道流血量较多的患者,目的在于排除宫内妊娠流产。将宫腔排出物或刮出物做病理检查,切片中见到绒毛,可诊断为宫内妊娠,仅见蜕膜未见绒毛者有助于诊断异位妊娠。现已经很少依靠诊断性刮宫协助诊断。

(二)护理诊断

1.潜在并发症

出血性休克。

2.恐惧

与担心手术失败有关。

(三)预期目标

(1)患者休克症状得以及时发现并缓解。

(2)患者能以正常心态接受此次妊娠失败的事实。

(四)护理措施

1.接受手术治疗患者的护理

(1)护士在严密监测患者生命体征的同时,配合医师积极纠正患者休克症状,做好术前准备。手术治疗是输卵管异位妊娠的主要处理原则。对于严重内出血并发休克的患者,护士应立即开放静脉,交叉配血,做好输血输液的准备。以便配合医师积极纠正休克,补充血容量,并按急症手术要求迅速做好手术准备。

(2)加强心理护理:护士于术前简洁明了地向患者及家属讲明手术的必要性,并以亲切的态

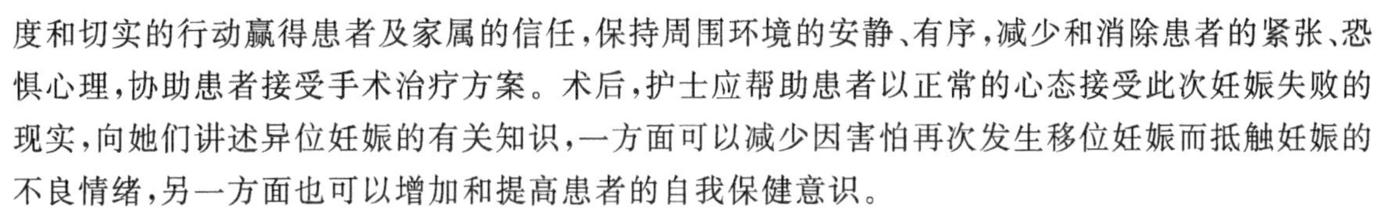

度和切实的行动赢得患者及家属的信任，保持周围环境的安静、有序，减少和消除患者的紧张、恐惧心理，协助患者接受手术治疗方案。术后，护士应帮助患者以正常的心态接受此次妊娠失败的现实，向她们讲述异位妊娠的有关知识，一方面可以减少因害怕再次发生移位妊娠而抵触妊娠的不良情绪，另一方面也可以增加和提高患者的自我保健意识。

2.接受非手术治疗患者的护理

对于接受非手术治疗方案的患者，护士应从以下几方面加强护理。

(1)护士须密切观察患者的一般情况、生命体征，并重视患者的主诉，尤应注意阴道流血量与腹腔内出血量不成比例，当阴道流血量不多时，不要误认为腹腔内出血量亦很少。

(2)护士应告诉患者病情发展的一些指征，如出血增多、腹痛加剧、肛门坠胀感明显等，以便当患者病情发展时，医患均能及时发现，给予相应处理。

(3)患者应卧床休息，避免腹部压力增大，从而减少异位妊娠破裂的机会。在患者卧床期间，护士需提供相应的生活护理。

(4)护士应协助正确留取血标本，以检测治疗效果。

(5)护士应指导患者摄取足够的营养物质，尤其是富含铁蛋白的食物，如动物肝脏、肉类、豆类、绿叶蔬菜及黑木耳等，以促进血红蛋白的增加，增强患者的抵抗力。

3.出院指导

输卵管妊娠的预后在于防治输卵管的损伤和感染，因此护士应做好妇女的健康保健工作，防止发生盆腔感染。教育患者保持良好的卫生习惯，勤洗浴、勤换衣，性伴侣稳定。发生盆腔炎后须立即彻底治疗，以免延误病情。另外，由于输卵管妊娠者中约有10%的再发生率和50%～60%的不孕率。因此，护士须告诫患者，下次妊娠时要及时就医，并且不宜轻易终止妊娠。

(五)护理评价

(1)患者的休克症状得以及时发现并纠正。

(2)患者消除了恐惧心理.愿意接受手术治疗。

(师　伟)

第四节　过期妊娠

平时月经周期规则，妊娠达到或超过42周(>294天)尚未分娩者，称为过期妊娠。其发生率占妊娠总数的3%～15%。过期妊娠使胎儿窘迫、胎粪吸入综合征、过熟综合征、新生儿窒息、围生儿死亡、巨大儿，以及难产等不良结局发生率增高，并随妊娠期延长而增加。

一、病因

过期妊娠可能与下列因素有关。

(一)雌、孕激素比例失调

内源性前列腺素和雌二醇分泌不足而孕酮水平增高，导致孕激素优势，抑制前列腺素和缩宫素的作用，延迟分娩发动，导致过期妊娠。

(二)头盆不称

部分过期妊娠胎儿较大,导致头盆不称和胎位异常,使胎先露部不能紧贴子宫下段及宫颈内口,反射性子宫收缩减少,容易发生过期妊娠。

(三)胎儿畸形

如无脑儿,由于无下丘脑,垂体肾上腺轴发育不良或缺如,促肾上腺皮质激素产生不足,胎儿肾上腺皮质萎缩,使雌激素的前身物质 16α-羟基硫酸脱氢表雄酮不足,从而使雌激素分泌减少;小而不规则的胎儿不能紧贴子宫下段及宫颈内口诱发宫缩,导致过期妊娠。

(四)遗传因素

某家族、某个体常反复发生过期妊娠,提示过期妊娠可能与遗传因素有关。胎盘硫酸酯酶缺乏症是一种罕见的伴性隐性遗传病,可导致过期妊娠。其发生机制是因胎盘缺乏硫酸酯酶,胎儿肾上腺与肝脏产生的 16α-羟基硫酸脱氢表雄酮不能脱去硫酸根转变为雌二醇及雌三醇,从而使血雌二醇及雌三醇明显减少,降低子宫对缩宫素的敏感性,使分娩难以启动。

二、临床表现

(一)胎盘

过期妊娠的胎盘病理有两种类型:一种是胎盘功能正常,除重量略有增加外,胎盘外观和镜检均与妊娠足月胎盘相似;另一种是胎盘功能减退,肉眼观察胎盘母体面呈片状或多灶性梗死及钙化,胎儿面及胎膜常被胎粪污染,呈黄绿色。

(二)羊水

正常妊娠 38 周后,羊水量随妊娠推延逐渐减少,妊娠 42 周后羊水减少迅速,约 30%减至 300 mL 以下;羊水粪染率明显增高,是足月妊娠的 2～3 倍,若同时伴有羊水过少,羊水粪染率达 71%。

(三)胎儿

过期妊娠胎儿生长模式与胎盘功能有关,可分以下 3 种。

1.正常生长及巨大儿

胎盘功能正常者,能维持胎儿继续生长,约 25%成为巨大儿,其中 1.4%胎儿出生体重＞4 500 g。

2.胎儿成熟障碍

10%～20%的过期妊娠并发胎儿成熟障碍。胎盘功能减退与胎盘血流灌注不足、胎儿缺氧及营养缺乏等有关。由于胎盘合成、代谢、运输及交换等功能障碍,胎儿不易再继续生长发育。临床分为3 期:第Ⅰ期为过度成熟期,表现为胎脂消失、皮下脂肪减少、皮肤干燥松弛多皱褶,头发浓密,指(趾)甲长,身体瘦长,容貌似“小老人”。第Ⅱ期为胎儿缺氧期,肛门括约肌松弛,有胎粪排出,羊水及胎儿皮肤黄染,羊膜和脐带绿染,同胎儿患病率及围生儿死亡率最高。第Ⅲ期为胎儿全身因粪染历时较长广泛黄染,指(趾)甲和皮肤呈黄色,脐带和胎膜呈黄绿色,此期胎儿已经历和渡过第Ⅱ期危险阶段,其预后反较第Ⅱ期好。

3.胎儿生长受限

小样儿可与过期妊娠共存,后者更增加胎儿的危险性,约 1/3 的过期妊娠死产儿为生长受限小样儿。

三、处理原则

应根据胎盘功能、胎儿大小、宫颈成熟度综合分析，以确诊过期妊娠，并选择恰当的分娩方式终止妊娠，在产程中密切观察羊水情况、胎心监护，出现胎儿窘迫征象，行剖宫产尽快结束分娩。

四、护理

(一)护理评估

1.病史

准确核实孕周，确定胎盘功能是否正常是关键。诊断过期妊娠之前必须准确核实孕周。

2.身心诊断

平时月经周期规则，妊娠达到或超过 42 周(＞294 天)未分娩者，可诊断为过期妊娠。由于孕妇结果的不可预知，恐惧、焦虑、猜测是过期妊娠孕妇常见的情绪反应。

3.诊断检查

实验室检查：①根据 B 超检查确定孕周，妊娠 20 周内，B 超检查对确定孕周有重要意义。妊娠 5～12 周内以胎儿顶臀径推算孕周较准确，妊娠 12～20 周以内以胎儿双顶径、股骨长度推算预产期较好。②根据妊娠初期血、尿 HCG 增高的时间推算孕周。

(二)可能的护理诊断

1.有新生儿受伤的危险

与过期胎儿生长受限有关。

2.焦虑

与担心分娩方式、过期胎儿预后有关。

(三)预期目标

(1)新生儿不存在因护理不当而产生的并发症。

(2)患者能平静地面对事实，接受治疗和护理。

(四)护理措施

1.预防过期妊娠

(1)加强孕期宣教，使孕妇及家属认识过期妊娠的危害性。

(2)定期进行产前检查，适时结束妊娠。

2.加强监测，判断胎儿在宫内情况

(1)教会孕妇进行胎动计数：妊娠超过 40 周的孕妇，通过计数胎动进行自我监测尤为重要。胎动计数＞30 次/12 小时为正常，＜10 次/12 小时或逐日下降超过 50%应视为胎盘功能减退，提示胎儿宫内缺氧。

(2)胎儿电子监护仪检测：无应激试验(NST)每周 2 次，胎动减少时应增加检测次数；住院后需每天1 次监测胎心变化。NST 无反应型需进一步做缩宫素激惹试验(OCT)，若多次反复出现胎心晚期减速，提示胎盘功能减退、胎儿明显缺氧。因 NST 存在较高假阳性率，需结合 B 超检查，估计胎儿安危。

3.终止妊娠应选择恰当的分娩方式

(1)已确诊过期妊娠，严格掌握终止妊娠的指征：①宫颈条件成熟；②胎儿体重＞4 000 g或胎儿生长受限；③12 小时内胎动＜10 次或 NST 为无反应型，OCT 可疑；④尿E/C 比值持续低值;⑤羊水过少(羊水暗区<3 cm)和/或羊水粪染;⑥并发重度子痫前期或子痫。终止妊娠的方法应酌情而定。

(2)引产:宫颈条件成熟、Bishop 评分>7 分者,应予引产;胎头已衔接者,通常采用人工破膜,破膜时羊水多而清者,可静脉滴注缩宫素。在严密监视下经阴道分娩。对羊水Ⅱ度污染者,若阴道分娩,要求在胎肩娩出前用负压吸管或吸痰管吸净胎儿鼻咽部黏液。

(3)剖宫产:出现胎盘功能减退或胎儿窘迫征象,不论宫颈条件成熟与否,均应行剖宫产尽快结束分娩。过期妊娠时,胎儿虽有足够储备力,但临产后宫缩应激力的显著增加超过其储备力,出现隐性胎儿窘迫,对此应有足够认识。最好应用胎儿监护仪,及时发现问题,采取应急措施,适时选择剖宫产挽救胎儿。进入产程后。应鼓励产妇左侧卧位、吸氧。产程中最好连续监测胎心,注意羊水性状,必要时取胎儿头皮血测 pH,及早发现胎儿窘迫,并及时处理。过期妊娠时,常伴有胎儿窘迫、羊水粪染,分娩时应做相应准备。胎儿娩出后立即在直接喉镜指引下行气管插管吸出气管内容物,以减少胎粪吸入综合征的发生。过期儿患病率和死亡率均增高,应及时发现和处理新生儿窒息、脱水、低血容量及代谢性酸中毒等并发症。

(五)护理评价

(1)患者能积极配合医护措施。

(2)新生儿未发生窒息。

(师　伟)

第五节　胎儿窘迫

胎儿窘迫是指孕妇、胎儿、胎盘等各种原因引起的胎儿宫内缺氧,影响胎儿健康甚至危及生命。胎儿窘迫是一种综合征,主要发生在临产过程,也可发生在妊娠后期。发生在临产过程者,可以是妊娠后期的延续和加重。

一、病因

胎儿窘迫的病因涉及多方面,可归纳为三大类。

(一)母体因素

妊娠妇女患有高血压疾病、慢性肾炎、妊娠高血压综合征、重度贫血、心脏病、肺源性心脏病、高热、吸烟、产前出血性疾病和创伤、急产或子宫不协调性收缩、缩宫素使用不当、产程延长、子宫过度膨胀、胎膜早破等;或者产妇长期仰卧位,镇静药、麻醉药使用不当等。

(二)胎儿因素

胎儿心血管系统功能障碍、胎儿畸形,如严重的先天性心血管疾病、母婴血型不合引起的胎儿溶血、胎儿贫血、胎儿宫内感染等。

(三)脐带、胎盘因素

脐带因素有长度异常、缠绕、打结、扭转、狭窄、血肿、帆状附着;胎盘因素有植入异常、形状异常、发育障碍、循环障碍等。

二、病理生理

胎儿窘迫的基本病理生理变化是缺血、缺氧引起的一系列变化。缺氧早期或者一过性缺氧时。机体主要通过减少胎盘和自身耗氧量代偿，胎儿则通过减少对肾与下肢血供等方式来保证心脑血流量，不产生严重的代偿障碍及器官损害。缺氧严重则可引起严重的并发症。缺氧初期通过自主神经反射兴奋交感神经，使肾上腺儿茶酚胺及皮质醇分泌增多，引起血压上升及心率加快。此时，胎儿的大脑、肾上腺、心脏及胎盘血流增加，而肾、肺、消化系统等血流减少，出现羊水减少、胎儿发育迟缓等。若缺氧继续加重，则转为兴奋迷走神经，血管扩张，有效循环血量减少，主要器官的功能由于血流不能保证而受损，于是胎心率减慢。缺氧继续发展下去可引起严重的器官功能损害，尤其可以引起缺血缺氧性脑病甚至胎死宫内。此过程基本是低氧血症至缺氧，然后至代谢性酸中毒，主要表现为胎动减少、羊水少、胎心监护基线变异差、出现晚期减速甚至呼吸抑制。由于缺氧时肠蠕动加快，肛门括约肌松弛引起胎粪排出。此过程可以形成恶性循环，更加重母体及胎儿的危险。不同原因引起的胎儿窘迫表现过程可以不完全一致，所以应加强监护、积极评价、及时发现高危征象并积极处理。

三、临床表现

胎儿窘迫的主要表现为胎心音改变、胎动异常及羊水胎粪污染或羊水过少，严重者胎动消失。根据其临床表现，胎儿窘迫可以分为急性胎儿窘迫和慢性胎儿窘迫。急性胎儿窘迫多发生在分娩期，主要表现为胎心率加快或减慢；CST 或者 OCT 等出现频繁的晚期减速或变异减速；羊水胎粪污染和胎儿头皮血 pH 下降，出现酸中毒。羊水胎粪污染可以分为三度：Ⅰ度羊水呈浅绿色；Ⅱ度羊水呈黄绿色，浑浊；Ⅲ度羊水呈棕黄色，稠厚。慢性胎儿窘迫发生在妊娠末期，常延续至临产并加重，主要表现为胎动减少或消失、NST 基线平直、胎儿发育受限、胎盘功能减退、羊水胎粪污染等。

四、处理原则

急性胎儿窘迫者，应积极寻找原因并给予及时纠正。若宫颈未完全扩张、胎儿窘迫情况不严重者，给予吸氧，嘱产妇左侧卧位，若胎心率变为正常，可继续观察；若宫口开全、胎先露部已达坐骨棘平面以下3 cm者，应尽快助产经阴道娩出胎儿；若因缩宫素使宫缩过强造成胎心率减慢者，应立即停止使用，继续观察，病情紧迫或经上述处理无效者立即剖宫产结束分娩。慢性胎儿窘迫者，应根据妊娠周、胎儿成熟度和窘迫程度决定处理方案。首先应指导妊娠妇女采取左侧卧位，间断吸氧，积极治疗各种并发症或并发症，密切监护病情变化。若无法改善，则应在促使胎儿成熟后迅速终止妊娠。

五、护理评估

(一)健康史

了解妊娠妇女的年龄、生育史、内科疾病史，如高血压疾病、慢性肾炎、心脏病等；本次妊娠经过，如妊娠高血压综合征、胎膜早破、子宫过度膨胀(如羊水过多和多胎妊娠)；分娩经过，如产程延长(特别是第二产程延长)、缩宫素使用不当。了解有无胎儿畸形、胎盘功能的情况。

（二）身心状况

胎儿窘迫时，妊娠妇女自感胎动增加或停止。在窘迫的早期可表现为胎动过频（每 24 小时大于20 次）；若缺氧未纠正或加重，则胎动转弱且次数减少，进而消失。胎儿轻微或慢性缺氧时，胎心率加快（>160 次/分）；若长时间或严重缺氧。则会使胎心率减慢。若胎心率<100 次/分，则提示胎儿危险。胎儿窘迫时主要评估羊水量和性状。

孕产妇夫妇因为胎儿的生命遭遇危险而产生焦虑，对需要手术结束分娩产生犹豫、无助感。对于胎儿不幸死亡的孕产妇夫妇，其感情上受到强烈的创伤，通常会经历否认、愤怒、抑郁、接受的过程。

（三）辅助检查

1.胎盘功能检查

出现胎儿窘迫的妊娠妇女一般 24 小时尿 E_3 值急骤减少 30%～40%，或于妊娠末期连续多次测定在每 24 小时 10 mg 以下。

2.胎心监测

胎动时胎心率加速不明显，基线变异率<3 次/分，出现晚期减速、变异减速等。

3.胎儿头皮血血气分析

pH<7.2。

六、护理诊断/诊断问题

（一）气体交换受损（胎儿）

与胎盘子宫的血流改变、血流中断（脐带受压）或血流速度减慢（子宫-胎盘功能不良）有关。

（二）焦虑

与胎儿宫内窘迫有关。

（三）预期性悲哀

与胎儿可能死亡有关。

七、预期目标

（1）胎儿情况改善，胎心率在 120～160 次/分。

（2）妊娠妇女能运用有效的应对机制控制焦虑。

（3）产妇能够接受胎儿死亡的现实。

八、护理措施

（1）妊娠妇女左侧卧位，间断吸氧。严密监测胎心变化，一般每 15 分钟听 1 次胎心或进行胎心监护，注意胎心变化。

（2）为手术者做好术前准备，如宫口开全、胎先露部已达坐骼棘平面以下 3 cm 者，应尽快阴道助产娩出胎儿。

（3）做好新生儿抢救和复苏的准备。

（4）心理护理：①向孕产妇提供相关信息，包括医疗措施的目的、操作过程、预期结果及孕产妇须做的配合；将真实情况告知孕产妇，有助于其减轻焦虑，也可帮助产妇面对现实。必要时陪伴产妇，对产妇的疑虑给予适当的解释。②对于胎儿不幸死亡的父母亲，护理人员可安排一个远

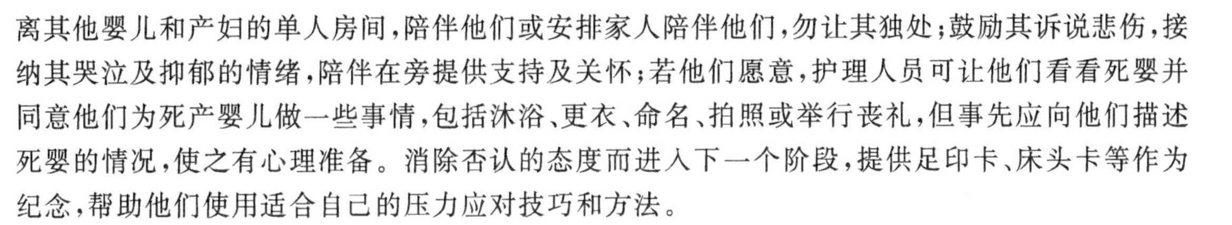

离其他婴儿和产妇的单人房间，陪伴他们或安排家人陪伴他们，勿让其独处；鼓励其诉说悲伤，接纳其哭泣及抑郁的情绪，陪伴在旁提供支持及关怀；若他们愿意，护理人员可让他们看看死婴并同意他们为死产婴儿做一些事情，包括沐浴、更衣、命名、拍照或举行丧礼，但事先应向他们描述死婴的情况，使之有心理准备。消除否认的态度而进入下一个阶段，提供足印卡、床头卡等作为纪念，帮助他们使用适合自己的压力应对技巧和方法。

九、结果评价

(1)胎儿情况改善，胎心率在 120～160 次/分。

(2)妊娠妇女能运用有效的应对机制来控制焦虑，叙述心理和生理上的感受。

(3)产妇能够接受胎儿死亡的现实。

（师　伟）

第六节　前置胎盘

妊娠 28 周后，胎盘附着于子宫下段，甚至胎盘下缘达到或覆盖宫颈内口，其位置低于胎先露部，称为前置胎盘。前置胎盘是妊娠晚期严重并发症，也是妊娠晚期阴道流血最常见的原因。其发病率国外报道 0.5%，国内报道 0.24%～1.57%。

一、病因

目前尚不清楚，高龄初产妇(年龄＞35 岁)、经产妇及多产妇、吸烟或吸毒妇女为高危人群。其病因可能与下述因素有关。

(一)子宫内膜病变或损伤

多次刮宫、分娩、子宫手术史等是前置胎盘的高危因素。上述情况可损伤子宫内膜，引起子宫内膜炎或萎缩性病变，再次受孕时子宫蜕膜血管形成不良、胎盘血供不足，刺激胎盘面积增大延伸到子宫下段。前次剖宫产手术瘢痕可妨碍胎盘在妊娠晚期向上迁移。增加前置胎盘的可能性。据统计，发生前置胎盘的孕妇，85%～95%为经产妇。

(二)胎盘异常

双胎妊娠时胎盘面积过大，前置胎盘发生率较单胎妊娠高 1 倍；胎盘位置正常而副胎盘位于子宫下段接近宫颈内口；膜状胎盘大而薄，扩展到子宫下段，均可发生前置胎盘。

(三)受精卵滋养层发育迟缓

受精卵到达子宫腔后，滋养层尚未发育到可以着床的阶段，继续向下游走到达子宫下段，并在该处着床而发育成前置胎盘。

二、分类

根据胎盘下缘与宫颈内口的关系，将前置胎盘分为 3 类(图 5-2)。

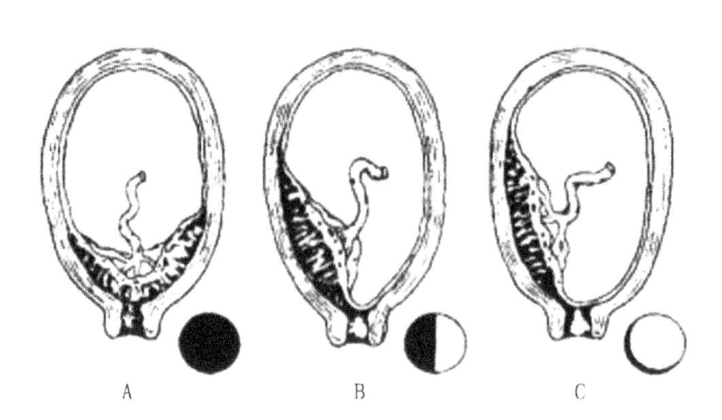

图 5-2 前置胎盘的类型

A.完全性前置胎盘;B.部分性前置胎盘;C.边缘性前置胎盘

(1)完全性前置胎盘又称中央性前置胎盘,胎盘组织完全覆盖宫颈内口。

(2)部分性前置胎盘宫颈内口部分为胎盘组织所覆盖。

(3)边缘性前置胎盘胎盘附着于子宫下段,胎盘边缘到达宫颈内口,未覆盖宫颈内口。

胎盘位于子宫下段,与胎盘边缘极为接近,但未达到宫颈内口,称为低置胎盘。胎盘下缘与宫颈内口的关系可因宫颈管消失、宫口扩张而改变。前置胎盘类型可因诊断时期不同而改变,如临产前为完全性前置胎盘,临产后因宫口扩张而成为部分性前置胎盘。目前,临床上均依据处理前最后一次检查结果来决定其分类。

三、临床表现

(一)症状

前置胎盘的典型症状是妊娠晚期或临产时,发生无诱因、无痛性反复阴道流血。妊娠晚期子宫下段逐渐伸展,牵拉宫颈内口,宫颈管缩短;临产后规律宫缩使宫颈管消失成为软产道的一部分。宫颈外口扩张,附着于子宫下段及宫颈内口的胎盘前置部分不能相应伸展而与其附着处分离,血窦破裂出血。前置胎盘出血前无明显诱因,初次出血量一般不多,剥离处血液凝固后,出血自然停止;也有初次即发生致命性大出血而导致休克的。由于子宫下段不断伸展,前置胎盘出血常反复发生,出血量也越来越多。阴道流血发生的迟早、反复发生次数、出血量多少与前置胎盘类型有关。完全性前置胎盘初次出血时间早,多在妊娠28 周左右,称为警戒性出血。边缘性前置胎盘出血多发生于妊娠晚期或临产后,出血量较少。部分性前置胎盘的初次出血时间、出血量及反复出血次数,介于两者之间。

(二)体征

患者一般情况与出血量有关,大量出血呈现面色苍白、脉搏增快微弱、血压下降等休克表现。腹部检查:子宫软,无压痛,大小与妊娠周数相符。由于子宫下段有胎盘占据,影响胎先露部入盆,故胎先露高浮,易并发胎位异常。反复出血或一次出血量过多,使胎儿宫内缺氧,严重者胎死宫内。当前置胎盘附着于子宫前壁时,可在耻骨联合上方听到胎盘杂音。临产时检查见宫缩为阵发性,间歇期子宫完全松弛。

四、处理原则

处理原则是抑制宫缩、止血、纠正贫血和预防感染。根据阴道流血量、有无休克、妊娠周数、

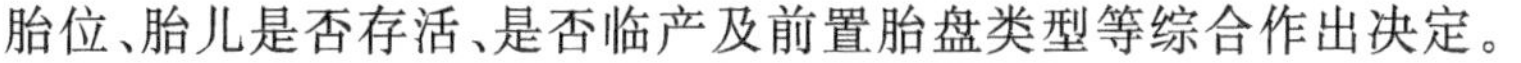

胎位、胎儿是否存活、是否临产及前置胎盘类型等综合作出决定。

(一)期待疗法

应在保证孕妇安全的前提下尽可能延长孕周,以提高围生儿存活率。适用于妊娠<34 周、胎儿体重<2 000 g、胎儿存活、阴道流血量不多、一般情况良好的孕妇。

尽管国外有资料证明,前置胎盘孕妇的妊娠结局住院与门诊治疗并无明显差异,但我国仍应强调住院治疗。住院期间密切观察病情变化,为孕妇提供全面优质护理是期待疗法的关键措施。

(二)终止妊娠

1.终止妊娠指征

孕妇反复发生多量出血甚至休克者,无论胎儿成熟与否,为了母亲安全应终止妊娠;期待疗法中发生大出血或出血量虽少,但胎龄达孕 36 周以上,胎儿成熟度检查提示胎儿肺成熟者;胎龄未达孕 36 周,出现胎儿窘迫征象,或胎儿电子监护发现胎心异常者;出血量多;危及胎儿;胎儿已死亡或出现难以存活的畸形,如无脑儿。

2.剖宫产

剖宫产可在短时间内娩出胎儿,迅速结束分娩,对母儿相对安全,是处理前置胎盘的主要手段。剖宫产指征应包括完全性前置胎盘,持续大量阴道流血;部分性和边缘性前置胎盘出血量较多,先露高浮,短时间内不能结束分娩;胎心异常。术前应积极纠正贫血、预防感染等,备血,做好处理产后出血和抢救新生的准备。

3.阴道分娩

边缘性前置胎盘、枕先露、阴道流血不多、无头盆不称和胎位异常,估计在短时间内能结束分娩者,可予试产。

五、护理

(一)护理评估

1.病史

除个人健康史外,在孕产史中尤其注意识别有无剖宫产术、人工流产术及子宫内膜炎等前置胎盘的易发因素。此外,妊娠中特别是孕 28 周后,是否出现无痛性、无诱因、反复阴道流血症状,并详细记录具体经过及医疗处理情况。

2.身心状况

患者的一般情况与出血量的多少密切相关。大量出血时可见面色苍白、脉搏细速、血压下降等休克症状。孕妇及其家属可因突然阴道流血而感到恐惧或焦虑,既担心孕妇的健康,更担心胎儿的安危,可能显得恐慌、紧张、手足无措。

3.诊断检查

(1)产科检查:子宫大小与停经月份一致,胎儿方位清楚,先露高浮,胎心可以正常,也可因孕妇失血过多致胎心异常或消失。前置胎盘位于子宫下段前壁时,可于耻骨联合上方听见胎盘血管杂音。临产后检查,宫缩为阵发性,间歇期子宫肌肉可以完全放松。

(2)超声波检查:B 超断层相可清楚看到子宫壁、胎头、宫颈和胎盘的位置,胎盘定位准确率达 95%以上,可反复检查,是目前最安全、有效的首选检查方法。

(3)阴道检查:目前一般不主张应用。只有在近临产期出血不多时,终止妊娠前为除外其他出血原因或明确诊断决定分娩方式前考虑采用。要求阴道检查操作必须在输血、输液和做好手术准备的情况下方可进行。怀疑前置胎盘的个案,切忌肛查。

(4)术后检查胎盘及胎膜:胎盘的前置部分可见陈旧血块附着呈黑紫色或暗红色,如这些改变位于胎盘的边缘,而且胎膜破口处距胎盘边缘<7 cm,则为部分性前置胎盘。如行剖宫产术,术中可直接了解胎盘附着的部分并确立诊断。

(二)护理诊断

1.潜在并发症

出血性休克。

2.有感染的危险

与前置胎盘剥离面靠近子宫颈口、细菌易经阴道上行感染有关。

(三)预期目标

(1)接受期待疗法的孕妇血红蛋白不再继续下降,胎龄可达或更接近足月。

(2)产妇产后未发生产后出血或产后感染。

(四)护理措施

根据病情须立即接受终止妊娠的孕妇,立即安排孕妇去枕侧卧位,开放静脉,配血,做好输血准备。在抢救休克的同时,按腹部手术患者的护理进行术前准备,并做好母儿生命体征监护及抢救准备工作。接受期待疗法的孕妇的护理措施如下。

1.保证休息

减少刺激孕妇需住院观察,绝对卧床休息,尤以左侧卧位为佳,并定时间断吸氧,每天 3 次,每次 1 小时,以提高胎儿血氧供应。此外,还需避免各种刺激,以减少出血可能。医护人员进行腹部检查时动作要轻柔,禁做阴道检查和肛查。

2.纠正贫血

除采取口服硫酸亚铁、输血等措施外,还应加强饮食营养指导,建议孕妇多食高蛋白及含铁丰富的食物,如动物肝脏、绿叶蔬菜和豆类等。一方面有助于纠正贫血,另一方面还可以增强机体抵抗力,同时也促进胎儿发育。

3.监测生命体征

及时发现病情变化严密观察并记录孕妇生命体征,阴道流血的量、色,流血事件及一般状况,检测胎儿宫内状态。按医嘱及时完成实验室检查项目,并交叉配血备用。发现异常及时报告医师并配合处理。

4.预防产后出血和感染

(1)产妇回病房休息时严密观察产妇的生命体征及阴道流血情况,发现异常及时报告医师处理,以防止或减少产后出血。

(2)及时更换会阴垫,以保持会阴部清洁、干燥。

(3)胎儿分娩后,及早使用宫缩剂,以预防产后大出血;对新生儿严格按照高危儿处理。

5.健康教育

护士应加强对孕妇的管理和宣教。指导围孕期妇女避免吸烟、酗酒等不良行为,避免多次刮宫、引产或宫内感染,防止多产,减少子宫内膜损伤或子宫内膜炎。对妊娠期出血,无论量多少均

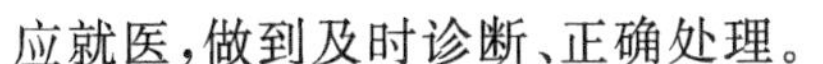

应就医，做到及时诊断、正确处理。

(五)护理评价

(1)接受期待疗法的孕妇胎龄接近(或达到)足月时终止妊娠。

(2)产妇产后未出现产后出血和感染。

(师　伟)

耳鼻喉科护理

第一节　内耳疾病

一、耳硬化症

耳硬化症是内耳骨迷路发生反复的局灶性吸收并被富含血管和细胞的海绵状新骨所代替，继而血管减少，骨质沉着，形成骨质硬化病灶而产生的疾病。好发于前庭窗前区和圆窗边缘。好发年龄为20～40岁，女性多于男性。

(一)病因

尚无定论，可能与遗传、种族、代谢紊乱及内分泌障碍等因素有关。

(二)护理评估

1.健康史

仔细询问患者是否有代谢紊乱、内分泌障碍等疾病，家族中是否有类似病例，女性患者是否怀孕。

2.身体状况

(1)缓慢进行性听力下降：可因妊娠、分娩、外伤、过劳及烟酒过度等而致听力减退加剧。

(2)耳鸣：一般以“轰轰”或“嗡嗡”低音调为主，可为持续性或间歇性。

(3)韦氏错听(亦称闹境返聪)：在嘈杂环境中，患者的听觉反较在安静环境中为佳，此现象称为韦氏错听。

(4)眩晕：少数患者在头部活动时出现轻度短暂眩晕。

3.辅助检查

(1)耳镜检查：可见外耳道宽大，皮肤菲薄，鼓膜完整，标志清楚，可见 Schwartze 征。

(2)听力检查：可表现为单纯传导性聋或伴有不同程度耳蜗功能损失之混合性聋。

(3)声导抗测试：显示 A 型鼓室导抗图。

(4)颞骨 CT 扫描：明确病变部位。

4.心理-社会状况

注意评估患者的性别、年龄、文化层次、对疾病的认知程度及压力应对方式等。

5.治疗原则

各期镫骨硬化患者以手术治疗为主,可采用镫骨部分或全部切除、人工镫骨术等。另可选配助听器和采用药物治疗。据报道氟化钠肠衣片、硫酸软骨素片等药物对本病有一定的防治作用。

(三)主要护理诊断

1.焦虑

焦虑与双耳听力下降及担心手术效果有关。

2.感知改变:双耳听力下降

双耳听力下降与耳骨迷路病变有关。

3.有受伤的危险

有受伤的危险与双耳聋有关。

4.知识缺乏

缺乏耳硬化症的治疗和护理知识。

(四)主要护理措施

(1)多与患者接触,了解患者焦虑的原因、程度,让家人经常探望和陪伴患者。告知其治疗方法和目的,鼓励患者勇敢面对疾病,积极配合治疗。

(2)人工镫骨术后应嘱患者保持头部制动 48 小时,以防镫骨移位。

(3)注意患者安全,避免车辆等物体的撞击。外出检查和活动要有人陪伴。在可能出现危险的地方安置警示牌。

(4)不宜手术或不愿意接受手术的患者,可佩戴助听器。应告知患者助听器的类型、适配对象和佩戴效果,协助患者选配合适的助听器。

(5)健康教育:①佩戴助听器的患者应每天清洗耳模和套管,耳部感染时不可佩戴。不用时关闭助听器,准备备用电池,夜间将电池盖打开,以免漏电。②口服氟化钠肠衣片等药物者应注意饭后服用。③手术后注意休息,避免剧烈活动,尤其是头部过度晃动和撞击。④伤口未愈不可洗头,以防污水流入耳内。⑤注意保暖,防止感冒,防止致病菌进入鼓室。

二、梅尼埃病

梅尼埃病是一种原因不明的以膜迷路积水为主要病理特征,以发作性眩晕、波动性耳聋、耳鸣、耳内胀满感为临床特征的内耳疾病。多见于 50 岁以下的中青年。

(一)病因

病因未明,主要学说有耳蜗微循环障碍,内淋巴液生成、吸收平衡障碍,变态反应与自身免疫异常,另外可能与遗传、病毒感染等有关。

(二)护理评估

1.健康史

评估患者是否患过各种耳病,有无其他自身免疫性疾病,有无家族遗传史,有无反复发作的眩晕、耳鸣和听力障碍等情况。

2.身体状况

(1)眩晕:多为无先兆突发旋转性眩晕,伴有恶心、呕吐、面色苍白、出冷汗、脉迟缓、血压下降等症状。

(2)耳鸣:多出现在眩晕发作之前,眩晕发作时加剧,间歇期自然缓解,但常不消失。

(3)耳聋:一般为单侧,多次发作后明显。发作期加重,间歇期减轻,呈明显波动性听力下降,耳聋随发作次数增加而加重。

(4)耳胀满感:发作期患侧头部或耳内有胀满、沉重或压迫感,有时感耳内灼热或钝痛。

3.辅助检查

(1)耳镜检查:鼓膜多正常,咽鼓管功能良好。

(2)听力检查:呈感音性聋,多年长期发作者可能呈感音神经性聋。

(3)前庭功能试验:早期患者前庭功能正常或轻度减退。发作期可见自发性水平型或水平旋转型眼震,发作过后,眼震逐渐消失。多次发作后,可出现向健侧的优势偏向。晚期出现半规管轻瘫或功能丧失。

(4)甘油试验:阳性反应提示耳聋系膜迷路积水引起。

(5)颞骨 CT 扫描:偶显前庭导水管周围气化差,导水管短而直。

4.心理-社会状况

注意评估患者的年龄、文化层次、心理状况及对本病的认知程度。

5.治疗原则

采用以调节自主神经功能、改善内耳微循环及解除迷路积水为主的药物综合治疗或手术治疗。手术有保存听力的颈交感神经节普鲁卡因封闭术、内淋巴分流术、前庭神经切除术及非听力保存的迷路切除术等。

(三)主要护理诊断

1.焦虑

与眩晕反复发作影响生活和工作有关。

2.舒适的改变:眩晕、恶心、呕吐

与膜迷路积水有关。

3.有外伤的危险

与眩晕有关。

4.知识缺乏

缺乏本病的预防保健知识。

(四)主要护理措施

(1)向患者讲解本病的有关知识,使其主动配合治疗和护理,消除其紧张、恐惧心理,使之心情愉快、精神放松。对久病、频繁发作、伴神经衰弱者要多做耐心解释,消除其思想负担。心理精神治疗的作用不容忽视。

(2)观察眩晕发作的次数、持续时间、患者的自我感觉以及神志、面色等情况。眩晕发作前,可有耳鸣为先发症状。

(3)按医嘱给予镇静药、改善微循环药及减轻膜迷路积水等药物,同时观察药物疗效和不良反应,如长期使用利尿剂者,应注意补钾。

(4)急性发作时应卧床休息,避免意外损伤。给予高蛋白、高维生素、低脂肪、低盐饮食,适当减少饮水量。休养环境宜暗并保持安静舒适。

(5)对症状重或服用镇静药者,起床时动作要慢,下床活动时有人搀扶,防止跌倒。

(6)对发作频繁、症状重、保守治疗无效而选择手术治疗者,应告知其手术目的和注意事项,做好各项术前准备,围术期护理按耳科手术患者护理常规。

(7)健康教育:①指导患者在治疗的同时配合适当的体育运动,如做呼吸操、散步、做静功等助气血运行的运动,增强体质。②指导患者保持健康的心理状态和良好的生活习惯,起居规律、睡眠充足。戒除烟酒,禁用耳毒性药物。③对眩晕发作频繁者,告知其不要骑车、登高等,以免发生危险。④积极治疗因病毒引起的呼吸道感染及全身性疾病。

三、良性阵发性位置性眩晕

良性阵发性位置性眩晕是由体位变化而诱发症状的前庭半规管疾病,是由多种病因引起的一种综合征。

(一)病因

尚不明确,可能与下列疾病有关,或继发于下列疾病:头部外伤、病毒性神经炎、椎-基底动脉短暂缺血性眩晕、内耳血液循环障碍、耳部疾病如中耳及乳突感染、药物性耳中毒等。

(二)护理评估

1.健康史

评估患者有无头部外伤史,是否患有其他耳病,是否使用过耳毒性药物;询问眩晕发作的时间特征、次数与频率、伴发症状等情况。

2.身体状况

发病突然,患者在头位变化时出现强烈旋转性眩晕,常持续于60秒之内,伴眼震、恶心和呕吐。症状常发生于坐位至躺下或从躺卧位至坐位时。严重者于头部轻微活动时即出现。眩晕发作后可有较长时间的头重脚轻、漂浮感和不稳定感。

3.辅助检查

(1)变位性眼震试验:显示眼震为旋转性、有潜伏期、持续时间短,为典型性位置性眼震。

(2)正旋转试验:呈阳性反应。

(3)听力学检查:一般为正常。

(4)其他:姿势图检查可呈现异常,但无特征性。前庭功能检查、神经系统检查及CT或MRI检查主要用于鉴别诊断或病因诊断。

4.心理-社会状况

注意评估患者的文化层次、职业、心理状况等。

5.治疗原则

抗眩晕药、头位变位管石复位疗法等,上述疗法无效,且影响生活工作质量者,可行后壶腹神经切断术或半规管阻塞术。

(三)主要护理诊断

1.焦虑

与眩晕影响正常生活与工作有关。

2.知识缺乏

缺乏疾病的治疗和护理知识。

3.意外受伤的危险

与突发眩晕有关。

(四)主要护理措施

(1)针对患者的心理特点,及时给予心理疏导,使其情绪稳定,安心休息,积极配合治疗。

(2)发作时嘱患者卧床休息,保持环境安静、整洁,空气清新,光线宜暗,避免对患者的刺激。

(3)给予低盐、低脂、高蛋白、高维生素、清淡的饮食。少饮水,多食新鲜的水果、蔬菜,戒烟、酒、咖啡等辛辣刺激性食物及饮料。

(4)指导患者做体位疗法:患者闭眼,从坐位到侧卧位,当眩晕消失后或无眩晕时保持体位30秒后再向另一侧侧卧,两侧交替进行直至症状消失为止,或3～5次结束。第一次疗法应在清晨进行,每天进行3次,可进行2～3周,通常7～10天症状可消失。

(5)遵医嘱给予抗眩晕药物治疗,观察治疗的效果及用药后的反应。

(6)需手术的患者,按耳部手术护理常规进行护理。

(7)健康指导:①保持情绪稳定,心情舒畅,避免急躁、暴怒情绪。②生活规律,劳逸结合,加强锻炼,避免劳累、紧张,提高自身的代偿适应能力。③从事驾驶、舞蹈、体操等工作者,不要急于恢复训练,休息2～4周后再恢复原工作。④避免使用耳毒性药物,身边常备地西泮、抗眩晕等药物,以防止眩晕突然发作。⑤发作时立即扶住身边物体,闭眼,停止移动或蹲下,防止跌倒受伤。

(刘慧冬)

第二节　中耳疾病

一、大疱性鼓膜炎

大疱性鼓膜炎又称出血性大疱性鼓膜炎,是鼓膜及其临近外耳道皮肤的急性炎症。

(一)病因

一般认为此病由流感病毒所致,常发生于流感感染之后。少数病例与药物或物理刺激及过敏等因素有关。

(二)护理评估

1.健康史

评估近期有无流感、脊髓灰质炎等病毒感染史;询问耳痛程度,耳道内有无液体流出等。

2.身体状况

常于流感热退后2～3天时突发剧烈耳痛,多伴有轻度听力障碍、耳鸣及同侧偏头痛,部分病例有眩晕感。大疱破裂后有稀薄血性分泌物自外耳道流出,耳痛随之减轻。

3.辅助检查

耳镜检查可见鼓膜红肿,以松弛部为甚,在鼓膜后上方出现大小不同的水疱,表面可有明显血管。

4.心理-社会状况

因本病好发于儿童及青年人,应注意评估患者的年龄、性别、文化层次、职业、生活习惯等。

5.治疗原则

全身抗病毒治疗;给予镇痛剂缓解耳痛;局部及全身应用抗生素预防继发感染。大疱可待其自破或吸收自愈,较大血疱可行穿刺抽液。

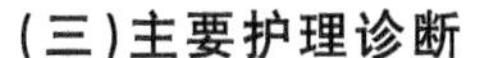

(三)主要护理诊断

1.急性疼痛

急性疼痛与鼓膜和外耳道的急性炎症反应有关。

2.知识缺乏

缺乏大疱性鼓膜炎的防治和护理知识。

3.有感染的危险

有感染的危险与鼓膜大疱破裂或穿刺后用药或护理不当有关。

(四)主要护理措施

(1)卧床休息,多饮水,进营养丰富的软食。

(2)患者诉说疼痛时耐心倾听,指导患者放松和分散注意力的方法,遵医嘱给予止痛药物,并观察药物疗效。

(3)大疱破裂前按医嘱局部用消炎镇痛类滴耳液。大疱破裂后,拭净外耳道,停用酚甘油,改用抗生素滴耳液,同时全身应用抗生素预防继发感染。

(4)行大疱穿刺者,注意严格消毒,避免刺破鼓膜全层,以免引起中耳腔感染。

(5)耳部可应用热敷或透热疗法促进吸收,加速血疱消退。

(6)健康教育:①指导患者或家属掌握正确的滴耳药方法。②耳痛加剧时应及时就诊。③锻炼身体,增强体质,积极防治上呼吸道感染等。

二、急性乳突炎

急性乳突炎是乳突气房黏膜及其骨壁的急性化脓性炎症。好发于儿童,2～3岁以下婴幼儿乳突尚未发育,仅发生鼓窦炎。

(一)病因

本病多为急性化脓性中耳炎的并发症。与患者抵抗力差,致病菌毒力强、耐药、对常用抗生素不敏感,中耳脓液引流不畅等因素有关。

(二)护理评估

1.健康史

评估患者急性化脓性中耳炎的病程;耳痛、耳流脓、耳聋等症状是否加重,耳流脓后疼痛是否减轻;有无体温再度升高等。

2.身体状况

在急性化脓性中耳炎第3周左右,各种症状不轻反重,鼓膜穿孔后耳痛不减轻,或一度减轻后又逐渐加重;听力进一步下降;耳流脓不见减少反渐增加,引流受阻时流脓突然减少并伴同侧颞区头痛。同时全身症状加重,体温再度升高,重者可达40 ℃以上。乳突部皮肤轻度肿胀,鼓窦区及乳突尖区有明显压痛。

3.辅助检查

(1)耳镜检查:可见鼓膜充血,松弛部膨出。一般穿孔小,穿孔处有脓液搏动。

(2)乳突X线片或CT摄片:可见乳突腔密度改变。

(3)血常规检查:显示白细胞计数升高。

(4)细菌培养及药物敏感试验:以确定致病菌和敏感抗生素。

4.心理-社会状况

注意评估患者的心理状况及家庭支持系统状况。

5.治疗原则

早期需按照细菌培养及药物敏感试验的结果，及早静脉给予大剂量敏感的抗菌药物；注意改善局部引流；如炎症得不到控制或出现可疑并发症时，应立即行乳突凿开术。

（三）主要护理诊断

1.体温升高

体温升高与急性乳突炎引起全身反应有关。

2.急性疼痛

急性疼痛与乳突急性化脓性炎症有关。

3.潜在并发症

硬脑膜外和硬脑膜下脓肿、乙状窦血栓性静脉炎、脑脓肿、耳后骨膜下脓肿等颅内、外感染。

4.知识缺乏

缺乏急性乳突炎的治疗和护理知识。

（四）主要护理措施

（1）按医嘱全身给予抗生素治疗，直至症状完全消失后继续治疗数天。注意观察药物疗效及不良反应。

（2）遵医嘱给予1%的麻黄碱滴鼻，以保持咽鼓管引流通畅。必要时配合医师行鼓膜切开术，以利排脓。

（3）观察体温的变化，高热患者给予物理降温或遵医嘱给予退热药物。

（4）对于耳痛明显的患者，应分散患者注意力以降低机体对疼痛的感受性，必要时给予止痛药。

（5）密切观察病情变化，有剧烈头痛、恶心、呕吐、烦躁不安等症状时应警惕颅内并发症的产生。发现耳郭后上方红肿压痛加剧并有波动感应注意颅外并发症的可能。

（6）注意休息，多饮水，鼓励进食高蛋白、高热量、高维生素易消化的流质或半流质饮食，疏通大便。重症者应注意支持疗法。小儿患者必要时请儿科医师协同观察处理。

（7）需要手术者，认真做好手术前后护理。

（8）健康教育：①向患者和家属讲解急性乳突炎的危害，特别是引起颅内、外并发症的严重性。②告知有鼓膜穿孔或手术后的患者，短期内不宜游泳，淋浴或洗头时可用干棉球塞于外耳道口，防止污水流入耳内。③乳突凿开术患者告知其三个月内耳内会有少量渗出，注意保持外耳道清洁，防止感染。④教会正确的滴耳药方法，滴耳药前先用生理盐水清洗外耳道的脓液并用棉签拭干。⑤定期复诊，病情有变化时及时就诊。⑥增加营养，提高机体抵抗力，积极预防和治疗上呼吸道感染。⑦按时进行各种传染病的预防接种。⑧宣传正确的哺乳姿势：哺乳时应将婴儿抱起，使头部竖直；乳汁过多时应适当控制其流出速度。

三、分泌性中耳炎

分泌性中耳炎是以中耳积液（包括浆液、黏液或浆黏液）及听力下降为主要特征的中耳非化脓性炎性疾病。可分为急性和慢性两种。急性中耳炎症未愈、病程大于8周者称为慢性分泌性中耳炎。

(一)病因

尚不完全明了。可能与咽鼓管功能障碍、感染、免疫反应等有关。

(二)护理评估

1.健康史

了解病程;询问患者发病前有无感冒、腺样体肥大、鼻炎、鼻窦炎、中耳感染等,近期有无乘坐飞机。

2.身体状况

(1)听力下降:急性发病者大多于感冒后有听力减退,听力可因头位不同而改变。慢性者起病隐匿。

(2)耳痛:急性者可有隐隐耳痛,慢性者耳痛不明显。

(3)耳鸣:有"噼啪"声,"嗡嗡"声及流水声等。当头部震动时耳内可有气过水声。

(4)耳内闭塞感:本病尚有耳内闭塞或闷胀感,按压耳屏后可暂时减轻。

3.辅助检查

(1)耳镜检查:急性期可见鼓膜充血、内陷;鼓室积液时可见液平面或鼓膜呈淡黄、橙红或琥珀色。慢性者鼓膜可呈灰蓝或乳白色。

(2)听力测试:提示传导性聋。

(3)声阻抗测定:鼓室压曲线常呈平坦型或高负压型。

(4)乳突 X 线检查:多发现乳突气房模糊,密度增加。

(5)鼓膜穿刺:可抽出积液。

4.心理-社会状况

评估患者年龄、性别、文化层次、对疾病的认知、家庭功能状况、情绪反应等。

5.治疗原则

清除中耳积液(鼓膜穿刺抽液、鼓膜切开、鼓室置管术等);控制感染,改善咽鼓管通气引流,病因治疗。

(三)主要护理诊断

1.感知改变:听力下降

听力下降与中耳积液及负压有关。

2.舒适改变:耳鸣、耳痛、耳闷塞感

耳鸣、耳痛、耳闷塞感与咽鼓管阻塞、鼓室积液有关。

3.知识缺乏

缺乏分泌性中耳炎的相关的治疗配合和自我护理知识。

(四)主要护理措施

(1)向患者及其家人介绍本病的致病原因和各种治疗方法,增强患者信心,使其积极配合治疗。

(2)遵医嘱给予抗生素类、类固醇激素类药物以控制感染,减轻炎性渗出和机化。注意观察用药效果和不良反应。

(3)教会患者正确的滴鼻药方法,遵医嘱给予 1%的麻黄碱滴鼻,保持鼻腔及咽鼓管通畅。

(4)行咽鼓管吹张时,应先清除鼻腔分泌物。行鼓膜穿刺抽液时,严格按操作规程执行。行鼓膜切开或鼓室置管术者,向其解释目的及注意事项,以利其配合。

(5)健康指导:①加强体育锻炼,增强体质,防止感冒。乘飞机起飞或降落时,做吞咽或张口说话动作,使咽鼓管两侧压力平衡。②嘱患者积极治疗鼻咽部疾病,如腺样体肥大、鼻窦炎、扁桃体炎等。③对10岁以下儿童告知家长定期行筛选性声阻抗检测。④掌握正确的擤鼻方法,压一侧鼻翼擤出或吸至咽部吐出。⑤行鼓室置管术后,勿自行用棉棒擦拭外耳道,以防小管脱出。通气管取出前或鼓膜切开者,禁止游泳及淋浴,以防耳内进水,导致中耳感染。⑥本病急性期,应尽早、彻底治愈,以免迁延成慢性。

四、急性化脓性中耳炎

急性化脓性中耳炎是中耳黏膜的急性化脓性炎症。

(一)病因

主要致病菌为肺炎链球菌、流感嗜血杆菌、乙型溶血性链球菌、葡萄球菌及铜绿假单胞菌等。感染途径以咽鼓管途径为最常见,也可经外耳道鼓膜途径感染,血行感染者极少见。

(二)护理评估

1.健康史

评估患者是否有上呼吸道感染和传染病史。近期是否接受过鼓膜穿刺或置管、咽鼓管吹张等治疗。了解擤鼻习惯、婴幼儿吮乳姿势以及是否有污水入耳等情况。

2.身体状况

(1)耳痛:早期患者感耳深部锐痛或搏动性跳痛,疼痛可向同侧头部或牙齿放射。鼓膜穿孔流脓后疼痛减轻。

(2)耳鸣及听力减退:患耳可有搏动性耳鸣,听力逐渐下降。耳痛剧烈者,轻度的耳聋可不被察觉。鼓膜穿孔后听力反而提高。

(3)耳漏:鼓膜穿孔后耳内有液体流出,初为血水脓样,以后变为脓性分泌物。

(4)全身症状:轻重不一。可有畏寒、发热、怠倦、食欲缺乏。小儿症状较成人严重,可有高热、惊厥,常伴有呕吐,腹泻等消化道症状。鼓膜穿孔后,体温逐渐下降,全身症状亦明显减轻。

3.辅助检查

(1)耳镜检查:可见鼓膜充血、肿胀,鼓膜穿孔后可见穿孔处有搏动亮点,为脓液从该处涌出。

(2)耳部触诊:乳突部可有轻压痛,鼓窦区较明显。

(3)听力检查:多为传导性聋。

(4)血常规检查:显示白细胞总数和多形核白细胞增加,鼓膜穿孔后血常规恢复正常。

(5)乳突X线检查:乳突部呈云雾状模糊,但无骨质破坏。

4.心理-社会状况

注意评估患者的年龄、文化层次、生活习惯、心理状态及对疾病的认知程度。

5.治疗原则

控制感染、通畅引流、去除病因。

(三)主要护理诊断

1.急性疼痛

急性疼痛与中耳急性化脓性炎症有关。

2.体温过高

体温过高与急性化脓性中耳炎引起全身反应有关。

3.潜在并发症

急性乳突炎、耳源性脑脓肿等。

4.知识缺乏

缺乏本病的治疗和护理知识。

(四)主要护理措施

(1)遵医嘱给予足量广谱抗生素控制感染,同时观察药物的疗效及不良反应。

(2)正确使用滴耳药。禁止使用粉剂滴耳,以免其与脓液结块而影响引流。并发上呼吸道感染或有鼻炎、鼻窦炎者给予血管收缩药滴鼻,以利咽鼓管引流通畅。

(3)耳痛剧烈者,遵医嘱酌情应用镇静、止痛药物。

(4)观察体温变化,高热者给予物理降温或遵医嘱使用退热药。

(5)注意观察耳道分泌物性质、量和伴随症状,注意耳后是否有红肿、压痛。如出现恶心、呕吐、剧烈头痛、烦躁不安等症状时,应警惕并发症的发生。

(6)必要时配合医师做鼓膜切开术,以利排脓。

(7)注意休息,多饮水,进食易消化营养丰富的软食,保持大便通畅。

(8)健康教育:①告知正确的擤鼻方法,指导母亲采取正确的哺乳姿势。②及时清理外耳道脓液,指导正确的滴耳药方法。嘱患者坚持治疗,按期随访。③有鼓膜穿孔或鼓室置管者避免游泳等可能导致鼓室进水的活动。禁滴酚甘油。④加强体育锻炼,增强抗病能力,做好各种传染病的预防接种工作。患上呼吸道感染等疾病时积极治疗。

五、急性坏死性中耳炎

急性坏死性中耳炎是中耳黏膜、鼓膜和听小骨急性的严重破坏,炎症深达骨质。

(一)病因

本病常为小儿流感、麻疹尤其是猩红热的并发症。

(二)护理评估

1.健康史

评估近期有无患流感或猩红热、麻疹等传染病等。

2.身体状况

与急性化脓性中耳炎类似,但程度更严重。听力下降明显,鼓膜穿孔较大,鼓室内常伴有肉芽形成,脓液稀,有臭味。

3.辅助检查

(1)耳镜检查:可见鼓膜穿孔较大,多呈肾形。

(2)听力检查:常为较严重的传导性耳聋。

(3)乳突X线或颞骨CT检查:显示听骨链、乳突气房、鼓室和乳突天盖及乙状窦骨质破坏。

4.心理-社会状况

评估患者的年龄、文化层次、生活习惯和心理状况及家属的支持情况等。

5.治疗原则

全身应用大剂量抗生素控制感染,手术引流、清除病灶。

(三)主要护理诊断

1.焦虑

焦虑与急性坏死性中耳炎导致听力明显下降有关。

2.感知改变:听力下降

听力下降与鼓膜穿孔、鼓室肉芽、急性坏死性炎症破坏听骨链有关。

3.急性疼痛

急性疼痛与中耳急性坏死性炎症反应有关。

4.潜在并发症

慢性化脓性中耳炎,耳源性脑脓肿、耳后骨膜下脓肿等颅内外感染等。

5.知识缺乏

缺乏急性坏死性中耳炎的治疗和护理知识。

(四)主要护理措施

(1)耐心倾听患者主诉,向患者和家属讲解疾病发生的原因和治疗方法,消除其紧张焦虑情绪,鼓励患者积极配合治疗。

(2)遵医嘱给予大剂量广谱抗生素控制感染,注意药物的疗效及不良反应。

(3)评估患者疼痛程度,给予精神安慰,分散注意力,必要时按医嘱给予镇痛剂。

(4)正确使用滴鼻药和滴耳药。鼓膜穿孔、持续流脓者可局部滴用无耳毒性抗生素,如泰利必妥滴耳液,滴前先用3%过氧化氢溶液清洗外耳道脓液。

(5)行乳突切开引流术或鼓室成形术的患者,围术期的护理如下。①耳科患者术前护理常规:耳科手术主要包括耳前瘘管摘除术、乳突手术、鼓膜修补术、鼓室成形术、人工镫骨植入术、电子耳蜗植入术、颞骨切除术等,护理常规如下。心理护理,了解患者的心理状态,有针对性地向患者介绍手术的目的和意义,说明术中可能出现的情况,如何配合,术后的注意事项,使患者有充分的思想准备。耳部准备,对于慢性化脓性中耳炎耳内有脓的患者,入院后根据医嘱给予3%双氧水溶液清洗外耳道脓液,并滴入抗生素滴耳液,每天3～4次,初步清洁耳道。术前一天剃除患侧耳郭周围头发,一般为距发际5～6 cm(颞骨切除术患者需剃除10 cm,男患者建议剃光头),清洁耳郭及周围皮肤,术晨将女患者头发梳理整齐,术侧头发结成贴发三股辫,如为短发,可用凡士林将其粘于旁边,或用皮筋扎起,以免污染术野。需植皮取脂肪者,应备皮,备皮部位多为腹部或大腿。术前按医嘱予以全身使用抗生素,预防术后感染。术前检查各项检验报告是否正常,包括血尿常规、出凝血试验、肝肾功能、胸部X线片、心电图等,了解患者是否有糖尿病、高血压、心脏病或其他全身疾病,有无手术禁忌证,以保证手术安全。局部各项检查要齐全,包括电测听、前庭功能、耳部CT、面神经功能等。根据需要完成药物皮肤敏感试验。预计术中可能输血者,应做好定血型和交叉配血试验。术前一天沐浴、剪指(趾)甲,做好个人卫生工作。术前晚可服镇静剂,以便安静休息。术晨更衣,局部麻醉者不穿高领内衣,全身麻醉者病服贴身穿。取下所有贵重物品和首饰交于家属保管。活动性义齿要取下。不涂口红和指甲油。不戴角膜接触镜。按医嘱予术前用药,并做好宣教工作。局麻患者术晨可进少量干食。全麻者术前6小时开始禁食、禁水。术前有上呼吸道感染者、女患者月经来潮者,暂缓手术。术前禁烟酒及刺激性食物。②耳科患者术后护理常规:全麻患者按全麻术后护理常规护理至患者清醒。全麻清醒后,可选择平卧或健侧卧位或半卧位,如无发热、头痛、眩晕等症状,第二天可起床轻微活动。人工镫骨手术需绝对卧床48小时。观察敷料的渗透情况及是否松脱,如渗血较多,及时通知医师,可更换外面敷料重新加压包扎。饮食护理如术后无恶心、呕吐，全麻清醒3小时后可进流质或半流质饮食，3～5天后视病情逐步改为普食，以高蛋白、高热量、高维生素的清淡饮食为宜。注意观察有无面瘫、恶心、呕吐、眩晕、平衡失调等并发症，进颅手术注意患者有无高热、嗜睡、神志不清、瞳孔异常变化等颅内并发症发生。嘱患者防止感冒，教会其正确擤鼻方法，即单侧轻轻擤，勿用力擤，以免影响移植片，并利于中耳乳突腔愈合，按需要应用呋麻滴鼻液，保持咽鼓管通畅。根据医嘱使用抗生素，预防感染，促进伤口愈合。耳部手术患者因听力都有不同程度的损害，所以护士要注意与患者沟通的方式，如面对患者、大声说话、语速减慢，必要时用图片、写字或用简单的手语。避免患者烦躁不安，情绪不稳。术后6～7天拆线，2周内逐渐抽出耳内纱条，拆线后外耳道内应放置挤干的乙醇棉球，保持耳内清洁并吸收耳内渗出液。嘱患者洗头洗澡时污水勿进入外耳道。

(6)注意观察病情变化，注意有无恶心、呕吐、头痛、表情淡漠或耳后红肿、明显压痛等症状，防止发生颅内外并发症。

(7)健康教育：①向患者及家属讲解疾病的危害，嘱患者积极治疗，按期随访，病情变化时及时就医。②告知鼓膜穿孔或鼓室成形术后不宜游泳，洗头和沐浴时可用干棉球塞于外耳道口，谨防污水流入耳内。③忌用氨基糖苷类抗生素滴耳液(如新霉素、庆大霉素等)滴耳，以防耳中毒。④行鼓室成形术患者术后2～3个月内不要乘坐飞机，以防气压突然变化影响手术效果。并告知其术后3个月耳内会有少量渗出，此为正常现象，注意保持外耳道清洁，防止感染。⑤加强锻炼，增强机体抵抗力，认真做好各种传染病的预防接种工作。

(刘慧冬)

第三节 外耳疾病

一、耳郭假性囊肿

耳郭假性囊肿为耳郭外侧面出现的一个半球形的无痛囊性隆起。曾被称为耳郭非化脓性软骨膜炎、耳郭浆液性软骨膜炎、耳郭软骨间积液等。

(一)病因

目前认为与机械性刺激、挤压有关，造成局部微循环障碍，引起组织间的无菌性炎性渗出而发病。

(二)护理评估

1.健康史

评估患者耳郭不适和局部隆起的时间。有无明显诱因如耳郭长期受到挤压等。

2.身体状况

(1)耳郭外侧面出现半球形囊性隆起，表面肤色正常，刺激后可迅速增大。

(2)无痛，有胀感、灼热感和痒感。

(3)囊肿增大时隆起明显，有波动感，无压痛感。

(4)穿刺可抽出淡黄色液体。

3.辅助检查

(1)对抽出液做生化检查,含有丰富蛋白质。

(2)对抽出液进行细菌培养,无细菌生长。

因本病容易确诊,故临床上较少使用辅助检查。

4.心理-社会状况

评估患者的年龄、性别、文化层次、职业、生活习惯等。

5.治疗原则

囊肿早期或小囊肿可用冷敷、微波照射;较大囊肿一般采用穿刺抽液,穿刺后可加压包扎或注入硬化剂或高渗剂;可口服抗生素预防感染。

(三)主要护理诊断

1.知识缺乏

缺乏有关本病治疗的配合知识和自我保健知识。

2.感染的危险

与无菌技术操作不当和患者缺乏预防感染的知识有关。

(四)主要护理措施

(1)对需要冷敷或微波照射的患者,应教会患者或家属冷敷的方法,微波照射的频率、时间和注意事项。

(2)对需进行穿刺抽液和石膏加压固定的患者,应严格按照"耳郭假性囊肿石膏固定法"的相关内容操作:①患者取坐位,解释操作目的和方法。②用安尔碘消毒囊肿皮肤,在囊肿最低处穿刺抽出囊肿内液体。进针点用棉球压迫止血后,用胶布封住。③患者头部侧卧,患耳朝上。用棉球塞住外耳道。④将石膏粉调匀,涂于囊肿及耳郭周围固定耳郭。⑤待石膏干燥后可坐起。严格执行无菌技术,预防感染。

(3)健康指导:①注意保护患耳,使耳郭清洁干燥,加压包扎或固定物如石膏不能弄湿,防止污染。加压包扎或固定期间,如有耳郭剧烈疼痛等不适,应及时就诊。②养成良好的卫生习惯,经常修剪指甲,避免用手搔抓耳郭。③避免长期挤压耳郭。

二、外耳道炎

外耳道炎是外耳道皮肤或皮下组织广泛的急、慢性炎症。由于在潮湿的热带地区发病率高,因而又被称为"热耳病"。根据病程可将外耳道炎分为急性弥漫性外耳道炎和慢性外耳道炎。较为常见的是急性弥漫性外耳道炎。

(一)病因

(1)温度升高,空气湿度大,影响腺体分泌,降低局部防御能力。

(2)外耳道局部环境的改变游泳、洗头或沐浴时水进入外耳道,浸泡皮肤,角质层被破坏,微生物侵入。同时改变了外耳道酸性环境使外耳道抵抗力下降。

(3)挖耳时损伤外耳道皮肤,引起感染。

(4)中耳炎分泌物的持续刺激使皮肤损伤感染。

(5)全身性疾病使身体抵抗力下降,引起外耳道感染,如糖尿病、慢性肾炎、内分泌紊乱、贫血等。

(二)护理评估

1.健康史

(1)评估患者耳部不适及疼痛、分泌物流出发生和持续的时间。

(2)有无明显诱因如挖耳损伤皮肤,游泳、洗头时污水进入外耳道等。

(3)有无全身性疾病史,如糖尿病、慢性肾炎、内分泌紊乱、贫血等。

2.身体状况

(1)急性外耳道炎:①发病初期耳内有灼热感,随后疼痛剧烈,甚至坐卧不宁,咀嚼、说话、牵拉耳郭、按压耳屏时加重,伴有外耳道分泌物。②外耳道皮肤弥漫性肿胀、充血。③可伴发热,耳周淋巴结肿大。

(2)慢性外耳道炎:①自觉耳痒不适,可有少量分泌物流出。游泳、洗头或耳道损伤可使之转为急性。②检查可见外耳道皮肤增厚,有痂皮附着,去除后皮肤呈渗血状。耳道内可有少量稠厚或豆腐渣样分泌物。

3.辅助检查

(1)耳窥镜检查,了解外耳道皮肤肿胀及鼓膜情况。

(2)分泌物细菌培养和药敏试验。

4.心理-社会状况

评估患者的文化层次、职业、卫生习惯、居住环境等。

5.治疗原则

清洁外耳道,使局部干燥和引流通畅,并使外耳道处于酸性环境。合理使用敏感抗生素。外耳道红肿严重时,可用消炎消肿纱条置于外耳道。耳痛剧烈时可适当予以止痛剂。

(三)主要护理诊断

1.急性疼痛

急性疼痛与外耳道急性炎症反应有关。

2.舒适改变

舒适改变与耳道痒、分泌物流出引起的不适有关。

3.焦虑

焦虑与炎症引起多种不适和担心预后有关。

4.知识缺乏

缺乏有关治疗配合和自我预防保健知识。

(四)主要护理措施

1.心理护理

向患者简单说明发病的原因和治疗的情况,并告知患者不要担心,密切配合医师治疗,使病情得到控制。

2.根据医嘱使用敏感抗生素

全身或局部使用,控制炎症。外耳道红肿可根据医嘱局部覆用鱼石脂甘油,消炎消肿。耳痛剧烈影响睡眠时,按医嘱给予止痛药和镇静剂。进食流质或半流质食物,减少咀嚼引起的疼痛。

3.仔细清除耳道内分泌物

可用无菌棉签蘸生理盐水擦拭,并教会患者或家属正确擦拭的方法,以保持局部清洁干燥,减少刺激,又不会损伤外耳道。

4.健康指导

(1)教会患者或家属正确滴耳药的方法。

(2)用药后如有耳部症状加重,应及时就医,确定是否局部药物过敏。

(3)无论慢性或急性外耳道炎,均应坚持治疗至完全治愈,防止复发或迁延不愈。

(4)加强个人卫生,经常修剪指甲,避免挖耳损伤皮肤。

(5)炎症期间不要从事水上运动。

(6)游泳、洗头、沐浴时不要让水进入外耳道,如有水进入外耳道内,可用无菌棉签或柔软纸巾放在外耳道口将水吸出。或患耳向下,蹦跳几下,让水流出后擦干。保持外耳道清洁干燥。

(7)如有中耳疾病,应积极治疗。

(8)积极治疗全身性疾病。

三、外耳道疖

外耳道疖是外耳道皮肤的局限性化脓性炎症。好发于外耳道软骨部。多发生在热带、亚热带地区或炎热潮湿的夏季。

(一)病因

致病菌大多为金黄色葡萄球菌,也有白色葡萄球菌。诱发因素包括挖耳引起外耳道皮肤损伤;游泳、洗头、洗澡时不洁水进入外耳道;化脓性中耳炎脓液刺激;全身性疾病如糖尿病、慢性肾炎、营养不良等使全身或局部抵抗力下降。

(二)护理评估

1.健康史

(1)评估患者耳部疼痛、脓液流出发生和持续的时间。

(2)了解有无上述诱因。

2.身体状况

(1)耳痛剧烈,咀嚼或说话、压耳屏或牵拉耳郭时疼痛加重。

(2)疖破溃时有脓液流出,严重者体温升高伴有全身不适。

(3)耳镜检查可见外耳道软骨部局限性红肿隆起,中央有白色脓栓。

(4)可引起耳前或耳后淋巴结肿大疼痛。

3.辅助检查

(1)实验室检查可有白细胞计数升高。

(2)脓液作细菌培养和药敏试验。

4.心理-社会状况

评估患者的年龄、性别、文化层次、职业、卫生习惯、工作环境和居住环境等。

5.治疗原则

(1)局部治疗:根据疖的不同阶段采取不同治疗方法。①早期可覆用鱼石脂甘油纱条,局部配合物理治疗、微波治疗,可起到消炎消肿作用。②脓肿形成后可行切开排脓,脓腔置引流条,每天换药。未成熟疖禁忌切开。

(2)全身治疗:合理使用敏感抗生素。

(三)主要护理诊断

1.焦虑

焦虑与炎症引起的剧烈疼痛和担心预后有关。

2.急性疼痛

急性疼痛与外耳道疖引起的炎症反应有关。

3.知识缺乏

缺乏有关治疗配合的知识和自我预防保健知识。

四、外耳湿疹

外耳湿疹是发生在外耳道、耳郭、耳周皮肤的变态反应性皮炎。

(一)病因

病因不清,可能与变态反应因素、神经功能障碍、内分泌功能失调、代谢障碍、消化不良等因素有关。引起变态反应的因素可为食物(如牛奶、海鲜等)、吸入物(如花粉、动物的皮毛、油漆等)、接触物(如药物、化妆品、化纤织物、助听器的塑料外壳、眼镜架、肥皂、化学物质等)等,也可从头面部和颈部皮炎蔓延而来,潮湿和高温常是诱因。外耳道湿疹还可由化脓性中耳炎的脓性分泌物持续刺激引起。

(二)护理评估

1.健康史

(1)评估患者外耳不适和出现红斑、丘疹、水疱等症状的时间,发作的频次。

(2)了解患者有无上述诱因或过敏体质等。

2.身体状况

急性期主要表现为外耳奇痒、灼热感、有渗液。外耳皮肤红肿、红斑、粟粒状丘疹、小水疱等,慢性期患处皮肤增厚、粗糙、皲裂、有脱屑和色素沉着。易反复发作。

3.心理-社会状况

评估患者的年龄、性别、文化层次、职业、生活习惯、饮食习惯、生活和工作环境等。

4.治疗原则

去除变应原,口服抗过敏药,局部对症治疗。有继发感染加用抗生素。

(三)主要护理诊断

1.舒适改变

舒适改变与局部痒、渗液、灼热不适有关。

2.皮肤完整性受损

皮肤完整性受损与脓液、变应原刺激皮肤引起各种损害有关。

3.知识缺乏

缺乏有关治疗配合和自我预防保健知识。

4.焦虑

焦虑与疾病易转为慢性和反复发作有关。

(四)主要护理措施

1.指导患者服用抗过敏药和抗生素

根据医嘱指导患者服用抗过敏药和抗生素,减轻不适反应。

2.根据医嘱指导患者局部用药的方法

(1)急性期渗液较多时,用炉甘石剂清洗渗液和痂皮后,用3%硼酸溶液湿敷1～2天。干燥后可用10%氧化锌软膏涂擦。

(2)亚急性湿疹渗液不多时局部涂擦2%甲紫溶液。

(3)慢性湿疹局部干燥时,局部涂擦10%氧化锌软膏、抗生素激素软膏或艾洛松软膏等。干痂较多时先用双氧水清洗局部后再用上述膏剂。皮肤增厚者可用3%水杨酸软膏。

3.饮食护理

进清淡饮食,禁忌食用辛辣、刺激或有较强变应原食物,如牛奶、海鲜类等。

4.心理护理

向患者讲解发病的原因和治疗的方法、效果等预防再次发作的措施,使患者情绪稳定,密切配合医师治疗。

5.清除外耳道脓液

对慢性化脓性中耳炎患者尤应注意清除外耳道脓液,减少刺激。保持耳郭清洁干燥。

6.健康指导

(1)嘱患者不要搔抓挖耳,不用热水肥皂擦洗患处。

(2)根据医嘱坚持用药和复诊,积极治疗慢性化脓性中耳炎、头颈面部湿疹。

(3)加强个人卫生,经常修剪指甲,避免挖耳损伤皮肤。

(4)不进行水上运动,洗头洗澡时注意保护耳郭。

(5)避免食用鱼、虾、海鲜类、牛奶等易过敏食物,不吃辛辣、刺激性食物。

(6)避免接触变应原物质,如化妆品、耳环、油漆和化纤织物等。

(7)锻炼身体,均衡营养,充足睡眠,提高机体抵抗力。

(刘慧冬)

第四节　鼻　　炎

一、急性鼻炎

急性鼻炎是由病毒感染引起的鼻黏膜急性炎症性疾病,俗称“伤风”或“感冒”。

(一)病因

主要为病毒感染,继之合并细菌感染。最常见的是鼻病毒,其次是流感和副流感病毒、腺病毒等。病毒主要经飞沫传播,其次是通过被污染的物体或食物进入鼻腔或咽部而传播。病毒常于人体处在某种不利因素下时侵犯鼻黏膜。

1.全身因素

受凉、过劳、烟酒过度、维生素缺乏、内分泌失调或其他全身性慢性疾病等。

2.局部因素

鼻中隔偏曲、慢性鼻炎等鼻腔慢性疾病,邻近的感染灶,如慢性化脓性鼻窦炎、慢性扁桃体炎及小儿腺样体肥大或腺样体炎等。

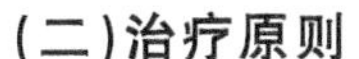

(二)治疗原则

以支持和对症治疗为主,同时注意预防并发症。全身应用抗生素和抗病毒药物,局部使用血管收缩剂滴鼻。

(三)护理评估

1.健康史

(1)评估患者有无与感冒患者密切接触史。

(2)了解患者最近有无受凉、过劳、烟酒过度等诱因。

(3)了解患者有无全身慢性病或鼻咽部慢性疾病。

2.身体状况

(1)发病初期,鼻内有灼热感,伴发喷嚏,接着出现鼻塞、水样鼻涕、嗅觉减退及闭塞性鼻音等症状。

(2)继发细菌感染后,鼻涕变为黏液性、黏脓性,进而变为脓性。

(3)大多有全身不适、倦怠、发热(37～38 ℃)和头痛等。小儿全身症状较成人重,多有高热(39 ℃以上),甚至惊厥,常出现消化道症状,如呕吐、腹泻等。

(4)鼻腔检查可见鼻黏膜充血、肿胀、总鼻道或鼻底有较多分泌物。

3.辅助检查

实验室检查可见合并细菌感染者出现白细胞计数升高。

4.心理-社会评估

评估患者(家属)对疾病的认知程度、文化层次、卫生习惯、饮食习惯、有无不良嗜好、情绪反应等。

(四)护理措施

1.饮食护理

嘱患者多饮水,清淡饮食,疏通大便,注意休息。可用生姜、红糖、葱白煎水热服。

2.用药护理

指导患者正确使用解热镇痛药、抗生素和抗病毒药物。

3.滴鼻护理

指导患者正确滴鼻,改善不适,也可按摩迎香、鼻通穴,减轻鼻塞。告知患者血管收缩剂的连续使用不宜超过 7 天。

4.健康指导

(1)告知患者急性鼻炎易传染给他人,指导其咳嗽、打喷嚏时用纸巾遮住口鼻,急性炎症期间,食具与家人分开。室内经常通风换气,不与他人共用毛巾,不到人多的公共场合,与他人接触时尽量戴口罩等,防止传播给他人。

(2)嘱患者平时养成良好的生活习惯,注意保暖,不熬夜,不过度吸烟、饮酒,不挑食,保证营养均衡,适当锻炼身体,讲卫生,积极治疗局部和全身其他疾病,提高机体抵抗力。

(3)指导患者锻炼对寒冷的适应能力,提倡用冷水洗脸,冬季增加户外活动。

二、慢性鼻炎

慢性鼻炎是发生在鼻腔黏膜和黏膜下层的慢性炎症,可分为慢性单纯性鼻炎和慢性肥厚性鼻炎。

(一)病因

1.局部因素

(1)急性鼻炎反复发作或未获彻底治愈。

(2)鼻腔解剖变异及鼻窦慢性疾病。

(3)邻近感染病灶,如慢性扁桃体炎、腺样体肥大或腺样体炎。

(4)鼻腔用药不当或过久等。

2.职业及环境因素

长期或反复吸入粉尘(如水泥、石灰、煤尘、面粉等)或有害化学气体,生活或生产环境中温度和湿度的急剧变化等。

3.全身因素

全身因素包括全身慢性疾病,如贫血、糖尿病、风湿病、慢性便秘等,营养不良疾病,如维生素A、维生素C缺乏等,内分泌疾病或失调等。

4.其他因素

烟酒嗜好、长期过度疲劳、先天或后天性免疫功能障碍。

(二)治疗原则

根除病因,合理应用鼻腔减充血剂,恢复鼻腔通气功能。慢性肥厚性鼻炎可行下鼻甲激光、射频消融术或部分切除术。

(三)护理评估

1.健康史

(1)评估患者有无鼻咽部的慢性炎症性疾病,有无鼻部长期不当用药等。

(2)了解患者有无贫血、风湿病、慢性便秘等慢性疾病。

(3)评估患者有无长期过劳等诱因。

2.身体状况

(1)慢性单纯性鼻炎表现为间歇性或交替性鼻塞,有较多黏液性鼻涕,继发性感染时有脓涕。鼻黏膜充血,下鼻甲肿胀,表面光滑、柔软而富有弹性,探针轻压可现凹陷,但移开探针则凹陷很快复原,对血管收缩剂敏感。

(2)慢性肥厚性鼻炎呈单侧或双侧持续性鼻塞,通常无交替性。鼻涕呈黏液性或黏脓性,不易擤出。有闭塞性鼻音、耳鸣和耳堵塞感,并伴有头痛、头昏沉、咽干、咽痛。少数患者可能有嗅觉减退。下鼻甲黏膜肥厚、充血,严重者黏膜呈紫红色,黏膜表面不平,探针轻压凹陷不明显,触之有硬实感。对血管收缩剂不敏感。

3.心理-社会评估

评估患者的性别、年龄、文化程度、对疾病的认知程度,患者的心理状况、职业、工作环境及生活习惯等。

(四)护理措施

(1)指导患者正确用药,改善鼻塞、头痛等不适。

(2)嘱患者及时治疗原发病,如全身慢性疾病、鼻窦炎、邻近感染病灶和鼻中隔偏曲等。

(3)增加营养、补充维生素,禁烟、酒,锻炼身体,增强机体的抵抗力。

(4)注意休息,勿过度劳累,远离粉尘或有害化学气体。

(刘慧冬)

第五节 鼻窦炎

鼻窦炎是鼻窦黏膜的炎症性疾病，多与鼻炎同时存在，所以也称为鼻-鼻窦炎，发病率15%左右，是鼻科最常见的疾病之一。

一、急性鼻窦炎

（一）病因

1.局部因素

鼻腔疾病（如急或慢性鼻炎、鼻中隔偏曲、异物及肿瘤等）、邻近器官的感染病灶（如扁桃体炎、上列第2双尖牙和第1、第2磨牙的根尖感染、拔牙损伤上颌窦等）、直接感染（鼻窦外伤骨折、异物进入窦腔、跳水不当或游泳后用力擤鼻导致污水进入窦腔）、鼻腔填塞物留置过久、气压骤变（航空性鼻窦炎）等。

2.全身因素

全身因素如过度疲劳、营养不良、维生素缺乏、变应性体质、贫血及糖尿病、内分泌疾病（甲状腺、脑垂体或性腺功能不足）等。

（二）治疗原则

消除病因，清除鼻腔、鼻窦分泌物，促进鼻腔和鼻窦的通气引流，控制感染，防止并发症或病变迁延成慢性鼻窦炎。

1.全身治疗

全身治疗包括对症处理、抗感染治疗等。

2.局部治疗

局部治疗包括鼻内用药、上颌窦穿刺冲洗、物理疗法等。

（三）护理评估

1.健康史

(1)评估患者有无上呼吸道感染史，有无鼻部疾病。

(2)了解患者以往健康状况，有无全身其他疾病。

(3)了解患者最近有无乘坐飞机、潜水或跳水等。

2.身体状况

(1)全身症状：畏寒、发热、食欲缺乏、周身不适等。儿童可出现咳嗽、呕吐、腹泻等。

(2)局部症状：①持续性鼻塞，常有闭塞性鼻音。②大量黏液脓性或脓性涕，牙源性上颌窦炎有恶臭脓涕。③涕中带血或自觉有腥臭味。④局部疼痛和头痛。不同鼻窦炎疼痛的程度、位置和规律不同。急性上颌窦炎疼痛部位在颌面部或上列牙，晨起时不明显，后逐渐加重，至午后最明显；急性额窦炎为前额部疼痛，晨起后明显，渐加重，中午最明显，午后渐减轻；筛窦炎为内眦或鼻根处疼痛，程度较轻，晨起明显，午后减轻；蝶窦炎表现为枕后痛或眼深部痛，晨起轻，午后重。

(3)体征：鼻镜检查可见鼻黏膜充血肿胀，中鼻道或嗅裂有脓性分泌物。局部压痛，额窦炎压痛点在眶内上壁，筛窦压痛点在内眦，上颌窦压痛点在犬齿窝。

3.辅助检查

(1)实验室检查。

(2)鼻内镜检查、鼻窦X线或CT检查了解炎症程度和范围。

4.心理-社会评估

评估患者的年龄、性别、文化层次、对疾病认知程度、职业、情绪状态、生活方式、饮食习惯等。

(四)护理措施

1.用药护理

向患者解释疼痛的原因和缓解方法,遵医嘱指导患者正确用药,尤其是抗生素使用要及时、足量、足够时间,不可随意停药,并教会患者正确的点鼻和擤鼻的方法,同时告知患者不宜长期使用鼻内血管收缩剂类药物。

2.饮食护理

嘱患者注意休息,多饮水,多食柔软易消化、富含维生素的食物,避免辛辣刺激性食物。

3.健康指导

(1)嘱患者注意生活环境的卫生,保持适宜的温度和湿度,要多开窗通风。

(2)治疗期间要定期随访至痊愈。

(3)对于抵抗力低下或者年老、体弱、婴幼儿,应当注意预防上呼吸道感染,增强体质。

(4)养成良好的生活和饮食习惯,不熬夜,不过度疲劳,饮食均衡,保证营养全面摄入。

(5)对于有鼻部或全身疾病的患者,应嘱其积极治疗原发病。

(6)飞行员、乘务员、潜水员应指导其及时保持鼻窦内外压力平衡的方法。

二、慢性鼻窦炎

急性鼻窦炎反复发作或急性鼻窦炎、鼻炎治疗不当,病程超过2个月,即为慢性鼻窦炎,以筛窦和上颌窦最为多见。

(一)病因

主要发病因素有细菌感染、变态反应、鼻腔和鼻窦的解剖变异、全身抵抗力差、鼻外伤、异物、肿瘤等。

(二)治疗原则

控制感染和变态反应导致的鼻腔鼻窦黏膜炎症。改善鼻腔鼻窦的通气、引流。病变轻者及不伴有解剖畸形者,采用药物治疗(包括全身和局部药物治疗)即可取得较好疗效;否则应采取综合治疗手段,包括内科和外科治疗。

1.全身用药

抗生素、糖皮质激素、黏液稀释及改善黏膜纤毛活性药、抗组胺类药物。

2.局部用药

鼻腔减充血剂、局部糖皮质激素、生理盐水冲洗。

3.局部治疗

上颌窦穿刺冲洗、额窦环钻引流、鼻窦置换治疗、鼻内镜下吸引。

4.手术治疗

手术治疗以解除鼻腔鼻窦解剖学异常造成的机械性阻塞、结构重建、通畅鼻窦的通气和引流、黏膜保留为主要原则。

(三)护理评估

1.健康史

(1)了解患者有无急性鼻窦炎反复发作史,了解其治疗过程。

(2)了解患者有无鼻部其他疾病或全身病。

2.身体状况

(1)全身症状:可有头昏、易倦、精神抑郁、记忆力减退、注意力不集中等现象。

(2)局部症状:鼻塞;流脓涕,牙源性鼻窦炎时,脓涕多带腐臭味;嗅觉障碍;局部疼痛及头痛,多在低头、咳嗽、用力或情绪激动时症状加重。

(3)后组筛窦炎和蝶窦炎偶可引起视力减退、视野缺损或复视等。

(4)检查可见鼻黏膜充血、肿胀,中鼻道、嗅裂及鼻咽部有脓。

3.辅助检查

(1)鼻内镜检查和鼻窦CT扫描可帮助了解鼻腔解剖学结构异常、病变累积的位置和范围。

(2)细菌培养或免疫学检查可进一步确定鼻窦炎的主要致病因素和特征。

4.心理-社会评估

评估患者年龄、性别、文化层次、对疾病的认知程度、职业、性格特点、生活方式、情绪反应等。

(四)护理措施

1.鼻腔冲洗指导

向患者解释鼻腔冲洗的目的及操作方法,协助并指导患者进行鼻腔冲洗,使患者熟练掌握正确的冲洗方法。

2.病情观察

注意观察患者体温变化,有无剧烈头痛、恶心、呕吐等,鼻腔内有无清水样分泌物流出,如发现应及时报告医师处理。

3.饮食护理

饮食要清淡易消化,禁烟酒,禁辛辣刺激性食物。

4.健康指导

(1)告知患者尽量克制打喷嚏,如果克制不住,打喷嚏时一定把嘴张大。

(2)告知患者不用手挖鼻,防止损伤鼻黏膜。

(3)防止感冒,避免与患感冒的人接触。冬春季外出时应戴口罩,减少花粉、冷空气对鼻黏膜的刺激。

(4)保持大便通畅,勿用力排便。

(5)定期门诊随访鼻腔黏膜情况,清理痂皮。

(刘慧冬)

第六节　鼻　息　肉

鼻息肉是鼻、鼻窦黏膜的慢性炎性疾病,以极度水肿的鼻黏膜在中鼻道形成息肉为临床特征。

一、病因

尚未完全清楚。由鼻部黏膜长期水肿所致,以变态反应和慢性炎症为主要原因。

二、治疗原则

现多主张以手术为主的综合治疗,使用糖皮质激素及功能性鼻内镜手术。

三、护理评估

(一)健康史

评估患者以往健康状况,是否有过敏性鼻炎、慢性鼻炎、哮喘史。有无慢性炎症刺激及诱发因素。

(二)身体状况

(1)进行性鼻塞,逐渐转为持续性鼻塞、流涕。有鼻塞性鼻音。

(2)嗅觉障碍及头痛。

(3)外鼻可形成“蛙鼻”。

(4)前鼻镜检查可见鼻腔内有一个或多个表面光滑呈灰白色或淡红色、半透明的新生物,触之柔软,可移动,不易出血,不感疼痛。

(三)辅助检查

(1)鼻内镜检查。

(2)X线鼻窦摄片,明确病变的部位和范围。

(3)病理学检查。

(四)心理-社会评估

评估患者的年龄、性别、对疾病的认知程度、文化层次、生活习惯、饮食习惯等。观察患者对疾病的情绪反应。

四、护理措施

(一)心理护理

向患者及家属介绍疾病的特点,治疗方法和一般预后情况,如何预防复发等,使患者增加对疾病的认识,树立战胜疾病的信心。

(二)用药护理

鼓励患者多喝水,口唇干燥时涂以润唇膏。根据医嘱使用糖皮质激素,减轻鼻塞症状,缓解不适。

(三)术前护理

1.一般准备

(1)术前检查各项检验报告是否正常,包括血尿常规、出凝血试验、肝肾功能、胸部X线片、心电图等,了解患者是否有糖尿病、高血压、心脏病或其他全身疾病,有无手术禁忌证,以保证手术安全。

(2)准备好鼻部CT或X线片。

(3)根据需要完成药物皮肤敏感试验。

(4)预计术中可能输血者,应做好定血型和交叉配血试验。

(5)术前一天沐浴、剪指(趾)甲,做好个人卫生工作。

(6)术前晚可服镇静剂,以便安静休息。

(7)按医嘱予术前用药,并做好宣教工作。

(8)局麻患者术晨可进少量干食。全麻者术前 6 小时开始禁食、禁水。

(9)术前有上呼吸道感染者、女患者月经来潮者,暂缓手术。

(10)术前禁烟酒及刺激性食物。

2.鼻部准备

(1)剪去术侧鼻毛,男患者需理发,剃净胡须。如果息肉或肿块过大,已长至鼻前庭,则不宜再剪鼻毛。

(2)检查患者有无感冒、鼻黏膜肿胀等急性炎症,如有应待其消失后手术。

(四)术后护理

1.麻醉护理

局麻患者术后给予半卧位,利于鼻腔分泌物渗出物引流,同时减轻头部充血。全麻按全麻护理常规至患者清醒后,改为半卧位。

2.用药护理

按医嘱及时使用抗生素,预防感染。注意保暖,防止感冒。

3.病情观察

注意观察鼻腔渗血情况,嘱患者如后鼻孔有血液流下,一定要吐出,以便观察出血量,并防止血液进入胃内,刺激胃黏膜引起恶心呕吐。24 小时内可用冰袋冷敷鼻部和额部。如出血较多,及时通知医师处理,必要时按医嘱使用止血药,床旁备好鼻止血包和插灯。

4.饮食护理

局麻患者术后 2 小时、全麻患者术后 3 小时可进温、凉的流质或半流质饮食,可少量多餐,保证营养,避免辛辣刺激性食物。

5.口腔护理

因鼻腔不能通气,患者需张口呼吸,口唇易干裂,所以要做好口腔护理,保持口腔清洁无异味,防止口腔感染,促进食欲。

6.病情指导

(1)因鼻腔内有填塞物,患者会感觉非常不舒适,如鼻部疼痛、头痛、头胀、流泪、咽痛、咽干等,向患者解释不舒适的原因、可能持续的时间、适当吸氧、雾化吸入等方法减轻不舒适症状。

(2)叮嘱患者不要用力咳嗽或打喷嚏,以免鼻腔内纱条松动或脱出而引起出血。教会患者如果想打喷嚏,可用手指按人中、做深呼吸或用舌尖抵住硬腭以制止。

(3)鼻腔填塞纱条者,第二天开始滴液状石蜡以润滑纱条,便于抽取。纱条抽尽后改用呋麻滴鼻液,防止出血并利于通气。

(五)健康指导

(1)保持良好的心理状态,避免情绪激动,适当参加锻炼。

(2)选择含有丰富维生素、蛋白质的饮食增强机体抵抗力,促进疾病康复。

(3)避免挤压、挖鼻、大力擤鼻等不良习惯。

(4)冬春季外出时可戴口罩,减少花粉、冷空气对鼻黏膜的刺激。

(5)遵医嘱按时正确做鼻腔冲洗,定时服药、滴鼻。

(6)尽量避免上呼吸道感染,减少对鼻腔的强烈刺激。

(7)术后定期进行窥镜检查。

(8)2 个月内避免游泳。

(刘慧冬)

第七节 喉 炎

一、急性喉炎

急性喉炎是喉黏膜的急性卡他性炎症,好发于冬、春季,是一种常见的急性呼吸道感染性疾病。

(一)病因

主要为感染,常发生于感冒之后,先发生病毒入侵,再继发细菌感染。用声过度,吸入有害气体、粉尘,烟酒过度,受凉,疲劳也可诱发急性喉炎。

(二)治疗原则

全身应用抗生素和激素治疗;休息声带;超声雾化吸入治疗;结合中医治疗。

(三)护理评估

1.健康史

了解患者最近有无感冒史,有无用声过度、吸入有害气体、机体抵抗力下降等诱因。

2.身体状况

声嘶是急性喉炎的主要症状,患者可出现咳嗽、咳痰等症状但不严重,还会出现喉部不适或疼痛的症状,但不影响吞咽。喉镜下可见喉部黏膜呈弥漫性红肿。

3.辅助检查

行间接喉镜检查。

4.心理-社会状况

评估患者的年龄、性别、职业、工作环境、文化层次、生活习惯,评估患者的心理状态及对疾病的认知程度。

(四)护理措施

1.心理护理

向患者解释引起声音嘶哑和疼痛的原因,治疗方法和预后,使患者理解并坚持治疗。

2.用药护理

根据医嘱指导患者及时用药或应用超声雾化吸入。

3.健康指导

(1)告知患者多饮水,避免刺激性饮食,禁烟酒,保持大便通畅。

(2)保持室内温、湿度适中。

(3)指导患者养成良好的生活习惯,均衡营养,劳逸结合,不熬夜,避免过度劳累。

(4)嘱患者尽量少说话或噤声,使声带休息。避免发声不当和过度用声等。

二、慢性喉炎

慢性喉炎指喉部黏膜慢性、非特异性炎症。

(一)病因

(1)继发于鼻、鼻窦、咽部感染,下呼吸道感染和脓性分泌物刺激。

(2)急性喉炎反复发作或迁延不愈。

(3)用声过度,发声不当。

(4)长期吸入有害气体,烟酒刺激。

(5)胃食管咽反流。

(6)全身性疾病,如糖尿病、心脏病、肝硬化等,使血管收缩功能紊乱,喉部长期处于充血状态,可继发本病。

(二)治疗原则

去除病因,积极治疗局部或全身疾病;避免过度用声,使用正确发声方法;避免在粉尘或有害气体环境中工作;局部用抗生素,雾化吸入糖皮质激素;中药治疗等。

(三)护理评估

1.健康史

(1)询问患者发病前是否有各种局部和全身慢性病史及长期接触有害气体等。

(2)了解喉部不适发生的时间。

2.身体状况

(1)声音嘶哑,喉部不适、有干燥感或痛感。

(2)间接喉镜可见喉黏膜弥漫性充血,有黏稠分泌物附着。

3.辅助检查

喉镜检查。

4.心理-社会状况

评估患者的年龄、性别、性格特点,对疾病的认知程度,生活、工作环境,有无烟酒嗜好等情况。

(四)护理措施

1.心理护理

耐心向患者介绍疾病的发生、发展及转归过程,坚持治疗,放松心情,促进康复。

2.用药护理

根据医嘱给予抗生素和糖皮质激素治疗,并注意观察患者的用药效果。

3.健康指导

(1)积极治疗全身及鼻、咽、喉部的慢性疾病,合理用声,避免疲劳。

(2)改善生活和工作环境,避免接触有害气体。

(3)避免辛辣饮食,禁烟酒,进食营养丰富的食物,增强体质,提高免疫力。

(刘慧冬)

精神科护理

第一节　精神疾病临床特殊症状的护理

一、兴奋躁动

兴奋躁动是指患者整个精神活动处于高度兴奋活动的状态，患者的动作和言语增加，在病程的某一阶段出现。此外，环境的不良刺激，工作人员态度不冷静，也可激惹患者产生躁动，这种状态的出现，不但危害他人与自身的安全，而且影响病房秩序，影响病房管理。护理兴奋患者的原则包括三个方面，其一是预防兴奋症状的发生，其二是减少及避免由于兴奋症状引起的伤害事故，其三是加速治疗，尽量缩短兴奋过程。

（一）安全和生活护理

（1）提供安静的病室环境，引导患者遵守和执行病区安全管理制度与检查制度；将兴奋患者与其他患者分开，以免互相影响，并阻止他人围观和挑逗，严重兴奋的患者应住单间隔离，减少对其他患者的影响，重点监护，确保安全。

（2）建立良好的护患关系，稳定患者的情绪，保证休息，做好日常生活护理，减少外界刺激，鼓励参加个人喜欢并可以自控的活动，并配合恰当的肯定和鼓励，争取病友、家庭和社会支持。

（3）引导鼓励患者按时料理个人卫生及整理床铺。对患者的异常打扮和修饰给予婉转的指正，以便更好地体现个人的修养和身份。

（4）让患者单独进食，减少周围事物的干扰，加强监护，防止暴饮暴食。按时督促和协助患者进食足够的食物和水分。如果患者处于极度兴奋状态，可在多人协助或保护下耐心喂饭。选择适当的时机给患者讲解其饮食无节的原因和危害，引导患者自行控制过度活动，能自行正常进食饮水。

（5）不采取强制性言语和措施，对其过激言语不辩论，但不轻易迁就，应因势利导，鼓励患者按可控制和可接受的方式表达与宣泄激动和愤怒。当劝导无效时，可遵医嘱采取保护性的约束，对约束的患者要加强监护，应清除患者身上的危险物品，并防止其他患者攻击被约束的患者，交接班时详细交代患者的情况和注意事项，严禁用约束对不合作的患者进行惩罚。

（6）在急性期，医护人员有权查阅患者书信，目的在于防止患者在自控能力下降期间，造成权益损失，甚至法律纠纷。

(7)对兴奋躁动的患者要加强基础护理，定期观测体温、脉搏、呼吸、血压，保证摄入足够的营养和液体，注意全身和口腔卫生，防止压疮发生，耐心给患者喂食等。

(二)心理护理

分析患者的合理与不合理要求，适当满足其合理要求，注意对患者进行品德和安全教育。并选择适当的时机，让患者认识自己的情感和行为失控是病态，从主观上能够主动调整情感和行为。

(三)特殊护理

1.兴奋行为的防范

护理人员坚守岗位，加强巡视。对有严重兴奋的患者应安置于重病房，严加监护，班班交接，并有专人护理，严禁单独活动。遵医嘱给予药物对症治疗，并注意观察药物作用与不良反应。对持续躁动的患者，要注意保证患者的营养，每天摄入的水分不能少于 3 000 mL，并注意观察体温、脉搏、呼吸和血压的变化。同时应注意防止患者冲动伤人、毁物和其他意外。检查和治疗时防止损坏器械和用品，不听劝说者应在约束之后进行检查和治疗。

2.冲动时的护理

一旦冲动，应采取有效措施，尽快终止和预防再度发生冲动行为，如难以制止冲动，可隔离或保护约束患者，认真执行保护约束护理常规，并及时报告医师采取进一步治疗措施。

3.冲动后的护理

在冲动后要做好其心理护理，制订切实可行的防范措施。在患者安静合作、解除隔离或约束时，仍要解释隔离或约束的必要性。对于受冲动损害的患者应立即妥善处理。

(四)健康教育

随着病情的好转，教会患者克服性格弱点，正确对待疾病和面对未来，掌握坚持长期治疗、防止复发的具体措施。

二、抑郁状态

抑郁状态的患者主要表现为心境抑郁、悲伤、沮丧、缺乏自信、兴趣降低、动作明显减少，或出现激越、思维迟缓、言语少、声调低，严重者不言不语，卧床不起，多有睡眠障碍和食欲降低、悲观失望或绝望、自责自罪或消极厌世，甚至出现自杀行为。抑郁状态常见于心境障碍、应激障碍、脑器质性疾病、躯体疾病，也可见于精神分裂症、神经症及药源性抑郁等。

(一)安全和生活护理

(1)提供安全舒适的病室环境：将有自杀、自伤危险的患者安置于重症病房，其活动范围不离开护理人员视线，严格交接班，认真执行危险品管理制度和服药检查制度。

(2)严密观察病情，加强沟通，要掌握抑郁状态的患者有昼重夜轻、早醒及凌晨或病情略有缓解时易采取自杀的特点，严格看护，做到及早发现自杀先兆，适时帮助其分析精神症状。

(3)保证患者定时足量进食食物和饮水。如有罪恶妄想者，可将饭菜泡在一起，让其认为是剩饭而吃掉。对有运动性抑制的患者，要协助喂饭，对拒食者给予鼻饲流质饮食。

(4)教会患者应对失眠和早醒的方法，培养自行按时睡眠的习惯，必要时遵医嘱给予催眠药，并详细记录睡眠和用药情况。

(5)了解患者的兴趣爱好，协助其参加感兴趣的活动，如下棋、做手工等，以减少日间卧床时间。

(二)心理护理

建立良好的护患关系,与患者讨论并接纳其抑郁体验,创造理解和同情的气氛。在急性期只给予支持性心理护理。在恢复期,可给予鼓励性心理护理,鼓励患者表达思想、情感,帮助其树立自信心。针对相关因素加强心理辅导,每天不少于 2 次,每次不少于 10 分钟,如教会患者应对和疏解自杀危机的方法。由于抑郁情绪可传播,应限制与其他抑郁患者接触,并防止将医护人员的抑郁传给其他患者。对于躯体化症状,要排除器质性病变。注意倾听,但避免对每一个主诉都提供照顾。

(三)特殊护理

(1)对有自杀、自伤、不合作或冲动的抑郁患者,必须适当限制其活动,加强巡视,掌握其发生规律,并预见可能发生的后果。有明显危险的患者应严加防范,其活动应控制在工作人员视线范围之内,并认真交接班,必要时设专人护理,禁止单独活动与外出,禁止在危险场所逗留,外出时应严格执行陪伴制度。一旦发生自杀、自伤或受伤等意外,应立即隔离患者,与医师合作实施有效的抢救措施。

(2)帮助有幻觉、妄想的患者采取正确的应对方式,多倾听,支持其合理的应对机制,不宜对患者采取的防卫行为进行辩论和教育。

(3)遵医嘱给予抗抑郁药和抗精神药物,注意观察药物的治疗作用和不良反应。

(四)健康教育

(1)适时运用沟通技巧帮助患者确认非正常的思想、情感和行为表现,减少患者或家属因模糊观念而焦虑、抑郁,鼓励其家属配合治疗护理,争取社会的支持。

(2)随着病情的好转,教育患者克服性格弱点,正确对待疾病,以乐观的态度面对未来。

三、木僵状态

木僵状态是较深的精神运动性抑制的一组症状群,临床表现不语不动,终日卧床及长时间保持一个固定的姿势,生活完全不能自理,肌张力增高或正常,意识可清晰,也可模糊不清,但对周围事物毫无反应,常见的疾病有精神分裂症紧张型、心因性精神障碍、抑郁症及脑器质性精神障碍。

(一)安全和生活护理

(1)提供安静舒适的病室环境,保证患者的安全,加强护理以防止他人对其造成伤害,避免干扰,保持安静。

(2)密切观察患者的病情变化,分裂症的患者有时可在夜深人静的时候自行下床活动,然后返回,仍卧床不动。此时,切不可惊扰患者,要观察患者的活动状态,详细记录交班。患者无主诉能力的应注意早期发现并发症,以免贻误病情。

(3)针对病因,积极配合各种治疗措施,加强治疗护理,严密观察治疗效果和不良反应。

(二)心理护理

关心体贴患者,避免不良的言语刺激。待患者精神运动性抑制缓解时,给予鼓励和指导,帮助其了解病情,以便缓解抑郁、恐惧和焦虑等不良情绪,增强自信心。

(三)特殊护理

(1)对改良电休克治疗者,做好改良电休克治疗术前、术中及术后护理。

(2)保证患者营养和水、电解质平衡,给予补液和鼻饲流质饮食。

(3)做好基础护理,定时做口腔护理,排除口腔积液,保持床铺清洁,皮肤干燥,定时翻身,预防压疮。注意排便,保持大小便通畅。每天定时做肢体按摩,防止肌肉萎缩,将肢体放置于功能位,以防畸形。

(4)精确记录出入量,确保患者需要。

(四)健康教育

在疾病恢复期,鼓励患者进餐及自理生活,争取家庭的理解和支持,教给患者锻炼身体的方法,以尽早恢复体力。

四、强迫状态

强迫状态患者多因幼年时期,受家庭环境和教育等因素的影响而诱发本病。临床表现有强迫观念、强迫行为和强迫意向等,其特点是患者明知是不对,但强烈控制也无法摆脱,因而陷入焦虑和痛苦之中,影响正常的生活。主要见于强迫症患者,也见于精神分裂症、抑郁症和脑器质性精神障碍,但多无自知力和强烈的痛苦体验。

(一)心理护理

要建立良好的护患关系,耐心与患者交流,态度温和,言语委婉,不可讥讽患者的强迫状态的表现。要理解和同情患者的内心体验,鼓励患者克服自身缺陷的意志和勇气。

(二)行为矫正的护理

护理人员要与患者协商,安排行为矫正方案,如日常生活、日程活动,规定起床、更衣、洗漱等时间要求,鼓励并督促患者逐步严格地实施各项要求,以达到预期的目的。鼓励患者积极参加工娱活动,转移注意力,以集体活动代替强迫动作仪式,缓解患者的焦虑情绪。

(三)健康教育

除对患者做好如何面对强迫症状的教育外,主要做好患者家属的教育,使他们了解本病的特点,协助患者适应社会生活,以摆脱强迫状态。

五、意识障碍

意识障碍是一种病理心理状态,此时患者对自我和周围环境的认识和反应能力发生障碍,可表现为意识清晰度的降低、意识范围缩小及意识内容的变化。出现意识障碍的精神病患者,常预示病情较重,临床常见于器质性精神障碍、精神活性物质和非成瘾性物质所致精神障碍,如阿尔茨海默病、脑血管病所致精神障碍、癫痫所致精神障碍、乙醇所致精神障碍、抗精神病药物中毒、锂盐中毒、癔症等。

(一)安全和生活护理

(1)给予患者舒适安全的病室环境,防止伤害他人和自伤,或被他人伤害。

(2)密切观察患者的病情变化,意识障碍的患者多为器质性,常有夜重昼轻的特点,故要做好此类患者的夜间护理,详细记录交班,要注意观察有无并发症,以免贻误病情。

(3)针对病因,积极配合治疗措施的实施,加强治疗护理,严密观察疗效及不良反应。

(4)对有严重意识障碍的患者要安置单间病房,保持环境安静,室内光线不宜太暗。此类患者可伴有恐惧性幻觉,以及高热伴有谵妄状态,患者躁动不安,可发生攻击行为,应安排专人护理,设置床档,保证患者安全。必要时,可暂时给予保护性约束,以防意外,要加强护理。

（二）心理护理

关心体贴患者，常与患者沟通，消除患者的误解。待患者的意识障碍改善后，帮助其回忆病时的表现，提高对疾病的认识，消除不良情绪和错误认识。鼓励患者树立战胜疾病的信心，以便配合治疗和护理。

（三）特殊护理

（1）对采取特殊治疗和检查者，如电针治疗、洗胃、改良电休克治疗以及 CT 检查等，应做好术前、术中、术后护理。

（2）对不能自理生活，又因兴奋躁动而消耗体力、加重病情的患者，要保证饮食营养摄入量，以防衰竭。加强基础护理，预防并发症。密切观察生命体征的变化，夜间尤应注意。如发现意识障碍程度加深，常是病情加重的标志，应早期发现，及时报告医师并交班，加强护理。

（四）健康教育

在疾病的恢复期，鼓励患者进餐及自理生活，教给患者锻炼身体的方法，尽早恢复体力。指导用药方法，避免病情复发。

六、妄想

妄想是一种病理性的歪曲信念，是病念的推理和判断。其特点为没有事实根据，与患者所受的教育程度及处境不相符合，患者坚信不疑，不能通过摆事实、讲道理加以说服纠正。临床上常见有被害妄想、关系妄想、物理影响妄想、夸大妄想、罪恶妄想、疑病妄想、钟情妄想、嫉妒妄想和被洞悉感。

（一）安全和生活护理

（1）将患者安置于重症病室，为其提供安静舒适的修养环境，适当限制其活动范围，严格交接班，认真执行危险品管理制度，确保服药到胃。

（2）严密观察病情变化，应深入仔细地与其交流，了解患者可能存在的导致意外行为的妄想内容，并观察其动作、姿势和情感反应，有针对性、有重点地防护，并适时帮助其分析精神症状。

（3）对不同类型的妄想内容进行对症护理，如对有被害妄想的患者，在进餐的时候，护理人员可先吃一口饭菜，再让患者进食，这样也可以缓和患者的情绪。

（4）了解患者的兴趣爱好，督促其参加集体工娱活动，使患者体验集体生活，投入现实生活环境，以减少妄想的频率。

（5）保证患者足够的营养膳食，做好饮食护理。

（二）心理护理

建立良好的护患关系，消除患者的敌对情绪，与患者讨论并接纳其妄想症状的体验，创造友好交流的气氛。鼓励患者表达自己真实的想法和体验，并给予适度的心理辅导。在患者病情稳定时，耐心讲解症状的发生机制和带来的危害，帮助其对疾病的认识，以缓解其不安情绪及增进自控能力。

（三）特殊护理

（1）了解患者的病情以及既往发生意外行为的形式、程度等，掌握住院患者意外行为发生的规律。对存在潜在危险的患者，必须适当限制活动范围，加强巡视，并预见到可能发生的后果，并认真交接班，必要时设专人护理，禁止外出和参加有危险的活动。对有兴奋躁动者给予适当的约束。

(2)帮助患者采取正确的应对方式,在倾听患者症状的基础上,支持其合理的应对机制,避免与其争辩和不适宜的教育。

(3)遵医嘱给予抗精神病药物治疗,注意观察疗效和不良反应。出现不良反应及时汇报医师给予处置,避免加强其被害妄想。

(四)健康教育

及时与患者沟通思想,减少其认识模糊带来的负面情绪,随病情好转,帮助患者掌握坚持长期治疗及防止复发的具体措施。

七、幻觉状态

幻觉状态是一种缺乏外界相应的客观刺激作用于感觉器官时所出现的知觉体验,是一种虚幻的知觉。当出现精神障碍时,人体的五官都可以经历幻觉,但以幻听和幻视在临床上最常见。

(1)不要与患者争辩说话的对象是不存在的,而是尝试去体验患者的感受,产生同理心,只有使自己和患者处于同一环境中,才能了解患者的感受。针对性处理患者情感上的需要比让其承认自己的幻听存在与否来得更实际,因为幻听或其他幻觉可能会导致患者做出冲动或攻击性行为,故情绪上的舒缓对患者是异常重要的。同时应尽量使自己保持稳定的情绪,不被患者所影响。

(2)在急性期时,针对患者的行为尽量顺应患者,让患者先平静下来,然后尽量地转移话题。在适当时机,可对其病态体验提出合理解释,澄清事实,缓解情绪。

(3)减少周围环境的刺激,组织患者参加一些喜爱的活动,以转移注意力,减少幻觉对患者的影响。应密切观察患者幻觉的类型、内容及性质,是否有发生自杀、自伤等情况,及时采取安全防范措施,重点交接班,防止发生意外。

(4)遵医嘱给予抗精神障碍的药物,并要严格执行给药制度,严防患者藏药或吐药,以保证疗效,并注意观察药物的治疗作用及不良作用。

八、拒食

拒食是指在意识清晰的状态下有意拒绝进食,有时还拒绝饮水。分析患者拒食的原因,采用不同的劝食方法。

(1)对有罪恶妄想、自认罪大恶极、低人一等、感到自己不配进食的患者,可将饭菜拌杂,使其误认为是他人的残汤剩饭而考虑进食。

(2)对有被害妄想、疑心饭菜内有毒而不敢进食的患者,对有幻嗅、幻味认为饭内有怪味等而拒食的患者,宜集体用膳,饭菜任其挑选,或由其他患者先试尝,适当满足要求,以解除疑虑,促使进食。

(3)对有幻听吸引其注意力而不愿进食的患者,可在其耳边以较大的声音劝导提醒,以干扰幻听促使患者进食。

(4)对受阵发性行为紊乱、躁动不安而不肯进食的患者,可不受常规进餐时间的限制,可留下饭菜待发作过后,稍安静、较合作时劝说或喂其进食。

(5)对木僵、紧张症状群的拒食患者,宜在夜深人静或置于幽暗宁静的环境中,试予以喂食,以弥补鼻饲的不足。

(6)伴有发热、内外科疾病的患者,因食欲缺乏而不愿进食,应耐心劝说,并尽力设法调配患者喜爱的饮食使其进食。

(7)给拒食患者喂食时，应先清洁口腔，再用小碗，以少量饭菜试喂。可先用调羹的边缘湿润嘴唇，刺激食欲，往往吃下第一口即能继续进食。拒食患者的每餐进食应由专人负责关心，确经劝说无效时，再予以鼻饲或静脉补液治疗，做好进食情况的详细记录，并做好重点交班。对长期拒食的患者，要认真做好口腔护理，密切注意躯体情况，出现不良变化应及时报告医师。

九、藏药

精神病患者藏药是最常见的，如果护理人员责任心不强，就会被患者骗过。由于部分患者否认自己有精神病，或认为服药是害了自己，所以，患者会千方百计地想要欺骗护理人员。若发生患者有藏药行为，应及时通报，让医护人员都了解这个患者，使大家在给患者服药时都引起足够的重视。

必须严格执行医嘱，保证服药到胃，投药时先易后难，用压舌板细致检查口腔，让患者多饮水，服后半小时禁止去厕所，避免患者吐药。有的患者藏药后存起来，企图一次性吞服，应引起足够的重视。投药时最好两个护理人员一起合作，要有秩序，严防患者自行取药、抢药或服错药。重点患者要做到床头服药，以避免藏药带来的不良后果。

(贾　明)

第二节　阿尔茨海默病

阿尔茨海默病又称为老年性痴呆，是发生于老年和老年前期，以进行性认知功能障碍和行为损害为特征的中枢神经系统退行性病变，是老年期痴呆最常见的类型。随着年龄的增长，患病率逐渐上升。

一、概述

(一)临床表现

1.症状

阿尔茨海默病是一种隐袭发生、缓慢进展、以痴呆为主要症状的疾病。首发症状常为记忆力(尤其是近事记忆)减退，随后所有的皮质功能均可受损，引起定向力障碍、判断力障碍及注意力不集中，出现失语、失用、失认、失写，情绪改变呈抑郁、淡漠、易激惹、多疑，在疾病早期人格相对保持完好，至疾病晚期，尿便失去控制，生活完全不能自理，智力达到丧失的地步，食量减少，体重下降，因并发吸入性肺炎和感染而死亡。一般症状持续进展，病程通常为 5～10 年。

2.体征

疾病早期神经系统检查无异常发现，疾病进展到一定时期，易引出抓握反射和吸吮反射，活动明显减少或缄默，步态不稳与步幅减小，可查及强直(肌张力增高)、运动减少等锥体外系受累的征象，偶见肌阵挛和舞蹈指痉样多动，晚期患者立行不能，四肢蜷曲，卧床不起。

(二)辅助检查

1.脑电图检查

阿尔茨海默病的早期脑电图改变主要是波幅降低和 α 节律减慢。少数患者早期就有脑电图 α 波明显减少,甚至完全消失;随病情进展,可逐渐出现较广泛的 θ 活动,以额、顶叶明显。晚期则表现为弥漫性慢波。

2.影像学检查

CT 检查见脑萎缩、脑室扩大;头颅 MRI 检查显示双侧颞叶、海马萎缩;SPECT 灌注成像和 PET 成像可见顶叶、颞叶和额叶,尤其是双侧颞叶的海马区血流和代谢降低。使用各种配体的 PET 成像技术可见脑内的 β 淀粉样蛋白沉积。

3.神经心理学检查

对阿尔茨海默病的认知评估领域应包括记忆功能、言语功能、定向力、应用能力、注意力、知觉和执行功能七个领域。临床上常用的工具可分为如下几种:①大体评定量表,如简易精神状况检查量表、蒙特利尔认知测验、阿尔茨海默病认知功能评价量表、长谷川痴呆量表、Mattis 痴呆量表、认知能力筛查量表等。②分级量表,如临床痴呆评定量表和总体衰退量表。③精神行为评定量表,如痴呆行为障碍量表、汉密尔顿抑郁量表、神经精神问卷。④用于鉴别的量表,哈金斯基缺血指数量表。还应指出的是,选用何种量表,如何评价测验结果,必须结合临床表现和其他辅助检查结果综合得出判断。

(三)诊断要点

阿尔茨海默病的诊断主要根据患者详细的病史、临床资料、结合精神量表检查及有关的辅助检查。诊断准确性可达 85%~90%。目前临床应用较广泛是美国国立神经病、语言交流障碍和卒中研究所-老年性痴呆及相关疾病协会的诊断标准,此标准由美国卒中研究所-老年性痴呆及相关疾病协会专题工作组(1984 年)推荐应用,将阿尔茨海默病分类为确诊、很可能及可能三种。PET 或 SPECT 或 MRI 发现额叶、颞叶、顶叶代谢率减低,基因检查发现相关基因突变等有助于诊断。

可能为阿尔茨海默病的诊断标准如下:①临床检查确认痴呆,简易精神状况检查量表及 Blessed 行为量表等神经心理测试支持。②必须有 2 个或 2 个以上认知功能障碍。③进行性加重的记忆和其他智力障碍。④无意识障碍,可伴有精神和行为异常。⑤发病年龄为 40~90 岁,多在 65 岁以后。⑥排除其他可以导致进行性记忆和认知功能障碍的脑部疾病。确诊则根据病理诊断。

二、治疗

对于阿尔茨海默病尽早诊断、及时治疗、终身管理。目前尚缺乏特殊的病因治疗措施,阿尔茨海默病的治疗主要包括社会心理治疗和药物治疗。现有的抗阿尔茨海默病药物虽然不能逆转疾病,但是可以延缓病情的进展,应使患者尽可能地坚持长期治疗。对于阿尔茨海默病所伴发的精神行为症状,在必要时可使用精神药物,但应定期评估药物疗效和不良作用,避免长期使用。

(一)社会心理治疗

对轻症患者应加强心理支持与行为指导,鼓励患者参加适当活动;对重症患者应加强生活上的照顾和护理,注意患者的饮食和营养。社会心理治疗的目的是尽可能保持患者的认知和社会生活功能,确保患者的安全,以减缓其精神衰退。开展社会心理治疗的重要措施之一是告知家属有关疾病的知识，包括临床表现、治疗方法、疗效、预后及转归等，同时要让家属或照料者熟悉基本的护理原则，主要包括：①对患者的提问，应给予简单明了的回答；②提供有利于患者定向和记忆的提示，如日历、标出常用物品的名称、指出卧室和卫生间的方位等；③不要和患者发生争执；④对兴奋和吵闹的患者应进行劝阻；⑤鼓励患者适当活动；⑥应定期和医师联系，及时得到医师的指导。

(二)药物治疗

1.改善认知的药物

(1)多奈哌齐：为胆碱酯酶抑制剂，能通过竞争性和非竞争性抑制乙酰胆碱酯酶，从而提高神经元突触间隙的乙酰胆碱浓度。多奈哌齐的推荐起始剂量是 5 mg/d，对药物较敏感者，初始剂量可为 2.5 mg/d，1 周后增加至 5 mg/d，1 个月后剂量可增加至 10 mg/d。如果能耐受，尽可能用 10 mg/d 的剂量，使用期间应定期复查心电图。常见的不良反应包括腹泻、恶心、睡眠障碍，较严重的不良反应为心动过缓。

(2)卡巴拉汀：为胆碱酯酶抑制剂，属氨基甲酸类，能同时抑制乙酰胆碱酯酶和丁酰胆碱酯酶。1 天的剂量大于 6 mg 时，其临床疗效较为肯定，但高剂量治疗时，不良反应也相应增多。

(3)美金刚：可作用于大脑中的谷氨酸-谷胺酰胺系统，为具有中等亲和力的非竞争性 N-甲基-D-天冬氨酸拮抗剂。初始剂量为 5 mg，第 2 周可加量至10 mg，第 3 周加量至 15 mg，第 4 周加量至 20 mg，每天 1 次，口服。对肾功能有损害的患者，美金刚剂量应酌减。对中度或中重度的阿尔茨海默病患者，使用1 种胆碱酯酶抑制剂和美金刚联合治疗可以获得更好的认知、日常生活能力和社会功能，改善精神行为症状。

2.针对精神行为症状的药物

应根据相应的精神行为症状，给予针对性的精神药物治疗。在治疗过程中，应注意药物的不良反应，特别是药物的相互作用。当症状改善后，宜及时停药。

(1)抗精神病药：主要用于控制严重的幻觉、妄想和兴奋冲动症状。常用的药物包括：①利培酮，起始剂量 0.25～0.50 mg/d，最大剂量 2 mg/d，分 1～2 次给药；②奥氮平，1.25～2.50 mg/d，最大剂量 10 mg/d，分 1～2 次给药；③喹硫平，12.5 mg/d，最大剂量 200 mg/d，分 1～3 次给药。

(2)抗抑郁药：主要用于治疗抑郁、轻度激越和焦虑。常用的药物包括曲唑酮(25～100 mg)、舍曲林(25～100 mg)、米氮平(7.5～30.0 mg)等。

(3)心境稳定剂：可以缓解冲动和激越行为等症状。常用药物如丙戊酸钠(250～1 000 mg)。

三、护理

(一)护理评估

1.基本情况评估

评估患者的年龄、病史、生命体征、营养状况、进食、睡眠、大小便、皮肤状况、实验室检查及影像学检查等其他检查结果，生活习惯、家族史、家庭及社会支持系统、康复治疗环境等。

2.痴呆筛选量表

简易精神状况检查量表是国内外最普及、最常用的痴呆筛查量表，但不能用于痴呆的鉴别。共 19 项检查，包括时间定向、地点定向、即刻记忆、注意力和计算能力、短程记忆、物体命名、语言复述、阅读理解、语言理解、言语表达和图形描画等内容。该量表测试内容易受到患者教育程度影响，对文化程度较高的老人有可能忽视轻度认知损害而出现假阴性，对低等教育及说方言者也

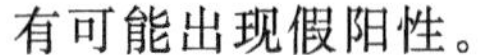

有可能出现假阳性。

3.记忆功能评估

临床上,阿尔茨海默病患者认知障碍首发表现为记忆功能障碍,这就要求对患者的记忆状况进行客观的评估。韦氏记忆量表是应用较广的成套记忆测验,也是神经心理测验之一。共有10项分测验,分测验A～C测长时记忆,D～I测短时记忆,J测瞬时记忆,记忆商数值表示记忆的总水平。本测验也有助于鉴别器质性和功能性记忆障碍。

4.注意力评估

注意是对事物的一种选择性反应。常用的有听认字母测试、背诵数字、声辨音、视跟踪、划消测验、连线测验等以评定听觉注意和视觉注意。

5.认知障碍评估

(1)失认症评估:失认症是指患者丧失了对物品、人、声音、形状或者气味的识别能力。常见的评估类型包括视觉失认、触觉失认、疾病失认、躯体失认等。

(2)失用症评估:失用症是指在运动、感觉、反射均无异常的情况下,患者不能完成某些以前通过学习而会用的动作。常见的评估类型包括结构性失用、运动性失用、意念性失用、意念运动性失用、穿衣失用、步行失用等。

6.躯体功能评定

针对患者可能存在的躯体功能障碍,如关节活动度、肌力、肌张力、平衡、步态、言语、吞咽等问题,应选择相应的量表进行评定。

7.日常生活能力评定

日常生活能力评估量表可用于评定患者日常生活功能损害程度。该量表内容有两部分:一是躯体生活自理能力量表,即测定患者照顾自己生活的能力;二是工具使用能力量表,即测定患者使用日常生活工具的能力。后者更易受疾病早期认知功能下降的影响。

8.社会功能评定

可采用社会生活能力量表评定社会生活能力状况。

(二)护理诊断

1.记忆受损

与记忆进行性减退有关。

2.自理缺陷

与认知行为障碍有关。

3.思维过程紊乱

与思维障碍有关。

4.语言沟通障碍

与思维障碍有关。

(三)护理目标

1.加强健康教育

对老人和家属进行阿尔茨海默病的健康教育,积极预防和延缓阿尔茨海默病的发生、发展。

2.早期筛查

早期筛选出阿尔茨海默病患者,并遵医嘱对症治疗,以延缓疾病的进程。

3.积极参与康复治疗

对生活自理能力存在障碍的阿尔茨海默病患者应予以积极对症的康复治疗，提高阿尔茨海默病患者的生活自理能力，提高生存质量，或者教会患者家属康复护理的要点。

(四)基础护理

1.安全护理

老年患者感觉迟钝、行动不便，要防止烫伤、跌伤、砸伤及自伤等意外伤害。要避免过多的刺激，如噪声、光线、活动等，治疗护理时动作尽量轻。提供娱乐活动，防止对自己或他人有损伤的危险，必要时使用软的束缚带束缚患者的腕、手腿、腰等部位。

2.饮食护理

应给予高蛋白、低脂肪、低糖、低盐、高维生素、粗纤维的食品，要考虑患者的嗜好，同时限制食物量，防止暴饮、暴食。对进餐困难者，辅助患者进餐，进食速度要慢。

3.生活护理

首先保证患者的营养摄入等生活需要，根据患者生活自理能力评估，指导、协助患者洗脸、刷牙、穿衣、整理床单位等，鼓励自我照顾，鼓励患者起床外出活动，将生活自理能力训练融入日常生活中。同时要避免压疮的发生，嘱患者常翻身，更换体位减轻局部受压，配合皮肤按摩，减少局部组织缺血、缺氧。轻度痴呆患者要提醒、督促早晚刷牙，每餐之后用清水漱口。

4.心理护理

爱护关心患者，使患者避免焦虑、抑郁、绝望等不良心理，保持平和安静心态，减少情绪变化，树立信心，积极配合治疗，争取达到最佳康复水平。

5.睡眠护理

环境中的不合适刺激可增加患者原有的烦躁不安。睡眠紊乱的患者易导致行为异常，甚至攻击行为。为患者安排丰富的日间活动，尽量不安排睡眠时间，采用亮光刺激或设计室内光线(自然或人工)体现白天和黑夜的不同；睡前不大量进食，限制水的饮用；睡前可少量饮用牛奶等安神食品，必要时可服用中药成分的镇静安眠剂。

6.用药护理

指导监督患者服药，以免发生漏服或错服；对于服药的患者一定要看服，确认咽下，防止患者将药吐掉；观察药物不良反应，报告医师，便于及时调整给药方案。

(五)康复护理

1.记忆功能训练

护士及患者家属要经常与阿尔茨海默病患者进行回忆交流，当阿尔茨海默病患者由衷地回忆起往事时，他们的心情变得愉悦，语言也会变得较流畅，医护人员能够取得患者的信任，同时也能改善患者的记忆状况。临床上常用的记忆训练的方法很多，重点介绍以下几种。

(1)视觉记忆：先将3～5张绘有日常生活中熟悉物品的图片卡放在患者面前，给患者5秒的时间记忆卡片上的内容，看后将卡片收回，请患者叙述卡片上物品的名称，反复数次，加深患者的记忆。根据患者痴呆的程度，降低或者增高记忆训练的难度，减少或增加图片的数量。

(2)地图作业：在患者面前放一张大的、有街道和建筑物而无文字标明的城市地图，告诉患者先由护士用手指从某处出发，沿其中街道走到某一点停住，让患者将手指放在护士手指停住处，从该处找回到出发点，反复10次，连续2天无错误，再增加难度，如设置更长的路程、绕弯更多等。

(3)彩色积木块排列：用 6 块 2.5 cm×2.5 cm×2.5 cm 的不同颜色的积木块和 1 块秒表，以每 3 秒 1 块的速度向患者展示木块，展示完毕，让患者按护士所展示的次序展示积木块，正确的记“+”，不正确的记“-”，反复 10 次，连续 2 天均 10 次完全正确时，加大难度进行。

(4)缅怀治疗：利用患者所拥有的记忆作媒介，去鼓励患者与人沟通及交往。由于远期记忆是一些实在材料，患者可以在没有压力下抒发自己的意见及情感。缅怀治疗可用不同形式进行，包括个别回想、与人面谈、小组分享、展览、话剧及老幼共聚等。

2.智力障碍训练

阿尔茨海默病患者在治疗师的指导下进行逻辑联想及思维灵活性训练、分析和综合能力训练、理解和表达能力训练、社会适应能力训练、常识训练、数字概念和计算能力训练；同时鼓励阿尔茨海默病患者多参加社会活动，多动手动脑，或进行适当的益智活动，如读书写字、打麻将、下棋等，以保持头脑灵敏，锻炼脑细胞反应敏捷度，延缓大脑老化。

3.定向能力训练

定向能力训练是一种以恢复定向力为中心的综合认知功能康复方法，又称为真实定向技术。核心就是用正确的方法反复提醒。主要训练原则：①尊重阿尔茨海默病患者；②通过检查或评估了解阿尔茨海默病患者的认知功能水平，尽量多谈论熟悉的人或事；③鼓励阿尔茨海默病患者尽量自己完成饮食起居等日常生活活动，以保持同现实生活的接触和日常生活能力；④当阿尔茨海默病患者训练答题正确或成绩提高时，要及时给予反馈信息，进行奖励、言语鼓励，也可以用点头或微笑表示称赞。

4.日常生活能力训练

(1)轻度阿尔茨海默病患者：督促、指导、协助患者料理自己的生活，如做饭菜、修剪花草、个人卫生、整理床单位等，选择自己喜欢并适合的着装，鼓励患者参加社会活动，以缓解大脑功能衰退。

(2)中度阿尔茨海默病患者：鼓励、协助患者料理自己的生活，如梳头、刷牙、洗澡、刮胡子、剪指甲、整理床铺、穿脱鞋子、穿脱衣服、上厕所、便后冲洗、根据天气情况选择适合穿着等。

(3)重度阿尔茨海默病患者：尽量保存患者残存的功能。

5.音乐治疗

有证据显示音乐治疗通过对痴呆患者听觉、视觉的刺激，可以增强轻度阿尔茨海默病患者记忆的能力和语言功能，可以减少阿尔茨海默病患者激越。

6.心理康复治疗

主要是支持性心理康复治疗，使患者及家属正确认识和接受现实，调整心态，保持身心的舒适与安全，积极配合康复治疗，参加力所能及的活动，最大限度地维持患者的认知和社会功能。

(六)健康教育

目前对阿尔茨海默病患者无特效药物治疗，重点是要将医院、社区和家庭联系起来，阿尔茨海默病患者的社区、家庭的康复护理有时不亚于医院治疗的效果。由于老年患者常患多种慢性病，这些慢性病多数不可能痊愈，所以只在急性发作期短期住院，在疾病相对稳定期主要在家中疗养，故有以下建议。

1.专家指导，定期随诊

需要有康复医师指导，建立家庭病房，由医师定期上门服务，送医送药，进行定期检查随访。

2.注意饮食

阿尔茨海默病患者的护理除了生活护理外，还要注意合理调制饮食。均衡摄取食物纤维、蛋白质、维生素和矿物质。常吃富含胆碱的食物，如豆类及其制品、蛋类、花生、核桃、鱼、瘦肉等；富含B族维生素的食物，如贝类、海带等。饮食需注意低盐、低动物性脂肪、低糖饮食，降低血脂，减少动脉硬化，降低血管性痴呆的发生率。

3.加强心理护理

鼓励患者积极参加社会活动，与家人建立良好的亲情关系。通过社会心理治疗尽可能维持患者的认知和社会生活功能，同时指导家属关心患者，保证患者的安全和舒适。平时注意观察患者的言谈举止，督促按时服药，按时复诊。

4.劳逸结合

护士及阿尔茨海默病患者的家属应鼓励患者做一些轻柔的活动，勤动脑，劳逸结合，循序渐进地进行锻炼。经常让患者听广播，看报纸，每天可安排一定时间看电视。退休后应鼓励老人培养适宜的兴趣爱好，让头脑得到活动的机会，保持大脑的灵活性，保持积极乐观的心态，增强与人交往的能力，树立战胜疾病的信心，提高生活质量。

5.家庭积极参与

医护人员要与患者家庭保持密切联系，并且要教会家庭照料者基本的互利原则，包括：①回答患者的问题时，语言要简明扼要，以免使患者迷惑。②患者生气和发怒时不必与之产生争执。③如果患者吵闹应冷静坚定地予以劝阻。④不要经常变换对待患者的方式。⑤功能明显减退或出现新症状时应及时找医师诊治。⑥尽可能提供有利于患者定向和记忆的提示或线索，如日历，使用物品标注名称，厕所、卧室给予适当的图示。此外，医师还可向家属或照料者讲解一些处理行 为问题的心理学方法和技巧。⑦可采取一些措施，如给患者佩戴写有住址、联系人姓名、联系人电话的腕带，以防止患者走失。

（七）护理评价

经过预防、治疗和护理干预后，老人的认知能力有所提高，并能最大限度地保持社交能力和日常生活自理能力，生活质量有所提高。

（贾　明）

第三节　血管性痴呆

血管性痴呆是指由于脑血管病变引起的痴呆，其起病急缓不一，病程具有波动性，多呈阶梯式发展，常伴有局限性神经系统体征，是老年期痴呆病因中的第二位原因，约占痴呆的20%。

一、概述

（一）病因及发病机制

多发性脑梗死是血管性痴呆最常见的病因，而脑梗死继发于血栓或栓塞，血栓形成多为脑动脉硬化的并发症，脑栓塞的来源大多源于心脏；高血压不仅使大中动脉粥样硬化加重，也是小动脉管壁玻璃样变性的主要原因。其次为动脉硬化性皮质下白质脑病。此外，某些特定部位（额叶底面、颞叶海马、丘脑等)的梗死、脑低灌流综合征所致的全脑缺血缺氧、蛛网膜下腔出血、慢性硬膜下血肿、脑出血及其他一些不常见的脑血管病,均可导致血管性痴呆。

(二)临床表现

血管性痴呆临床表现形式与病损部位、大小及梗死次数有关,主要包括早期症状、局限性神经系统症状和痴呆症状。

1.早期症状

早期多无明显痴呆表现,主要表现:①情感障碍为典型症状,表现为持续的情绪不稳定,情感脆弱,严重时表现情感失禁;②各种躯体不适症状,常见的症状有头痛、眩晕、肢体麻木、睡眠障碍和耳鸣等。

2.局限性神经系统症状及体征

由于脑血管受损部位不同,可出现不同的症状和体征。如位于左大脑半球皮质的病变,可能有失语、失用、失读、失写等症状;位于右大脑半球皮质的病变,可能有视空间障碍;丘脑病损的病变可能表现以遗忘、情绪异常、嗜睡等精神症状为主等。

3.痴呆症状

早期出现记忆障碍,随着病情不断发展,痴呆症状呈阶梯式加重。到晚期也表现为全面性痴呆,记忆力、计算力、思维能力、自知力、定向力等均发生障碍。

(三)诊断

血管性痴呆的诊断标准很多,诊断要点:①神经心理学检查证实的认知功能明显减退,并有显著的社会功能下降。②通过病史、临床表现及各项辅助检查,证实有与痴呆发病有关的脑血管病依据。③痴呆发生在脑血管病后3～6个月以内,痴呆症状可突然发生或缓慢进展,病程呈波动性或阶梯样加重。④排除其他引起痴呆的病因。

二、治疗

血管性痴呆治疗原则:防治脑卒中,改善认知功能和控制精神行为症状。

(一)对因治疗

血管性痴呆目前尚无特殊的治疗方法,预防和治疗脑血管病的危险因素是血管性痴呆治疗的基础。包括积极控制高血压、糖尿病,降低胆固醇,降低颅内压;对脑卒中急性期治疗,应根据卒中类型采取适当的抗凝、扩血管、止血治疗;戒烟、戒酒等。

(二)改善认知治疗

改善认知治疗是目前被证明有效的治疗措施。如应用胆碱酯酶抑制剂、兴奋性氨基酸受体拮抗剂、脑血液循环促进剂、钙通道阻滞剂、脑细胞代谢激活剂、抗氧化药、血管扩张药等改善患者认知功能。

(三)精神和行为症状治疗

对出现的精神症状、各种不良的行为、睡眠障碍等应及时使用小剂量抗精神病药治疗。

三、护理

(一)护理评估

1.基本情况评估

询问患者及家属是否有高血压、冠心病、糖尿病、心房颤动、脑卒中等;是否有痴呆家族史;是否吸烟、饮酒;是否保存自理能力;营养状况,皮肤、排泄情况;睡眠形态;观察患者生命体征、有无神经系统阳性体征等。

2.心理评估

(1)认知功能障碍:血管性痴呆的早期核心症状是近事记忆障碍。早期患者虽然出现记忆障碍,但在相当长的时间内,自知力保持良好,智能损害只涉及某些局限的认知功能如计算、命名等困难,而一般推理、判断能力长时间保持正常,人格也相对完整,日常生活自理能力保持良好状态,又称"局限性痴呆""网眼样痴呆"。但随着病情的加重,认知功能损害加剧,情绪不稳或失禁更为突出,易激惹。此外还可出现定向障碍、语言障碍等。

(2)行为精神症状:部分患者可有精神病性症状如幻觉、妄想等;在行为及人格方面也逐渐地发生相应的改变,如变得自私、吝啬、收集废物、无目的的徘徊等。病情进展具有波动性、阶梯样恶化的特点。

(3)社会功能减退:在痴呆的发展过程中,生活自理能力逐渐下降,到晚期生活完全不能自理,不知饥饱,外出走失,大小便失禁,不认识亲人,达到全面痴呆。

3.社会方面评估

患者的家庭和社会支持系统:患者亲属与患者的关系如何,负责照顾的家人是否觉得负担太重且不能得到放松;家人是否热心照顾患者。

(二)护理诊断

1.营养失调,低于机体需要量

与患者咀嚼或吞咽困难、情绪抑郁及老年人因缺齿、味觉改变等有关。

2.排便异常

与长期卧床、精神科药物及神经肌肉功能障碍等有关。

3.睡眠形态紊乱

与脑部病变导致缺氧、环境改变及焦虑、恐惧、兴奋、抑郁不良情绪等有关。

4.躯体移动障碍

与神经、肌肉受损,肌肉无力等有关。

5.语言沟通障碍

与认知功能下降、神经系统病变有关。

6.有走失的危险

与定向力障碍有关。

7.社交能力受损

与思维过程改变、认知功能下降等有关。

8.生活自理障碍

与认知功能、神经功能、肌肉功能障碍等有关。

9.有皮肤完整性受损的危险

与大小便失禁、长期卧床有关。

10.有受伤的危险

与智能下降、感觉减退、定向力障碍等有关。

11.有自杀的危险

与抑郁情绪有关。

(三)护理目标

(1)患者能够摄入足够营养与水分,保证营养。

(2)患者大小便通畅,能形成按时排便习惯。

(3)患者能够得到充分睡眠,睡眠质量有所改善。

(4)患者肢体功能恢复良好。

(5)患者能最大限度地保持沟通能力,使用剩余的语言能力或手势、延伸进行交流。

(6)患者能正确表达自己需求,最大限度推迟患者思维衰退。

(7)患者最大程度保持自理能力。

(8)照顾者和周围人不发生受伤。

(9)患者皮肤完好,未发生受损情况。

(10)患者能够减少或不发生外伤的危险,避免自杀。

(四)基础护理

1.安全护理

血管性痴呆患者往往伴有思维混乱、记忆力减退、感觉迟钝、肢体功能运动障碍等,这些均为安全问题的危险因素。

(1)防跌倒:对每一位住院痴呆患者均需做好防跌倒风险评估,对跌倒高风险患者,切实落实好防跌倒措施。如注意环境设施的安全,为患者提供安全的休养环境,地面要防滑,保持干燥,特别是浴室要装扶手,便于患者如厕及行走,选择坐式的便器,高度适宜;患者衣着大小应适宜,裤脚过长应及时协助卷起,鞋底应防滑等。

(2)防自杀:在血管性痴呆的早期,患者的认知功能损害较轻,具有完好的自知力。当患者意识到自己的记忆力、工作和学习能力日渐下降,引起一系列的心理反应,如焦虑、抑郁等。患者在这种不良情绪或幻觉、妄想等支配下可能会发生的自我伤害,因此,护理人员必须做好防自杀风险评估,加强高风险自杀患者管理,有效落实防自杀护理措施,如加强巡视,严密观察病情变化;加强危险品、药品管理等。

(3)防暴力:患者在幻觉、妄想支配下可能会出现暴力行为。护理人员应做好防暴力风险评估,密切观察有暴力倾向的患者,及时发现暴力行为先兆,进行有效护理干预,尽量把暴力行为消灭在初期。一旦患者出现暴力行为应保持镇定,设法引开患者注意力,迅速控制局面,及时找出引起暴力原因,针对不同原因采取相应措施,避免类似事件发生。

(4)防出走:血管性痴呆患者伴有记忆障碍、定向障碍,离开病区时必须由护理人员或家属陪伴,避免发生走失或其他意外事件。

2.饮食护理

应结合患者的健康状况,给予易消化、营养丰富、低脂肪、低糖、充足蛋白质及维生素饮食,以增加患者抵抗力。对轻、中度痴呆患者可鼓励自行进食,速度要慢,不可催促,以防噎食。对重度痴呆患者应协助喂食,喂食时注意喂食速度和进食姿势,尽量取坐位或半坐卧位,以免发生呛咳。若患者拒食,则不应勉强,可先让患者做些别的活动,转移注意力后再劝其进食。对失语及吞咽困难的患者应及早进行吞咽功能训练,对严重吞咽困难的患者,可给予静脉输液或鼻饲,以补充能量。

3.生活护理

痴呆患者由于认知能力下降、精神行为异常、定向力障碍导致生活能力下降,护理时应根据不同患者的不同病情因人制宜地采取个性化的护理措施。对于轻、中度的痴呆患者，除了给予适度的生活照顾外，应尽量指导其自理日常生活和保持良好的卫生习惯，采取适当措施制止患者的不卫生行为，并根据天气变化及时建议患者添减衣服，经常为病房开窗换气。长期卧床的患者要为其定期翻身、拍背。对大小便失禁的患者，要及时协助处理大小便，保持皮肤、床铺的整洁、干燥，以减少发生感染、皮肤病及压疮的危险。

4.心理护理

建立良好的护患关系，尽量了解患者的内心感受，理解患者，帮助患者分析并鼓励其改变错误的认知方式，重新建立积极健康的看法和态度，加强治愈的信心。因人而异地进行心理护理，改变患者的不良心理状态。尊重患者的人格，尽量满足其合理需求。

5.睡眠护理

首先要为患者创造良好的入睡条件，尽量减少或消除影响患者睡眠形态的相关因素，周围环境要安静、舒适；入睡前用温水泡脚；不要进行刺激性谈话或观看刺激性电视节目等；不要给老人饮浓茶、咖啡、吸烟，以免影响睡眠质量；对严重失眠者可给予药物辅助入睡。每天应保证有6～8小时的睡眠。对于昼夜颠倒的患者，如病情许可，白天要让其有适度的活动，尽量不让患者在白天睡觉，增加活动，保持兴奋，以使他们能在夜间休息，保证患者足够的休息和睡眠。

6.用药护理

对于吞咽困难的痴呆患者，可将药片掰成小粒或研碎后溶于水中服用；对于不能吞咽或昏迷的患者，应由胃管注入药物；对于拒药、藏药行为的患者，应及时了解拒药、藏药原因，耐心做好解释工作，并且严格执行发药规范，确保患者将药物服下。用药过程中密切观察用药作用与不良反应，如有异常及时通知医师处理。

（五）康复护理

1.认知功能训练

（1）记忆训练：临床对痴呆患者进行记忆锻炼的方法有瞬时记忆法（念一串不按顺序的数字，从三位数起，每次增加一位数，念完后立即让患者复述，直至不能复述为止）、短时记忆法（给患者看几件物品，让患者回忆刚才看过的东西）、长时记忆法（回忆最近探望过的家人、朋友，看过的电视内容等）。进行记忆训练时可根据患者记忆损害的程度采取不同的锻炼方式和内容，每次时间不宜过长，循序渐进，并经常给予鼓励。

（2）语言功能训练：痴呆患者均有不同程度的语言功能障碍，进行语言功能训练时必须注意，护理人员要有足够的耐心，利用一切护理、治疗的机会，主动与患者交流。交流时注意力要集中，目光亲切，态度温和，让对方觉得自己非常关注彼此交流。说话自然、语调适中、吐词清晰、语言尽量简单通俗。早期可用单词或短语加视觉信号来进行训练，如卡片、图片等。

（3）定向力训练：临床常用现实定向治疗，即护理人员反复向患者提供关于目前情况的信息，如当前日期、时间、地点、周围人物、个人身份等，使患者逐渐恢复时间、地点、人物等定向力。

（4）思维障碍的护理：加强病情观察，从患者言行中，及时了解幻觉、妄想发生的时间、内容、频率等，耐心倾听患者对幻觉内容的感受，给予安慰，使患者感到被关心、理解，千万不要与患者争辩，有些患者出现幻觉有规律性，可在其幻觉出现时鼓励患者参加感兴趣的活动，转移其注意力；对有妄想的患者，护理人员应态度和蔼亲切，语言恰当，注意谈话技巧，不可贸然触及患者的妄想内容。

2.肢体功能训练

针对患者不同喜好及疾病严重程度，进行一些运动量适度的运动，如医疗保健操、慢跑等。轻、中度痴呆患者鼓励其主动运动，如关节活动度练习、肌力抗阻练习、呼吸练习、平衡练习、协调性练习及上下楼梯等，运动时间依患者具体情况而定，一般为20～30分钟。对重症患者应加强护理，维持机体功能体位，定时翻身拍背并按摩受压部位，做好肢体关节和肌肉的被动运动，必要时可做理疗，并协助患者生活自理。

(六)健康教育

血管性痴呆重在早期预防，因此，必须积极防治高血压、高脂血症、糖尿病、脑卒中等；养成良好的生活习惯，生活有规律，适当运动，戒烟酒，注意劳逸结合；合理饮食，少食动物脂肪及胆固醇高的食物，多食蔬菜、水果，保持大便通畅。照护痴呆老人是一个漫长的阶段，由于家属缺乏照护知识，特别是护理技能的缺乏，给家属带来了许多压力。所以，应加强对家属进行痴呆疾病常识的宣教及护理技能的指导，使他们能够正确对待患者，掌握疾病相关知识和发展规律，增强战胜疾病信心，提高照料能力，以提高中晚期老年痴呆患者的生活质量，延缓病情发展。

(七)护理评价

经过治疗和护理，患者的营养状态良好，没有误吸、噎食等的发生；患者能最大限度地保持记忆能力、语言沟通能力和社交能力，定向力、语言能力、肢体活动能力等得到改善；患者能与外界有效地沟通，生理需求得到满足，无不良情绪、暴力、自杀行为的发生；患者的大小便正常，睡眠充足，日常生活能部分或全部自理；晚期痴呆患者无便秘、尿路感染、无皮肤受损、无坠床等意外发生；家属对疾病知识有一定了解，掌握帮助患者进一步恢复生活和社会功能的方法。

(贾　明)

第四节　其他器质性疾病

一、概述

脑损害和功能紊乱及躯体疾病所致的其他精神障碍是由不同病因引起的脑功能紊乱所致的精神障碍。这些病因有原发性大脑疾病、影响脑的全身性疾病、内分泌障碍如库欣综合征，或其他躯体疾病，以及某些外源性毒性物质(不包括酒和药物)或激素。这些状况有一个共同点，即根据临床特征无法将其诊断为器质性精神障碍，如痴呆或谵妄。这一类患者推测其起病由大脑疾病或功能紊乱直接引起，而并非仅仅与这些疾病或障碍存在偶然的联系，也不是机体对这些疾病症状的心理反应，如长期癫痫所伴发的精神分裂症样障碍。

以下所罗列的疾病为已知存在使本类精神综合征出现的风险相对增加：癫痫；边缘性脑炎；亨廷顿病；头部外伤；脑瘤；能远距离影响中枢神经系统的颅外肿瘤(特别是胰腺癌)；脑血管病、损害或畸形；红斑狼疮及其他胶原病；内分泌疾病(特别是甲状腺功能低下和亢进、库欣病)；代谢病；热带感染性和寄生虫病；非精神药物的毒性作用。

二、护理

(一)护理评估

脑损害和功能紊乱以及躯体疾病所致的精神障碍,大多是原发疾病发展到一定严重程度,影响到大脑功能活动,在一定条件下出现的精神障碍。在临床表现上,这类精神障碍既有原发疾病的症状体征,又有不同的严重程度和不同类型的精神症状,而且与应激事件强度、社会压力、亲属态度等社会因素有很大关系,因此要求护理人员全面评估患者的情况。

1.生理方面

(1)患者生长发育史、疾病家族史、药物过敏史、外伤和手术史。

(2)患者原发疾病的进展情况,包括原发疾病的主要症状表现、发展趋势、治疗情况、疗效及预后等。

(3)有无缺氧、腹水、黄疸、水肿、少尿或无尿等表现。

(4)是否存在与原发疾病相关的神经系统症状和体征,如共济失调、肌阵挛、锥体束征阳性、脑膜刺激征、手足震颤、扑翼样震颤、末梢神经炎等。

(5)患者的一般状况,包括生命体征、营养状况、进食情况、大小便和睡眠情况等。是否存在神经系统症状,有哪些阳性体征。

(6)实验室及其他辅助检查结果。

2.心理方面

(1)患者性格特征、兴趣爱好、人际关系如何;生活、学习、工作能力状况如何;对自身疾病的态度如何;是否配合治疗;对治疗有无信心;是否了解该病。

(2)有无记忆障碍:脑器质性疾病患者常发生记忆障碍,表现为远、近记忆力不良。在评估记忆力时,应当在自然的情况下进行,因为这样患者可以从容地回忆。

(3)有无思维障碍:思维障碍在脑器质性疾病患者中并不少见,通常表现为缺乏主动性思维、持续言语、联想加快、抽象思维障碍、妄想等。在评估时,评估者可以通过物品联想、问题转换、完形填空、抽象名词的解释、物品归类等任务去把握患者存在的症状。

(4)有无智能障碍:大脑弥漫性损害时多伴有智能障碍,有的表现为计算能力下降,有的表现为抽象理解能力受损、缺乏概括和判断能力,更为严重的患者会丧失所有的生活技能和以往的知识经验。在评估时,评估者可以让患者进行一些数字计算、物品分类、故事复述等任务。

(5)有无情感障碍:脑器质性疾病患者的情感障碍往往是明显的,在临床观察和交谈中即可发现。患者的表情、言语和姿势均可作为判断情感障碍的参考。通常患者会存在情感迟钝、情绪不稳及悲观抑郁等情感表现。

(6)有无意识障碍:意识障碍在脑器质性疾病中并不少见,尤其是脑外伤,因此,应根据心理过程及神经系统体征评估患者的意识状况。

3.社会方面

(1)患者病前是否发生过严重的生活事件,患者对它的反应如何。

(2)目前症状对患者的日常生活能力、患者人际关系及患者的工作能力有何影响。

(3)患者亲属与患者的关系如何,是否能给患者提供支持和关心。

(二)护理诊断

器质性精神障碍除了精神症状之外,同时还存在各种躯体症状,相比其他精神障碍更加复杂,因而涉及的护理诊断更为广泛。以下列出一些较为常见的护理诊断。

1.生理方面

(1)营养失调,低于机体需要量:与生活无规律、食欲下降有关。

(2)睡眠形态紊乱:与脑部疾病导致缺氧有关。

(3)排便异常:与意识障碍、精神药物不良反应等有关。

(4)有感染的危险:与营养失调、生活自理能力下降后致机体抵抗力下降有关。

(5)有皮肤完整性受损的危险:与长期卧床有关。

(6)有受伤的危险:与意识障碍、智能障碍、癫痫发作状态、躯体移动障碍、感觉减退等有关。

2.心理方面

(1)语言沟通障碍:与意识障碍、认知功能下降有关。

(2)思维过程改变:与脑部受损、认知功能下降等有关。

(3)定向力障碍:与记忆力减退、注意力不集中、意识障碍有关。

(4)意识障碍:与脑部的感染、脑血管疾病、脑外伤、变性改变、肿瘤等有关。

(5)急性意识障碍:与躯体疾病、体温过高等有关。

(6)感知改变:与病理生理方面的改变、注意力改变等有关。

(7)思维过程改变:与躯体疾病所致的幻觉、妄想等精神症状有关。

(8)焦虑:与缺乏对疾病恰当的认识和评价、担心疾病的预后、环境改变等有关。

(9)恐惧:与环境及健康状况改变、不能预测疾病的后果等有关。

3.社会方面

(1)生活自理能力缺陷:与意识障碍、认知功能减退、神经系统病变等有关。

(2)社交障碍:与思维过程改变、认知功能下降、定向力下降有关。

(3)有暴力行为的危险:与幻觉、错觉、妄想等有关。

(三)护理目标

1.生理方面

(1)患者能够保证营养、水分补充及电解质的平衡。

(2)患者睡眠的质和量有所改善。

(3)患者未发生感染,机体抵抗力逐渐得到提高。

2.心理方面

(1)患者能与医护人员、亲友、病友等进行有效交流。

(2)患者的定向力完整。

(3)患者意识状态良好,程度未进一步加重。

3.社会方面

(1)患者生活自理能力提高。

(2)患者能与周围相关人员进行沟通。

(3)患者能认识自伤、伤害他人等行为的后果,并能有意识地约束自己的冲动想法和行为。

(四)基础护理

1.病情观察

生命体征的变化与脑部疾病的关系十分密切,应密切监测。观察两侧瞳孔的大小是否正常,是否等大、同圆,对光反应是否正常。此外,意识障碍的程度是提示颅内疾病轻重程度的重要指标，要随时注意意识状态的变化。

2.安全护理

为患者提供安全的治疗环境，对意识障碍、重度痴呆、癫痫发作患者及年老患者，应设专人护理。对长期卧床的患者，应安装床档或适当给予保护性约束，防止坠床。对意识模糊、行走不便及反应迟钝的患者，可适当限制其活动范围，活动时需有人陪伴。加强危险物品管理，减少环境中对患者有潜在危险的因素，清除环境中的障碍物。

3.饮食护理

根据患者不同的营养情况采取相应措施，保证患者的营养、水分的补充及维持电解质的平衡。为患者提供含丰富营养成分、清淡易消化的食物，并允许患者选择个人喜好的食物。对于能自行进食的患者给予合理膳食的指导。对不能自行进食的患者，如痴呆患者，护理人员应耐心喂饭。有意识障碍、吞咽功能障碍的患者不能强行进食以防误吸或噎食，可采取鼻饲营养或静脉输液等方法补充营养。颅压高并伴有呕吐的患者，可暂缓进食，因进食可加重呕吐，必要时可静脉输液保证入量，同时也要注意控制输液的速度和量，避免脑水肿加重。癫痫伴发精神障碍的患者应给予低盐饮食，避免过饱，诱发癫痫。有的患者表现为贪食，或者是忘记自己已经吃完饭又要求吃饭时，护理人员要设法转移患者的注意力，避免暴饮暴食，导致消化不良。

4.个人卫生护理

严重痴呆患者多数不知洗漱，帮助其洗脸或洗澡时，患者可表现为不合作，拒绝，这可能与老人的不安全感有关，或担心脱了衣服会被别人偷走等，这时可让患者熟悉的人帮助他，脱下的衣服要放在他能看到的地方。在给患者洗漱时，还要注意水温不要过热，以免发生烫伤。由于失用，有的痴呆患者拿着衣服不知如何穿，常会出现把裤子当上衣穿，或把鞋子戴在头上，把袜子当成手套等，此时应协助患者穿好衣物，尽管做起来很慢，也要训练患者保持穿衣的功能。

5.排泄护理

痴呆患者常会有大小便失禁的现象，一方面当患者大小便在裤子里或床上时要及时清理干净；另一方面也要训练患者定时排便，知道有便意时如何表达，知道卫生间的地方。对于便秘、尿潴留的患者，鼓励能活动的患者多做适当的运动，以利于肠蠕动，为患者提供富含粗纤维的食物，刺激肠蠕动，定时督导排便，指导和训练患者养成定时排便的习惯；给予腹部按摩等，必要时与医师联系给予灌肠和导尿。

6.心理护理

要重视对患者心理的动态观察，并排除器质性疾病或脑源性损伤所引起的性格改变。了解患者受伤前性格类型及受伤原因，过去有无外伤史、家族精神病史及服药情况等。主动发现患者的身心需要，并及时采取措施，尽可能地予以满足。同时鼓励患者表达自己的想法和需要，给予他们发泄情绪和悲伤的机会，从而减轻患者的焦虑、恐惧和抑郁等情感障碍的程度。

7.睡眠护理

尽量减少或消除影响患者睡眠的各种因素，保证睡眠。帮助患者尽快适应新的生活环境，消除陌生感和不安全感。

（五）康复护理

1.认知功能训练

对于患者的记忆力减退、注意力集中困难及定向力障碍，可给予回忆疗法、记忆训练及现实定向训练，如给予提示性信息，如日历、动作提示、放置老照片的影集，反复向患者说明其所处的时间、地点及周围人物身份等。

2.特殊症状护理

(1)谵妄状态:处于谵妄状态的患者对周围环境的认知功能差,在幻觉、错觉及妄想的影响下,患者可表现情绪激动、恐惧,还可能因此而产生冲动或逃避的行为,并且会导致自伤、伤人的后果。为了防止发生意外,应有专人护理,随时注意加强防范。如病床要加床档,控制患者的活动范围,病室内的设施要简单。当患者激动不安时,护士应该陪伴在患者的床边,耐心地予以安慰,帮助其稳定情绪。必要时可以用约束带暂时给予保护,按照医嘱给镇静剂协助患者安静下来。

(2)癫痫大发作:注意观察,出现先兆症状时,让患者立即平卧,避免摔伤。发作时,保持呼吸道通畅,迅速将牙垫放入患者的口腔内上下齿之间,防止抽搐时咬破唇舌。松解衣领和裤带,适当保护下颌和四肢,防止肢体过度伸张时发生关节脱臼。但注意不要用力按压,防止发生骨折。抽搐停止后,将头转向一侧,以防口腔分泌物被吸入气管内。发作终止后,应让患者卧床休息,专人守护,观察意识恢复情况,防止出现癫痫持续状态。对发作后意识蒙眬、兴奋躁动的患者,要注意保护,防止摔伤。

(3)抑郁状态:①将其置于护理人员易观察及安全的环境中,避免单独居住、单独活动;②鼓励患者参加工娱活动;③严密观察病情变化,严防患者消极自杀。

(4)兴奋状态:①将患者安置于单间,房间内物品简化、安全、规范,减少不良刺激和环境中对患者潜在的危险因素。②要用耐心的态度、温和的语言,帮助患者控制情绪,鼓励其正确表达自己的想法和需要。③加强巡视,密切观察病情变化,必要时可采取保护性约束措施,防止患者在幻觉、妄想支配下出现暴力行为。

(六)健康教育

教会患者与疾病有关的自我护理方法,鼓励其增加自我护理的独立性,避免过分依赖他人。指导患者掌握完成特定康复目标所需要的技术方法。告知患者用药的注意事项、有关药物不良反应的处理方法。嘱咐患者多与社会接触交往,保持乐观情绪。

向家属强调患者出院后仍需要继续治疗,应坚持服药,不要随意增减药量或突然停药,并定期到医院复诊。为患者安排规律的生活,合理饮食,保证睡眠。如遗留智力减退、行为障碍、人格改变或痴呆等后遗症状,则应加强教育,协助患者克服各种困难,使其最大限度地恢复社会功能,重建社交能力。观察患者用药后反应,妥善保管好药物,防止患者过量服药,发现患者有躯体不适或病情波动应及早就医。

(七)护理评价

1.生理方面

患者营养状况良好,睡眠充足,大小便情况正常,未发生感染等并发症。

2.心理方面

患者的意识状态好转,记忆力、定向力改善,无不良情绪,了解一定的疾病知识。

3.社会方面

患者能主动料理自己的生活,生活有规律,未发生暴力行为,能与他人进行有效交流。

(贾 明)

重症医学科护理

第一节　休　　克

休克是人体在各种病因打击下引起的以有效循环血量急剧减少，组织器官的氧和血液灌流不足，外周循环障碍为特点的一种病理综合征。

目前休克分为低血容量性休克、感染性休克、创伤性休克、心源性休克、神经源性休克和过敏性休克六类。在外科中常见的是低血容量性休克、感染性休克和创伤性休克。

一、特级护理

对休克患者24小时专人护理，制订护理计划，在实施过程中根据患者休克的不同阶段和病情变化，及时修改护理计划。随时做好重症护理记录。

二、严密观察病情变化

除至少每15～30分钟为患者测量脉搏、呼吸、血压外，还应观察以下变化。

(一)意识和表情

休克患者的神态改变如烦躁、淡漠、恐惧，昏迷是全身组织器官血液灌注不足的一种表现，应将患者仰卧位，头及躯干部抬高20°～30°，下肢抬高15°～20°，防止膈肌及腹腔脏器上移，影响心肺功能，并可增加回心血量，改善脑血流灌注量。

(二)皮肤色泽及温度

休克时患者面色及口唇苍白，皮肤湿冷，四肢发凉，皮肤出现出血点或瘀斑，可能为休克已进入弥散性血管内凝血阶段。

(三)血压、脉压及中心静脉压

休克时一般血压常低于10.6/6.6 kPa(80/50 mmHg)，脉压<4.0 kPa(<30 mmHg)。因其是反应血容量最可靠的方法，对心功能差的患者，可放置Swan-Ganz导管，监测右房压、肺动脉压、肺毛细血管嵌压及心排血量，以了解患者的血容量及心功能情况。

(四)脉搏及心率

休克患者脉搏增快，随着病情发展，脉搏减速或出现心律失常，甚至脉搏摸不到。

(五)呼吸频率和深度

注意呼吸的次数和节律,如呼吸增快、变浅,不规则为病情恶化,当呼吸每分钟增至 30 次以上或下降至 8 次以下,为病情危重。

(六)体温

休克患者体温一般偏低,感染性休克的患者,体温可突然升高至 40 ℃以上,或骤降至常温以下,均反映病情危重。

(七)瞳孔

观察双侧瞳孔的大小,对光反射情况,如双侧瞳孔散大,对光反射消失,说明脑缺氧和患者病情严重。

(八)尿量及尿比重

休克患者应留置导尿管,每小时测尿量一次,如尿量每小时少于 30 mL,尿比重增高,说明血容量不足;每小时尿量在 30 mL 以上,说明休克有好转。若输入相当量的液体后尿量仍不足平均每小时 30 mL,则应监测尿比重和血肌酐,同时注意尿沉渣的血细胞、球型等。疑有急性肾小球坏死者,更应监测血钠、尿钠和尿肌酐,以便了解肾脏的损害情况。

三、补充血容量注意输液速度

休克主要是全身组织、器官血液灌注不足引起。护士应在血压及血流动力学监测下调节输液速度。当中心静脉压低于正常值[0.5～1.2 kPa(5～12 cmH_2O)]时,应加快输液速度;高于正常值时,说明液体输入过多、过快,应减慢输液速度,防止肺水肿及心肺功能衰竭。

四、保持呼吸道通畅

休克(尤其是创伤性休克)有呼吸反常现象,应随时注意清除患者口腔及鼻腔的分泌物,以保持呼吸道通畅,同时给予吸氧。昏迷患者口腔内应放置通气管,并注意听诊肺部,监测动脉血气分析,以便及时发现缺氧或通气不足。吸氧浓度一般为 40%～50%,每分钟 6～8 L 的流量。

五、应用血管活性药物的护理

(一)从低浓度慢速开始

休克患者应用血管活性药,应从低浓度慢速开始,每 5 分钟监测血压 1 次,待血压平稳后改为每 15～30 分钟监测 1 次。并按等量浓度严格掌握输液滴数,使血压维持在稳定状态。

(二)严防液体外渗

静脉滴入升压药时,严防液体外渗,造成局部组织坏死。出现液体外渗时,应立即更换输液部位,外渗部位应用 0.25%普鲁卡因做血管周围组织封闭。

六、预防并发症的护理

(一)防止坠床

对神志不清、烦躁不安的患者,应固定输液肢体,并加床挡防止坠床,必要时将四肢以约束带固定于床旁。

(二)口腔感染

休克、神志不清的患者,由于唾液分泌少容易发生口腔感染,床旁应备口腔护理包。根据口腔PH选择口腔护理液，每天做4次口腔护理，保持口腔清洁，神志不清的患者做口腔护理时，要认真检查黏膜有无异常。

(三)肺部感染

休克、神志不清的患者由于平卧位，活动受限，易发生坠积性肺炎。因此，应每天4次雾化吸入，定时听诊双肺部以了解肺部情况，必要时给予吸痰。

(四)压疮

休克患者由于血液在组织灌注不足，加之受压部位循环不良，极易发生压疮。因此，应保持皮肤护理，保持皮肤清洁、干燥、卧位舒适，定时翻身，按摩受压部位及骨突处，检查皮肤有无损伤，并严格接班。

(訾金玲)

第二节 昏 迷

昏迷是一种最为严重的意识障碍。患者意识完全丧失，各种强刺激不能使其觉醒，没有目的的自主活动，不能自发睁眼。昏迷按严重程度可分为浅昏迷、中昏迷及深昏迷。本文主要讲述深昏迷(以下简称为昏迷)的相关内容。在临床上，昏迷可由多种原因引起，并且是病情危重的表现之一。因此，如遇到昏迷的患者，应及时判断其原因，选择正确的措施，争分夺秒地抢救，以挽救患者生命。

昏迷的原因分为颅内、颅外因素：①颅内因素有中枢神经系统炎症(脑膜炎、脑脓肿、脑炎等)、脑血管意外(脑出血、脑梗死、蛛网膜下腔出血)、占位性病变(脑肿瘤、颅内血肿)、脑外伤、癫痫。②颅外病因包括严重感染(败血症、伤寒、中毒性肺炎等)、心血管疾病(休克、高血压脑病、阿-斯综合征等)、内分泌与代谢性疾病(糖尿病酮症酸中毒、低血糖、高渗性昏迷、肝昏迷、尿毒症等)、药物及化学物品中毒(有机磷农药、一氧化碳、安眠药、麻醉剂、乙醚等)、物理因素(中暑、触电)。

一、昏迷的临床表现

昏迷是病情危重的标志，病因不同其临床表现也各异。

(1)伴有抽搐者，见于癫痫、高血压脑病、脑水肿、尿毒症、脑缺氧、脑缺血等。

(2)伴有颅内压增高者，见于脑水肿、脑炎、脑肿瘤、蛛网膜下腔出血等。

(3)伴有高血压者，见于高血压脑病、脑卒中、嗜铬细胞瘤危象。

(4)伴有浅弱呼吸者，见于肺功能不全、药物中毒、中枢神经损害。

(5)患者呼出气体的气味对诊断很有帮助，如尿毒症患者呼出气体有氨气味，酮症酸中毒有烂苹果味，肝昏迷有肝臭味，乙醇中毒者有乙醇味，敌敌畏中毒有敌敌畏味。

二、护理评估

(一)健康史

应向患者的家属或有关人员详细询问患者以往有无癫痫发作、高血压病、糖尿病及严重的

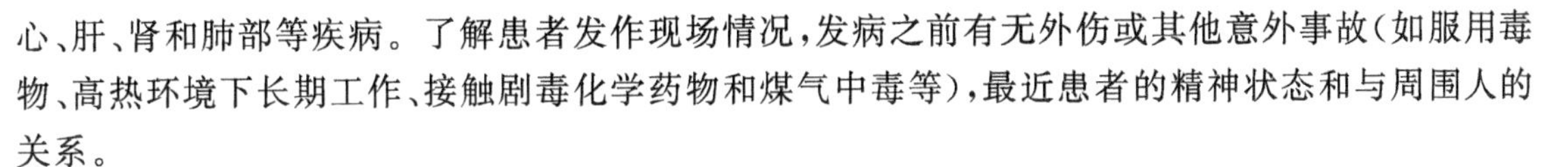

心、肝、肾和肺部等疾病。了解患者发作现场情况，发病之前有无外伤或其他意外事故（如服用毒物、高热环境下长期工作、接触剧毒化学药物和煤气中毒等），最近患者的精神状态和与周围人的关系。

（二）身体状况

1.主要表现

应向患者家属或有关人员详细询问患者的发病过程、起病时有无诱因、发病的急缓、持续的时间、演变经过；昏迷是首发症状还是由其他疾病缓慢发展而来的，昏迷前有无其他表现（指原发病的表现：如有无剧烈头痛、喷射样呕吐；有无心前区疼痛；有无剧烈的咳嗽、咳粉红色痰液、严重的呼吸困难、发绀；有无烦躁不安、胡言乱语；有无全身抽搐；有无烦渴、多尿、烦躁、呼吸深大、呼气呈烂苹果味等），以往有无类似发作史，昏迷后有无其他的表现。

2.体格检查

（1）观察患者生命体征，包括体温、脉搏、呼吸与血压。

1）体温：高热提示有感染性或炎症性疾病。过高可能为中暑或中枢性高热（脑干或下丘脑损害）。过低提示为休克、甲状腺功能低下、低血糖、冻伤或镇静安眠药过量。

2）脉搏：不齐可能为心脏病。微弱无力提示休克或内出血等。过速可能为休克、心力衰竭、高热或甲状腺功能亢进危象。过缓可能为房室传导阻滞或阿-斯综合征。缓慢而有力提示颅内压增高。

3）呼吸：深而快的规律性呼吸常见于糖尿病酸中毒，称为 Kussmual 呼吸；浅而快速的规律性呼吸见于休克、心肺疾病或安眠药中毒引起的呼吸衰竭；脑的不同部位损害可出现特殊的呼吸类型，如潮式呼吸提示大脑半球广泛损害，中枢性过度呼吸提示病变位于中脑被盖部，长吸式呼吸为脑桥上部损害所致，丛集式呼吸系脑桥下部病变所致，失调式呼吸是延髓特别是其下部损害的特征性表现。

4）血压：过高提示颅内压增高、高血压脑病或脑出血。过低可能为脱水、休克、心肌梗死、镇静安眠药中毒、深昏迷状态等。

昏迷时不同水平脑组织受损的表现见表 8-1。

表 8-1　昏迷对不同水平脑组织受损的表现

脑受损部位	意识	呼吸	瞳孔	眼球运动	运动功能
大脑	嗜睡、昏睡、昏迷、去皮质状态	潮式呼吸	正常	游动、向病灶侧凝视	偏瘫、去皮质强直
间脑	昏睡、昏迷、无动性缄默	潮式呼吸	小	游动、向病灶侧凝视	偏瘫、去皮质强直
中脑	昏睡、昏迷、无动性缄默	过度换气	大、光反应消失	向上或向下偏斜	交叉偏、去大脑强直
脑桥	昏睡、昏迷、无动性缄默	长吸气性、喘息性	小如针尖样	浮动向病灶对侧凝视	交叉偏、去大脑强直较轻
延髓	昏睡、昏迷、无动性缄默	失调性、丛集性呼吸	小或大	眼-脑反射消失	交叉性瘫呈迟缓状态

（2）神经系统检查包括以下几项。

1）瞳孔：正常瞳孔直径为 2～5 mm，＜2 mm 为瞳孔缩小，＞5 mm 为瞳孔散大。双侧瞳孔缩小见于吗啡中毒、有机磷杀虫药中毒、巴比妥类药物中毒、中枢神经系统病变等，如瞳孔针尖样缩小（<1 mm），常为脑桥病变的特征，1.5～2.0 mm 常为丘脑或其下部病变。双侧瞳孔散大见于阿托品、山莨菪碱、多巴胺等药物中毒，中枢神经病变见于中脑功能受损；双侧瞳孔散大且对光反射消失表示病情危重。两侧瞳孔大小若相差 0.5 mm 以上，常见于小脑天幕病及 Horner 征。

2）肢体瘫痪：可通过自发活动的减少及病理征的出现来判断昏迷患者的瘫痪肢体。昏迷程度深的患者可重压其眶上缘，疼痛可刺激健侧上肢出现防御反应，患侧则无；可观察患者面部疼痛的表情判断有无面瘫；也可将患者双上肢同时托举后突然放开任其坠落，瘫痪侧上肢坠落较快，即坠落试验阳性；偏瘫侧下肢常呈外旋位，且足底的疼痛刺激下肢回缩反应差或消失，病理征可为阳性。

3）脑膜刺激征：伴有发热者常提示中枢神经系统感染；不伴发热者多为蛛网膜下腔出血。如有颈项强直应考虑有无中枢神经系统感染、颅内血肿或其他造成颅内压升高的原因。

4）神经反射：昏迷患者若没有局限性的脑部病变，各种生理反射均呈对称性减弱或消失，但深反射也可亢进。昏迷伴有偏瘫时，急性期患侧肢体的深、浅反射减退。单侧病理反射阳性，常提示对侧脑组织存在局灶性病变，如果同时出现双侧的病理反射阳性，表明存在弥漫性颅内损害或脑干病变。

5）姿势反射：观察昏迷患者全身的姿势也很重要。临床上常见两种类型：一种为去大脑强直，表现为肘、腕关节伸直，上臂内旋和下肢处于伸展内旋位。提示两大脑半球受损且中脑及间脑末端受损。另一种为去皮质强直，表现为肘、腕处于弯屈位，前臂外翻和下肢呈伸展内旋位。提示中脑以上大脑半球受到严重损害。这两种姿势反射，可为全身性，亦可为一侧性。

（3）检查患者有无原发病的体征：有无大小便失禁，呼气有无特殊气味，皮肤颜色有无异常，肢端是否厥冷，肺部听诊有无湿啰音，听诊心脏的心音有无低钝，有无心脏杂音，腹肌有无紧张，四肢肌肉有无松弛，四肢肌力有无减退，眼球偏向哪侧，眼底检查有无视盘水肿。

（三）心理状况

由于患者病情发展快，病情危重，抢救中紧张的气氛，繁多的抢救设施，常引起患者家属的焦虑，而病情的缓解需要时间，家属常因关心患者而产生对治疗效果不满意。

（四）实验室检查

1.CT 或 MRI 检查

怀疑脑血管意外的患者可采取本项目，可显示病变的性质、部位和范围。

2.脑脊液检查

怀疑脑膜炎、脑炎、蛛网膜下腔出血的患者可选择，可提示病变的原因。

3.血糖、尿酮测定

怀疑糖尿病酮症酸中毒、高渗性昏迷、低血糖的患者可选择本项目，能及时诊断，并在治疗中监测病情变化。此外，根据昏迷患者的其他病因选择相应的检查项目，以尽快作出诊断，为挽救患者生命争取时间。

（五）判断昏迷程度

由于昏迷患者无法沟通，导致询问病史困难，因此，护士能够正确地进行病情观察和判断就显得非常重要，首先应先确认呼吸和循环系统是否稳定，而详细完整的护理体检应等到对患者昏迷的性质和程度判断后再进行。

1.临床分级法

主要是给予言语和各种刺激，观察患者反应情况，加以判断，如呼叫姓名、推摇肩臂、压迫眶上切迹、针刺皮肤、与之对话和嘱其执行有目的的动作等。注意区别意识障碍的不同程度。①嗜睡：是程度最浅的一种意识障碍，患者经常处于睡眠状态，唤醒后定向力基本完整，但注意力不集中，记忆稍差，如不继续对答，很快又入睡。②昏睡：处于较深睡眠状态，不易唤醒，醒时睁眼，但缺乏表情，对反复问话仅能做简单回答，回答时含混不清，常答非所问，各种反射活动存在。③昏迷：意识活动丧失，对外界各种刺激或自身内部的需要不能感知。按刺激反应及反射活动等可分3度（表8-2）。

表8-2　昏迷的临床分级

昏迷分级	疼痛刺激反应	无意识自发动作	腱反射	瞳孔对光反射	生命体征
浅昏迷	有反应	可有	存在	存在	无反应
中昏迷	重刺激可有	很少	减弱或消失	迟钝	轻度变化
深昏迷	无反应	无	消失	消失	明显变化

2.昏迷量表评估法

（1）格拉斯哥昏迷计分法（GCS）：是在1974年英国Teasdale和Jennett制定的。以睁眼（觉醒水平）、言语（意识内容）和运动反应（病损平面）3项指标的15项检查结果来判断患者昏迷和意识障碍的程度。以上3项检查共计15分，凡积分低于8分，预后不良；5～7分预后恶劣；积分<4分者罕有存活。即以GCS分值愈低，脑损害的程度愈重，预后亦愈差。而意识状态正常者应为满分（15分）。

此评分简单易行，比较实用。但临床发现：3岁以下小孩不能合作；老年人反应迟钝，评分偏低；语言不通、聋哑人、精神障碍患者等使用受到限制；眼外伤影响判断；有偏瘫的患者应根据健侧作判断依据。此外，有人提出，Glasgow昏迷计分法用于评估患者意识障碍的程度，不能反映出极为重要的脑干功能状态（表8-3）。

表8-3　GCS计分法

记分项目	反应	计分
Ⅰ.睁眼反应	自动睁眼	4
	呼唤睁眼	3
	刺激睁眼	2
	任何刺激不睁眼	1
Ⅱ.语言反应	对人物、时间、地点定向准确	5
	不能准确回答以上问题	4
	胡言乱语、用词不当	3
	散发出无法理解的声音	2
	无语言能力	1
Ⅲ.运动反应	能按指令动作	6
	对刺痛能定位	5
	对刺痛能躲避	4

续表

记分项目	反应	计分
	刺痛时肢体屈曲(去皮质强直)	3
	刺痛时肢体过伸(去大脑强直)	2
	对刺痛无任何反应	1
总分		

(2)Glasgow-Pittsburgh 昏迷观察表:在 GCS 的临床应用过程中,有人提出尚需综合临床检查结果进行全面分析,同时又强调脑干反射检查的重要性。为此,Pittsburgh 又加以改进补充了另外 4 个昏迷观察项目,即对光反射、脑干反射、抽搐情况和呼吸状态,称之 Glasgow-Pittsburgh 昏迷观察表,见表 8-4。合计为 7 项 35 级,最高为 35 分,最低为 7 分。在颅脑损伤中,35～28 分为轻型,27～21分为中型,20～15 分为重型,14～7 分为特重型颅脑损伤。该观察表即可判定昏迷程度,也反映了脑功能受损水平。

表 8-4　Glasgow-Pittsburgh **昏迷观察表**

项目		评分	项目		评分
Ⅰ.睁眼反应	自动睁眼	4		大小不等	2
	呼之睁眼	3		无反应	1
	疼痛引起睁眼	2	Ⅴ.脑干反射	全部存	5
	不睁眼	1		睫毛反射消失	4
Ⅱ.语言反应	言语正常(回答正确)	5		角膜反射消失	3
	言语不当(回答错误)	4		眼脑及眼前庭反射消失	2
	言语错乱	3		上述反射皆消失	1
	言语难辨	2	Ⅵ.抽搐情况	无抽搐	5
	不语	1		局限性抽搐	4
Ⅲ.运动反应	能按吩咐动作	6		阵发性大发作	3
	对刺激能定位	5		连续大发作	2
	对刺痛能躲避	4		松弛状态	1
	刺痛肢体屈曲反应	3	Ⅶ.呼吸状态	正常	5
	刺痛肢体过伸反应	2		周期性	4
	无反应(不能运动)	1		中枢过度换气	3
Ⅳ.对光反应	正常	5		不规则或低换气	2
	迟钝	4		呼吸停止	1
	两侧反应不同	3			

三、护理诊断

(一)意识障碍

与各种原因引起的大脑皮质和中脑的网状结构发生抑制有关。

(二)清理呼吸道无效

与患者意识丧失不能正常咳嗽有关。

(三)有感染的危险

与昏迷患者的机体抵抗力下降、呼吸道分泌物排出不畅有关。

(四)有皮肤完整性受损的危险

与患者意识丧失而不能自主调节体位、长期卧床有关。

四、护理目标

(1)患者的昏迷减轻或消失。

(2)患者的皮肤保持完整,无压疮发生。

(3)患者无感染的发生。

五、昏迷的救治原则

昏迷患者的处理原则主要是维持基本生命体征,避免脏器功能的进一步损害,积极寻找和治疗病因。具体包括以下内容。

(1)积极寻找和治疗病因。

(2)维持呼吸道通畅,保证充足氧供,应用呼吸兴奋剂,必要时进行插管行辅助呼吸。

(3)维持循环功能,强心,升压,抗休克。

(4)维持水、电解质和酸碱平衡。对颅内压升高者,应迅速给予脱水治疗。每天补液量1 500～2 000 mL,总热量1 500～2 000 kcal。

(5)补充葡萄糖,减轻脑水肿,纠正低血糖。用法是每次50%葡萄糖溶液60～100 mL静脉滴注,每4～6小时一次。但疑为高渗性非酮症糖尿病昏迷者,最好等血搪结果回报后再给葡萄糖。

(6)对症处理:防治感染,控制高血压、高热和抽搐,注意补充营养。注意口腔呼吸道、泌尿道和皮肤护理。

(7)给予脑细胞代谢促进剂。

六、护理措施

(一)急救护理

(1)速使患者安静平卧,下颌抬高以使呼吸通畅。

(2)松解腰带、领扣,随时清除口咽中的分泌物。

(3)呼吸暂停者立即给氧或口对口人工呼吸。

(4)注意保暖,尽量少搬动患者。

(5)血压低者注意抗休克。

(6)有条件尽快输液。

(7)尽快呼叫急救站或送医院救治。

(二)密切观察病情

(1)密切观察患者的生命指征,神志、瞳孔的变化,神经生理反射有无异常,注意患者的抽搐、肺部的啰音、心音、四肢肢端温度、尿量、眼底视神经、脑膜刺激征、病理反射等,并及时、详细记录，随时对病情作出正确的判断，以便及时通知医师并及时做相应的护理，并预测病情变化的趋势，采取措施预防病情的恶化。

(2)如患者出现呼吸不规则(潮式呼吸或间停呼吸)、脉搏减慢变弱、血压明显波动(迅速升高或下降)、体温骤然升高、瞳孔散大、对光反射消失，提示患者病情恶化，须及时通知医师，并配合医师进行抢救。

(三)呼吸道护理

协助昏迷患者取平卧位，头偏向一侧，防止呕吐物误吸造成窒息(图 8-1)。帮助患者肩下垫高，使颈部舒展，防止舌后坠阻塞呼吸道，保持呼吸道通畅。立即检查口腔、喉部和气管有无梗阻，及时吸引口、鼻内分泌物，痰黏稠时给予雾化吸入。用鼻管或面罩吸氧，必要时需插入气管套管，机械通气。一般应使 PaO_2 至少高于 10.7 kPa(80 mmHg)，$PaCO_2$ 在 4.0～4.7 kPa(30～35 mmHg)。

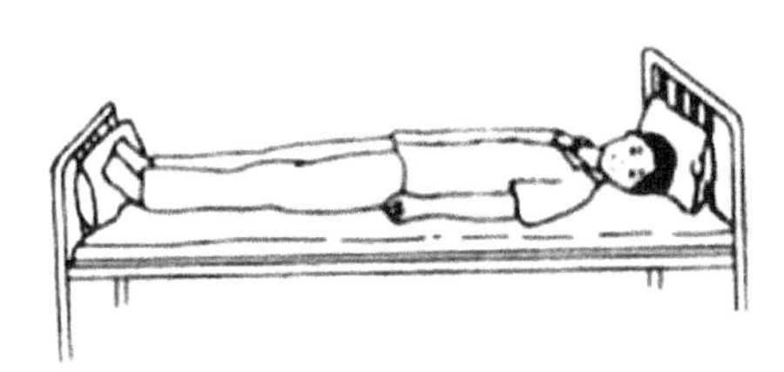

图 8-1 昏迷患者的卧位

(四)基础护理

1.预防感染

每 2～3 小时翻身拍背一次，并刺激患者咳嗽，及时吸痰。口腔护理 3～4 次/天，为防止口鼻干燥，可用 0.9%氯化钠水溶液纱布覆盖口鼻。患者眼睑不能闭合时，涂抗生素眼膏加盖纱布。做好会阴护理，防止泌尿系统感染。

2.预防压疮

昏迷患者由于不能自主调整体位，肢体长期受压容易发生压疮，护理人员应每天观察患者的骶尾部、股骨大转子、肩背部、足跟、外踝等部位，保持床单柔软、清洁、平整，勤翻身，勤擦洗，骨突处做定时按摩，协助患者被动活动肢体，并保持功能位，有条件者可使用气垫床。

3.控制抽搐

可镇静止痉，目前首选药物是地西泮，10～20 mg 静脉滴注，抽搐停止后再静脉滴注苯妥英钠 0.5～1.0 g，可在4～6 小时内重复给药。

4.营养支持

给昏迷患者插胃管，采取管喂补充营养，应保证患者每天摄入高热量、高蛋白、高维生素、易消化的流质饮食，如牛奶、豆浆或混合奶、菜汤、肉汤等。B 族维生素有营养神经的作用，应予以补充。鼻饲管应每周清洗、消毒一次。

5.清洁卫生

(1)每天帮患者清洁皮肤，及时更换衣服，保持床铺的清洁干燥；如患者出现大小便失禁，应及时清除脏衣服，用清水清洁会阴部皮肤，迅速更换干净的衣服，长期尿失禁或尿潴留的患者，可留置尿管，定期开放(每 4 小时一次)，每天更换一次尿袋，每周更换一次导尿管，每天记录尿量和观察尿液颜色，如患者意识转清醒后，应及时拔出导尿管，鼓励和锻炼患者自主排尿；如患者出汗，应及时抹干净，防止患者受凉。

(2)每天对患者进行口腔清洁，观察口腔和咽部有无痰液或其他分泌物、呕吐物积聚，如发现有，应及时清理口咽部和气管，防止患者误吸造成窒息。

(五)协助医师查明和去除病因

(1)遵医嘱采取血液、尿液、脑脊液、呕吐物等标本进行相应的检查，以查明患者昏迷的病因。

(2)及时建立静脉通道，为临床静脉用药提供方便。

(3)针对不同病因，遵照医嘱采取相应的医疗措施进行抢救。如有开放性伤口应及时止血、缝合、包扎；如消化道中毒者，及时进行催吐、洗胃、注射解毒剂；如糖尿病酮症酸中毒患者，及时应用胰岛素治疗并迅速补充液体；如癫痫持续状态患者，应及时应用苯妥英钠等药物。

(4)遵照医嘱维持患者的循环和脑灌注压，对直接病因已经去除的患者，可行脑复苏治疗(应用营养脑细胞的药物)以促进神经功能的恢复。

(六)健康教育

应向患者家属介绍如何照顾昏迷的患者，应注意哪些事项，如病情恶化，应保持镇静，及时与医师和护士联系。患者意识清醒后，应向患者和家属宣传疾病的知识，指导他们如何避免诱发原发病病情恶化的因素，并指导患者学会观察病情，及时发现恶化征象，及时就诊，以防止昏迷的再次发生。

七、护理评价

(1)患者的意识是否转清醒。

(2)患者的痰液是否有效排出。

(3)呼吸道是否保持通畅。

(4)皮肤是否保持完整，有无压疮，肺部有无感染发生。

(昝金玲)

第三节　超高热危象

发热是多种疾病的常见症状。若腋温超过 37 ℃，且一天间体温波动超过 1 ℃以上，即可认为发热。腋温为 37.5～38.0 ℃称为低热、38.1～39.0 ℃称中度热、39.1～40.0 ℃称高热、41.0 ℃以上则为超高热。发热时间超过两周为长期发热。持续高热对身体损害很大，尤其是对脑组织有严重损伤，可引起脑细胞不可逆性损害。超高热危象是指高热同时伴有抽搐、昏迷、休克、出血等，是临床常见的危急重症之一，稍有疏忽，即可导致严重后果。

一、病因

(一)感染性发热

病毒、肺炎支原体、立克次体、细菌、螺旋体、真菌、寄生虫等各种病原体所致的感染，均可引起发热，为常见的病因。

1.传染病

多数急症患者的高热是由传染病引起,其中多半是上呼吸道感染,如普通感冒和流行性感冒、菌痢、疟疾、伤寒、传染性肝炎、粟粒性肺结核、急性血吸虫病、传染性单核细胞增多症、流行性脑脊髓膜炎、乙脑等均可引起发热或高热。

2.器官感染性炎症

器官感染性炎症常见有急性扁桃体炎、副鼻窦炎、中耳炎、支气管炎、肺炎、脓胸、肾盂肾炎、胆道感染、肝脓肿、细菌性心内膜炎、败血症、淋巴结炎、睾丸或副睾丸炎、输卵管炎、丹毒、深部脓肿等。

(二)非感染性发热

1.结缔组织疾病及变态反应

如系统性红斑狼疮、皮肌炎、风湿热、荨麻疹、药物热、输血输液反应等。

2.无菌性坏死

如广泛的组织创伤、大面积烧伤、心肌梗死、血液病等。

3.恶性肿瘤

如白血病、淋巴瘤、恶性网状细胞增多症,肝、肺和其他部位的肿瘤等。

4.内分泌及代谢障碍

如甲状腺功能亢进(产热过多)、严重失水(散热过少)。

5.体温调节中枢功能障碍

如中暑、重度安眠药中毒、脑血管意外及颅脑损伤等。

二、病情评估

发热的原因复杂,临床表现千变万化,往往给诊断带来困难,因此,对一些非典型的疑难病例,除仔细询问病史,全面的体格检查和进行一些特殊实验室检查外,更应注意动态观察,并对搜集来的资料仔细进行综合分析,才能及时得出确切的诊断。

(一)病史

现病史和过去史的详细询问,常常对发热性疾病的诊断和鉴别诊断能提供重要的线索。如黑热病、血吸虫病、丝虫病、华支睾吸虫病等有相对严格的地区性;疟疾、流行性乙型脑炎、流行性脑脊髓膜炎、细胞性痢疾等有一定的季节性;麻疹、猩红热、天花患者痊愈后有长期免疫力;食物中毒多见于集体发病,有进食不洁食物史;有应用广谱抗生素、激素、抗肿瘤药物及免疫抑制剂病史者,经应用抗生素治疗无效,要考虑二重感染的可能性;有应用解热镇痛药、抗生素、磺胺等药物,要警惕药物热;如果同时有皮疹出现,药物热的可能性更大;输血后发热时间长,要考虑疟疾、病毒性肝炎、巨细胞病毒感染的可能性;既往有肺结核或有与肺结核患者密切接触史者,要警惕结核或结核播散的可能;有恶性肿瘤史,不管是手术后或化疗后,再次发热不退要警惕肿瘤转移。例如,有一例患者,10 年前有鼻腔恶性肉芽肿,经化、放射治疗(简称放疗)后,10 年后出现高热不退,多种抗生素治疗无效,最后证实是恶性组织细胞病。

(二)发热伴随症状

详细观察分析发热的伴随症状,对分析发热原因及严重程度均有重要价值。主要包括有无淋巴结肿大、结膜充血、关节肿痛、出血、皮疹(疱疹、玫瑰疹、丘疹、荨麻疹等),有无肝脾大、神经系统症状、腹痛等。

(三)超高热危象早期表现

凡遇高热患者出现寒战、脉搏快、呼吸急促、烦躁、抽搐、休克、昏迷等,应警惕超高热危象的发生。

(四)实验室及其他检查

1.血常规

血常规以白细胞计数和分类计数最具初筛诊断意义。白细胞总数偏低,应考虑疟疾或病毒感染;白细胞总数增高和中性粒细胞左移者,常为细菌性感染;有大量幼稚细胞出现时要考虑白血病,但须与类白血病反应相鉴别。

2.尿粪检查

尿液检查对尿路疾病的诊断有很大帮助。对昏迷、高热病员而无阳性神经系统体征时,应做尿常规检查,以排除糖尿病酸中毒合并感染的可能。对高热伴有脓血便或有高热、昏迷、抽搐而无腹泻在疑及中毒性菌痢时应灌肠做粪便检查。

3.X 线检查

常有助于肺炎、胸膜炎、椎体结核等疾病的诊断。

4.其他检查

对诊断仍未明确的病员,可酌情做一些特殊意义的检查如血培养、抗"O"、各种穿刺及活组织检查。还可依据病情行 B 超、CT、内窥镜检查等。

5.剖腹探查的指征

如果能适当应用扫描检查、超声检查以及经皮活检,一般不需要剖腹探查。但对扫描的异常发现需要进一步阐明其性质,或制定准确的处理方案,或需做引流时,剖腹术可作为最后确诊的步骤而予以实施。

6.诊断性治疗试验

不主张在缺乏明确诊断的病例中应用药物治疗,但是如果在仔细检查和培养后,临床和实验室资料支持某种病因诊断但又未能完全明确时,治疗性试验是合理的。

(1)血培养阴性的心内膜炎:有较高的死亡率,如果临床资料表明此诊断是最有可能的,抗生素试验治疗可能是救命性的,常推荐应用广谱抗生素 2 种以上,联合、足量、早期、长疗程应用,一般用药4～6 周,人工瓣膜心内膜炎者疗程应更长,培养阳性者应根据药敏给药。

(2)结核:对有结核病史的患者,应高度怀疑有结核病的活动性病灶,2～3 周的抗结核治疗很可能导致体温的下降,甚至达到正常。

(3)疟疾:如果热型符合疟疾(间日疟或三日疟)改变,伴有脾大,白细胞计数减少,流行季节或从流行区来的患者,而一时未找到疟原虫的确切证据,可试验性抗疟治疗,或许能得到良好的疗效,并有助于诊断。

(4)疑为系统性红斑狼疮,而血清学检查未能进一步证实的患者,激素试验性用药可获良效而进一步证实诊断。

由于多数不明原因的高热是由感染引起,所以一般抗生素在未获得确诊前是常规地使用以观疗效。

三、急救措施

(一)一般处理

将患者置于安静、舒适、通风的环境。有条件时应安置在有空调的病室内,无空调设备时,可采用室内放置冰块、电扇通风等方法达到降低室温的目的。高热惊厥者应置于保护床内，保持呼吸道通畅，予足量氧气吸入。

(二)降温治疗

可选用物理降温或药物降温。

1.物理降温法

利用物理原理达到散热目的，临床上有局部和全身冷疗两种方法。

(1)局部冷疗：适用于体温超过 39 ℃者，给予冷毛巾或冰袋及化学制冷袋，将其放置于额部、腋下或腹股沟部，通过传导方式散发体内的热量。

(2)全身冷疗：适用于体温超过 39.5 ℃者，采用乙醇擦浴、温水擦浴、冰水灌肠等方法。

1)乙醇擦浴法：乙醇是一种挥发性的液体，擦浴后乙醇在皮肤上迅速蒸发，吸收和带走机体的大量热量；同时乙醇和擦拭又具有刺激皮肤血管扩张的作用，使散热增加。一般选用 25%～35%的乙醇100～200 mL，温度为 30 ℃左右。擦浴前先置冰袋于头部，以助降温，并可防止由于擦浴时全身皮肤血管收缩所致头部充血；置热水袋于足底，使足底血管扩张有利散热，同时减少头部充血。擦浴中应注意患者的全身情况，若有异常立即停止。擦至腋下、掌心、腘窝、腹股沟等血管丰富处应稍加用力且时间稍长些，直到皮肤发红为止，以利散热。禁擦胸前区、腹部、后颈、足底，以免引起不良反应。擦拭完毕，移去热水袋，间隔半小时，测体温、脉搏、呼吸，做好记录，如体温降至 39 ℃以下，取下头部冰袋。

2)温水擦浴法：取 32～34 ℃温水进行擦浴，体热可通过传导散发，并使血管扩张，促进散热。方法同乙醇擦浴法。

3)冰水灌肠法：用于体温高达 40 ℃的清醒患者，选用 4 ℃的生理盐水 100～150 mL 灌肠，可达到降低深部体温的目的。

2.药物降温法

应用解热剂使体温下降。

(1)适应证：①婴幼儿高热，因小儿高热引起“热惊厥”。②高热伴头痛、失眠、精神兴奋等症状，影响患者的休息与疾病的康复。③长期发热或高热，经物理降温无效者。

(2)常用药物：吲哚美辛、异丙嗪、哌替啶、氯丙嗪、激素如地塞米松等。对于超高热伴有反复惊厥者，可采用亚冬眠疗法、静脉滴注氯丙嗪、异丙嗪各 2 mg/(kg・次)。降温过程中严密观察血压变化，视体温变化调整药物剂量。

必要时物理降温与药物降温可联合应用，注意观察病情。

(三)病因治疗

诊断明确者应针对病因采取有效措施。

(四)支持治疗

注意补充营养和水分，保持水、电解质平衡，保护心、脑、肾功能及防治并发症。

(五)对症处理

如出现惊厥、颅内压增高等症状，应及时处理。

四、护理要点

(一)一般护理

做好患者皮肤、口腔等基础护理，满足患者的基本需要，尽可能使患者处于舒适状态，预防并

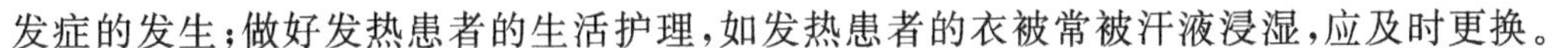

发症的发生；做好发热患者的生活护理，如发热患者的衣被常被汗液浸湿，应及时更换。

(二)心理护理

患者由于疾病和高热的折磨，容易出现烦躁、焦虑等心理变化，需要更多的关心、抚慰和鼓励。护士要多接近患者，耐心解答患者提出的各种问题，使患者从精神、心理上得到支持。

(三)病情观察与护理

(1)严密观察体温、脉搏、呼吸、血压、神志变化，以了解病情及观察治疗反应。在物理降温或药物降温过程中，应持续测温或每5 分钟测温 1 次，昏迷者应测肛温。体温的突然下降伴有大量出汗，可导致虚脱或休克，此种情况在老年、体弱患者尤应注意。

(2)观察与高热同时存在的其他症状，如是否伴有寒战、大汗、咳嗽、呕吐、腹泻、出疹或出血等，以协助医师明确诊断。

(3)观察外周循环情况，高热而四肢末梢厥冷、发绀者，往往提示病情更为严重。经治疗后体温下降和四肢末梢转暖、发绀减轻或消失，则提示治疗有效。

五、健康教育

(一)饮食指导

告知患者发热是一种消耗性疾病，饮食中注意高热量、高蛋白、高维生素的摄取是必要的。鼓励患者多食一些营养丰富、易消化、自己喜爱的流质或半流质饮食，保证每天总热量不低于12 552 kJ(3 000 kcal)；同时注意水分和盐分补充，保证每天入水量在3 000 mL左右，防止脱水，促进毒素和代谢产物的排出。

(二)正确测量体温

体温测量的正确性对于判断疾病的转归有一定的意义。应教会患者正确测量体温的方法，应告知成人口腔温度和腋下温度测量的方法、时间及测量中的注意事项；应向婴幼儿家属说明婴幼儿肛温测量的方法、时间及注意事项。

(三)加强自我保健教育

指导患者建立有规律的生活；适当的体育锻炼和户外活动，增加机体的耐寒和抗病能力；在寒冷季节或气候骤变时，注意保暖，避免受凉，预防感冒、流行性感冒等；向患者和家属介绍有关发热的基本知识，避免各种诱因；改善环境卫生，重视个人卫生；告诫患者重视病因治疗，如为感染性发热，当抗生素使用奏效时，体温便会下降。

(昝金玲)

第四节　高血压危象

高血压是一组表现为体循环动脉血压增高的疾病，按照高血压发病的原因及病程进展缓急，可分为良性和恶性两型。其中恶性高血压又称急进型高血压，舒张压常＞17.3 kPa(130 mmHg)，引起急性肾衰竭、氮质血症，如不积极有效地治疗，大约 1 年内死亡。恶性高血压在原发性高血压中发生率为 1%。

高血压危象指在高血压病程中，由于某些诱因，致外周小动脉发生暂时的强烈收缩，血压急剧升高，以舒张压突然升高达 18.7 kPa(140 mmHg)以上或更高为特征，收缩压相应升高达 33.3 kPa(250 mmHg)以上，可伴有重要器官的功能障碍和不可逆的损害。高血压危象可发生在缓慢型或急进型高血压，也可发生在过去血压完全正常者，多为急性肾小球肾炎。由于原发性高血压占高血压的 90%以上，故高血压危象也以原发性高血压为多。

2022 年我国高血压诊断标准见表 8-5。

表 8-5　2022 年我国高血压诊断标准

类型	收缩压(mmHg)	舒张压(mmHg)
正常血压	<130	<80
1 级高血压	130～139	80～89
2 级高血压	≥140	≥90

一、高血压危象分型

(1)高血压脑病：血压突然急剧升高，导致急性脑血液循环障碍而致脑水肿和颅内高压，而产生剧烈头痛、呕吐、意识障碍等神经系统症状。

(2)高血压危象伴颅内出血：包括脑出血或蛛网膜下腔出血。

(3)儿茶酚胺释放所致高血压危象：见于嗜铬细胞瘤。肿瘤可产生和释放大量去甲基肾上腺素和肾上腺素。表现为血压急剧升高，伴心动过速、头痛、面色苍白、大量出汗、外周循环障碍。发作持续数分钟至数小时。通常都有诱因存在，如情绪激动等，发作间歇可无症状。

(4)高血压危象伴急性肺水肿。

(5)高血压危象伴肾功能损害。

(6)高血压危象伴主动脉夹层动脉瘤。

(7)妊娠高血压综合征：妊娠后期出现高血压、蛋白尿和水肿，严重时发生子痫。

二、护理评估

(一)健康史

询问既往有无高血压病史，有无过劳、精神刺激或内分泌功能紊乱，是否服用抗高血压药物或其他药物及详细服药情况。此外，还应了解患者家族成员中有无高血压病史。

(二)身心状况

1.血压

血压突然升高，舒张压常高于 17.3 kPa(130 mmHg)。

2.急性靶器官系统损害

常伴心、脑、肾、腹部内脏器官、眼底等急性损害。

(1)视网膜病变：出血、渗出和/或视盘水肿。

(2)神经系统表现：头痛、嗜睡、抽搐、昏迷，常伴半身感觉障碍和一侧肢体活动失灵。

(3)心脏：心绞痛或心肌梗死，严重时可出现急性左心衰竭。

(4)肾脏：少尿、氮质血症、尿毒症的表现。

(5)胃肠道：有恶心、呕吐、阵发性腹部绞痛等。

3.心理-社会状况

患者常出现焦虑、恐惧、消极悲观等情绪，这些心理负担会令血压更易波动，给治疗带来负面效果。

(三)辅助检查

1.尿常规

尿中是否存在蛋白、红细胞、管型，了解有无肾实质的受损。

2.肾功能检查

伴急性肾功能损害者，血尿素氮和肌酐升高。

3.香草基杏仁酸(VMA)

疑嗜铬细胞瘤者所致的高血压可行 VMA 检查。

4.脑脊液(CSF)检查

CSF 压力增高。

5.胸部 X 线片

观察有无心脏增大、充血性心力衰竭、肺水肿等征象。

6.肾上腺 CT

疑嗜铬细胞瘤者所致的高血压可行肾上腺 CT 检查。

7.动态血压(ABPM)监测

了解和观察 24 小时内患者血压变化情况。

三、护理诊断

(一)舒适的改变

与血压急剧升高、颅内压升高有关。

(二)有受伤的危险

与头晕、视物模糊、意识障碍有关。

(三)有体液过多的危险

与尿少、急性肾功能损害有关。

(四)焦虑和/或恐惧

与患者担心疾病预后有关。

(五)知识缺乏

患者及家属缺乏与本病相关的防治知识。

四、护理目标

(1)患者血压稳定，不适症状消失。

(2)患者有安全感和归属感，对医务人员信任，接受并配合治疗护理。

(3)患者尿量正常，水、电解质、酸碱维持平衡，肾功能有效改善。

(4)患者初步了解高血压危象可能发生的因素，能遵医嘱服药并自我监测。

五、护理措施

(一)监护

患者以在CCU或ICU安静治疗为宜,尽量避光,以获得密切的监测,绝对卧床休息,床头抬高30°,使颅内压减轻。

(二)给氧

常规使用鼻导管给氧。

(三)迅速开放静脉通道,给予有效降压药物

遵医嘱做到迅速、安全、有效降压。其中以硝普钠最为理想。避免血压下降过快过猛可导致冠状动脉或脑动脉供血不足或少尿,其安全的血压水平是(21.3～24.0)/(13.3～14.7)kPa[(160～180)/(100～110)mmHg]。开始时降压药剂量宜小。密切观察是否有神经系统症状、心排血量降低、少尿等现象。然后逐渐增加剂量,应使患者能够耐受血压下降的速度。静脉用药者1～2天内应加上口服降压药,争取短期内停用静脉给药。可合并用药以提高疗效减少不良反应。

(四)防治脑水肿

避免脱水或补液过多,前者可引起肾前性氮质血症,后者可使血压进一步升高,并可引起心力衰竭。用脱水剂甘露醇、呋塞米(速尿)等治疗;脑水肿、惊厥者镇静止惊,如肌内注射苯巴比妥钠、地西泮、水合氯醛灌肠等。头痛严重可针刺百会穴(两耳尖连线在头顶正中点)使之出血,以缓解头痛。

(五)抗心力衰竭

合并急性左心衰竭时给予强心、利尿及扩血管治疗,选用硝普钠最为理想。

(六)合并氮质血症者

合并氮质血症者应予血液透析治疗。

(七)嗜铬细胞瘤合并高血压危象

由于瘤体分泌大量儿茶酚胺引起血压急剧升高,手术前应选用α受体阻滞剂酚妥拉明降低血压。

(八)合并妊娠高血压综合征时

早期限制活动和盐的摄入。头痛应引起重视,提示可能发生子痫,在子痫发生之前应终止妊娠。若患者发生子痫,应绝对卧床休息,静脉注射硫酸镁,给予镇静剂,避免激惹而病情加重,并积极降压治疗。子痫发生后应延缓分娩,以子痫停止发作24～48小时分娩为宜。

(九)心理护理

保持患者情绪稳定,增加心理支持,使患者愿意并积极配合治疗与护理。

(十)健康教育

(1)指导患者坚持低盐、低脂饮食,戒烟、酒等不良生活习惯,合理安排休息与活动,避免过劳。

(2)保持情绪平稳,避免不良精神刺激。

(3)遵医嘱规律服用降压药物,保持血压稳定在安全范围内,学会自我检测血压,并及时到医院复查。

(昝金玲)

第五节　肺血栓栓塞症

肺栓塞是以各种栓子阻塞肺动脉系统为其发病原因的一组疾病或临床综合征的总称，包括肺血栓栓塞症、脂肪栓塞综合征、羊水栓塞、空气栓塞等。其中，肺血栓栓塞症占肺栓塞中的绝大多数，该病在我国绝非少见病，且发病率有逐年增高的趋势，病死率高，但临床上易漏诊或误诊，如果早期诊断和治疗得当，生存的希望甚至康复的可能性是很大的。

肺血栓栓塞症为来自静脉系统或右心的血栓阻塞肺动脉或其分支所致疾病，以肺循环和呼吸功能障碍为其主要临床和病理生理特征。引起肺血栓栓塞症的血栓主要来源于深静脉血栓形成。

急性肺血栓栓塞症造成肺动脉较广泛阻塞时，可引起肺动脉高压，至一定程度导致右心失代偿、右心扩大，出现急性肺源性心脏病。

一、病理与病理生理

引起肺血栓栓塞症的血栓可以来源于下腔静脉径路、上腔静脉径路或右心腔，其中，大部分来源于下肢深静脉，特别是从腘静脉上端到髂静脉段的下肢近端深静脉。肺血栓栓塞症栓子的大小有很大的差异，可单发或多发，一般多部位或双侧性的血栓栓塞更为常见。

（一）对循环的影响

栓子阻塞肺动脉及其分支达一定程度后，通过机械阻塞作用，加之神经体液因素和低氧所引起的肺动脉收缩，使肺循环阻力增加，肺动脉高压，继而引起右室扩大与右心衰竭。右心扩大致室间隔左移，使左室功能受损，导致心排血量下降，进而可引起体循环低血压或休克；主动脉内低血压和右心房压升高，使冠状动脉灌注压下降，心肌血流减少，特别是右心室内膜下心肌处于低灌注状态。

（二）对呼吸的影响

肺动脉栓塞后不仅引起血流动力学的改变，同时还可因栓塞部位肺血流减少，肺泡无效腔量增大；肺内血流重新分布，通气/血流比例失调；神经体液因素引起支气管痉挛；肺泡表面活性物质分泌减少，肺泡萎陷，呼吸面积减小，肺顺应性下降等因素导致呼吸功能不全，出现低氧血症和低碳酸血症。

二、危险因素

肺血栓栓塞症的危险因素包括任何可以导致静脉血液淤滞、静脉系统内皮损伤和血液高凝状态的因素。原发性危险因素由遗传变异引起。继发性危险因素包括骨折、严重创伤、手术、恶性肿瘤、口服避孕药、充血性心力衰竭、心房颤动、因各种原因的制动或长期卧床、长途航空或乘车旅行和高龄等。上述危险因素可以单独存在，也可同时存在，协同作用。年龄可作为独立的危险因素，随着年龄的增长，肺血栓栓塞症的发病率逐渐增高。

三、临床特点

肺血栓栓塞症临床表现的严重程度差别很大，可以从无症状到血流动力学不稳定，甚至发生猝死，主要取决于栓子的大小、多少、所致的肺栓塞范围、发作的急缓程度，以及栓塞前的心肺状况。肺血栓栓塞症的临床症状也多种多样，不同患者常有不同的症状组合，但均缺乏特异性。

(一)症状

1.呼吸困难及气促(80%～90%)

呼吸困难及气促是肺栓塞最常见的症状，呼吸频率>20 次/分，伴或不伴有发绀。呼吸困难严重程度多与栓塞面积有关，栓塞面积较小，可基本无呼吸困难，或呼吸困难发作较短暂。栓塞面积大，呼吸困难较严重，且持续时间长。

2.胸痛

其包括胸膜炎性胸痛(40%～70%)或心绞痛样胸痛(4%～12%)，胸膜炎性胸痛多为钝痛，是由于栓塞部位附近的胸膜炎症所致，常与呼吸有关。心绞痛样胸痛为胸骨后疼痛，与肺动脉高压和冠状动脉供血不足有关。

3.晕厥(11%～20%)

其主要表现为突然发作的一过性意识丧失，多合并有呼吸困难和气促表现。多由于巨大栓塞所致，晕厥与脑供血不足有关；巨大栓塞可导致休克，甚至猝死。

4.烦躁不安、惊恐甚至濒死感(55%)

其主要由严重的呼吸困难和胸痛所致。当出现该症状时，往往提示栓塞面积较大，预后差。

5.咯血(11%～30%)

其常为小量咯血，大咯血少见；咯血主要反映栓塞局部肺泡出血性渗出。

6.咳嗽(20%～37%)

其多为干咳，有时可伴有少量白痰，合并肺部感染时可咳黄色脓痰。主要与炎症反应刺激呼吸道有关。

(二)体征

(1)呼吸急促(70%)：是常见的体征，呼吸频率>20 次/分。

(2)心动过速(30%～40%)：心率>100 次/分。

(3)血压变化：严重时出现低血压甚至休克。

(4)发绀(11%～16%)：并不常见。

(5)发热(43%)：多为低热，少数为中等程度发热。

(6)颈静脉充盈或搏动(12%)。

(7)肺部可闻及哮鸣音或细湿啰音。

(8)胸腔积液的相应体征(24%～30%)。

(9)肺动脉瓣区第二心音亢进，$P_2>A_2$，三尖瓣区收缩期杂音。

四、辅助检查

(一)动脉血气分析

其常表现为低氧血症，低碳酸血症，肺泡-动脉血氧分压差[$P_{(A-a)}O_2$]增大。部分患者的结果可以正常。

(二)心电图

大多数患者表现有非特异性的心电图异常。较为多见的表现包括 $V_1 \sim V_4$ 的 T 波改变和 ST 段异常;部分患者可出现 $S_I Q_{III} T_{III}$ 征(即Ⅰ导 S 波加深,Ⅲ导出现 Q/q 波及 T 波倒置);其他心电图改变包括完全或不完全右束支传导阻滞、肺型 P 波、电轴右偏、顺钟向转位等。心电图的动态演变对于诊断具有更大意义。

(三)血浆 *D*-二聚体

D-二聚体是交联纤维蛋白在纤溶系统作用下产生的可溶性降解产物。对急性肺血栓栓塞有排除诊断价值。若其含量<500 μg/L,可基本除外急性肺血栓栓塞症。

(四)胸部 X 线片

胸部 X 线片多有异常表现,但缺乏特异性。可表现为:①区域性肺血管纹理变细、稀疏或消失,肺野透亮度增加。②肺野局部浸润性阴影,尖端指向肺门的楔形阴影,肺不张或膨胀不全。③右下肺动脉干增宽或伴截断征,肺动脉段膨隆及右心室扩大征。④患侧横膈抬高。⑤少到中量胸腔积液征等。仅凭胸部X 线片不能确诊或排除肺栓塞,但在提供疑似肺栓塞线索和除外其他疾病方面具有重要作用。

(五)超声心动图

超声心动图是无创的能够在床旁进行的检查,为急性肺血栓栓塞症的诊断提供重要线索。不仅能够诊断和除外其他心血管疾病,而且对于严重的肺栓塞患者,可以发现肺动脉高压、右心室高负荷和肺源性心脏病的征象,提示或高度怀疑肺栓塞。若在右心房或右心室发现血栓,同时患者临床表现符合肺栓塞,可以做出诊断。超声检查偶可因发现肺动脉近端的血栓而确定诊断。

(六)核素肺通气/灌注扫描(*V*/*Q* 显像)

其是肺血栓栓塞症重要的诊断方法。典型征象是呈肺段分布的肺灌注缺损,并与通气显像不匹配。但由于许多疾病可以同时影响患者的通气及血流状况,使通气灌注扫描在结果判定上较为复杂,需密切结合临床。通气/灌注显像的肺栓塞诊断分为高度可能、中度可能、低度可能及正常。如显示中度可能及低度可能,应进一步行其他检查以明确诊断。

(七)螺旋 CT 和电子束 CT 造影(CTPA)

由于电子束 CT 造影是无创的检查且方便,现指南中将其作为首选的肺栓塞诊断方法。该项检查能够发现段以上肺动脉内的栓子,是确诊肺栓塞的手段之一,但 CT 对亚段肺栓塞的诊断价值有限。直接征象为肺动脉内的低密度充盈缺损,部分或完全包在不透光的血流之间,或者呈完全充盈缺损,远端血管不显影;间接征象包括肺野楔形密度增高影,条带状的高密度区或盘状肺不张,中心肺动脉扩张及远端血管分支减少或消失等。CT 扫描还可以同时显示肺及肺外的其他胸部疾病。电子束 CT 扫描速度更快,可在很大程度上避免因心搏和呼吸的影响而产生伪影。

(八)肺动脉造影

肺动脉造影为诊断肺栓塞的金标准,是一种有创性检查,且费用昂贵。发生致命性或严重并发症的可能性分别为 0.1%和 1.5%,应严格掌握其适应证。

(九)下肢深静脉血栓形成的检查

有超声技术、肢体阻抗容积图(IPG)、放射性核素静脉造影等。

五、诊断与鉴别诊断

(一)诊断

肺血栓栓塞症诊断分 3 个步骤:疑诊—确诊—求因。

1.根据临床情况疑诊肺血栓栓塞症

(1)对存在危险因素,特别是并存多个危险因素的患者,要有强的诊断意识。

(2)结合临床症状、体征,特别是在高危患者出现不明原因的呼吸困难、胸痛、晕厥和休克,或伴有单侧或双侧不对称性下肢肿胀、疼痛。

(3)结合心电图、胸部 X 线片、动脉血气分析、*D*-二聚体、超声心动图下肢深静脉超声。

2.对疑诊肺栓塞患者安排进一步检查以明确肺栓塞诊断

(1)核素肺通气/灌注扫描。

(2)CT 肺动脉造影(CTPA)。

(3)肺动脉造影。

3.寻找肺血栓栓塞症的成因和危险因素

只要疑诊肺血栓栓塞症,即要明确有无深静脉血栓形成,并安排相关检查尽可能发现其危险因素,并加以预防或采取有效的治疗措施。

(二)急性肺血栓栓塞症临床分型

1.大面积肺栓塞

临床上以休克和低血压为主要表现,即体循环动脉收缩压<12.0 kPa(90 mmHg)或较基础血压下降幅度≥5.3 kPa(40 mmHg),持续 15 分钟以上。需除外新发生的心律失常、低血容量或感染中毒症等其他原因所致的血压下降。

2.非大面积肺栓塞

不符合以上大面积肺血栓栓塞症的标准,即未出现休克和低血压的肺血栓栓塞症。非大面积肺栓塞中有一部分患者属于次大面积肺栓塞,即超声心动图显示右心室运动功能减退或临床上出现右心功能不全。

(三)鉴别诊断

肺血栓栓塞症应与急性心梗、ARDS、肺炎、胸膜炎、支气管哮喘、自发性气胸等鉴别。

六、急诊处理

急性肺血栓栓塞症病情危重的,须积极抢救。

(一)一般治疗

(1)应密切监测呼吸、心率、血压、心电图及血气分析的变化。

(2)要求绝对卧床休息,不要过度屈曲下肢,保持大便通畅,避免用力。

(3)对症处理:有焦虑、惊恐症状的可给予适当使用镇静药;胸痛严重者可给吗啡 5~10 mg 皮下注射,昏迷、休克、呼吸衰竭者禁用。对有发热或咳嗽的给予对症治疗。

(二)呼吸循环支持

对有低氧血症者,给予吸氧,严重者可使用经鼻(面)罩无创性机械通气或经气管插管行机械通气,应避免行气管切开,以免在抗凝或溶栓过程发生不易控制的大出血。

对出现右心功能不全,心排血量下降,但血压尚正常的患者,可予多巴酚丁胺和多巴胺治疗。

合并休克者给予增大剂量，或使用其他血管加压药物，如间羟胺、肾上腺素等。可根据血压调节剂量，使血压维持在 12.0/8.0 kPa(90/60 mmHg)以上。对支气管痉挛明显者，应给予氨茶碱 0.25 g静脉滴注，必要时加地塞米松，同时积极进行溶栓、抗凝治疗。

(三)溶栓治疗

可迅速溶解血栓，恢复肺组织再灌注，改善右心功能，降低死亡率。溶栓时间窗为 14 天，溶栓治疗指征：主要适用于大面积肺栓塞患者，对于次大面积肺栓塞，若无禁忌证也可以进行溶栓；对于血压和右心室运动功能均正常的患者，则不宜溶栓。

1.溶栓治疗的禁忌证

(1)绝对禁忌证：有活动性内出血，近期自发性颅内出血。

(2)相对禁忌证：2 周内的大手术、分娩、器官活检或不能以压迫止血部位的血管穿刺；2 个月内的缺血性脑卒中；10 天内的胃肠道出血；15 天内的严重创伤；1 个月内的神经外科和眼科手术；难以控制的重度高血压；近期曾行心肺复苏；血小板计数低于 100×10^9/L；妊娠；细菌性心内膜炎及出血性疾病；严重肝肾功能不全。

对于大面积肺血栓栓塞症，因其对生命的威胁性大，上述绝对禁忌证应视为相对禁忌证。

2.常用溶栓方案

(1)尿激酶 2 小时法：尿激酶 20 000 U/kg 加入 0.9%氯化钠液 100 mL 持续静脉滴注 2 小时。

(2)尿激酶 12 小时法：尿激酶负荷量 4 400 U/kg，加入 0.9%氯化钠液 20 mL 静脉注射 10 分钟，随后以 2 200 U/(kg · h)加入 0.9%氯化钠液 250 mL 持续静脉滴注 12 小时。

(3)重组组织型纤溶酶原激活剂 50 mg 加入注射用水 50 mL 持续静脉滴注 2 小时。使用尿激酶溶栓期间不可同用肝素。溶栓治疗结束后，应每 2～4 小时测定部分活化凝血活酶时间，当其水平低于正常值的2 倍，即应开始规范的肝素治疗。

3.溶栓治疗的主要并发症为出血

为预防出血的发生，或发生出血时得到及时处理，用药前要充分评估出血的危险性，必要时应配血，做好输血准备。溶栓前宜留置外周静脉套管针，以方便溶栓中能够取血化验。

(四)抗凝治疗

抗凝治疗可有效地防止血栓再形成和复发，是肺栓塞和深静脉血栓的基本治疗方法。常用的抗凝药物为普通肝素、低分子肝素、华法林。

1.普通肝素

采取静脉滴注和皮下注射的方法。持续静脉泵入法：首剂负荷量 80 U/kg(或 5 000～10 000 U)静脉注射，然后以 18 U/(kg · h)持续静脉滴注。在开始治疗后的最初 24 小时内，每 4～6 小时测定 APTT，根据 APTT 调整肝素剂量，尽快使 APTT 达到并维持于正常值的 1.5～2.5 倍(表 8-6)。

表 8-6　根据 APTT 监测结果调整静脉肝素用量的方法

APTT	初始剂量及调整剂量	下次 APTT 测定的间隔时间
测基础 APTT	初始剂量：80 U/kg 静脉注射，然后按 18 U/(kg · h)静脉滴注	4～6 小时
APTT<35 秒	予 80 U/kg 静脉注射，然后增加静脉滴注剂量 4 U/(kg · h)	6 小时
APTT 35～45 秒	予 40 U/kg 静脉注射，然后增加静脉滴注剂量 2 U/(kg · h)	6 小时

续表

APTT	初始剂量及调整剂量	下次 APTT 测定的间隔时间
APTT 46～70 秒	无须调整剂量	6 小时
APTT 71～90 秒	减少静脉滴注剂量 2 U/(kg·h)	6 小时
APTT>90 秒	停药 1 小时,然后减少剂量 3 U/(kg·h)后恢复静脉滴注	6 小时

2.低分子肝素

采用皮下注射。应根据体重给药,每天 1～2 次。对于大多数患者不需监测 APTT 和调整剂量。

3.华法林

在肝素或低分子肝素开始应用后的第 24～48 小时加用口服抗凝剂华法林,初始剂量为 3.0～5.0 mg/d。由于华法林需要数天才能发挥全部作用,因此与肝素需至少重叠应用 4～5 天,当连续2 天测定的国际标准化比率(INR)达到 2.5(2.0～3.0)时,或 PT 延长至 1.5～2.5 倍时,即可停止使用肝素或低分子肝素,单独口服华法林治疗,应根据 INR 或 PT 调节华法林的剂量。在达到治疗水平前,应每天测定 INR,其后 2 周每周监测 2～3 次,以后根据 INR 的稳定情况每周监测 1 次或更少。若行长期治疗,每 4 周测定 INR 并调整华法林剂量 1 次。

(五)深静脉血栓形成的治疗

70%～90%急性肺栓塞的栓子来源于深静脉血栓形成的血栓脱落,特别是下肢深静脉尤为常见。深静脉血栓形成的治疗原则是卧床、患肢抬高、溶栓(急性期)、抗凝、抗感染及使用抗血小板聚集药等。为防止血栓脱落肺栓塞再发,可于下腔静脉安装滤器,同时抗凝。

七、急救护理

(一)基础护理

为了防止栓子的脱落,患者绝对卧床休息 2 周。如果已经确认肺栓塞的位置应取健侧卧位。避免突然改变体位,禁止搬动患者。肺栓塞栓子 86%来自下肢深静脉,而下肢深静脉血栓者 51%发生肺栓塞。因此有下肢静脉血栓者应警惕肺栓塞的发生。抬高患肢,并高于肺平面 20～30 cm。密切观察患肢的皮肤有无青紫、肿胀、发冷、麻木等感觉障碍。一经发现及时通知医师处理,严禁挤压、热敷、针刺、按摩患肢,防止血栓脱落,造成再次肺栓塞。指导患者进食高蛋白、高维生素、粗纤维、易消化饮食,多饮水,保持大便通畅,避免便秘、咳嗽等,以免增加腹腔压力,影响下肢静脉血液回流。

(二)维持有效呼吸

本组病例 89%患者有低氧血症。给予高流量吸氧,5～10 L/min,均以文丘里面罩或储氧面罩给氧,既能消除高流量给氧对患者鼻腔的冲击所带来的不适,又能提供高浓度的氧,注意及时根据血氧饱和度指数或血气分析结果来调整氧流量。年老体弱或痰液黏稠难以咳出患者,每天给予生理盐水 2 mL 加盐酸氨溴索 15 mg 雾化吸入 2 次。使痰液稀释,易于咳出,必要时吸痰,注意观察痰液的量、色、气味、性质。呼吸平稳后指导患者深呼吸运动,使肺早日膨胀。

(三)加强症状观察

肺栓塞临床表现多样化、无特异性,据报道典型的胸痛、咯血、呼吸困难三联征所占比例不到 1/3,而胸闷、呼吸困难、晕厥、咯血、胸痛等都可为肺栓塞首要症状。因此接诊的护士除了询问现病史外，还应了解患者的基础疾病。目前已知肺栓塞危险因素如静脉血栓、静脉炎、血液黏滞度增加、高凝状态、恶性肿瘤、术后长期静卧、长期使用皮质激素等。患者接受治疗后，我们注意观察患者发绀、胸闷、憋气、胸部疼痛等症状有无改善。有21例患者胸痛较剧，导致呼吸困难加重，血氧饱和度为72%～84%，给予加大吸氧浓度，同时氨茶碱0.25 g+生理盐水50 mL微泵静脉推注5 mL/h，盐酸哌替啶50 mg肌内注射。经以上处理，胸痛、呼吸困难缓解，病情趋于稳定。

(四)监测生命体征

持续多参数监护仪监护，专人特别护理。每15～30分钟记录1次，严密观察心率、心律、血氧饱和度、血压、呼吸的变化，发现异常及时报告医师，平稳后测脉搏、呼吸、血压，1次/小时。

(五)溶栓及抗凝护理

肺栓塞一旦确诊，最有效的方法是用溶栓和抗凝疗法，使栓塞的血管再通，维持有效的怖循环血量，迅速降低有心前阻力。溶栓治疗最常见的并发症是出血，平均为7%，致死性出血约为1%。因此要注意观察有无出血倾向，注意皮肤、黏膜、牙龈及穿刺部位有无出血，是否有咯血、呕血、便血等现象。严密观察患者意识、神志的变化，发现有头痛、呕吐症状，要及时报告医师处理。谨防脑出血的发生。溶栓期间要备好除颤器、利多卡因等各种抢救用品，防止溶栓后血管再通，部分未完全溶解的栓子随血流进入冠状动脉，发生再灌注心律失常。用药期间应监测凝血时间及凝血酶原时间。

(六)注重心理护理

胸闷、胸痛、呼吸困难，易给患者带来紧张、恐惧的情绪，甚至造成濒死感。有文献报道，情绪过于激动也可诱发栓子脱落，因此我们要耐心指导患者保持情绪的稳定。尽量帮助患者适应环境，接受患者这个特殊的角色，同时向患者讲解治疗的目的、要求、方法，使其对诊疗情况心中有数，减少不必要的猜疑和忧虑。及时取得家属的理解和配合。指导加强心理支持，采取心理暗示和现身说教，帮助患者树立信心，使其积极配合治疗。

(昝金玲)

第六节 重症哮喘

支气管哮喘(简称哮喘)是常见的慢性呼吸道疾病之一，近年来，其患病率在全球范围内有逐年增加的趋势，参照全球哮喘防治创议(GINA)和我国2008年版支气管哮喘防治指南，将定义重新修定为哮喘是由多种细胞包括气道的炎性细胞和结构细胞(如嗜酸性粒细胞、肥大细胞、T淋巴细胞、中性粒细胞、平滑肌细胞、气道上皮细胞等)和细胞组分参与的气道慢性炎症性疾病。这种慢性炎症导致气道高反应性，通常出现广泛多变的可逆性气流受限，并引起反复发作性的喘息、气急、胸闷或咳嗽等症状，常在夜间和/或清晨发作、加剧，多数患者可自行缓解或经治疗缓解。如果哮喘急性发作，虽经积极吸入糖皮质激素($\leqslant$1 000 μg/d)和应用长效β_2受体激动药或茶碱类药物治疗数小时，病情不缓解或继续恶化；或哮喘呈暴发性发作，哮喘发作后短时间内即进入危重状态，则称为重症哮喘。如病情不能得到有效控制，可迅速发展为呼吸衰竭而危及生命，故需住院治疗。

一、病因和发病机制

(一)病因

哮喘的病因还不十分清楚,目前认为同时受遗传因素和环境因素的双重影响。

(二)发病机制

哮喘的发病机制不完全清楚,可能是免疫-炎症反应、神经机制和气道高反应性及其之间的相互作用。重症哮喘目前已经基本明确的发病因素主要有以下几种。

1.诱发因素的持续存在

诱发因素的持续存在使机体持续地产生抗原-抗体反应,发生气道炎症、气道高反应性和支气管痉挛,在此基础上,支气管黏膜充血水肿、大量黏液分泌并形成黏液栓,阻塞气道。

2.呼吸道感染

细菌、病毒及支原体等的感染可引起支气管黏膜充血肿胀及分泌物增加,加重气道阻塞;某些微生物及其代谢产物还可以作为抗原引起免疫-炎症反应,使气道高反应性加重。

3.糖皮质激素使用不当

长期使用糖皮质激素常常伴有下丘脑-垂体-肾上腺皮质轴功能抑制,突然减量或停用,可造成体内糖皮质激素水平的突然降低,造成哮喘的恶化。

4.脱水、痰液黏稠、电解质紊乱

哮喘急性发作时,呼吸道丢失水分增加、多汗造成机体脱水,痰液黏稠不易咳出而阻塞大小气道,加重呼吸困难,同时由于低氧血症可使无氧酵解增加,酸性代谢产物增加,合并代谢性酸中毒,使病情进一步加重。

5.精神心理因素

许多学者提出心理-社会因素通过对中枢神经、内分泌和免疫系统的作用而导致哮喘发作,是使支气管哮喘发病率和病死率升高的一个重要因素。

二、病理生理

重症哮喘的支气管黏膜充血水肿、分泌物增多甚至形成黏液栓及气道平滑肌的痉挛导致呼吸道阻力在吸气和呼气时均明显升高,小气道阻塞,肺泡过度充气,肺内残气量增加,加重吸气肌肉的负荷,降低肺的顺应性,内源性呼气末正压(PEEPi)增大,导致吸气功耗增大。小气道阻塞,肺泡过度充气,相应区域毛细血管的灌注降低,引起肺泡通气/血流(V/Q)比例的失调,患者常出现低氧血症,多数患者表现为过度通气,通常 $PaCO_2$ 降低,若 $PaCO_2$ 正常或升高,应警惕呼吸衰竭的可能性或是否已经发生了呼吸衰竭。重症哮喘患者,若气道阻塞不迅速解除,潮气量将进行性下降,最终将会发生呼吸衰竭。哮喘发作持续不缓解,也可能出现血液循环的紊乱。

三、临床表现

(一)症状

重症哮喘患者常出现极度严重的呼气性呼吸困难、被迫采取坐位或端坐呼吸,干咳或咳大量白色泡沫痰,不能讲话、紧张、焦虑、恐惧、大汗淋漓。

(二)体征

患者常出现呼吸浅快,呼吸频率增快(>30/分),可有三凹征,呼气期两肺满布哮鸣音,也可

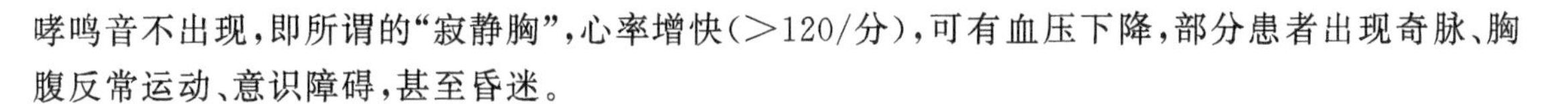

哮鸣音不出现，即所谓的“寂静胸”，心率增快(＞120/分)，可有血压下降，部分患者出现奇脉、胸腹反常运动、意识障碍，甚至昏迷。

四、实验室检查和其他检查

(一)痰液检查

哮喘患者痰涂片显微镜下可见到较多嗜酸性粒细胞、脱落的上皮细胞。

(二)呼吸功能检查

哮喘发作时，呼气流速指标均明显下降，第1秒钟用力呼气容积(FEV_1)、第1秒钟用力呼气容积占用力肺活量比值($FEV_1/FVC\%$，即1秒率)以及呼气峰值流速(PEF)均减少。肺容量指标可见用力肺活量减少、残气量增加、功能残气量和肺总量增加，残气占肺总量百分比增高。大多数成人哮喘患者呼气峰值流速＜50%预计值则提示重症发作，呼气峰值流速＜33%预计值提示危重或致命性发作，需做血气分析检查以监测病情。

(三)血气分析

由于气道阻塞且通气分布不均，通气/血流比例失衡，大多数重症哮喘患者有低氧血症，PaO_2＜8.0 kPa(60 mmHg)，少数患者PaO_2＜6.0 kPa(45 mmHg)，过度通气可使$PaCO_2$降低，pH上升，表现为呼吸性碱中毒；若病情进一步发展，气道阻塞严重，可有缺氧及二氧化碳潴留，$PaCO_2$上升，血pH下降，出现呼吸性酸中毒；若缺氧明显，可合并代谢性酸中毒。$PaCO_2$正常往往是哮喘恶化的指标，高碳酸血症是哮喘危重的表现，需给予足够的重视。

(四)胸部X线检查

早期哮喘发作时可见两肺透亮度增强，呈过度充气状态，并发呼吸道感染时可见肺纹理增加及炎性浸润阴影。重症哮喘要注意气胸、纵隔气肿及肺不张等并发症的存在。

(五)心电图检查

重症哮喘患者心电图常表现为窦性心动过速、电轴右偏、偶见肺性P波。

五、诊断

(一)哮喘的诊断标准

(1)反复发作喘息、气急、胸闷或咳嗽，多与接触变应原、冷空气、物理、化学性刺激及病毒性上呼吸道感染、运动等有关。

(2)发作时双肺可闻及散在或弥漫性，以呼气相为主的哮鸣音，呼气相延长。

(3)上述症状和体征可经治疗缓解或自行缓解。

(4)除去其他疾病所引起的喘息、气急、胸闷和咳嗽。

(5)临床表现不典型者(如无明显喘息或体征)，应至少具备以下1项试验阳性：①支气管激发试验或运动激发试验阳性。②支气管舒张试验阳性，第1秒用呼气容积增加≥12%，且第1秒用呼气容积增加绝对值≥200 mL。③呼气峰值流速日内(或2周)变异率≥20%。

符合(1)～(4)条或(4)～(5)条者，可以诊断为哮喘。

(二)哮喘的分期及分级

根据临床表现，哮喘可分为急性发作期、慢性持续期和临床缓解期。急性发作是指喘息、气促、咳嗽、胸闷等症状突然发生，或原有症状急剧加重，常有呼吸困难，以呼气流量降低为其特征，常因接触变应原、刺激物或呼吸道感染诱发。哮喘急性发作时病情严重程度可分为轻度、中度、重度、危重 4 级(表 8-7)。

表 8-7　哮喘急性发作时病情严重程度的分级

临床特点	轻度	中度	重度	危重
气短	步行、上楼时	稍事活动	休息时	
体位	可平卧	喜坐位	端坐呼吸	
谈话方式	连续成句	常有中断	仅能说出字和词	不能说话
精神状态	可有焦虑或尚安静	时有焦虑或烦躁	常有焦虑、烦躁	嗜睡、意识模糊
出汗	无	有	大汗淋漓	
呼吸频率(次/分)	轻度增加	增加	>30	
辅助呼吸肌活动及三凹征	常无	可有	常有	胸腹矛盾运动
哮鸣音	散在,呼气末期	响亮、弥漫	响亮、弥漫	减弱、甚至消失
脉率(次/分)	<100	100～120	>120	脉率变慢或不规则
奇脉(深吸气时收缩压下降,mmHg)	无,<10	可有,10～25	常有,>25	无
使用 β_2 受体激动药后呼气峰值流速占预计值或个人最佳值%	>80%	60%～80%	<60%或<100 L/min 或作用时间<2 小时	
PaO_2(吸空气,mmHg)	正常	≥60	<60	<60
$PaCO_2$(mmHg)	<45	≤45	>45	>45
SaO_2(吸空气,%)	>95	91～95	≤90	≤90
pH				降低

注:1 mmHg=0.133 kPa。

六、鉴别诊断

(一)左侧心力衰竭引起的喘息样呼吸困难

(1)患者多有高血压、冠状动脉粥样硬化性心脏病、风湿性心脏病和二尖瓣狭窄等病史和体征。

(2)阵发性咳嗽,咳大量粉红色泡沫痰,两肺可闻及广泛的湿啰音和哮鸣音,左心界扩大,心率增快,心尖部可闻及奔马律。

(3)胸部 X 线及心电图检查符合左心病变。

(4)鉴别困难时,可雾化吸入 β_2 受体激动药或静脉注射氨茶碱缓解症状后,进一步检查,忌用肾上腺素或吗啡,以免造成危险。

(二)慢性阻塞性肺疾病

(1)中老年人多见,起病缓慢、病程较长,多有长期吸烟或接触有害气体的病史。

(2)慢性咳嗽、咳痰,晨间咳嗽明显,气短或呼吸困难逐渐加重。有肺气肿体征,两肺可闻及湿啰音。

(3)慢性阻塞性肺疾病急性加重期和哮喘区分有时十分困难,用支气管扩张药和口服或吸入激素做治疗性试验可能有所帮助。慢性阻塞性肺疾病也可与哮喘合并同时存在。

(三)上气道阻塞

(1)呼吸道异物者有异物吸入史。

(2)中央型支气管肺癌、气管支气管结核、复发性多软骨炎等气道疾病,多有相应的临床病史。

(3)上气道阻塞一般出现吸气性呼吸困难。

(4)胸部X线片、CT、痰液细胞学或支气管镜检查有助于诊断。

(5)平喘药物治疗效果不佳。

此外,应和变态反应性肺浸润、自发性气胸等相鉴别。

七、急诊处理

哮喘急性发作的治疗取决于发作的严重程度以及对治疗的反应。对于具有哮喘相关死亡高危因素的患者,应给予高度重视。高危患者包括:①曾经有过气管插管和机械通气的濒于致死性哮喘的病史。②在过去1年中因为哮喘而住院或看急诊。③正在使用或最近刚刚停用口服糖皮质激素。④目前未使用吸入糖皮质激素。⑤过分依赖速效β_2受体激动药,特别是每月使用沙丁胺醇(或等效药物)超过1支的患者。⑥有心理疾病或社会心理问题,包括使用镇静药。⑦有对哮喘治疗不依从的历史。

(一)轻度和部分中度急性发作哮喘患者可在家庭中或社区中治疗

治疗措施主要为重复吸入速效β_2受体激动药,在第1小时每次吸入沙丁胺醇100～200 μg或特布他林250～500 μg,必要时每20分钟重复1次,随后根据治疗反应,轻度调整为3～4小时再用2～4喷,中度1～2小时用6～10喷。如果对吸入性β_2受体激动药反应良好(呼吸困难明显缓解,呼气峰值流速占预计值>80%或个人最佳值,且疗效维持3～4小时),通常不需要使用其他药物。如果治疗反应不完全,尤其是在控制性治疗的基础上发生的急性发作,应尽早口服糖皮质激素(泼尼松龙0.5～1.0 mg/kg或等效剂量的其他激素),必要时到医院就诊。

(二)部分中度和所有重度急性发作均应到急诊室或医院治疗

1.联合雾化吸入β_2受体激动药和抗胆碱能药物

β_2受体激动药通过对气道平滑肌和肥大细胞等细胞膜表面的β_2受体的作用,舒张气道平滑肌、减少肥大细胞脱颗粒和介质的释放等,缓解哮喘症状。重症哮喘时应重复使用速效β_2受体激动药,推荐初始治疗时连续雾化给药,随后根据需要间断给药(6次/天)。雾化吸入抗胆碱药物,如溴化异丙托品(常用剂量为50～125 μg,3～4次/天)、溴化氧托品等可阻断节后迷走神经传出支,通过降低迷走神经张力而舒张支气管,与β_2受体激动药联合使用具有协同、互补作用,能够取得更好的支气管舒张作用。

2.静脉使用糖皮质激素

糖皮质激素是最有效的控制气道炎症的药物,重度哮喘发作时应尽早静脉使用糖皮质激素,特别是对吸入速效β_2受体激动药初始治疗反应不完全或疗效不能维持者。如静脉及时给予琥珀酸氢化可的松(400～1 000 mg/d)或甲泼尼龙(80～160 mg/d),分次给药,待病情得到控制和缓解后,改为口服给药(如静脉使用激素2～3天,继之以口服激素3～5天),静脉给药和口服给药的序贯疗法有可能减少激素用量和不良反应。

3.静脉使用茶碱类药物

茶碱具有舒张支气管平滑肌作用,并具有强心、利尿、扩张冠状动脉、兴奋呼吸中枢和呼吸肌等作用。临床上在治疗重症哮喘时静脉使用茶碱作为症状缓解药，静脉注射氨茶碱[首次剂量为4～6 mg/kg，注射速度不宜超过0.25 mg/(kg·min)，静脉滴注维持剂量为0.6～0.8 mg/(kg·h)]，茶碱可引起心律失常、血压下降，甚至死亡，其有效、安全的血药浓度范围应在6～15 μg/mL，在有条件的情况下应监测其血药浓度，及时调整浓度和滴速。发热、妊娠、抗结核治疗可以降低茶碱的血药浓度；而肝疾病、充血性心力衰竭，以及合用西咪替丁(甲氰咪胍)、喹诺酮类、大环内酯类药物等可影响茶碱代谢而使其排泄减慢，增加茶碱的毒性作用，应引起重视，并酌情调整剂量。

4.静脉使用 $β_2$ 受体激动药

平喘作用较为迅速，但因全身不良反应的发生率较高，国内较少使用。

5.氧疗

使 SaO_2≥90%，吸氧浓度一般30%左右，必要时增加至50%，如有严重的呼吸性酸中毒和肺性脑病，吸氧浓度应控制在30%以下。

6.气管插管机械通气

重度和危重哮喘急性发作经过氧疗、全身应用糖皮质激素、$β_2$ 受体激动药等治疗，临床症状和肺功能无改善，甚至继续恶化，应及时给予机械通气治疗，其指征主要包括意识改变、呼吸肌疲劳、$PaCO_2$≥6.0 kPa(45 mmHg)等。可先采用经鼻(面)罩无创机械通气，若无效应及早行气管插管机械通气。哮喘急性发作机械通气需要较高的吸气压，可使用适当水平的呼气末正压治疗。如果需要过高的气道峰压和平台压才能维持正常通气容积，可试用允许性高碳酸血症通气策略以减少呼吸机相关肺损伤。

八、急救护理

(一)护理目标

(1)及早发现哮喘先兆，保障最佳治疗时机，终止发作。

(2)尽快解除呼吸道阻塞，纠正缺氧，挽救患者生命。

(3)减轻患者身体、心理的不适及痛苦。

(4)提高患者的活动能力，提高生活质量。

(5)健康指导，提高自护能力，减少复发，维护肺功能。

(二)护理措施

(1)院前急救时的护理：①首先做好出诊前的评估。接到出诊联系电话时询问患者的基本情况，做出预测评估及相应的准备。除备常规急救药外，需备短效的糖皮质激素及 $β_2$ 受体激动剂(气雾剂)、氨茶碱等。做好机械通气的准备，救护车上的呼吸机调好参数，准备吸氧面罩。②到达现场后，迅速评估病情及周围环境，判断是否有诱发因素。简单询问相关病史，评估病情。立即监测生命体征、意识状态的情况，发生呼吸、心搏骤停时立即配合医师进行心肺复苏，建立人工气道进行机械辅助通气。尽快解除呼吸道阻塞，及时纠正缺氧是抢救患者的关键。给予氧气吸入，面罩或者用高频呼吸机通气吸氧。遵医嘱立即帮助患者吸入糖皮质激素和 $β_2$ 受体激动剂定量气雾剂，氨茶碱缓慢静脉滴注，肾上腺素0.25～0.50 mg皮下注射，30分钟后可重复1次。迅速建立静脉通道。固定好吸氧、输液管，保持通畅。重症哮喘病情危急，严重缺氧导致极其恐惧、烦躁，护士要鼓励患者，端坐体位做好固定，扣紧安全带，锁定担架平车与救护车定位把手，并在旁扶持。运送途中，密切监护患者的呼吸频率及节律、血氧饱和度、血压、心率、意识的变化，观察用药反应。

(2)到达医院后，帮助患者取坐位或半卧位，放移动托板，使其身体伏于其上，利于通气和减少疲劳。立即连接吸氧装置，调好氧流量。检查静脉通道是否通畅。备吸痰器、气管插管、呼吸机、抢救药物、除颤器。连接监护仪，监测呼吸、心电、血压等生命体征。观察患者的意识、呼吸频率、哮鸣音高低变化。一般哮喘发作时，两肺布满高调哮鸣音，但重危哮喘患者，因呼吸肌疲劳和小气道广泛痉挛，使肺内气体流速减慢，哮鸣音微弱，出现“沉默胸”，提示病情危重。护士对病情变化要有预见性，发现异常及时报告医师处理。

(3)迅速收集病史、以往药物服用情况，评估哮喘程度。如果哮喘发作经数小时积极治疗后病情仍不能控制，或急剧进展，即为重症哮喘，此时病情不稳定，可危及生命，需要加强监护、治疗。

(4)确保气道通畅维护有效排痰、保持呼吸道通畅是急重症哮喘的护理重点：①哮喘发作时，支气管黏膜充血水肿，腺体分泌亢进，合并感染更重，产生大量痰液。而此时患者因呼吸急促、喘息，呼吸道水分丢失，致使痰液黏稠不易咳出，大量黏痰形成痰栓阻塞气管、支气管，导致严重气道阻塞，加上气道痉挛，气道内压力明显增加，加重喘息及感染。因此必须注意补充水分、湿化气道，积极排痰，保持呼吸道通畅。②按时协助患者翻身、叩背，加强体位引流；雾化吸入，湿化气道，稀释痰液，防止痰栓形成。采用小雾量、短时间、间歇雾化方式，湿化时密切观察患者呼吸状态，发现喘息加重、血氧饱和度下降等异常立即停止雾化。床边备吸痰器，防止痰液松解后大量涌出导致窒息。吸痰时动作轻柔、准确，吸力和深度适当，尽量减少刺激并达到有效吸引。每次吸痰时间不超过15秒，该过程中注意观察患者的面色、呼吸、血氧饱和度、血压及心率的变化。严格无菌操作，避免交叉感染。

(5)吸氧治疗的护理：①给氧方式、浓度和流量根据病情及血气分析结果予以调节。一般给予鼻导管吸氧，氧流量4～6 L/min；有二氧化碳潴留时，氧流量2～4 L/min；出现低氧血症时改用面罩吸氧，氧流量6～10 L/min。经过吸氧和药物治疗病情不缓解，低氧血症和二氧化碳潴留加剧时进行气管插管呼吸机辅助通气。此时应做好呼吸机和气道管理，防止医源性感染，及时有效地吸痰和湿化气道。气管插管患者吸痰前后均应吸入纯氧3～5分钟。②吸氧治疗时，观察呼吸窘迫有无缓解，意识状况，末梢皮肤黏膜颜色、湿度等，定时监测血气分析。高浓度吸氧(>60%)持续6小时以上时应注意有无烦躁、情绪激动、呼吸困难加重等中毒症状。

(6)药物治疗的护理：终止哮喘持续发作的药物根据其作用机制可分为具有抗炎作用和缓解症状作用两大类。给药途径包括吸入、静脉和口服。①吸入给药的护理：吸入的药物局部抗炎作用强，直接作用于呼吸道，所需剂量较小，全身性不良反应较少。剂型有气雾剂、干粉和溶液。护士指导患者正确吸入药物。先嘱患者将气呼尽，然后开始深吸气，同时喷出药液，吸气后屏气数秒，再慢慢呼出。吸入给药有口咽部局部的不良反应，包括声音嘶哑、咽部不适和念珠菌感染，吸药后让患者及时用清水含漱口咽部。密切观察与用药效果和不良反应，严格掌握吸入剂量。②静脉给药的护理：经静脉用药有糖皮质激素、茶碱类及β受体激动剂。护士要熟练掌握常用静脉注射平喘药物的药理学、药代动力学、药物的不良反应、使用方法及注意事项，严格执行医嘱的用药剂量、浓度和给药速度，合理安排输液顺序。保持静脉通路畅通，药液无外渗，确保药液在规定时间内输入。观察治疗反应，监测呼吸频率、节律、血氧饱和度、心率、心律和哮喘症状的变化等。应用拟肾上腺素和茶碱类药物时应注意观察有无心律失常、心动过速、血压升高、肌肉震颤、抽搐、恶心、呕吐等不良反应，严格控制输入速度，及时反馈病情变化，供医师及时调整医嘱，保持药物剂量适当；应用大剂量糖皮质激素类药物应观察是否有消化道出血或水、钠潴留，低钾性碱中毒等表现,发现后及时通知医师处理。③口服给药:重度哮喘吸入大剂量激素治疗无效的患者应早期口服糖皮质激素,一般使用半衰期较短的糖皮质激素,如泼尼松、泼尼松龙或甲基泼尼松龙等。每次服药护士应协助,看患者服下,防止漏服或服用时间不恰当。正确的服用方法是每天或隔天清晨顿服,以减少外源性激素对脑垂体-肾上腺轴的抑制作用。

(7)并发症的观察和护理:重危哮喘患者主要并发症是气胸、皮下气肿、纵隔气肿、心律失常、心功能不全等,发生时间主要在发病 48 小时内,尤其是前 24 小时。在入院早期要特别注意观察,尤应注意应用呼吸机治疗者及入院前有肺气肿和/或肺心病的重症哮喘患者。①气胸是发生率最高的并发症。气胸发生的征象是清醒患者突感呼吸困难加重、胸痛、烦躁不安,血氧饱和度降低。由于胸膜腔内压增加,使用呼吸机时机器报警。护士此时要注意观察有无气管移位,血流动力学是否稳定等,并立即报告医师处理。②皮下气肿一般发生在颈胸部,重者可累及到腹部。表现为颈胸部肿胀,触诊有握雪感或捻发感。单纯皮下气肿一般对患者影响较轻,但是皮下气肿多来自气胸或纵隔气肿,如处理不及时可危及生命。③纵隔气肿是最严重的并发症,可直接影响到循环系统,导致血压下降、心律失常,甚至心搏骤停,短时间内导致患者死亡。发现皮下气肿,同时有血压、心律的明显改变,应考虑到纵隔气肿的可能,立即报告医师急救处理。④心律失常患者存在的低氧及高碳酸血症、氨茶碱过量、电解质紊乱、胸部并发症等,均可导致各种期前收缩、快速心房纤颤、室上速等心律失常。发现新出现的心律失常或原有心律失常加重,要针对性地观察是否存在上述原因,做出相应的护理并报告医师处理。

(8)出入量管理:急重症哮喘发作时因张口呼吸、大量出汗等原因容易导致脱水、痰液黏稠不易咳出,必须严格出入量管理,为治疗提供准确依据。监测尿量,必要时留置导尿管,准确记录 24 小时出入量及每小时尿量,观察出汗情况、皮肤弹性,若尿量少于 30 mL/h,应通知医师处理。神志清醒者,鼓励饮水。对口服不足及神志不清者,经静脉补充水分,一般每天补液 2 500～3 000 mL,根据患者的心功能状态调整滴速,避免诱发心力衰竭、急性肺水肿。在补充水分的同时应严密监测血清电解质,及时补充纠正,保持酸碱平衡。

(9)基础护理:哮喘发作时,患者生活不能自理,护士要做好各项基础护理。尽量维护患者的舒适感。①保持病室空气新鲜流通,温度(18～22 ℃)、湿度(50%～60%)适宜,避免寒冷、潮湿、异味。注意保暖,避免受凉感冒。室内不摆放花草,整理床铺时防止尘埃飞扬。护理操作尽量集中进行,保障患者休息。②帮助患者取舒适的半卧位和坐位,适当用靠垫等维持,减轻患者体力。每天 3 次进行常规口腔、鼻腔清洁护理,有利于呼吸道通畅,预防感染并发症。口唇干燥时涂液体蜡油。③保持床铺清洁、干燥、平整。对意识障碍加强皮肤护理,保持皮肤清洁、干燥,及时擦干汗液,更换衣服,每 2 小时翻身 1 次,避免局部皮肤长期受压。协助床上排泄,提供安全空间,尊重患者,及时清理污物并清洗会阴。

(10)安全护理:为意识不清、烦躁的患者提供保护性措施,使用床挡,防止坠床摔伤。哮喘发作时,患者常采取强迫坐位,给予舒适的支撑物,如移动餐桌、升降架等。哮喘缓解后,协助患者侧卧位休息。

(11)饮食护理:给予高热量、高维生素、易消化的流质食物,病情好转后改半流质、普通饮食。避免产气、辛辣、刺激性食物及容易引起过敏的食物,如鱼、虾等。

(12)心理护理:严重缺氧时患者异常痛苦,有窒息和濒死感,患者均存在不同程度的焦虑、烦躁或恐惧,后者诱发或加重哮喘,形成恶性循环。护士应主动与患者沟通,提供细致护理,给患者精神安慰及心理支持,说明良好的情绪能促进缓解哮喘,帮助患者控制情绪。

(13)健康教育:为了有效控制哮喘发作、防止病情恶化,必需提高患者的自我护理能力,并且鼓励亲属参与教育计划,使其准确了解患者的需求,能提供更合适的帮助。患者经历自我处理成功的体验后会增加控制哮喘的信心,改善生活质量,提高治疗依从性。具体内容主要有哮喘相关知识,包括支气管哮喘的诱因、前驱症状、发作时的简单处理、用药等;自我护理技能的培养,包括气雾剂的使用、正确使用峰流速仪监测、合理安排日常生活和定期复查等。

1)指导环境控制:识别致敏源和刺激物,如宠物、花粉、油漆、皮毛、灰尘、吸烟、刺激性气体等,尽量减少与之接触。居室或工作学习的场所要保持清洁,常通风。

2)呼吸训练:指导患者正确的腹式呼吸法、轻咳排痰法及缩唇式呼吸等,保证哮喘发作时能有效地呼吸。

3)病情监护指导:指导患者自我检测病情,每天用袖珍式峰流速仪监测最大呼出气流速,并进行评定和记录。急性发作前的征兆有使用短效β受体激动剂次数增加、早晨呼气峰流速下降、夜间苏醒次数增加或不能入睡,夜间症状严重等。一旦有上述征象,及时复诊。嘱患者随身携带止喘气雾剂,一出现哮喘先兆时立即吸入,同时保持平静。通过指导患者及照护者掌握哮喘急性发作的先兆和处理常识,把握好急性加重前的治疗时间窗,一旦发生时能采取正确的方式进行自救和就医,避免病情恶化或争取抢救时间。

4)指导患者严格遵医嘱服药:患者应在医师指导下坚持长期、规则、按时服药,向患者及照护者讲明各种药物的不良反应及服用时注意事项,指导其加强病情观察。如疗效不佳或出现严重不良反应时立即与医师联系,不能随意更改药物种类、增减剂量或擅自停药。

5)指导患者适当锻炼,保持情绪稳定:在缓解期可做医疗体操、呼吸训练、太极拳等,戒烟,减少对气道的刺激。避免情绪激动、精神紧张和过度疲劳,保持愉快情绪。

6)指导个人卫生和营养:细菌和病毒感染是哮喘发作的常见诱因。哮喘患者应注意与流感者隔离,定期注射流感疫苗,预防呼吸道感染。保持良好的营养状态,增强抗感染的能力。胃肠道反流可诱发哮喘发作,睡前3小时禁饮食、抬高枕头可预防。

(訾金玲)

第七节 重症肺炎

肺炎是指终末气道、肺泡和肺间质的炎症,可由病原微生物、理化因素、免疫损伤、过敏及药物所致。细菌性肺炎是最常见的肺炎,也是最常见的感染性疾病之一。

目前肺炎按患病环境分成社区获得性肺炎(community-acquired pneumonia,CAP)和医院获得性肺炎(hospital-acquired pneumonia,HAP),CAP是指在医院外罹患的感染性肺实质炎症,包括具有明确潜伏期的病原体感染而在入院后平均潜伏期内发病的肺炎。HAP亦称医院内肺炎(nosocomial pneumonia,NP),是指患者入院时不存在,也不处于潜伏期,而于入院48小时后在医院(包括老年护理院、康复院等)内发生的肺炎。HAP还包括呼吸机相关性肺炎(ventilator associated pneumonia,VAP)和卫生保健相关性肺炎(healthcare associated pneumonia,HCAP)。CAP和HAP年发病率分别为12/1 000人口和5/1 000~10/1 000住院患者,近年发病率有增加的趋势。肺炎病死率门诊肺炎患者<5%,住院患者平均为12%,入住重症监护

病房(ICU)者约40%。发病率和病死率高的原因与社会人口老龄化、吸烟、伴有基础疾病和免疫功能低下有关，如慢性阻塞性肺疾病、心力衰竭、肿瘤、糖尿病、尿毒症、神经疾病、药瘾、嗜酒、艾滋病、久病体衰、大型手术、应用免疫抑制剂和器官移植等。此外，亦与病原体变迁、耐药菌增加、HAP发病率增加、病原学诊断困难、不合理使用抗生素和部分人群贫困化加剧等有关。

重症肺炎至今仍无普遍认同的定义，需入住ICU者可认为是重症肺炎。目前一般认为，如果肺炎患者的病情严重到需要通气支持(急性呼吸衰竭、严重气体交换障碍伴高碳酸血症或持续低氧血症)、循环支持(血流动力学障碍、外周低灌注)及加强监护治疗(肺炎引起的脓毒症或基础疾病所致的其他器官功能障碍)时可称为重症肺炎。

一、病因和发病机制

正常的呼吸道免疫防御机制(支气管内黏液-纤毛运载系统、肺泡巨噬细胞等细胞防御的完整性等)使气管隆嵴以下的呼吸道保持无菌。是否发生肺炎决定于两个因素：病原体和宿主因素。如果病原体数量多，毒力强和/或宿主呼吸道局部和全身免疫防御系统损害，即可发生肺炎。病原体可通过下列途径引起社区获得性肺炎：①空气吸入；②血行播散；③邻近感染部位蔓延；④上呼吸道定植菌的误吸。医院获得性肺炎还可通过误吸胃肠道的定植菌(胃食管反流)和通过人工气道吸入环境中的致病菌引起。病原体直接抵达下呼吸道后，滋生繁殖，引起肺泡毛细血管充血、水肿，肺泡内纤维蛋白渗出及细胞浸润。

二、诊断

(一)临床表现特点

1.社区获得性肺炎

(1)新近出现的咳嗽、咳痰或原有呼吸道疾病症状加重，并出现脓性痰，伴或不伴胸痛。

(2)发热。

(3)肺实变体征和/或闻及湿性啰音。

(4)白细胞计数$>10\times10^9$/L或$<4\times10^9$/L，伴或不伴细胞核左移。

(5)胸部X线检查显示片状、斑片状浸润性阴影或间质性改变，伴或不伴胸腔积液。

以上1～4项中任何1项加第5项，除外非感染性疾病可做出诊断。CAP常见病原体为肺炎链球菌、支原体、衣原体、流感嗜血杆菌和呼吸病毒(甲、乙型流感病毒、腺病毒、呼吸合胞病毒和副流感病毒)等。

2.医院获得性肺炎

住院患者X线检查出现新的或进展的肺部浸润影加上下列3个临床症候中的2个或以上可以诊断为肺炎。

(1)发热超过38℃。

(2)血白细胞计数增多或减少。

(3)脓性气道分泌物。

HAP的临床表现、实验室和影像学检查特异性低，应注意与肺不张、心力衰竭和肺水肿、基础疾病肺侵犯、药物性肺损伤、肺栓塞和急性呼吸窘迫综合征等相鉴别。无感染高危因素患者的常见病原体依次为肺炎链球菌、流感嗜血杆菌、金黄色葡萄球菌、大肠埃希菌、肺炎克雷伯杆菌等；有感染高危因素患者为金黄色葡萄球菌、铜绿假单胞菌、肠杆菌属、肺炎克雷伯杆菌等。

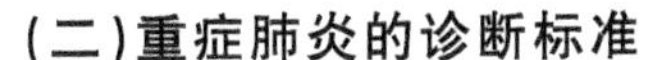

(二)重症肺炎的诊断标准

不同国家制定的重症肺炎的诊断标准有所不同,各有优缺点,但一般均注重对客观生命体征、肺部病变范围、器官灌注和氧合状态的评估,临床医师可根据具体情况选用。以下列出目前常用的几项诊断标准。

1.中华医学会呼吸病学分会颁布的重症肺炎诊断标准

(1)意识障碍。

(2)呼吸频率≥30 次/分。

(3)PaO_2<8.0 kPa(60 mmHg)、氧合指数(PaO_2/FiO_2)<40.0 kPa(300 mmHg),需行机械通气治疗。

(4)动脉收缩压<12.0 kPa(90 mmHg)。

(5)并发脓毒性休克。

(6)胸部 X 线片显示双侧或多肺叶受累,或入院 48 小时内病变扩大≥50%。

(7)少尿:尿量<20 mL/h,或<80 mL/4 小时,或急性肾衰竭需要透析治疗。

符合 1 项或以上者可诊断为重症肺炎。

2.美国感染病学会(IDSA)和美国胸科学会(ATS)新修定的诊断标准

具有 1 项主要标准或 3 项或以上次要标准可认为是重症肺炎,需要入住 ICU。

(1)主要标准:①需要有创通气治疗。②脓毒性休克需要血管收缩剂。

(2)次要标准:①呼吸频率≥30 次/分。②PaO_2/FiO_2≤250。③多叶肺浸润。④意识障碍/定向障碍。⑤尿毒症(BUN≥7.14 mmol/L)。⑥白细胞减少(白细胞计数<4×10^9/L)。⑦血小板减少(血小板计数<10 万$\times10^9$/L)。⑧低体温(<36 ℃)。⑨低血压需要紧急的液体复苏。

说明:①其他指标也可认为是次要标准,包括低血糖(非糖尿病患者)、急性乙醇中毒/乙醇戒断、低钠血症、不能解释的代谢性酸中毒或乳酸升高、肝硬化或无脾。②需要无创通气也可等同于次要标准的①和②。③白细胞计数减少仅由感染引起。

3.英国胸科学会(BTS)制定的 CURB 标准

(1)标准一:存在以下 4 项核心标准的 2 项或以上即可诊断为重症肺炎:①新出现的意识障碍。②尿素氮(BUN)>7 mmol/L。③呼吸频率≥30 次/分。④收缩压<12.0 kPa(90 mmHg)或舒张压≤8.0 kPa(60 mmHg)。

CURB 标准比较简单、实用,应用起来较为方便。

(2)标准二:包括两种情况。

1)存在以上 4 项核心标准中的 1 项且存在以下 2 项附加标准时须考虑有重症倾向。附加标准包括:①PaO_2<8.0 kPa(60 mmHg)/SaO_2<92%(任何 FiO_2)。②胸部 X 线片提示双侧或多叶肺炎。

2)不存在核心标准但存在 2 项附加标准并同时存在以下 2 项基础情况时也须考虑有重症倾向。基础情况包括:①年龄≥50 岁。②存在慢性基础疾病。

如存在标准二中(1)(2)两种有重症倾向的情况时需结合临床进行进一步评判。在(1)情况下需至少 12 小时后进行一次再评估。

CURB-65 即改良的 CURB 标准,标准在符合下列 5 项诊断标准中的 3 项或以上时即考虑为重症肺炎,需考虑收入 ICU 治疗:①新出现的意识障碍。②BUN>7 mmol/L。③呼吸频率≥30 次/分。④收缩压<12.0 kPa(90 mmHg)或舒张压≤8.0 kPa(60 mmHg)。⑤年龄≥65 岁。

(三)严重度评价

评价肺炎病情的严重程度对于决定在门诊或入院治疗甚或 ICU 治疗至关重要。肺炎临床的严重性决定于3个主要因素:局部炎症程度,肺部炎症的播散和全身炎症反应。除此之外,患者如有下列其他危险因素会增加肺炎的严重度和死亡危险。

1.病史

年龄>65 岁;存在基础疾病或相关因素,如慢性阻塞性肺疾病(COPD)、糖尿病、充血性心力衰竭、慢性肾功能不全、慢性肝病、一年内住过院、疑有误吸、神志异常、脾切除术后状态、长期嗜酒或营养不良。

2.体征

呼吸频率>30 次/分;脉搏≥120 次/分;血压<12.0/8.0 kPa(90/60 mmHg);体温≥40 ℃或≤35 ℃;意识障碍;存在肺外感染病灶如败血症、脑膜炎。

3.实验室和影像学异常

白细胞计数>20×10^9/L 或<4×10^9/L,或中性粒细胞计数<1×10^9/L;呼吸空气时 PaO_2 <8.0 kPa(60 mmHg)、PaO_2/FiO_2<40.0 kPa(300 mmHg),或 $PaCO_2$>6.7 kPa(50 mmHg);血肌酐>106 μmol/L 或 BUN>7.1 mmol/L;血红蛋白<90 g/L 或血细胞比容<30%;血浆清蛋白<25 g/L;败血症或弥漫性血管内凝血(DIC)的证据,如血培养阳性、代谢性酸中毒、凝血酶原时间和部分凝血活酶时间延长、血小板计数减少;胸部 X 线片病变累及一个肺叶以上、出现空洞、病灶迅速扩散或出现胸腔积液。

为使临床医师更精确地做出入院或门诊治疗的决策,近几年用评分方法作为定量的方法在临床上得到了广泛的应用。PORT(肺炎患者预后研究小组)评分系统(表 8-8)是目前常用的评价社区获得性肺炎(community acquired pneumonia,CAP)严重度及判断是否必须住院的评价方法,其也可用于预测 CAP 患者的病死率。其预测死亡风险分级如下。1~2 级:≤70 分,病死率 0.1%~0.6%;3 级:71~90 分,病死率 0.9%;4 级:91~130 分,病死率 9.3%;5 级:>130 分,病死率27.0%。PORT 评分系统因可以避免过度评价肺炎的严重度而被推荐使用,即其可保证一些没必要住院的患者在院外治疗。

表 8-8 PORT 评分系统

患者特征	分值	患者特征	分值
年龄		呼吸频率>30 次/分	20
男性	年龄数	收缩血压<12.0 kPa(90 mmHg)	20
女性	年龄数-10	体温<35 ℃或>40 ℃	15
住护理院	10	脉率>12 次/分	10
并存疾病		实验室和放射学检查	
肿瘤性疾病	30	pH<7.35	30
肝脏疾病	20	BUN>11 mmol/L(30 mg/dL)	20
充血性心力衰竭	10	Na^+<130 mmol/L	20
脑血管疾病	10	葡萄糖>14 mmol/L(250 mg/dL)	10

续表

患者特征	分值	患者特征	分值
肾脏疾病	10	血细胞比容<30%	10
体格检查		PaO_2<8.0 kPa(60 mmHg)	10
神志改变	20	胸腔积液	10

为避免评价CAP肺炎患者的严重度不足，可使用改良的BTS重症肺炎标准：呼吸频率≥30次/分，舒张压≤8.0 kPa(60 mmHg)，BUN>6.8 mmol/L，意识障碍。4个因素中存在两个可确定患者的死亡风险更高。此标准因简单易用，且能较准确地确定CAP的预后而被广泛应用。

临床肺部感染积分(clinical pulmonary infection score，CPIS)(表8-9)则主要用于医院获得性肺炎(hospital acquired pneumonia，HAP)包括呼吸机相关性肺炎(ventilator-associated pneumonia，VAP)的诊断和严重度判断，也可用于监测治疗效果。此积分从0～12分，积分6分时一般认为有肺炎。

表8-9　临床肺部感染积分评分表

参数	标准	分值
体温	≥36.5 ℃，≤38.4 ℃	0
	≥38.5～38.9 ℃	1
	≥39 ℃，或≤36 ℃	2
白细胞计数($\times10^9$)	≥4.0，≤11.0	0
	<4.0，>11.0	1
	杆状核白细胞	2
气管分泌物	<14+吸引	0
	≥14+吸引	1
	脓性分泌物	2
氧合指数(PaO_2/FiO_2)	>240或急性呼吸窘迫综合征	0
	≤240	2
胸部X线	无渗出	0
	弥漫性渗出	1
	局部渗出	2
半定量气管吸出物培养(0，1+，2+，3+)	病原菌≤1+或无生长	0
	病原菌≥1+	1
	革兰染色发现与培养相同的病原菌	2

三、治疗

(一)临床监测

1.体征监测

监测重症肺炎的体征是一项简单、易行和有效的方法，患者往往有呼吸频率和心率加快、发绀、肺部病变部位湿啰音等。目前多数指南都把呼吸频率加快(≥30 次/分)作为重症肺炎诊断的主要或次要标准。意识状态也是监测的重点,神志模糊、意识不清或昏迷提示重症肺炎可能性。

2.氧合状态和代谢监测

PaO_2、PaO_2/FiO_2、pH、混合静脉血氧分压(PvO_2)、胃张力测定、血乳酸测定等都可对患者的氧合状态进行评估。单次的动脉血气分析一般仅反映患者瞬间的氧合情况;重症患者或有病情明显变化者应进行系列血气分析或持续动脉血气监测。

3.胸部影像学监测

重症肺炎患者应进行系列胸部 X 线片监测,主要目的是及时了解患者的肺部病变是进展还是好转,是否合并有胸腔积液、气胸,是否发展为肺脓肿、急性呼吸窘迫综合征(acute respiratory distress syndrome,ARDS)等。检查的频度应根据患者的病情而定,如要了解病变短期内是否增大,一般每48 小时进行一次检查评价;如患者临床情况突然恶化(呼吸窘迫、严重低氧血症等),在不能除外合并气胸或进展至 ARDS 时,应短期内复查;而当患者病情明显好转及稳定时,一般可 10~14 天后复查。

4.血流动力学监测

重症肺炎患者常伴有脓毒症,可引起血流动力学的改变,故应密切监测患者的血压和尿量。这 2 项指标比较简单、易行,且非常可靠,应作为常规监测的指标。中心静脉压的监测可用于指导临床补液量和补液速度。部分重症肺炎患者可并发中毒性心肌炎或 ARDS,如临床上难于区分时应考虑行漂浮导管检查。

5.器官功能监测

器官功能监测包括脑功能、心功能、肾功能、胃肠功能、血液系统功能等,进行相应的血液生化和功能检查。一旦发现异常,要积极处理,注意防止多器官功能障碍综合征(multiple organ dysfunction syndrome,MODS)的发生。

6.血液监测

血液监测包括外周血白细胞计数、C 反应蛋白、降钙素原、血培养等。

(二)抗生素治疗

经验性联合应用抗生素治疗重症肺炎的理论依据是联合应用能够覆盖可能的微生物并预防耐药的发生。对于铜绿假单胞菌肺炎,联用 β 内酰胺类和氨基糖苷类具有潜在的协同作用,优于单药治疗;然而氨基糖苷类抗生素的抗菌谱窄,毒性大,特别是对于老年患者,其肾损害的发生率比较高。临床应用氨基糖苷类时要注意其为浓度依赖性抗生素,一般要用足够剂量、提高峰药浓度以提高疗效,同时也应避免与毒性相关的谷浓度的升高。在监测药物的峰浓度时,庆大霉素和妥布霉素>7 μg/mL,或阿米卡星>28 μg/mL的效果较好。氨基糖苷类的另一个不足是对支气管分泌物的渗透性较差,仅能达到血药浓度的 40%。此外,肺炎患者的支气管分泌物 pH 较低,在这种环境下许多抗生素活性都降低。因此,有时联合应用氨基糖苷类抗生素并不能增加疗效,反而增加了肾毒性。

目前对于重症肺炎,抗生素的单药治疗也已得到临床医师的重视。新的头孢菌素、碳青霉烯类、其他 β 内酰胺类和氟喹诺酮类抗生素由于抗菌效力强、广谱,并且耐细菌 β 内酰胺酶,故可用于单药治疗。即使对于重症 HAP,只要不是耐多药的病原体,如铜绿假单胞菌、不动杆菌和耐甲氧西林金黄色葡萄球菌(MRSA)等,仍可考虑抗生素的单药治疗。对重症 VAP 有效的抗生素一般包括亚胺培南、美罗培南、头孢吡肟和哌拉西林/他唑巴坦。对于重症肺炎患者来说，临床上的初始治疗常联用多种抗生素，在获得细菌培养结果后，如果没有高度耐药的病原体就可以考虑转为针对性的单药治疗。

临床上一般认为不适合单药治疗的情况包括：①可能感染革兰阳性、革兰阴性菌和非典型病原体的重症 CAP。②怀疑铜绿假单胞菌或肺炎克雷伯杆菌的菌血症。③可能是金黄色葡萄球菌和铜绿假单胞菌感染的 HAP。第三代头孢菌素不应用于单药治疗，因其在治疗中易诱导肠杆菌属细菌产生 β 内酰胺酶而导致耐药发生。

对于重症 VAP 患者，如果为高度耐药病原体所致的感染则联合治疗是必要的。目前有3 种联合用药方案。①β 内酰胺类联合氨基糖苷类：在抗铜绿假单胞菌上有协同作用，但也应注意前面提到的氨基糖苷类的毒性作用。②2 个 β 内酰胺类联合使用：因这种用法会诱导出对两种药同时耐药的细菌，故虽然有过成功治疗的报道，仍不推荐使用。③β 内酰胺类联合氟喹诺酮类：虽然没有抗菌协同作用，但也没有潜在的拮抗作用；氟喹诺酮类对呼吸道分泌物穿透性很好，对其疗效有潜在的正面影响。

对于铜绿假单胞菌所致的重症肺炎，联合治疗往往是必要的。抗假单胞菌的 β 内酰胺类抗生素包括青霉素类的哌拉西林、阿洛西林、氨苄西林、替卡西林、阿莫西林；第三代头孢菌素类的头孢他啶、头孢哌酮；第四代头孢菌素类的头孢吡肟；碳青霉烯类的亚胺培南、美罗培南；单酰胺类的氨曲南（可用于青霉素类过敏的患者）；β 内酰胺类/β 内酰胺酶抑制剂复合剂的替卡西林/克拉维酸钾、哌拉西林/他唑巴坦。其他的抗假单胞菌抗生素还有氟喹诺酮类和氨基糖苷类。

1.重症 CAP 的抗生素治疗

重症 CAP 患者的初始治疗应针对肺炎链球菌（包括耐药肺炎链球菌）、流感嗜血杆菌、军团菌和其他非典型病原体，在某些有危险因素的患者还有可能为肠道革兰阴性菌属包括铜绿假单胞菌的感染。无铜绿假单胞菌感染危险因素的 CAP 患者可使用 β 内酰胺类联合大环内酯类或氟喹诺酮类（如左氧氟沙星、加替沙星、莫西沙星等）。因目前为止还没有确立单药治疗重症 CAP 的方法，所以很难确定其安全性、有效性（特别是并发脑膜炎的肺炎）或用药剂量。可用于重症 CAP 并经验性覆盖耐药肺炎链球菌的 β 内酰胺类抗生素有头孢曲松、头孢噻肟、亚胺培南、美罗培南、头孢吡肟、氨苄西林/舒巴坦或哌拉西林/他唑巴坦。目前高达 40%的肺炎链球菌对青霉素或其他抗生素耐药，其机制不是 β 内酰胺酶介导而是青霉素结合蛋白的改变。虽然不少 β 内酰胺类和氟喹诺酮类抗生素对这些病原体有效，但对耐药肺炎链球菌肺炎并发脑膜炎的患者应使用万古霉素治疗。如果患者有假单胞菌感染的危险因素（如支气管扩张、长期使用抗生素、长期使用糖皮质激素）应联合使用抗假单胞菌抗生素并应覆盖非典型病原体，如环丙沙星加抗假单胞菌 β 内酰胺类，或抗假胞菌 β 内酰胺类加氨基糖苷类加大环内酯类或氟喹诺酮类。

临床上选取任何治疗方案都应根据当地抗生素耐药的情况、流行病学和细菌培养及实验室结果进行调整。关于抗生素的治疗疗程目前也很少有资料可供参考，应考虑感染的严重程度，菌血症、多器官功能衰竭、持续性全身炎症反应和损伤等。一般来说，根据疾病的严重程度和宿主免疫抑制的状态，肺炎链球菌肺炎疗程为 7～10 天，军团菌肺炎的疗程需要 14～21 天。ICU 的大多数治疗都是通过静脉途径的，但近期的研究表明只要病情稳定、没有发热，即使在危重患者，3 天静脉给药后亦可转为口服治疗，即序贯或转换治疗。转换为口服治疗的药物可选择氟喹诺酮类，因其生物利用度高，口服治疗也可达到同静脉给药一样的血药浓度。

由于嗜肺军团菌在重症 CAP 的相对重要性，应特别注意其的治疗方案。虽然目前有很多体外有抗军团菌活性的药物，但在治疗效果上仍缺少前瞻性、随机对照研究的资料。回顾性的资料和长期临床经验支持使用红霉素 4 g/d 治疗住院的军团菌肺炎患者。在多肺叶病变、器官功能衰竭或严重免疫抑制的患者，在治疗的前 3～5 天应加用利福平。其他大环内酯类（克拉霉素和阿齐霉素）也有效。除上述之外可供选择的药物有氟喹诺酮类（环丙沙星、左氧氟沙星、加替沙星、莫西沙星）或多西环素。氟喹诺酮类在治疗军团菌肺炎的动物模型中特别有效。

2.重症 HAP 的抗生素治疗

HAP 应根据患者的情况和最可能的病原体而采取个体化治疗。对于早发的（住院 4 天内起病者）重症肺炎患者而没有特殊病原体感染危险因素者，应针对“常见病原体”治疗。这些病原体包括肺炎链球菌、流感嗜血杆菌、甲氧西林敏感的金黄色葡萄球菌和非耐药的革兰阴性细菌。抗生素可选择第二代、第三代、第四代头孢菌素、β 内酰胺类/β 内酰胺酶抑制剂复合剂、氟喹诺酮类或联用克林霉素和氨曲南。

对于任何时间起病、有特殊病原体感染危险因素的轻中症肺炎患者，有感染“常见病原体”和其他病原体危险者，应评估危险因素来指导治疗。如果有近期腹部手术或明确的误吸史，应注意厌氧菌，可在主要抗生素基础上加用克林霉素或单用 β 内酰胺类/β 内酰胺酶抑制剂复合剂；如果患者有昏迷或有头部创伤、肾衰竭或糖尿病史，应注意金黄色葡萄球菌感染，需针对性选择有效的抗生素；如果患者起病前使用过大剂量的糖皮质激素、或近期有抗生素使用史、或长期 ICU 住院史，即使患者的 HAP 并不严重，也应经验性治疗耐药病原体。治疗方法是联用两种抗假单胞菌抗生素，如果气管抽吸物革兰染色见阳性球菌还需加用万古霉素（或可使用利奈唑胺或奎奴普丁/达福普汀）。所有的患者，特别是气管插管的 ICU 患者，经验性用药必须持续到痰培养结果出来之后。如果无铜绿假单胞菌或其他耐药革兰阴性细菌感染，则可根据药敏情况使用单一药物治疗。非耐药病原体的重症 HAP 患者可用任何以下单一药物治疗：亚胺培南、美罗培南、哌拉西林/他唑巴坦或头孢吡肟。

ICU 中 HAP 的治疗也应根据当地抗生素敏感情况，以及当地经验和对某些抗生素的偏爱而调整。每个 ICU 都有它自己的微生物药敏情况，而且这种情况随时间而变化，因而有必要经常更新经验用药的策略。经验用药中另一个需要考虑的是“抗生素轮换”策略，它是指标准经验治疗过程中有意更改抗生素使细菌暴露于不同的抗生素从而减少抗生素耐药的选择性压力，达到减少耐药病原体感染发生率的目的。“抗生素轮换”策略目前仍在研究之中，还有不少问题未能明确，包括每个用药循环应该持续多久、应用什么药物进行循环、这种方法在内科和外科患者的有效性分别有多高、循环药物是否应该针对革兰阳性细菌同时也针对革兰阴性细菌等。

在某些患者中，雾化吸入这种局部治疗可用以弥补全身用药的不足。氨基糖苷类雾化吸入可能有一定的益处，但只用于革兰阴性细菌肺炎全身治疗无效者。多黏菌素雾化吸入也可用于耐药铜绿假单胞菌的感染。

对于初始经验治疗失败的患者，应该考虑其他感染性或非感染性的诊断，包括肺曲霉感染。对持续发热并有持续或进展性肺部浸润的患者可经验性使用两性霉素 B。虽然传统上应使用开放肺活检来确定其最终诊断，但临床上是否活检仍应个体化。临床上还应注意其他的非感染性肺部浸润的可能性。

（三）支持治疗

支持治疗主要包括液体补充、血流动力学、通气和营养支持，起到稳定患者状态的作用，而更直接的治疗仍需要针对患者的基础病因。流行病学证据显示，营养不良影响肺炎的发病和危重

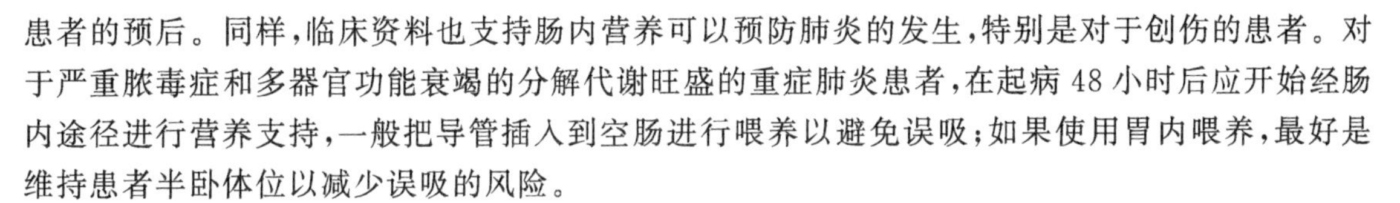

患者的预后。同样，临床资料也支持肠内营养可以预防肺炎的发生，特别是对于创伤的患者。对于严重脓毒症和多器官功能衰竭的分解代谢旺盛的重症肺炎患者，在起病 48 小时后应开始经肠内途径进行营养支持，一般把导管插入到空肠进行喂养以避免误吸；如果使用胃内喂养，最好是维持患者半卧体位以减少误吸的风险。

(四)胸部理疗

拍背、体位引流和振动可以促进黏痰排出的效果尚未被证实。胸部理疗广泛应用的局限在于：①其有效性未被证实，特别是不能减少患者的住院时间。②费用高，需要专人使用。③有时引起 PaO_2 的下降。目前的经验是胸部理疗对于脓痰过多(＞30 mL/d)或严重呼吸肌疲劳不能有效咳嗽的患者是最为有用的，如对囊性纤维化、COPD 和支气管扩张的患者。

使用自动化病床的侧翻疗法，有时加以振动叩击，是一种有效地预防外科创伤及内科患者肺炎的方法，但其地位仍不确切。

(五)促进痰液排出

雾化和湿化可降低痰的黏度，因而可改善不能有效咳嗽患者的排痰，然而雾化产生的大多水蒸气都沉积在上呼吸道并引起咳嗽，一般并不影响痰的流体特性。目前很少有数据支持湿化能特异性地促进细菌清除或肺炎吸收的观点。乙酰半胱氨酸能破坏痰液的二硫键，有时也用于肺炎患者的治疗，但由于其刺激性，因而在临床应用上受到一定限制。痰中的 DNA 增加了痰液黏度，重组的 DNA 酶能裂解 DNA，已证实在囊性纤维化患者中有助于改善症状和肺功能，但对肺炎患者其价值尚未被证实。支气管扩张剂也能促进黏液排出和纤毛运动频率，对 COPD 合并肺炎的患者有效。

四、急救护理

(一)护理目标

(1)维持生命体征稳定，降低病死率。

(2)维持呼吸道通畅，促进有效咳嗽、排痰。

(3)维持正常体温，减轻高热伴随症状，增加患者舒适感。

(4)供给足够营养和液体。

(5)预防传染和继发感染。

(二)护理措施

1.病情监护

重症肺炎患者病情危重、变化快，特别是高龄及合并严重基础疾病患者，需要严密监护病情变化，包括持续监护心电、血压、呼吸、血氧饱和度，监测意识、尿量、血气分析结果、肾功能、电解质、血糖变化。任何异常变化均应及时报告医师，早期处理。同时床边备好吸引装置、吸氧装置、气管插管和气管切开等抢救用品及抢救药物等。

2.维持呼吸功能的护理

(1)密切观察患者的呼吸情况，监护呼吸频率、节律、呼吸音、血氧饱和度。出现呼吸急促、呼吸困难，口唇、指(趾)末梢发绀，低氧血症(血氧饱和度＜80%)，双肺呼吸音减弱，必须及时给予鼻导管或面罩有效吸氧，根据病情变化调节氧浓度和流量。面罩呼吸机加压吸氧时，注意保持密闭，对于面颊部极度消瘦的患者，在颊部与面罩之间用脱脂棉垫衬托，避免漏气影响氧疗效果和皮肤压迫。意识清楚的患者嘱其用鼻呼吸，脱面罩间歇时间不易过长。鼓励患者多饮水，减少张口呼吸和说话。

（2）常规及无创呼吸机加压吸氧不能改善缺氧时，采取气管插管呼吸机辅助通气。机械通气需要患者较好的配合，事先向患者简明讲解呼吸机原理、保持自主呼吸与呼吸机同步的配合方法、注意事项等。指导患者使用简单的身体语言表达需要，如用动腿、眨眼、动手指表示口渴、翻身、不适等或写字表达。机械通气期间严格做好护理，每天更换呼吸管道，浸泡消毒后再用环氧乙烷灭菌；严格按无菌技术操作规程吸痰。护理操作特别是给患者翻身时，注意呼吸机管道水平面保持一定倾斜度，使其低于患者呼吸道，集水瓶应在呼吸环路的最低位，并及时检查倾倒管道内、集水瓶内冷凝水，避免其反流入气道。根据症状、血气分析、血氧饱和度调整吸入氧浓度，力求在最低氧浓度下达到最佳的氧疗效果，争取尽快撤除呼吸机。

（3）保持呼吸道通畅，及时清除呼吸道分泌物：①遵医嘱给予雾化吸入每天 2 次，有效湿化呼吸道。正确使用雾化吸入，雾化液用生理盐水配制，温度在 35 ℃左右。使喷雾器保持竖直向上，并根据患者的姿势调整角度和位置，吸入过程护士必须在场严密观察病情，如出现呼吸困难、口周发绀，应停止吸入，立即吸痰、吸氧，不能缓解时通知医师。症状缓解后继续吸入。每次雾化后，协助患者翻身、拍背。拍背时五指并拢成空心掌，由上而下，由外向内，有节律地轻拍背部。通过振动，使小气道分泌物松动易于进入较大气道，有利于排痰及改善肺通、换气功能。每次治疗结束后，雾化器内余液应全部倾倒，重新更换灭菌蒸馏水；雾化器连接管及面罩用 0.5%三氯异氰尿酸（健之素）消毒液浸泡 30 分钟，用清水冲净后晾干备用。②指导患者定时有效咳嗽，病情允许时使患者取坐位，先深呼吸，轻咳数次将痰液集中后，用力咳出，也可促使肺膨胀。协助患者勤翻身，改变体位，每 2 小时拍背体疗 1 次。对呼吸无力、衰竭的患者，用手指压在胸骨切迹上方刺激气管，促使患者咳嗽排痰。③老年人、衰弱的患者，咳嗽反射受抑制者，呼吸防御机制受损，不能有效地将呼吸道分泌物排出时，应按需要吸痰。用一次性吸痰管，检查导管通畅后，在无负压情况下将吸痰管轻轻插入 10～15 cm，退出 1～2 cm，以便游离导管尖端，然后打开负压，边旋转边退出。有黏液或分泌物处稍停。每次吸痰时间应少于 15 秒。吸痰时，同一根吸痰管应先吸气道内分泌物，再吸鼻腔内分泌物，不能重复进入气道。

（4）研究表明，患者俯卧位发生吸入性肺炎的概率比左侧卧位和仰卧位患者低，定时帮助患者取该体位。进食时抬高床头 30°～45°，减少胃液反流误吸机会。

3.合并感染性休克的护理

发生休克时，患者取去枕平卧位，下肢抬高 20°～30°，增加回心血量和脑部血流量。保持静脉通道畅通，积极补充血容量，根据心功能、皮肤弹性、血压、脉搏、尿量及中心静脉压情况调节输液速度，防止肺水肿。加强抗感染，使用血管活性药物时，用药浓度、单位时间用量，严格遵医嘱，动态观察病情，及时反馈，为治疗方案的调整提供依据。体温不升者给予棉被保暖，避免使用热水袋、电热毯等加温措施。

4.合并急性肾衰竭的护理

少尿期准确记录出入量，留置导尿管，记录每小时尿量，严密观察肾功能及电解质变化，根据医嘱严格控制补液量及补液速度。高血钾是急性肾衰竭患者常见死亡原因之一，此期避免摄入含钾高的食物；多尿期应注意补充水分，保持水、电解质平衡。尿量＜20 mL/h 或＜80 mL/24 小时的急性肾衰竭者需要血液透析治疗。

5.发热的护理

高热时帮助降低体温，减轻高热伴随症状，增加患者舒适感。每 2 小时监测体温 1 次。密切观察发热规律、特点及伴随症状，及时报告医师对症处理；寒战时注意保暖，高热给予物理降温，冷毛巾敷前额，冰袋置于腋下、腹股沟等处，或温水、乙醇擦浴。物理降温效果差时，遵医嘱给予退热剂。降温期间要注意随时更换汗湿的衣被，防止受凉，鼓励患者多饮水，保证机体需要，防止肾血流灌注不足，诱发急性肾功能不全。加强口腔护理。

6.预防传染及继发感染

(1)采取呼吸道隔离措施，切断传播途径。单人单室，避免交叉感染。严格遵守各种消毒、隔离制度及无菌技术操作规程，医护人员操作前后应洗手，特别是接触呼吸道分泌物和护理气管切开、插管患者前后要彻底流水洗手，并采取戴口罩、手套等隔离手段。开窗通风保持病房空气流通，每天定时紫外线空气消毒 30～60 分钟，加强病房内物品的消毒，所有医疗器械和物品特别是呼吸治疗器械定时严格消毒、灭菌。控制陪护及探视人员流动，实行无陪人管理。对特殊感染、耐药菌株感染及易感人群应严格隔离，及时通报。

(2)加强呼吸道管理。气管切开患者更换内套管前，必须充分吸引气囊周围分泌物，以免含菌的渗出液漏入呼吸道诱发肺炎。患者取半坐位以减少误吸危险。尽可能缩短人工气道留置和机械通气时间。

(3)患者分泌物、痰液存放于黄色医疗垃圾袋中焚烧处理，定期将呼吸机集水瓶内液体倒入装有0.5%健之素消毒液的容器中集中消毒处理。

7.营养支持治疗的护理

营养支持是重要的辅助治疗。重症肺炎患者防御功能减退，体温升高使代谢率增加，机体需要增加免疫球蛋白、补体、内脏蛋白的合成，支持巨噬细胞、淋巴细胞活力及酶活性。提供重症肺炎患者高蛋白、高热量、富含维生素、易消化的流质或半流质饮食，尽量符合患者口味，少食多餐。有时需要鼻饲营养液，必要时胃肠外应用免疫调节剂，如免疫球蛋白、血浆、清蛋白和氨基酸等营养物质以提高抵抗力，增强抗感染效果。

8.舒适护理

为保证患者舒适，重视做好基础护理。重症肺炎急性期患者要卧床休息，安排好治疗、护理时间，尽量减少打扰，保证休息。帮助患者维持舒服的治疗体位。保持病室清洁、安静，空气新鲜。室温保持在22～24 ℃，使用空气湿化器保持空气相对湿度为 60%～70%。保持床铺干燥、平整。保持口腔清洁。

9.采集痰标本的护理干预

痰标本是最常用的下呼吸道病原学标本，其检验结果是选择抗生素治疗的确切依据，正确采集痰标本非常重要。准确的采样是经气管采集法，但患者有一定痛苦，不易被接受。临床一般采用自然咳痰法。采集痰标本应注意必须在抗生素治疗前采集新鲜、深咳后的痰，迅速送检，避免标本受到口咽处正常细菌群的污染，以保证细菌培养结果准确性。具体方法是嘱患者先将唾液吐出、漱口，并指导或辅助患者深吸气后咳嗽，咳出肺部深处痰液，留取标本。收集痰液后应在30 分钟内送检。经气管插管收集痰标本时，可使用一次性痰液收集器。用无菌镊夹持吸痰管插入气管深部，注意勿污染吸痰管。留痰过程注意无菌操作。

10.心理护理

评估患者的心理状态，采取有针对性的护理。患者病情重，呼吸困难、发热、咳嗽等明显不适，导致患者烦躁和恐惧，加压通气、气管插管、机械通气患者尤其明显，上述情绪加重呼吸困难。护士要鼓励患者倾诉，多与其交流，语言交流困难时，用文字或体态语言主动沟通，尽量消除其紧张恐惧心理。了解患者的经济状况及家庭成员情况，帮助患者寻求更多支持和帮助。及时向患者及家属解释，介绍病情和治疗方案，使其信任和理解治疗、护理的作用，增加安全感，保持情绪稳定。

11.健康教育

出院前指导患者坚持呼吸功能锻炼，做深呼吸运动，增强体质。减少去公共场所的次数，预防感冒。上呼吸道感染急性期外出戴口罩。居室保持良好的通风，保持空气清新。均衡膳食，增加机体抵抗力，戒烟，避免劳累。

（昝金玲）

第八节　呼吸衰竭

一、概述

呼吸衰竭是指各种原因引起的肺通气和/或换气功能严重障碍，以至在静息状态下亦不能维持足够的气体交换，导致缺氧伴（或不伴）二氧化碳潴留，进而引起一系列病理生理改变和代谢紊乱的临床综合征。主要表现为呼吸困难、发绀、精神、神经症状等。常以动脉血气分析作为呼吸衰竭的诊断标准：在水平面、静息状态、呼吸空气条件下，动脉血氧分压（PaO_2）＜8.0 kPa（60 mmHg），伴或不伴 CO_2 分压（$PaCO_2$）＞6.7 kPa（50 mmHg），并排除心内解剖分流和原发于心排血量降低等致低氧因素，可诊断为呼吸衰竭。

（一）病因

参与呼吸运动过程的任何一个环节发生病变，都可导致呼吸衰竭。临床上常见的病因有以下几种。

1.呼吸道阻塞性病变

气管-支气管的炎症、痉挛、肿瘤、异物、纤维化瘢痕，如慢性阻塞性肺疾病（COPD）、重症哮喘等引起呼吸道阻塞和肺通气不足。

2.肺组织病变

各种累及肺泡和/或肺间质的病变，如肺炎、肺气肿、严重肺结核、弥漫性肺纤维化、肺水肿、肺不张、矽肺等均可导致肺容量减少、有效弥散面积减少、肺顺应性降低、通气/血流比值失调。

3.肺血管疾病

肺栓塞、肺血管炎、肺毛细血管瘤、多发性微血栓形成等可引起肺换气障碍，通气/血流比值失调，或部分静脉血未经氧合直接进入肺静脉。

4.胸廓与胸膜疾病

胸外伤引起的连枷胸、严重的自发性或外伤性气胸等均可影响胸廓活动和肺脏扩张，造成通气障碍。严重的脊柱畸形、大量胸腔积液或伴有胸膜增厚、粘连，亦可引起通气减少。

5.神经-肌肉疾病

脑血管疾病、颅脑外伤、脑炎及安眠药中毒，可直接或间接抑制呼吸中枢。脊髓高位损伤、脊髓灰质炎、多发性神经炎、重症肌无力、有机磷中毒、破伤风及严重的钾代谢紊乱，均可累及呼吸

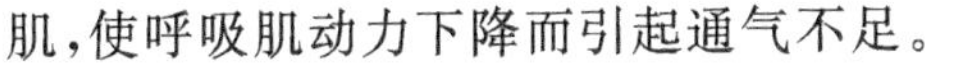
肌，使呼吸肌动力下降而引起通气不足。

（二）分类

1.按发病的缓急分类

（1）急性呼吸衰竭：多指原来呼吸功能正常，由于某些突发因素，如创伤、休克、溺水、电击、急性呼吸道阻塞、药物中毒、颅脑病变等，造成肺通气和/或换气功能迅速出现严重障碍，短时间内引起呼吸衰竭。

（2）慢性呼吸衰竭：指在一些慢性疾病，包括呼吸和神经肌肉系统疾病的基础上，呼吸功能障碍逐渐加重而发生的呼吸衰竭。最常见的原因为COPD。

2.按动脉血气分析分类

（1）Ⅰ型呼吸衰竭：缺氧性呼吸衰竭，血气分析特点为$PaO_2<8.0$ kPa（60 mmHg），$PaCO_2$降低或正常。主要见于弥散功能障碍、通气/血流比值失调、动-静脉分流等肺换气障碍性疾病，如急性肺栓塞、间质性肺疾病等。

（2）Ⅱ型呼吸衰竭：高碳酸性呼吸衰竭，血气分析特点为$PaO_2<8.0$ kPa（60 mmHg），同时$PaCO_2>6.7$ kPa（50 mmHg）。因肺泡有效通气不足所致。单纯通气不足引起的缺氧和高碳酸血症的程度是平行的，若伴有换气功能障碍，则缺氧更严重，如COPD。

（三）发病机制和病理生理

1.缺氧（低氧血症）和二氧化碳潴留（高碳酸血症）的发生机制

（1）肺通气不足：各种原因造成呼吸道管腔狭窄，通气障碍，使肺泡通气量减少，肺泡氧分压下降，二氧化碳排出障碍，最终导致缺氧和二氧化碳潴留。

（2）弥散障碍：指氧气、二氧化碳等气体通过肺泡膜进行气体交换的物理弥散过程发生障碍。由于氧气和二氧化碳通透肺泡膜的能力相差很大，氧的弥散力仅为二氧化碳的1/20，故在弥散障碍时，通常表现为低氧血症。

（3）通气/血流比失调：正常成年人静息状态下，肺泡通气量为4 L/min，肺血流量为5 L/min，通气/血流比为0.8。病理情况下，通气/血流比失调有两种形式：①部分肺泡通气不足，如肺泡萎陷、肺炎、肺不张等引起病变部位的肺泡通气不足，通气/血流比减小，静脉血不能充分氧合，形成动-静脉样分流。②部分肺泡血流不足，肺血管病变如肺栓塞引起栓塞部位血流减少，通气正常，通气/血流比增大，吸入的气体不能与血流进行有效交换，形成无效腔效应，又称无效腔样通气。通气/血流比失调的结果主要是缺氧，而无二氧化碳潴留。

（4）氧耗量增加：加重缺氧的原因之一。发热、战栗、呼吸困难和抽搐均增加氧耗量，正常人可借助增加通气量以防止缺氧。而原有通气功能障碍的患者，在氧耗量增加的情况下会出现严重的低氧血症。

2.缺氧对人体的影响

（1）对中枢神经系统的影响：脑组织对缺氧最为敏感。缺氧对中枢神经影响的程度与缺氧的程度和发生速度有关。轻度缺氧仅有注意力不集中、智力减退、定向障碍等；随着缺氧的加重可出现烦躁不安、神志恍惚、谵妄、昏迷。由于大脑皮质神经元对缺氧的敏感性最高，因此临床上缺氧的最早期表现是精神症状。

严重缺氧可使血管的通透性增加，引起脑组织充血、水肿和颅内压增高，压迫脑血管，可进一步加重缺血、缺氧，形成恶性循环。

（2）对循环系统的影响：缺氧可反射性加快心率，使血压升高、冠状动脉血流增加以维持心肌活动所必需的氧。心肌对缺氧十分敏感，早期轻度缺氧即可在心电图上表现出来，急性严重缺氧可导致心室颤动或心搏骤停。长期慢性缺氧可引起心肌纤维化、心肌硬化。缺氧、肺动脉高压及心肌受损等多种病理变化最终导致肺源性心脏病。

(3)对呼吸系统的影响：呼吸的变化受到低氧血症和高碳酸血症所引起的反射活动及原发病的影响。轻度缺氧可刺激颈动脉窦和主动脉体化学感受器，反射性兴奋呼吸中枢，使呼吸加深加快。随着缺氧的逐渐加重，这种反射迟钝，呼吸抑制。

(4)对酸碱平衡和电解质的影响：严重缺氧可抑制细胞能量代谢的中间过程，导致能量产生减少，乳酸和无机磷大量积蓄，引起代谢性酸中毒。而能量的不足使体内离子转运泵受到损害，钾离子由细胞内转移到血液和组织间，钠和氢离子进入细胞内，导致细胞内酸中毒和高钾血症。代谢性酸中毒产生的固定酸与缓冲系统中碳酸氢盐起作用，产生碳酸，使组织的二氧化碳分压增高。

(5)对消化、血液系统的影响：缺氧可直接或间接损害肝细胞，使丙氨酸氨基转移酶升高。慢性缺氧可引起继发红细胞增多，增加了血黏度，严重时加重肺循环阻力和右心负荷。

3.二氧化碳潴留对人体的影响

(1)对中枢神经系统的影响：轻度二氧化碳潴留，可间接兴奋皮质，引起失眠、精神兴奋、烦躁不安等症状，随着二氧化碳潴留的加重，皮质下层受到抑制，表现为嗜睡、昏睡甚至昏迷，称为二氧化碳麻醉。二氧化碳还可扩张脑血管，使脑血流量增加，严重时造成脑水肿。

(2)对循环系统的影响：二氧化碳潴留可引起心率加快，心排血量增加，肌肉及腹腔血管收缩，冠状动脉、脑血管及皮肤浅表血管扩张，早期表现为血压升高。二氧化碳潴留的加重可直接抑制心血管中枢，引起血压下降、心律失常等严重后果。

(3)对呼吸的影响：二氧化碳是强有力的呼吸中枢兴奋剂，$PaCO_2$ 急骤升高，呼吸加深加快，通气量增加；长时间的二氧化碳潴留则会对呼吸中枢产生抑制，此时的呼吸运动主要靠缺氧对外周化学感受器的刺激作用得以维持。

(4)对酸碱平衡的影响：二氧化碳潴留可直接导致呼吸性酸中毒。血液 pH 取决于 HCO_3^-/H_2CO_3 比值，前者靠肾脏的调节(1～3 天)，而 H_2CO_3 的调节主要靠呼吸(仅需数小时)。急性呼吸衰竭时二氧化碳潴留可使 pH 迅速下降；而慢性呼吸衰竭时，因二氧化碳潴留发展缓慢，肾减少 HCO_3^- 排出，不致使 pH 明显降低。

(5)对肾脏的影响：轻度二氧化碳潴留可使肾血管扩张，肾血流量增加而使尿量增加。二氧化碳潴留严重时，由于 pH 降低，使肾血管痉挛，血流量减少，尿量亦减少。

二、急性呼吸衰竭

(一)病因

1.呼吸系统疾病

严重呼吸系统感染、急性呼吸道阻塞病变、重度或持续性哮喘、各种原因引起的急性肺水肿、肺血管疾病、胸廓外伤或手术损伤、自发性气胸和急剧增加的胸腔积液等，导致肺通气和换气障碍。

2.神经系统疾病

急性颅内感染、颅脑外伤、脑血管病变等直接或间接抑制呼吸中枢。

3.神经-肌肉传导系统病变

脊髓灰质炎、重症肌无力、有机磷中毒及颈椎外伤等可损伤神经-肌肉传导系统，引起通气不足。

(二)临床表现

急性呼吸衰竭的临床表现主要是低氧血症所致的呼吸困难和多器官功能障碍。

1.呼吸困难

其是呼吸衰竭最早出现的症状。表现为呼吸节律、频率和幅度的改变。

2.发绀

发绀是缺氧的典型表现。当动脉血氧饱和度低于90%时，可在口唇、甲床等末梢部位出现紫蓝色称为发绀。血红蛋白增高和休克时易出现发绀，严重贫血者即使缺氧也无明显发绀。发绀还受皮肤色素及心功能的影响。

3.精神神经症状

急性缺氧可出现精神错乱、狂躁、抽搐、昏迷等症状。

4.循环系统表现

多数患者有心动过速；严重低氧血症、酸中毒可引起心肌损害，亦可引起外周循环衰竭、血压下降、心律失常、心搏骤停。

5.消化和泌尿系统表现

严重缺氧损害肝、肾细胞，引起转氨酶、尿素氮升高；个别病例可出现蛋白尿和管型尿。因胃肠道黏膜屏障功能损伤，导致胃肠道黏膜充血、水肿、糜烂或应激性溃疡，引起上消化道出血。

(三)诊断

根据急性发病的病因及低氧血症的临床表现，急性呼吸衰竭的诊断不难做出，结合动脉血气分析可确诊。

(四)治疗

急性呼吸衰竭时，机体往往来不及代偿，故需紧急救治。

1.改善与维持通气

保证呼吸道通畅是最基本最重要的治疗措施。立即进行口对口人工呼吸，必要时建立人工呼吸道(气管插管或气管切开)。用手压式气囊做加压人工呼吸，将更利于发挥气体弥散的作用，延长氧分压在安全水平的时间，为进一步抢救赢得机会。

若患者有支气管痉挛，应立即由静脉给予支气管扩张药。

2.高浓度给氧

及时给予高浓度氧或纯氧，尽快缓解机体缺氧状况，保护重要器官是抢救成功的关键。但必须注意吸氧浓度和时间，以免造成氧中毒。一般吸入纯氧<5 小时。

3.其他抢救措施

见本节慢性呼吸衰竭。

三、慢性呼吸衰竭

慢性呼吸衰竭是由慢性胸肺疾病引起呼吸功能障碍逐渐加重而发生的呼吸衰竭。由于机体的代偿适应，尚能从事较轻体力工作和日常活动者称代偿性慢性呼吸衰竭；当并发呼吸道感染、呼吸道痉挛等原因致呼吸功能急剧恶化，代偿丧失，出现严重缺氧和二氧化碳潴留及代谢紊乱者称失代偿性慢性呼吸衰竭。以Ⅱ型呼吸衰竭最常见。

(一)病因

以慢性阻塞性肺疾病(COPD)最常见,其次为重症哮喘发作、弥漫性肺纤维化、严重肺结核、尘肺、广泛胸膜粘连、胸廓畸形等。呼吸道感染常是导致失代偿性慢性呼吸衰竭的直接诱因。

(二)临床表现

除原发病的相应症状外,主要是由缺氧和二氧化碳潴留引起的多器官功能紊乱。慢性呼吸衰竭的临床表现与急性呼吸衰竭大致相似,但在以下几方面有所不同。

1.呼吸困难

COPD 所致的呼吸衰竭,病情较轻时表现为呼吸费力伴呼气延长,严重时呈浅快呼吸。若并发二氧化碳潴留,$PaCO_2$ 明显升高或升高过快,可出现二氧化碳麻醉,患者由深而慢的呼吸转为浅快呼吸或潮式呼吸。

2.精神神经症状

慢性呼吸衰竭伴二氧化碳潴留时,随着 $PaCO_2$ 的升高,可表现为先兴奋后抑制。抑制之前的兴奋症状有烦躁、躁动、夜间失眠而白天嗜睡(睡眠倒错)等,抑制症状有神志淡漠、注意力不集中、定向力障碍、昏睡甚至昏迷,亦可出现腱反射减弱或消失、锥体束征阳性等,称为肺性脑病。

3.循环系统表现

二氧化碳潴留使外周体表静脉充盈、皮肤充血、温暖多汗、血压升高、心排血量增多而致脉搏洪大,多数患者有心率加快,因脑血管扩张产生搏动性头痛。

(三)诊断

根据患者有慢性肺疾病或其他导致呼吸功能障碍的疾病史,新近有呼吸道感染,有缺氧、二氧化碳潴留的临床表现,结合动脉血气分析可做出诊断。

(四)治疗

治疗原则是畅通呼吸道、纠正缺氧、增加通气量、纠正酸碱失衡及电解质紊乱和去除诱因。

1.保证呼吸道通畅

呼吸道通畅是纠正呼吸衰竭的首要措施。应鼓励患者咳嗽,对无力咳嗽、咳痰或意识障碍的患者要加强翻身拍背和体位引流,昏迷患者可采用多孔导管通过口腔、鼻腔、咽喉部,将分泌物或胃内反流物吸出。痰液黏稠不易咳出者,可采用雾化吸入稀释痰液;对呼吸道痉挛者可给予支气管解痉药,必要时建立人工呼吸道,并采用机械通气辅助呼吸。

2.氧疗

常用鼻塞或鼻导管吸氧,Ⅱ型呼吸衰竭应给予低流量(1～2 L/min)低浓度(25%～33%)持续吸氧。因Ⅱ型呼吸衰竭时,呼吸中枢对高二氧化碳的反应性差,呼吸的维持主要靠缺氧的刺激,若给予高浓度吸氧,可消除缺氧对呼吸的驱动作用,而使通气量迅速降低,二氧化碳分压更加升高,患者很快进入昏迷。Ⅰ型呼吸衰竭时吸氧浓度可较高(35%～45%),宜用面罩吸氧。应防止高浓度(>60%)长时间(>24 小时)吸氧引起氧中毒。

3.增加通气量

减少二氧化碳潴留,二氧化碳潴留主要是由于肺泡通气不足引起的,只有增加肺泡通气量才能有效地排出二氧化碳。目前临床上常通过应用呼吸兴奋药和机械通气来改善肺泡通气功能。

(1)合理应用呼吸兴奋药可刺激呼吸中枢或周围化学感受器,增加呼吸频率和潮气量,使通气改善,还可改善神志,提高咳嗽反射,有利于排痰。常用尼可刹米 1.875～3.750 g 加入 5%葡

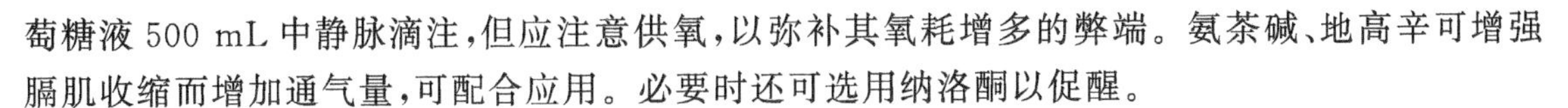

萄糖液 500 mL 中静脉滴注，但应注意供氧，以弥补其氧耗增多的弊端。氨茶碱、地高辛可增强膈肌收缩而增加通气量，可配合应用。必要时还可选用纳洛酮以促醒。

(2)机械通气的目的在于提供维持患者代谢所需要的肺泡通气；提供高浓度的氧气以纠正低氧血症，改善组织缺氧；代替过度疲劳的呼吸肌完成呼吸作用，减轻心肺负担，缓解呼吸困难症状。对于神志尚清，能配合的呼吸衰竭患者，可采用无创性机械通气，如做鼻或口鼻面罩呼吸机机械通气；对于病情危重神志不清或呼吸道有大量分泌物者，应建立人工呼吸道，如气管插管气管切开安装多功能呼吸机机械通气。机械通气为正压送气，操作时各项参数(潮气量、呼吸频率、吸呼比、氧浓度等)应适中，以免出现并发症。

4.抗感染

慢性呼吸衰竭急性加重的常见诱因是感染，一些非感染因素诱发的呼吸衰竭也容易继发感染。因此，抗感染治疗是慢性呼吸衰竭治疗的重要环节之一，应注意根据病原学检查及药物敏感试验合理应用抗生素。

5.纠正酸碱平衡失调

慢性呼吸衰竭常有二氧化碳潴留，导致呼吸性酸中毒。呼吸性酸中毒的发生多为慢性过程，机体常常以增加碱储备来代偿。因此，在纠正呼吸性酸中毒的同时，要注意纠正潜在的代谢性碱中毒，可给予盐酸精氨酸和补充钾盐。

6.营养支持

呼吸衰竭患者由于呼吸功能增加、发热等因素，导致能量消耗上升，机体处于负代谢，长时间会降低免疫功能，感染不易控制，呼吸肌易疲劳。故可给予患者高蛋白、高脂肪和低糖，以及多种维生素和微量元素的饮食，必要时静脉滴注脂肪乳。

7.病因治疗

病因治疗是治疗呼吸衰竭的根本所在。在解决呼吸衰竭本身造成的危害的前提下，应针对不同病因采取适当的治疗措施。

(五)转诊

1.转诊指征

呼吸衰竭一旦确诊，应立即转上一级医院诊治。

2.转诊注意事项

转诊前需给予吸氧、吸痰、强心、应用呼吸兴奋药等。

(六)健康指导

缓解期鼓励患者进行耐寒锻炼和呼吸功能锻炼，以增强体质及抗病能力；注意保暖，避免受凉及呼吸道感染，若出现感染症状，应及时治疗；注意休息，掌握合理的家庭氧疗；加强营养，增加抵抗力，减少呼吸道感染的机会。

四、护理评估

(一)致病因素

引起呼吸衰竭的病因很多，凡参与肺通气和换气的任何一个环节的严重病变都可导致呼吸衰竭。

(1)呼吸系统疾病：常见于慢性阻塞性肺疾病(COPD)、重症哮喘、肺炎、严重肺结核、弥散性肺纤维化、肺水肿、严重气胸、大量胸腔积液、矽肺、胸廓畸形等。

(2)神经肌肉病变：如脑血管疾病、颅脑外伤、脑炎、镇静催眠药中毒、多发性神经炎、脊髓颈段或高位胸段损伤、重症肌无力等。

上述病因可引起肺泡通气量不足、氧弥散障碍、通气/血流比例失调，导致缺氧或合并二氧化碳潴留而发生呼吸衰竭。

(二)身体状况

呼吸衰竭除原发疾病症状、体征外，主要为缺氧、二氧化碳潴留所致的呼吸困难和多脏器功能障碍。

1.呼吸困难

呼吸困难是最早、最突出的表现。主要为呼吸频率增快，病情严重时辅助呼吸肌活动增加，出现"三凹征"。若并发二氧化碳潴留，$PaCO_2$ 升高过快或明显升高时，患者可由呼吸过快转为浅慢呼吸或潮式呼吸。

2.发绀

发绀是缺氧的典型表现，可见口唇、指甲和舌发绀。严重贫血患者由于红细胞和血红蛋白减少，还原型血红蛋白的含量降低可不出现发绀。

3.精神神经症状

主要是缺氧和二氧化碳潴留的表现。早期轻度缺氧可表现为注意力分散，定向力减退；缺氧程度加重，出现烦躁不安、神志恍惚、嗜睡、昏迷。轻度二氧化碳潴留，表现为兴奋症状，即失眠、躁动、夜间失眠而白天嗜睡；重度二氧化碳潴留可抑制中枢神经系统导致肺性脑病，表现为神志淡漠、间歇抽搐、肌肉震颤、昏睡，甚至昏迷等二氧化碳麻醉现象。

4.循环系统表现

二氧化碳潴留使外周体表静脉充盈、皮肤充血、温暖多汗、血压升高、心排血量增多而致脉搏洪大；多数患者有心率加快；因脑血管扩张产生搏动性头痛。

5.其他

可表现为上消化道出血、谷丙转氨酶升高、蛋白尿、血尿、氮质血症等。

(三)心理-社会状况

患者常因躯体不适、气管插管或气管切开、各种监测及治疗仪器的使用等感到焦虑或恐惧。

(四)实验室及其他检查

1.动脉血气分析

$PaO_2<8.0$ kPa(60 mmHg)，伴或不伴 $PaCO_2>6.7$ kPa(50 mmHg)，为最重要的指标，可作为呼吸衰竭的诊断依据。

2.血 pH 及电解质测定

呼吸性酸中毒合并代谢性酸中毒时，血 pH 明显降低常伴有高钾血症。呼吸性酸中毒合并代谢性碱中毒时，常有低钾和低氯血症。

3.影像学检查

胸部 X 线片、肺 CT 和放射性核素肺通气/灌注扫描等，可协助分析呼吸衰竭的原因。

五、护理诊断及医护合作性问题

(1)气体交换受损：与通气不足、通气/血流失调和弥散障碍有关。

(2)清理呼吸道无效：与分泌物增加、意识障碍、人工气道、呼吸肌功能障碍有关。

(3)焦虑:与呼吸困难、气管插管、病情严重、失去个人控制及对预后的不确定有关。

(4)营养失调:低于机体需要量与食欲缺乏、呼吸困难、人工气道及机体消耗增加有关。

(5)有受伤的危险:与意识障碍、气管插管及机械呼吸有关。

(6)潜在并发症:如感染、窒息等。

(7)缺乏呼吸衰竭的防治知识。

六、治疗及护理措施

(一)治疗要点

慢性呼吸衰竭治疗的基本原则是治疗原发病、保持气道通畅、纠正缺氧和改善通气,维持心、脑、肾等重要脏器的功能,预防和治疗并发症。

1.保持呼吸道通畅

保持呼吸道通畅是呼吸衰竭最基本、最重要的治疗措施。主要措施:清除呼吸道的分泌物及异物;积极使用支气管扩张药物缓解支气管痉挛;对昏迷患者采取仰卧位,头后仰,托起下颌,并将口打开;必要时采用气管切开或气管插管等方法建立人工气道。

2.合理氧疗

吸氧是治疗呼吸衰竭必需的措施。

3.机械通气

根据患者病情选用无创机械通气或有创机械通气。临床上常用的呼吸机分压力控制型及容量控制型两大类,是一种用机械装置产生通气,以代替、控制或辅助自主呼吸,达到增加通气量,改善通气功能的目的。

4.控制感染

慢性呼吸衰竭急性加重的常见诱因是呼吸道感染,因此应选用敏感有效的抗生素控制感染。

5.呼吸兴奋药的应用

必要时给予呼吸兴奋药如都可喜等兴奋呼吸中枢,增加通气量。

6.纠正酸碱平衡失调

以机械通气的方法能较为迅速地纠正呼吸性酸中毒,补充盐酸精氨酸和氯化钾可同时纠正潜在的碱中毒。

(二)护理措施

1.病情观察

重症患者需持续心电监护,密切观察患者的意识状态、呼吸频率、呼吸节律和深度、血压、心率和心律。观察排痰是否通畅、有无发绀、球结膜水肿、肺部异常呼吸音及啰音;监测动脉血气分析、电解质检查结果、机械通气情况等;若患者出现神志淡漠、烦躁、抽搐时,提示有肺性脑病的发生,应及时通知医师进行处理。

2.生活护理

(1)休息与体位:急性发作时,安排患者在重症监护病室,绝对卧床休息;协助和指导患者取半卧位或坐位,指导、教会病情稳定的患者缩唇呼吸。

(2)合理饮食:给予高热量、高蛋白、富含维生素、低糖类、易消化、少刺激性的食物;昏迷患者常规给予鼻饲或肠外营养。

3.氧疗的护理

(1)氧疗的意义和原则:氧疗能提高动脉血氧分压,纠正缺氧,减轻组织损伤,恢复脏器功能。临床上根据患者病情和血气分析结果采取不同的给氧方法和给氧浓度。原则是在畅通气道的前提下,Ⅰ型呼吸衰竭的患者可短时间内间歇给予高浓度(>35%)或高流量(4~6 L/min)吸氧;Ⅱ型呼吸衰竭的患者应给予低浓度(<35%)、低流量(1~2 L/min)鼻导管持续吸氧,使 PaO_2 控制在 8.0 kPa(60 mmHg)或 SaO_2 在 90%以上,以防因缺氧完全纠正,使外周化学感受器失去低氧血症的刺激而导致呼吸抑制,加重缺氧和二氧化碳潴留。

(2)吸氧方法:有鼻导管、鼻塞、面罩、气管内和呼吸机给氧。临床常用、简便的方法是鼻导管、鼻塞法吸氧,其优点为简单、方便,不影响患者进食、咳嗽。缺点为氧浓度不恒定,易受患者呼吸影响,高流量对局部黏膜有刺激,氧流量不能>7 L/min。吸氧过程中应注意保持吸入氧气的湿化,输送氧气的面罩、导管、气管应定期更换消毒,防止交叉感染。

(3)氧疗疗效的观察:若吸氧后呼吸困难缓解、发绀减轻、心率减慢、尿量增多、皮肤转暖、神志清醒,提示氧疗有效;若呼吸过缓或意识障碍加深,提示二氧化碳潴留加重。应根据动脉血气分析结果和患者的临床表现,及时调整吸氧流量或浓度。若发绀消失、神志清楚、精神好转、PaO_2>8.0 kPa(60 mmHg)、$PaCO_2$<6.7 kPa(50 mmHg),可间断吸氧几日后,停止氧疗。

4.药物治疗的护理

用药过程中密切观察药物的疗效和不良反应。使用呼吸兴奋药必须保持呼吸道通畅,脑缺氧、脑水肿未纠正而出现频繁抽搐者慎用;静脉滴注时速度不宜过快,如出现恶心、呕吐、烦躁、面色潮红、皮肤瘙痒等现象,需要减慢滴速。对烦躁不安、夜间失眠患者,禁用对呼吸有抑制作用的药物,如吗啡等,慎用镇静药,以防止引起呼吸抑制。

5.心理护理

呼吸衰竭的患者常对病情和预后有顾虑、心情忧郁、对治疗丧失信心,应多了解和关心患者的心理状况,特别是对建立人工气道和使用机械通气的患者,应经常巡视,让患者说出或写出引起或加剧焦虑的因素,针对性解决。

6.健康指导

(1)疾病知识指导:向患者及家属讲解疾病的发病机制、发展和转归。告诉患者及家属慢性呼吸衰竭患者度过危重期后,关键是预防和及时处理呼吸道感染等诱因,以减少急性发作,尽可能延缓肺功能恶化的进程。

(2)生活指导:从饮食、呼吸功能锻炼、运动、避免呼吸道感染、家庭氧疗等方面进行指导。

(3)病情监测指导:指导患者及家属学会识别病情变化,如出现咳嗽加剧、痰液增多、色变黄、呼吸困难、神志改变等,应及早就医。

(眢金玲)

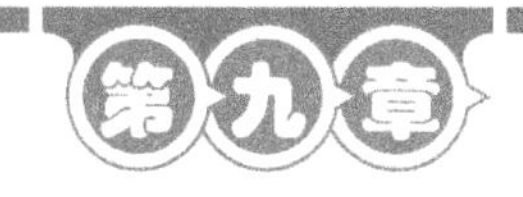

消化内镜室护理

第一节　消化内镜检查患者的安全管理

消化内镜检查是最常见的侵入性检查，诊治项目复杂、工作量大、患者交接频繁、存在较多的安全隐患。操作安全核查、预防跌倒的管理和患者交接是消化内镜诊疗操作中患者安全管理的关键环节。为确保患者安全，减少交接失误，医院依据 IPGS.4.1 标准使用操作安全核查表。

一、操作安全核查

医院就有创操作实施术前核查，并按相应的流程执行。核查实施应涵盖预约处核查、诊疗准备核查、诊疗操作前核查几项内容。依据安全核查表各项内容对患者进行核查评估，预约护士核对患者身份无误并初步排除内镜诊疗操作禁忌，确认检查时间。

(一)准备室检查前准备

患者进入准备室，再次按消化内镜诊疗操作核查表内容对患者逐项评估，除核对身份外，重点了解患者有无消化内镜诊疗操作禁忌，是否根据医嘱进行诊疗前准备，各项知情同意书是否签署完整等。

(二)诊疗操作间检查前

准备诊疗操作前核查是在患者进入诊疗操作间准备检查前，诊疗操作小组(至少医师、护士各 1 名)再次进行安全核查，医师重点了解患者病史资料，排除诊疗操作禁忌，明确诊疗目的及操作过程需要特别注意的事项，了解术前准备是否充分；护士重点了解患者体位是否正确，义齿等是否取出，是否按医嘱进行相关准备等，核查无误后方可进行诊疗操作。

实施内镜诊疗操作安全核查要从不同环节多次了解患者病史，及时给予相应的处理，避免严重并发症的发生，从而确保患者的医疗安全。

二、预防跌倒管理

IPGS.6 标准：医院制定并实施相应流程，以降低住院患者因跌倒导致伤害的风险。进行内镜检查的患者具有其特殊性，患者均为空腹，尤其是肠镜检查的患者更要求提前服用泻药，以保证检查中良好的视野，避免误诊。内镜中心为患者进行跌倒风险评估，内镜中心所有患者均为高风险的患者，对于特殊的患者，如高龄、行动不便、服用药物或者出血穿孔等急危重症患者优先进行诊疗，并设立特殊等待区域。该区域位于导诊台前方，靠近护士台，便于及时观察病情变化。预防跌倒措施包括：通过科内宣传栏、告示、预约单上温馨提示、预约时口头交代等形式进行预防跌倒、坠床的护理安全教育，告知患者家属陪同的重要性，指导患者来医院检查时着装简单合适，最好穿防滑鞋，合适的检查衣裤，以穿脱方便。

(一)加强预防跌倒与坠床的健康教育

在候诊时播放相关视频，指导患者正确上下检查床，正确使用轮椅、平车。教会患者如厕时，如有紧急情况，按厕所内呼叫器通知护士。

(二)环境整洁，标识清楚

保持候诊厅环境整洁，标识清楚，划分住院患者、危重患者、麻醉患者及跌倒高危人群候诊区域，有利于观察与护理；注意保持诊室、走廊、厕所地板的干燥。

(三)协助患者诊查

患者进入检查区域时协助患者家属正确使用轮椅或平车，对年老体弱患者协助搀扶入诊室，上下检查床时适当降低检查床高度，检查结束时保证有人搀扶并及时加床栏保护，操作过程中如果要变换体位应进行指导和协助，检查结束后叮嘱患者不要立即起床，应先平躺再慢慢坐起再下床。

(四)加强对麻醉胃肠镜检查患者的巡视

麻醉胃肠镜检查患者完全复苏后，护士监测患者的生命体征平稳并无头晕等不适才允许患者离开检查床，下床过程中仍然注意搀扶并让其在椅子上休息 30 分钟后才离开医院。并指导患者家属照顾患者预防跌倒。

三、患者交接

IPGS.2.2 标准：医院制定并实施交接的沟通流程。住院患者必须无缝式交接，由病房护士携带住院病历护送患者到内镜中心，当面与内镜护士进行交接，同时双方签名；患者检查后由内镜护士带回病房，再与病房护士当面交班，并签名；麻醉患者则交接给复苏室护士，再由复苏室护士交接给病房护士。

交接内容包括腕带、身份识别、意识、生命体征、知情同意书、检查资料、肠道准备情况、活动性义齿、皮肤完整性、术前术后用药情况、血管通道、切口敷料情况、留置管道、输液/输血情况、转运方式等。

(徐　真)

第二节　电子胃镜检查技术及护理

一、发展史

正当纤维内镜不断改进并向治疗内镜迅速发展过程中，1983 年美国 Welch Allyn 公司又发明了电子内镜并用于临床。电子内镜系在纤维内镜的前端将光纤导像束换上微型摄像电荷耦合器件(charge coupled divice,CCD),经过光电信号转换,于监视器屏幕上显示彩色图像。由于CCD的像素超过30 000,配套高分辨率的监视器(电视机),图像非常清晰,色泽逼真,且可供多人共同观察、会诊,又可同步照相和录像,深受内镜工作者的欢迎。但由于该公司早期生产的电子内镜其镜身的硬度和机件性能逊色于纤维内镜,加之售后服务未能跟上,1986年当Olympus电子内镜以及继后的Pentax双画面电子内镜输入中国,以其优异的性能优势,迫使Welch Allyn公司退出中国市场。目前国内引进较多的有Olympus、Pentax电子内镜,近几年来,日本Fujinon宽屏幕、高分辨电子内镜亦进入中国。

由于电子内镜价格昂贵,国内基层医院难以推广应用。近年来,Fujinon和Olympus都开发了简易电子内镜,价格低廉而图像却优于纤维内镜的电视摄像系统。再加之随着电子元件性能的提高,生产成本的下降,电子内镜的售价日趋低廉,以其超越纤维内镜的多种提高诊断的功能,记录、分析、存储功能等优势,预测电子内镜将逐步取代纤维内镜。

二、基本结构及原理

(一)电子胃镜的基本结构

一套完整的电子胃镜设备包括电子内镜、图像处理中心、冷光源和电视监视器。电子内镜由操作部、插入部、万能导索及连接部组成;图像处理中心将电子内镜传入的光电信号转变成图像信号,并将其在电视监视器上显示出来。

1.操作部

操作部的结构及功能与纤维内镜相似,包括活检阀、吸引钮、注气注水钮、弯角钮及弯角固定钮。操作部无目镜而有4个遥控开关与图像处理中心联系,每个控制开关的功能在图像处理中心选择。

2.先端部

先端部包括CCD、钳道管开口、送气送水喷嘴及导光纤维终端。如EVIS-200有两条导光束,EVIS-100只有一条导光束。

3.插入部

包括两束导光纤维、两束视频信号线的CCD电缆、送气管、注水管、弯角钮钢丝和活检管道。这些管道和导索的外面包以金属网样外衣,金属外衣的外层再包以聚酯外衣。

4.弯曲部

转动角度钮,弯曲部可向上、下、左、右方向弯曲,最大角度可达:上180°～210°,下180°,左160°,右160°。

5.电子处理部

包括导光纤维束和视频信号线,视频信号线与电子内镜先端部的CCD相连,与导光纤维束一起经插入部及操作部,由电子内镜电缆与光源及图像处理中心耦合。此外,送气、注水管也包在其中。

6.连接部

电子内镜连接部除有光源插头、送气接头、吸引管接头、注水瓶接口外,还有视频线接头。

7.送气送水系统及吸引活检系统

电子内镜的送气送水及吸引活检孔道设计与纤维镜相同,电子内镜光源内亦装有电磁气泵与送气送水管道相通,内镜与光源接头处有吸引嘴与负压吸引器相接。

(二)电子胃镜的传光传像原理

与纤维内镜相似，其照明仍用玻璃纤维导光束，但其传像则以电子内镜前端所装的电荷耦合器件或电感耦合器件即CCD所代替。CCD是20世纪70年代开发的一种器件，属于固体摄像管器件，相当于电子摄像管的真空管，但其具有把图像光信号变成电信号在监视器上表达的功能，因此，CCD代替了纤维内镜的导像束，称为电子内镜。

CCD的结构由光敏部分、转换部分和输出电路3个部分组成，受光部分由能把光信号变成电信号的二极管组成，这些二极管之间是绝缘的，一个独立的二极管叫一个像素，二极管有传像传色的功能，有多少二极管就有多少像素，二极管愈多，则像素愈多，图像愈清晰。

电子内镜对彩色图像接收的处理有顺次方式及同时方式两种。顺次方式是于光源装置的灯光前加20～30 r/s旋转的红、绿、蓝(RGB)三原色滤光片，使用黑白CCD束捕捉RGB的依次信号，通过记忆装置变换成同时信号，在内镜的前端部形成高品质的图像。同时方式则在CCD的成像镜前镶嵌彩色的管状滤光片，使用彩色管状滤光CCD。顺次方式分辨率高，颜色再现性好，可制成细径镜子。缺点是被照物体移动度大时，可以引起套色不准，出现彩条现象。同时方式最大的特点是可以使用纤维内镜光源，可以使用1/205秒的高速快门，故对运动较快的部位不会出现套色不准。缺点是颜色再现能力差，可出现伪色，分辨率低。目前EVIS-200系列消化内镜，其摄像方式均用顺次方式。

三、适应证及禁忌证

(一)适应证

(1)有上消化道症状，需做检查以确诊者。

(2)不明原因上消化道出血者。

(3)疑有上消化道肿瘤者。

(4)X线钡餐检查发现病变，但不能确定其性质者。

(5)反复或持续出现上消化道症状和(或)粪便隐血阳性，尤其是年老者。

(6)需随诊的病变，如溃疡病、萎缩性胃炎、息肉病等。

(7)胃十二指肠溃疡手术或药物治疗后随访。

(8)需内镜治疗者。

(二)禁忌证

(1)严重心脏病。

(2)严重肺部疾病。

(3)上消化道大出血，生命体征不稳者。

(4)精神不正常，不能配合检查者。

(5)咽部急性炎症者。

(6)明显主动脉瘤。

(7)腐蚀性食管炎急性期。

(8)疑有胃肠穿孔者。

(9)严重食管静脉曲张。

(10)明显出血性疾病。

(11)活动性肝炎。

(12)全身衰竭者。

四、操作流程

(一)操作前准备

1.评估患者并解释

(1)评估患者:年龄、性别、病情、意识、治疗及是否装有心脏起搏器等情况,活动能力及合作程度。

(2)向患者解释胃镜检查的目的、方法、注意事项及配合要点。

2.患者准备

(1)了解胃镜检查的目的、方法、注意事项及配合要点。

(2)愿意合作,取左侧卧位,头微曲,下肢屈曲。

(3)解开衣领或领带,宽松裤带。

(4)如患者装有活动义齿,应将其取出置于冷水中浸泡。

(5)常规口服咽部麻醉祛泡药。

3.护士自身准备

衣帽整洁,修剪指甲,洗手,戴口罩,系围裙,戴手套及袖套,必要时戴护目镜。

4.用物准备

完整的电子胃镜标准套,包括主机、操作键盘、电子胃镜、监视器、冷光源、吸引器、内镜台车;有条件者配备图像记录和打印系统。弯盘、牙垫、治疗巾、活检钳、滤纸条、玻片、细胞刷、标本固定瓶和/或缸、乳胶手套、生理盐水、祛泡剂、麻醉霜或2%利多卡因、各种规格的注射器、干净纱布块、纸巾等。备有氧气、急救物品车,车内包括吸氧面罩、吸氧管、简易球囊呼吸器、复苏药物及局部止血药物等。

5.环境准备

调节室温,关闭门窗及照明灯,拉上遮光窗帘。

6.设备检查及调试

(1)在使用前,把胃镜与冷光源、吸引器、注水瓶连接好,注水瓶内装有1/2～2/3的蒸馏水或冷开水。

(2)连接:①连接主机和监视器,将RGB连接线的一端接到主机后面板的RGB接口的"OUT"接口上,另一端接到监视器后面的RGB接口的"IN"接口上;②连接键盘和主机,将键盘的连接线插头插入主机后面板上的"?"插口上;③连接主机和冷光源;④连接主机和图像记录及打印系统,将Y/C连接线的一头接到主机后面板的Y/C接口的"OUT"接口上,另一端接到打印机后面Y/C接口的"IN"接口上;⑤连接主机和图像记录手控装置,此线接好后,可完成通过内镜操纵部的手控按钮控制图像摄影工作。

(3)一切连接好后,将冷光源的电源插头插入电源插座中,开启冷光源的电源开关,可见光从胃镜先端射出,并听到气泵转动的声音,证明光源工作正常。注意:在胃镜各部没接好之前,不能打开光源的开关,防止损伤胃镜或造成操作者的身体伤害。

(4)做白平衡调节。打开光源,见到光从胃镜头端传出后,将胃镜头端对准内镜台车上附带的白色塑料帽2～3分钟,电子内镜会自动进行白色平衡。白色是所有色彩的基本色,只有白色是纯白了,其他色彩才有可比的基础,因而电子内镜都设有白平衡系统。

(5)用一大口杯装 1/2 杯水，将胃镜先端置入水中，用示指轻轻塞住送气送水按钮，检查送气送水功能。

(6)将胃镜先端置入盛水杯中，按下吸引按钮，踩下吸引器脚踏开关，观察吸引功能是否正常。

(二)操作步骤

此处介绍取活检时的配合操作步骤。

1.核对

核对患者姓名、性别、年龄、送检科室是否与申请单一致。

要点与说明：确认患者。

2.检查活检钳

右手持活检钳把手，来回推拉把手滑杆，左手握住活检钳的先端，观察活检钳瓣是否开闭灵活，关闭时钳瓣是否能完全闭拢。

要点与说明：活检钳必须是经过消毒处理过的干净钳。一切正常，方可使用。如果发现有不正常出，应该立即更换一把。

3.送入活检钳配合

右手握住活检钳把手，左手用一块乙醇溶液纱布包住活检钳末端 10 cm 处，在活检钳处于关闭状态下将活检钳递与术者。术者接住活检钳末端，将其插入胃镜活检通道。

要点与说明：将金属套管绕成一个大圈握在手中，以便于操作，防止套管拖到地上污染套管。送钳过程中，始终保持活检钳金属套管垂直于钳道管口，避免套管成锐角打折而损坏活检钳套管。

4.取活检配合

活检钳送出内镜先端后，根据意思指令张开或关闭活检钳钳取组织。

要点与说明：活检钳未送出内镜先端时，不能做张开的动作，以免损坏内镜钳管。钳取标本时，不能突然过度用力，防止损坏钳子里面的牵引钢丝或拉脱钳瓣开口的焊接点。如果遇到某些癌肿组织较硬，钳取时关闭速度要慢才能取到大块组织。

5.退活检钳配合

在钳取组织后，右手往外拔出钳子，左手用乙醇溶液纱布贴住活检孔，既擦去钳子身上的黏液血迹，又可初步消毒。

要点与说明：活检钳前端有一个焊接点连接前后两部分，该焊点易折弯、折断，操作时注意保护该处，防止受损。防止胃液溅至术者。

6.留取活检组织

活检钳取出后张开钳瓣在滤纸上轻轻一夹，钳取的组织便附在滤纸上，将多块组织一起放入盛有 10%溶液的小瓶中，写上姓名、取样部位，并填写病理检查申请单送检。

要点与说明：不同部位钳取的活检组织应分别放入不同的小瓶中。小瓶要给予编号。申请单上要注明不同编号组织的活检部位。

7.观察

病情与患者反映。

要点与说明：观察有无恶心、呕吐，观察呼吸、心率、血压、血氧饱和度的变化，观察有无发绀、呼吸困难等。

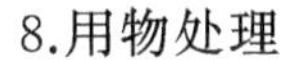
8.用物处理

备用。

9.洗手记录

记录检查结果、患者反映等。

五、常见故障及排除方法

内镜常见故障的排除一般来说由内镜厂家的技术人员来完成，然而，许多有经验的内镜工作者都知道，掌握这些知识对于内镜诊疗技术的开展是非常重要的，通过对内镜的结构原理的认识，一方面，可以尽量减少内镜故障的发生，在故障出现时也可以尽快进行处理，减少维修服务的环节和时间，从而提高使用效率；另一方面，在真正出现故障时可以理解维修的内容及服务的概念，缩短维修周期。设备的故障如人类的疾病一样，有病因，也有它的处理方法。下面以最常见的日本 Olympus 电子内镜为例，介绍使用和维护过程中常见的故障及排除方法。

（一）喷嘴堵塞

1.故障原因

（1）在使用、运送或清洗的过程中内镜的先端部不小心与硬物相碰撞，外力则可能会作用于喷嘴，从而导致喷嘴变形、内腔狭窄甚至堵塞。

（2）内镜使用后没有立即进行床侧清洗、反复送水及送气等有效的维护措施，使检查过程中进入到喷嘴的黏液、组织碎片、血液等滞留在喷嘴腔内没有得到及时的清理，干结淤积，长期如此最终导致喷嘴堵塞。

（3）使用内有杂质、污物的冲洗管等附件对内镜管道进行加压冲洗，将杂质、污物冲入内镜管道内，最终淤积在最狭窄的喷嘴内部导致堵塞。

（4）在戊二醛浸泡前没有用酶液将附着在内镜管道内的体液和血液彻底分解、洗净，当使用戊二醛浸泡时，残留在内镜管道内的体液或血液中的蛋白质在喷嘴内部结晶，导致堵塞。

（5）使用纱布来回擦拭内镜镜面，当逆着喷嘴开口方向进行擦拭的时候容易将棉纱塞入喷嘴，导致堵塞。

（6）喷嘴堵塞后用针挑喷嘴或自行拆卸喷嘴，使喷嘴内部腔道变形或损坏，导致堵塞，这是非常危险的行为。

2.故障排除方法

（1）在操作、运送、清洗和保存内镜的时候注意保护好内镜的先端部，避免与内镜台车、检查床、清洁台或其他任何硬物相碰撞。注意拿镜子的时候运用标准的持镜手法，保护好内镜的先端部，避免镜身下垂的时候晃动碰到硬物。悬挂保持内镜时注意避免挂镜柜门挤压内镜。

（2）在出血量较大的情况下，血液容易倒流入喷嘴内形成堵塞，因此在操作过程中不时地少量送水送气，一则随时检查喷嘴的通畅程度，二则避免血液倒流入喷嘴内凝固。

（3）勿使用污染的内镜清洗附件，如刷毛脱落的清洗刷，内有杂质的冲洗管等，在清洗前检查清洗附件。

（4）使用标准的内镜清洗程序，使用符合标准的酶液进行标准冲洗可将体液和血液中的蛋白质很好地分解，避免在戊二醛浸泡程序中蛋白质形成无法去除的结晶堵塞喷嘴。

（5）顺着喷嘴的方向擦拭镜面，切勿逆着喷嘴的方向进行擦拭。

（6）通常在喷嘴有少许堵塞时，通过检测进行判断。将内镜先端部放入带有刻度的量杯中，持续送水 1 分钟，如果出水量超过 30 mL，则喷嘴的堵塞情况尚不严重，而低于此数值就可以认为已经堵塞并需要进行处理。

(7)喷嘴堵塞后的处理：将水气管道注满浓度较高的酶液，其浓度为正常浓度的 2～3 倍，将内镜浸泡在 40 ℃左右的酶液中 2～3 小时，然后进行全管道灌流加压冲洗。如果喷嘴通畅了，就可以继续使用。如果堵塞是突然形成的，则不宜强行进行加压冲洗内管道，否则容易造成管道内部接头爆裂。如上述方法仍无法解决喷嘴堵塞的问题，则需通知厂家的工程技术人员进行处理。

(二)附件插入困难

1.故障原因

(1)内镜在体内处于大角度弯曲的状态下时是很难插入附件的，如胃镜反转观察胃角的时候。

(2)当内镜的插入部遭受不正常的外力挤压或弯折角度过大的时候，可能会使内部的活检管道受折。活检管道是用特殊的硬塑料制成，一旦受折则无法恢复原来的形状。

(3)没有经过酶洗的管道内部蛋白质结晶阻碍了附件的顺利通过。

(4)附件的插入部受折或其他原因导致的损坏，都可导致插入困难。

2.故障排除方法

(1)在操作、运送、清洗和保存内镜的时候注意保护好内镜，避免过度弯曲内镜，以防内镜的活检管道受折。

(2)内镜必须正确地清洗消毒，避免杂质淤积，酶洗可避免活检管道内蛋白质结晶，保证通畅的附件通道。如因未经酶洗造成的内镜活检管道堵塞，可将活检管道内注满浓度较高的酶液，其浓度为正常浓度的 2～3 倍，将内镜浸泡在 40 ℃左右的酶液中 2～3 小时，然后进行全管道灌流加压冲洗，使活检管道通畅。

(3)如果附件已经损坏，切忌勉强插入，以免对内镜造成损害，一旦发现，立即更换正常的附件。

(4)插入附件时要细心，动作轻柔，当内镜处于大角度弯曲状态时，须将镜身取直后，再插入附件进行操作。

(三)内镜漏水

内镜漏水是常见的故障，也是最为危险的故障。漏水可导致电子内镜短路，烧毁严重者导致医疗事故。因此，要针对引起漏水的原因，采取有效的处理方法。

1.故障原因

(1)弯曲部橡皮套漏水：①术中没有使用口垫或口垫脱落，或因口垫的质量问题；②保养不良，如内镜长期放置于内镜的包装箱内，使弯曲橡皮老化；如使用非厂家指定消毒剂导致弯曲橡皮被腐蚀等；③内镜与尖锐的硬物放置在一起被扎伤；④若挂镜子的台车或贮存柜是金属铁板喷漆制成，当表层的漆部分掉落，会产生尖锐的毛刺损伤内镜；⑤内镜先端部受到敲击导致脆弱的弯曲橡皮套破裂漏水；⑥在消毒以及放置内镜入有盖的容器时，不小心会夹住内镜造成损坏。

(2)活检管道漏水：①使用破旧的清洗刷，损坏管道；②使用不配套的附件，如使用较大的附件鲁莽插入活检管道导致管道破裂；③不正确使用附件，如在管道内张开活检钳，将注射针头露出管鞘或其他不规范的操作导致管道破损；④使用设计不当或损坏的带针活检钳；⑤使用设计不良的注射针；⑥使用激光、微波、热探头时，探针的温度尚未降低就撤回，造成钳子管道烧坏。

(3)其他部位漏水:①先端部受外力碰撞导致镜头破裂漏水;②插入管被挤压;③浸泡时忘了盖防水盖;④老化的插入外管长期操作或受不规则力弯折时可能导致皱褶。

2.故障排除方法

(1)进行胃镜检查前,必须先使用口垫,术中注意保护,防止口垫脱落,建议使用有固定带的口垫。

(2)内镜保存在干燥的环境,勿使用带臭氧消毒的镜柜;严格遵循清洗消毒规程,每次操作结束后清洗之前进行测漏。

(3)在清洗之前必须盖上防水盖。

(4)轻拿轻放,保护内镜的先端部,使用正确的持镜手法。

(5)使用质量好与内镜匹配性好的内镜附件,在挑选附件前把好质量关。

(6)正确维护治疗附件,使用前检查是否已经损坏,一旦发现有损坏,立即更换新附件。

(7)如因浸泡清洗时忘了盖上防水盖引起的漏水,则要根据浸泡清洗时间的长短来处理,如内镜刚浸泡清洗就发现未盖防水盖,马上捞出内镜,立即用内镜吹干机将所有管道吹干,再测漏,如无漏水,则可继续使用;如浸泡清洗时间过长,仍要马上捞出内镜,立即用内镜吹干机将所有管道吹干,必须通知专门维修部门修理。如弯曲部橡皮套、活检管道、外力造成先端部漏水,则需送至专门维修部门修理或通知厂家的工程技术人员进行处理。

六、设备管理与维护

由于内镜是精密设备,维护与维修的难度大,对零部件的材料要求高,导致维护成本与维修成本较大多数设备要昂贵,故日常维护和使用方法关系着消化内镜科室的设备使用效率和维护成本的高低。

(一)安全使用

(1)非专业人员不许拆开设备检查。在使用该设备时,注意勿用有腐蚀性液体涂抹镜子,否则可能导致镜子外皮损坏。

(2)使用胃镜前,从镜柜取出镜子时,要一手握住胃镜的操作部和导索接头部,一手握住胃镜的先端部,两手之间距离略宽过双肩的距离。握操作部和接头部的手注意一要握住该部的硬性部分,不能握其软性部分,否则因软性部分承受不住操作部和接头部的重负发生弯曲,造成玻璃纤维的折断;要注意用一手指隔开操作部和接头部,避免两部的凸起部分互相碰撞,伤及胃镜外皮导致胃镜漏水。

(3)检查胃镜弯曲功能时,旋转各角度钮不要用力过猛,以免损坏角度钮。

(4)连接冷光源时,要一手握住胃镜的接头部,一手固定冷光源,将胃镜接头部对准冷光源的内镜插座插入,避免未对准插口强行插入,引起胃镜接头部的损坏。待O形圈全部插入后,胃镜才能与冷光源紧密连接。

(5)在插入注水管接头时,要一手扶住胃镜接头部,一手插入注水管接头,单手插入容易因用力不均损伤胃镜接头部。

(6)在胃镜各部没接好之前,不要打开光源的开关,防止损伤胃镜或造成操作者的身体伤害。

(7)在进行胃镜检查前,必须让患者咬住牙垫。在胃镜检查过程中,如为单人插镜法,护士位于患者头侧或医师旁固定牙垫,防止在插镜患者有恶心、呕吐反应时牙垫脱出,咬坏镜身。对于意识不清、烦躁不安、小儿、不合作者，可在镇静或全身麻醉下进行胃镜检查。

(8)如需给患者取活检，在活检钳尚未送出胃镜先端时，钳瓣始终保持关闭状态，不能做张开的动作，否则会损伤内镜钳道管。

(二)清洁消毒

电子胃镜在临床应用非常广泛，故其消毒就显得非常重要。本文重点介绍全自动内镜洗消机法。

全自动的概念，就是要按照卫生部(现卫健委)所规定的全浸泡五部法。将做完检查后胃镜放在水槽中并盖防水帽，让蒸馏水冲洗镜子外部，同时用软纱布擦洗掉镜子上的黏液及组织，然后测漏。

(1)把镜子按消毒机的槽子结构自然弯曲摆放好，将消毒机3条接管和测漏头接在镜子上(如需测漏时)。消毒Olympus的镜子时，3个接头分别接在送气管，吸引连接器和钳子口，同时把全管路冲洗器接在镜子上，盖上机盖，打开电源，按“启动”开关，消毒开始。清洗消毒的全过程需要18分钟。

(2)如需在机上测漏，则可打开正面的小门。开启测漏电源，观察是否有气泡，连续30秒至1分钟，如有气泡立即按主板上的“启动/暂停”键，然后按一下排气开关，等30秒至1分钟后，把镜子取出，拧开测漏开关，取出镜子待修。如没有气泡，按一下排气开关，继续消毒。待设定的时间到后，机器有声音报警，液晶屏连续闪烁，提示消毒完毕。戴上干净的手套把镜子取出，用高压气枪吹干。

(3)如果是当天最后一次消毒，可按正面板上“乙醇消毒”键，再按“确认”键，此时机器会对镜子管腔进行乙醇消毒2分钟。如果需要吹干，再按一下正面板上的“吹干”键，再按“确认”，此时机器会对管腔吹干6分钟。

(4)消毒Fujinon镜子时，消毒机的两条管接在专用的接头上，再把此接头接在镜子的吸引管口和送水送气管口。消毒机另一条管接在镜子的活检孔道口上，同时把光电连接头连接好防水帽后放在槽内的中间突出部位，避免全浸泡在水中，其他操作与上面一致。

(5)消毒机的全过程需要18分钟，除消毒时间10分钟外，其他的时间各为2分钟，如需要进行调整，可在正面的面板设置。

(三)日常维护

(1)某些情况下内镜需要灭菌，只能采用低温灭菌的方式，而有些环氧乙烷设备要求55 ℃的灭菌温度时，内镜仍然可能耐受该温度，但不能长期在该温度下灭菌，尤其是弯曲橡皮会老化，建议使用频率为低于每周3次。

(2)送气/送水按钮、吸引按钮要根据按钮的类型对其进行保养：通常按钮可分为无硅油型和硅油型两种。无硅油型按钮千万不能使用硅油，否则会导致按钮橡胶圈过于润滑，在内镜操作中很容易弹出，长时间上硅油还会导致按钮橡胶老化；硅油型的按钮应该经常用硅油给予润滑，但是一定要注意两点：首先在上硅油时保持按钮的清洁和干燥，上硅油时用棉签将硅油均匀地涂抹在橡胶和金属上，通常硅油瓶上应有涂抹部位的指示，涂抹的量不要太多，通常送气/送水和吸引两个按钮以一滴为宜，一般使用20～30例可以重新再上一次硅油。其次，在涂抹硅油后，可以立即将按钮安装在内镜中使用，但是，在不使用时，必须将按钮拆下，不能长时间放在内镜中，因为硅油可以使按钮上的密封橡胶圈膨胀，如果长时间没有空间给予伸展，则密封圈容易变形而导致

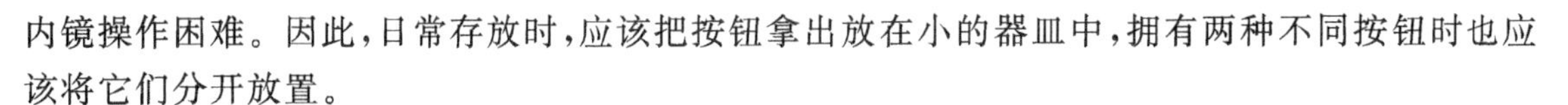

内镜操作困难。因此，日常存放时，应该把按钮拿出放在小的器皿中，拥有两种不同按钮时也应该将它们分开放置。

（四）保管要求

(1)内镜保管时的环境温度要求在 10～40 ℃，温度过低时，内镜插入管会变硬，低于零下 10 ℃时会造成部分零件损坏。因此，应安装空调以保证内镜的使用。

(2)内镜对气压的要求是 70.0～106.0 kPa(525～795 mmHg)，平原地区无需做任何处理，而高原地区就需要进行放气操作，但也只需安装时操作，将内外气压导通达到平衡即可。

七、使用期限

该设备在正常使用情况下，使用期限为 10 年。具体使用期限，见设备使用说明书。

（徐　真）

第三节　结肠镜检查技术及护理

一、发展史

1795 年，德国学者 Bozzini 用金属导管制成直肠镜，采用烛光照明，以后改用燃油灯反射光照明。1895 年，Kelly 改用电灯额镜反射光源；镜管延长至 35cm（乙状结肠镜）。1899 年，Pennington研制了可使肠腔充气扩张的乙状结肠镜，更清晰地观察肠腔。1908 年，Strauss 改进电光源（腔内、腔外投照）直肠镜、乙状结肠镜并有取活组织的配套，迄今仍在应用。即使在纤维结肠镜、电子肠镜的今天，硬式直肠乙状结肠镜对直肠病变的诊断与治疗仍是很有价值，尤其在基层医院和诊所。

1957 年，松永藤雄在胃内照相机的启发下，研制了结肠内照相机，但由于盲目插镜很难通过乙状结肠，盲目照相机又很难发现病变而终止。1957 年，美国学者 Hirshowitz 发明了纤维胃镜，1958 年公之于世，开启了内镜发展及应用的新纪元。由于用数万根导光玻璃纤维集束传导图像，内镜镜身在各种弯曲状态下都能清晰地高分辨观察。1970 年，日本的 Tajima 和 Niwa 以及 Watanabe 研制的第二代纤维结肠镜，加装了一种控制左右方向的旋钮，使得进镜更便利，很快被用于治疗。为了提高寻找管腔的功能，利于进镜和发现病变，缩小或消除盲区，结肠镜前端弯角装置逐渐改为向下为 180°，左右弯角为 160°。为了便于单人操作肠镜，上下角度钮轮盘由 4 个角改为 6 个角。所以，纤维内镜的发明可誉为划时代的进步。

1983 年美国 Welch Allyn 公司又发明了电子内镜并用于临床。电子内镜的外形及功能结构、光学系统除无目镜和导像纤维束被 CCD 置换外基本相同，由于适应于电子内镜的发展，操作部的按钮有所增加，计算机键盘有所改进，而在功能上有重要的改进。最初的电子内镜各厂家都采用顺次方式黑白 CCD。这种 CCD 体积小，分辨率高，但因灯光通过 RGB 三原色旋转滤光片后亮度减弱，需用强光源；如目标物体移动大时，可引起套色不准。后来，Olympus EVIS100 型改为同时方式 CCD，可使用纤维内镜的光源，且无套色不准的缺点。最后 EVIS200/240 开始改用顺次方式 CCD，可以使前端外径更细，管道孔径更大，可提高插入性能，减轻痛苦和有利于治疗内镜的开展。最初电子内镜是通过录像将动态图像记录下来,但拍摄照片则需将照相机对准监视器静止画面拍摄。以后改进为在主机上设计一台小型监视器,装上照相机,按操作部按钮拍照,十分方便。如今又在内存的电子计算机系统上开发了图像存储、打印系统,可以随时调出图像进行研究、会诊、教学,而且连接打印机可以打印出彩色图片,以便于病案资料保存和复查时对照。电子内镜在临床的应用越来越广泛。结肠镜分为纤维结肠镜与电子结肠镜,由于其功能相同,故不再分开叙述。

二、基本结构及原理

(一)结肠镜的基本结构

结肠镜的基本结构与胃镜基本相同,主要区别是管径较胃镜粗,长度较胃镜长。

(二)结肠镜的传光传像原理

结肠镜的传光传像原理与胃镜相同。

三、适应证及禁忌证

(一)适应证

结肠镜检查的适应范围广泛,凡是大肠病变及回肠末端的病变均是结肠镜检查的适应证。

(1)不明原因的下消化道出血。

(2)不明原因的慢性腹泻。

(3)不明原因的低位肠梗阻。

(4)疑大肠或回肠末端的肿瘤。

(5)大肠息肉、肿瘤、出血等病变需做肠镜下治疗。

(6)结肠术后及结肠镜治疗术后需定期复查肠镜者。

(7)大肠癌普查者。

(二)禁忌证

绝对禁忌证较少,多属于相对禁忌证。

(1)妊娠。

(2)急性腹膜炎。

(3)疑有急性肠穿孔者。

(4)大肠炎症急性活动期。

(5)急性憩室炎。

(6)近期心肌梗死或心力衰竭者。

(7)肠道大出血血压不稳者。

(8)高热、身体极度衰竭者。

四、操作流程

(一)操作前准备

1.评估患者并解释

(1)评估患者:年龄、性别、病情、意识、治疗及是否装有心脏起搏器等情况,活动能力及合作程度。

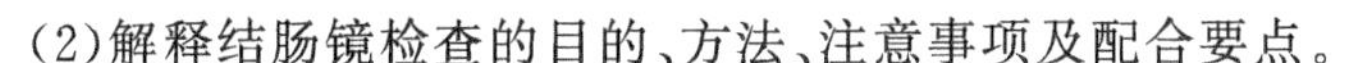

(2)解释结肠镜检查的目的、方法、注意事项及配合要点。

2.患者准备

(1)了解结肠镜检查的目的、方法、注意事项及配合要点。

(2)根据所选择的泻药,采取检查前一天晚或检查当日服泻药清洁肠道。

(3)检查前服泻药后禁食。

(4)穿检查裤(后裆开洞长裤),宽松裤带。

(5)愿意合作,取左侧卧位,下肢屈曲。

3.护士自身准备

衣帽整洁,修剪指甲,洗手,戴口罩,系围裙,戴手套及袖套,必要时戴护目镜。

4.用物准备

完整的结肠镜标准套,包括纤维/电子结肠镜、冷光源、注水瓶、吸引器、内镜台车;弯盘、治疗巾、2%利多卡因棉球、润滑剂、活检钳、滤纸条、玻片、细胞刷、标本固定瓶和/或缸、乳胶手套、生理盐水、各种规格的注射器、干净纱布块、纸巾等。备有氧气、急救物品车,车内包括吸氧面罩、吸氧管、简易球囊呼吸器、复苏药物及局部止血药物等。

5.环境准备

调节室温,关闭门窗及照明灯,拉上遮光窗帘。

6.设备检查及调试

(1)在使用前,把结肠镜与光源、吸引器、注水瓶连接好,注水瓶内装有1/2～2/3的蒸馏水或冷开水。

(2)检查结肠镜插入管表面有无凹陷及凸出的地方,检查内部是否松弛,有无异常。

(3)检查内镜弯曲功能:①旋转各角度钮,看弯曲部是否能圆滑地弯曲;②查看角度钮是否能使角度钮的转动停下来;③检查弯曲部的外皮是否有细微孔洞、破损及其他不正常。

(4)检查光学系统:①用蘸了70%乙醇溶液的干净纱布,擦拭电气接点和镜头的所有表面;②把导光端插入光源插座;③调整调焦环,使结肠镜能清晰对焦,直到能清晰地看到约15 mm的物体。检查管道系统,确认钳道管通过钳子通畅。

(5)一切连接好后,将冷光源的电源插头插入电源插座中,开启冷光源的电源开关,可见光从结肠镜先端射出,并听到气泵转动的声音,证明光源工作正常。

(6)用一大口杯装1/2杯水,将结肠镜先端置入水中,用示指轻轻塞住送气送水按钮,检查送气送水功能。

(7)将结肠镜先端置入盛水之杯中,按下吸引按钮,踩下吸引器脚踏开关,观察吸引功能是否正常。

(二)操作步骤

1.核对

核对患者姓名、性别、年龄、送检科室是否与申请单一致。

要点与说明:确认患者。

2.摆体位

协助患者取左侧卧位,躺于床上,在患者腰部以下放一治疗巾,弯盘置于治疗巾上。

要点与说明:防止粪水污染检查床及患者衣物。每例检查完后均应更换干净治疗巾。

3.插镜配合

取出2%利多卡因棉球，先在肛门口涂些润滑剂，然后用左手拇指与示指、中指分开肛周皮肤，暴露肛门，右手持镜，握持在弯脚部距镜头数厘米处，将镜头侧放在肛门口，用示指将镜头压入肛门，然后稍向腹侧方向插入。

要点与说明：以双人插镜法为例。操作时动作要轻柔，速度不要过快。

4.送镜配合

插入后注意观察电视监视器上的图像，根据术者的指令进境或退镜。

要点与说明：握持部不能距离镜头太远。插入方向不能垂直。当结肠镜通过乙状结肠、脾曲、肝曲困难时或进境时内镜打弯结襻时需请助手做手法帮助进境。

5.退镜配合

紧握住镜身，与操作者保持一定抵抗力，使镜身呈一条直线，慢慢退镜，至肛门处则快速将镜退出。

要点与说明：以防镜子移动或滑出。速度不宜过快，以防遗漏病灶。防止粪水污染检查床。

6.观察

病情与患者反映。

要点与说明：观察患者的面部表情，观察有无腹痛、腹胀，观察呼吸、心率、血压、血氧饱和度的变化，观察镜身有无新鲜血液等。

7.用物处理

备用。

8.洗手记录

记录检查结果、消毒时间、患者反映。

(三)注意事项

(1)如为单人插镜法，则由医师独立完成。操作时，护士主要负责观察患者的反应，随时向医师报告。

(2)结肠镜检查过程中，要嘱患者腹胀时不要憋气，做深呼吸，肌肉放松。

(3)当内镜打弯结襻时，需要用手法帮助进镜。主要手法是在患者腹壁加压，顶住镜身使其不致打弯结襻，顺利通过弯曲部。

(4)对于特别紧张、普通插镜法屡屡失败的患者，术前可适当给予解痉止痛药物，必要时行无痛肠镜检查。

(5)术中发现病变组织需钳取活组织送病理检查时，护士要熟练配合活检术及标本处理。

(6)如因不明原因下消化道出血需进行急诊结肠镜检查时，不需服用泻药，因用泻药可能加重出血。可采用高位清洁灌肠，如用温开水800～1 000 mL灌肠，直到排出清水为止。

五、常见并发症及处理

结肠镜检查为一侵入性操作，因患者自身因素、操作者因素及设备等原因均可造成一些并发症。近年来，由于内镜医师操作技术的普遍提高、结肠镜性能的改善及无痛肠镜的应用，结肠镜检查所致的并发症已不多见，特别是严重并发症，如心脏意外、消化道穿孔、严重感染等已非常少见。但一般的并发症，如插镜困难、肠道黏膜损伤、下消化道出血等较常见，因此要予以重视，做到早发现，早处理。

(一)插镜困难

1.发生原因

(1)操作者对下消化道解剖与生理欠熟悉,操作技术欠熟练,当结肠镜在通过乙状结肠、脾曲、肝曲困难时或进镜时内镜打弯结襻时,不会解襻。

(2)由于患者过度紧张,或肠管内有阻塞性病变者,使结肠镜插入困难。

(3)患者烦躁不安,不能配合。

(4)患有结核性腹膜炎、腹部外科手术后等引起的肠粘连,导致插镜困难。

2.临床表现

结肠镜在肠管内打弯结襻,插入受阻,结肠镜检查不成功。

3.预防及处理

(1)对于清醒患者,插镜前向其解释病情,耐心讲解结肠镜检查的意义,以得到其合作。对于烦躁不合作的患者,可适当使用镇静药。必要时行无痛肠镜检查。

(2)培训医护人员熟练掌握专业知识及专科操作技能。

(3)插镜动作要轻柔,插镜过程中注意观察电视监视器上的图像,根据术者的指令进镜或退镜。

(4)如镜子通过乙状结肠、脾曲、肝曲困难时或进镜时内镜打弯结襻时,切不可盲目用力送镜,以免损伤结肠黏膜,甚至穿孔。此时应将结肠镜往后退,拉直镜子,看清腔道后再插入结肠镜。如仍插入困难,再让助手在患者腹壁加压,顶住镜身,使其不致打弯结襻,顺利通过弯曲部。

(5)对于肠扭转和肠套叠复位者行结肠镜检查,最好在 X 线监视下进行。

(二)肠道黏膜损伤

1.发生原因

(1)由于患者紧张、恐惧、不合作或操作者技术欠熟练加上结肠镜质地较大较硬,导致插入困难。强行插入造成结肠黏膜损伤。

(2)操作者动作粗暴或反复插镜造成结肠黏膜损伤。

(3)结肠镜插入前未充分润滑,引起了肠道的摩擦,造成结肠黏膜损伤。

(4)患者因不能耐受插结肠镜所带来的不适或患者不合作,强行拔镜而致结肠黏膜损伤。

2.临床表现

肛门疼痛,排便时加剧,伴局部压痛;损伤严重时,患者主诉腹部疼痛,可见肛门外出血或粪便带血丝,甚至排便困难。

3.预防及处理

(1)插镜前,向患者详细解释检查的目的、意义及检查方法,使之接受并配合操作。对于烦躁不合作的患者,可适当使用镇静药。必要时行无痛肠镜检查。

(2)插镜前常规用润滑油充分润滑结肠镜,以减少插镜时的摩擦力;操作时顺应肠道解剖结构,手法轻柔,进入要缓慢,忌强行插入,不要反复插镜。

(3)改进结肠镜进镜方法,采用辅助手法帮助进镜。

(4)对于肛门疼痛和已发生肠出血者,遵医嘱予以止痛、保护肠黏膜、止血等对症治疗。

(三)下消化道出血

1.发生原因

(1)插镜创伤。

(2)患者有痔疮、肛门或直肠畸形、凝血机制障碍等异常,插镜时增加了肛门的机械损伤。

(3)造成肠黏膜损伤原因,如损伤严重者,导致下消化道出血。

2.临床表现

肛门滴血或排便带有血丝、凝血块,严重者脉搏细弱、四肢冰凉、血压下降、黑便等。

3.预防及处理

(1)全面评估患者全身心状况,有无禁忌证。

(2)插镜动作要轻柔,忌暴力。患者出现腹痛、腹胀时,暂停插镜,让患者休息片刻,嘱其张口深呼吸,适当退镜、拉镜,待患者上述症状缓解后再缓缓将镜头送入,切勿强行插镜。

(3)做好心理疏导,尽可能消除患者过度紧张的情绪,积极配合检查,必要时适当加用镇静药。

(4)如发现吸出液混有血液应暂停继续结肠镜检查,退镜检查出血原因及部位,经结肠镜活检孔注入止血药,如冰生理盐水加去甲肾上腺素 8mg 冲洗肠腔以促进止血,亦可根据引起出血的原因,采取不同的结肠镜下介入治疗方法,如钛夹止血;生物蛋白胶喷洒止血;注射止血合剂止血等。静脉滴注制酸药及止血药。

(5)大量出血时应及时输血,以补充血容量。

(6)如上述措施无效,出血不止者可考虑选择性血管造影,采用吸收性明胶海绵栓塞出血血管;内科治疗无效者,行外科手术治疗。

六、常见故障及排除方法

结肠镜在长期使用的过程中,难免会出现一些故障。由于出现的故障与胃镜基本相同,在此不再赘述,电子胃镜的常见故障及排除方法。

七、设备管理与维护

为了延长结肠镜和附件的使用寿命,必须注意结肠镜和附件的保养和保管,设置专人管理,建立贵重仪器使用与保养记录本。

八、使用期限

该设备在正常使用情况下,使用期限为 10 年。具体使用期限,见设备使用说明书。

(徐　真)

第四节　双气囊电子小肠镜技术及护理

双气囊电子小肠镜检查术(double-balloon video endoscopy,DBE)小肠镜检查方法与胃镜检查相似,但小肠镜比胃镜更长,可以看到 50～110 cm 的空肠,是诊断小肠病变的重要检查手段。

一、目的

诊断及治疗小肠疾病。

二、适应证

(1)原因不明的消化道(小肠)出血及缺铁性贫血。
(2)疑小肠肿瘤或增生性病变。
(3)小肠吸收不良综合征。
(4)手术时协助外科医师进行小肠检查。
(5)怀疑小肠克罗恩病或肠结核。
(6)不明原因腹泻或蛋白丢失。
(7)小肠内异物。
(8)已确证的小肠病变治疗后复查。
(9)相关检查提示小肠存在器质性病变可能者。

三、禁忌证

(1)严重心肺功能异常者。
(2)有高度麻醉风险者。
(3)相关实验室检查明显异常,在指标纠正前(严重贫血、血浆清蛋白严重低下者)。
(4)完全性小肠梗阻无法完成肠道准备者。
(5)多次腹部手术史者,腹腔广泛粘连。
(6)低龄儿童、无法配合检查者。
(7)其他高风险状态或病变者(如中度以上食管胃底静脉曲张、大量腹水等)。
(8)孕妇。

四、评估

(1)评估患者心理、对疾病的认知程度,肝肾功能及心电图、凝血功能,排除严重心肺疾病。
(2)评估内镜治疗室环境,包括光线、温度、通风等。

五、操作准备

(一)物品准备

双气囊电子小肠镜、外套管、气囊、气泵、活检钳、黏膜下注射针、钛夹、墨汁、ICG、造影剂、EUS设备及治疗性附件、润滑剂、牙垫、治疗巾、纱布,监护仪、治疗车等监护抢救设备及药品。

(二)环境准备

内镜治疗室安静、整洁、温度适宜。

(三)护士准备

着装整齐,洗净双手,戴口罩、手套。

(四)患者准备

经口进镜的患者,禁食禁水12小时以上,肠道准备与结肠镜检查相同。术前安抚患者,取得患者同意配合,给患者使用镇静剂及解痉剂。

六、操作程序

(1)安装内镜、双气囊外套管,连接气泵。

(2)内镜置入小肠:将外套管套在小肠镜身上,将内镜头部进入至十二指肠水平段后,先将小肠镜头气囊充气。将外套管滑插至内镜前部后将外套管气囊充气。

(3)气囊放气:缓慢拉直内镜和外套管,接着将内镜头端气囊放气,协助操作者将内镜缓慢向深部插入。反复以上操作,推进内镜至回肠中段或空回肠交界区。

(4)当内镜抵达相应部位后即用黏膜下注射针向黏膜内注射1%靛胭脂0.5 mL数点,作为下次检查区域标记。

(5)X线透视观察:可根据需要从钳子管道中注入30%泛影葡胺,在X线透视下了解内镜的位置、肠腔的狭窄及扩张情况、内镜与末端回肠的距离。

(6)整个操作过程护士协助医师进镜,并按照医师要求给药,操作气泵、观察患者呼吸、循环、意识状态。

(7)整理处置:清洁内镜及附属器械用物等。

(8)拔镜后,嘱患者保持左侧卧位休息,吐出牙垫,清洁口鼻腔。观察3小时,如有腹痛、恶心、呕吐等不适症状,及时报告医师处理。检查后当日不要进食产气食物,次日可进普食或根据医嘱进食。

(9)洗手,记录。

(徐　真)

第五节　内镜下微波/激光止血治疗术护理

经内镜微波/激光止血治疗术是利用激光及微波的热凝固作用,照射到消化道出血部位转化为热能,使局部组织温度升高,蛋白凝固,血管收缩闭塞,血栓形成,使出血停止的一种治疗方法。

一、目的

使消化道出血部位组织蛋白凝固,血管闭塞、血栓形成而止血。

二、适应证

非静脉曲张性消化道出血患者的紧急止血。

三、禁忌证

(1)有严重心肺疾病,不能耐受检查者。

(2)休克,生命体征尚未恢复正常者。

(3)疑有急性消化道穿孔与弥漫性腹膜炎的患者。

四、评估

(1)评估患者病情、意识、心理、对疾病的认知程度。

(2)评估内镜治疗室环,如光线、温度、通风等。

五、操作准备

(一)物品准备

内镜(胃镜或肠镜)、内镜激光治疗仪、内镜微波治疗仪。

(二)环境准备

内镜治疗室安静、整洁、温度适宜。

(三)护士准备

着装整齐,洗净双手,戴口罩、手套。

(四)患者准备

禁食禁水 6 小时以上。主动配合,测量血压脉搏。

六、操作程序

(1)常规准备同胃镜检查。一般情况差的患者给氧,进行心电监护。

(2)协助术者完成胃镜检查,明确治疗指征。

(3)激光:调整激光输出功率,氩离子激光输出端功率为 4～6 W,距病灶 1～3 cm,每次照射 5～15 秒;Nd:YAG 输出端功率为 45～90 W,脉冲 0.5～1.0 秒,时间 15 秒。将光导纤维交给术者插入活检孔,头端不伸出内镜前端,将内镜与光导纤维插入后,送出光导纤维头端,对准病灶进行重复照射,直至直视下出血完全停止,并继续观察 5 分钟,无再出血即可拔镜。

(4)微波:调整输出端功率为 30 W,其他同激光治疗。每次照射时间 15 秒,可重复 3～5 次,直至直视下出血完全停止,并继续观察 5 分钟,无再出血即可拔镜。

(5)治疗完毕协助医师退镜,清洗内镜及光导纤维,清洁激光仪及微波仪。

(6)洗手,整理用物。

(7)记录。

(8)嘱患者卧床休息,进行健康指导。

(徐　真)

第六节　内镜下食管支架置入术护理

内镜下食管支架置入术是通过内镜在食管狭窄部位放置内支撑管来治疗食管下段狭窄的一种介入技术。常用的内支撑管材料为乳胶橡胶、硅胶、塑料及记忆合金。

一、目的

治疗良恶性食管狭窄。

二、适应证

(1)晚期食管癌狭窄无法手术者。

(2)多次扩张后效果差的良性食管狭窄。

(3)食管癌术后瘢痕狭窄或食管癌术后复发。

三、禁忌证

(1)患严重心肺疾病不能承受治疗或不能合作者。
(2)高位食管狭窄不能安装支架者。
(3)狭窄段过长且程度严重。导丝无法通过狭窄段为相对禁忌证。

四、评估

(1)评估患者病情、意识、心理、对疾病的认知程度。
(2)评估内镜治疗室环境,如光线、温度、通风等。

五、操作准备

(一)物品准备

胃镜、扩张器械、内镜微波治疗仪、内支撑管(多用记忆合金支架),解痉药及止血药、造影剂。

(二)环境准备

内镜治疗室安静、整洁、温度适宜。

(三)护士准备

着装整齐,洗净双手,戴口罩、手套。

(四)患者准备

禁食禁水 12 小时以上。主动配合,测量血压脉搏。

六、操作程序

(1)常规准备同胃镜检查。根据支架释放的方式选择合适钳道内径的胃镜。检查支架包装、消毒日期。

(2)检查扩张:协助术者进行胃镜检查,明确治疗指征。在狭窄部位进行多次逐级扩张至胃镜能顺利通过。

(3)定位:内镜通过狭窄部位后,在狭窄段下段食管黏膜注入泛影葡胺造影剂,于相应部位在 X 光透视下在体表做一标记,用相同的方法定好狭窄上端位置。

(4)内支撑架置入:扩张及定位后经内镜活检孔插入引导导丝通过狭窄部,退出内镜后在导丝引导下插入推送器及支架,到达预定位置后逐渐将支架释放至食管狭窄部,随之即退出推送器及导丝。

(5)整理用物,清洁胃镜及导丝,洗手。

(6)记录操作过程及术后患者有无不适。

(7)嘱患者卧床休息,进行健康指导。

(徐　真)

第七节　内镜下隧道技术及护理

消化内镜隧道技术是一项全新的技术，在隧道技术中，通过在消化道的黏膜层与固有肌层之间建立一条黏膜下隧道来进一步实施各种内镜下干预，例如环形肌切开术治疗贲门失弛缓症、切除黏膜下肿瘤、通过隧道进入胸腔和腹腔进行内镜下诊治。充分的术前准备、熟练的术中配合是手术成功的关键，护理人员应掌握每个器械的正确使用及每一个手术步骤，娴熟地与术者配合，确保手术的顺利开展及患者的安全。

一、隧道技术的应用领域

（一）黏膜层疾病的治疗

如经内镜隧道式黏膜下剥离（endoscopic submucosal dissection through tunnel，ESDTT）术等。

（二）肌层相关病变的治疗

如黏膜下隧道内镜肿瘤切除术（submucosal tunneling endoscopic resection，STER）、经口内镜括约肌切开术（peroral endoscopic myotomy，POEM）等。

（三）诊断与治疗

胃肠道腔外疾病如淋巴结切除、肿瘤切除、经人体自然腔道内镜手术（natural orifice transluminal endoscopic surgery，NOTES）等。

二、隧道技术的优点

（一）保证人体结构的完整

将消化道由1层变成了2层，尽可能将操作的入口、途径、目标位置放在同一个腔隙内。利用黏膜层或固有肌层隔离消化道与人体的其他腔隙，避免气体和消化液进入其他间隙。

（二）符合未来腔镜手术原则

（1）遵循腔隙完整原则。

（2）在有菌与无菌条件下，以无菌条件为首选。

（3）在有化学刺激与无化学刺激条件下，以无化学刺激为首选。

（4）在有自然腔道与无自然腔道条件下，以有自然腔道为首选，自然腔道的选择，应该首先符合第（2）（3）条原则。

（5）在人口与手术部位距离方面，在遵循上述原则的同时，遵循就近原则。

（6）具有良好的预防与止血技术，并有候补措施能够保证几乎100%的止血率。

（7）具有熟练预防与封闭腔隙间相互贯通的技术，保证能够恢复人体原有腔隙的完整与闭合状态。

（8）遵循肿瘤完整切除与防止转移原则。

三、适应证

(一)黏膜层病变

食管长环周病变;食管、贲门、胃底体小弯横径在 2 cm 以上的病变。

(二)固有肌层病变

直径小于 2.5 cm 的食管、贲门固有肌层肿瘤,未经外科手术的 Ling Ⅰ 型、Ling Ⅱ a 型、Ling Ⅱ b型原发性贲门失弛缓症。

(三)相对适应证

1.黏膜层病变

食管、贲门、胃底体小弯横径小于 2 cm 的病变。

2.固有肌层病变

横径在 2.5～3.5 cm 的食管、贲门固有肌层肿瘤;未经外科手术的 Ling Ⅱ c 型、Ling Ⅲ 型原发性贲门失弛缓症。

四、禁忌证

(1)常规内镜检查禁忌者。

(2)建立隧道部位有大面积瘢痕形成或存在吻合口瘘者。

(3)相对禁忌证。①黏膜层病变:食管、贲门、胃底体小弯病变内有明显瘢痕形成者。②固有肌层病变:固有肌层肿瘤,但没有建立隧道的余地或肿瘤与上皮层粘连不能分离者;肿瘤横径在 3.5 cm 以上,肿瘤不能经隧道完整取出者;外科手术后原发性贲门失弛缓症者。

五、术前准备

(一)器械准备

(1)内镜常规使用带辅助送水的内镜,如无辅助送水内镜,可使用具有喷水功能的切开刀。

(2)送气装置常规使用 CO_2。

(3)高频电发生器参数设定根据功率输出及个人习惯设定。

(4)附件各种型号的注射针、各种切开刀、止血钳、钛夹等。

(5)黏膜下注射液。①生理盐水＋肾上腺素＋亚甲蓝:生理盐水 250 mL＋肾上腺素 1 mg＋亚甲蓝0.1～0.4mL。②甘油果糖＋肾上腺素＋亚甲蓝:甘油果糖 250 mL＋肾上腺素 1 mg＋亚甲蓝 0.1～0.4 mL。

(6)其他同内镜下黏膜剥离术。

(二)患者准备

禁食禁水 12 小时以上,测定凝血功能。术前安抚患者,取的患者同意配合。

六、黏膜层疾病的隧道治疗技术

经内镜隧道式黏膜下剥离(endoscopic submucosal dissection through tunnel,ESDTT)术是利用隧道技术改良内镜下黏膜剥离术操作过程,从病变口侧至肛侧建立黏膜下隧道来辅助完整切除病变。先行黏膜下注射,依次切开病变上、下缘,从上缘黏膜下开始剥离,建立一条黏膜与固有肌层之间的通道,直达下缘开口,然后沿隧道两侧剥离病变黏膜,逐步切除病变。这种方法一方面弥补了常规内镜下黏膜剥离术环周切开后，注射液被吸收或外渗消失快、黏膜下注射抬举征不明显、剥离困难、剥离时间长等缺陷；另一方面，透明帽进入隧道后充气，帽端钝性分离加快了手术进程，同时下端开口，避免隧道内过度充气、浆膜穿孔的发生。经内镜隧道式黏膜下剥离术的应用改变了经典内镜下黏膜剥离术操作方法，从环周标记注射环周切开剥离的方式转变为环周标记注射一肛侧开口一口侧开口建立隧道切开隧道侧边的方式。在经内镜隧道式黏膜下剥离术操作过程中，隧道建立前先从病变肛侧开口，这样一方面病变肛侧开口可以作为隧道建立过程中的终点，避免过度剥离；另一方面可以降低隧道内压力，避免过多充气后气体存留导致黏膜过多被钝性分离。在隧道建立后的侧边切开过程中，经典内镜下黏膜剥离术操作方法是边注射边剥离，而经内镜隧道式黏膜下剥离术借助于两侧组织的相互牵连，一方面减少了注射，缩短了相应的操作时间，另一方面可以借助于重力因素，从高到低分别切除侧边。与内镜下黏膜剥离术比较，经内镜隧道式黏膜下剥离术用时更短，剥离速度更快，更易达到肿瘤的根治性切除。

七、肌层相关病变的隧道治疗技术

随着内镜下黏膜剥离术的进步，其应用范围不断扩大，对起源于黏膜肌层、黏膜下层、固有肌层的黏膜下肿瘤(submucosal tumor，SMT)，可行内镜下黏膜挖除(endoscopic submucosal excavation，ESE)术。内镜下黏膜挖除术具体步骤如下。①标记：用 HOOK 刀或氩气刀紧靠病灶边缘进行电凝标记。②黏膜下注射：将 0.5 mL 亚甲蓝、1 mL。肾上腺素和 100 mL 生理盐水混合配制的溶液，在病灶边缘标记点进行多点黏膜下注射。③环形切开：用 HOOK 刀沿病灶边缘标记点切开病灶远侧黏膜。④挖除病灶：在直视下用 HOOK 刀沿病灶四周进行剥离、挖除病灶、病灶及其上附着黏膜一起挖除，挖除过程中可行多次黏膜下注射。⑤创面处理：残留的人造溃疡面，可用热活检钳电凝、氩离子血浆凝固术凝固；胃肠穿孔可用钛夹闭合创面。

黏膜下良性肿瘤，如平滑肌瘤、脂肪瘤，常常包膜光滑，黏膜层和浆膜层均完整，没有浸润。这种起源于黏膜固有肌层的黏膜下肿瘤可选择行黏膜下隧道内镜肿瘤切除术。具体步骤：①氩气标记肿瘤位置。②建立黏膜下隧道暴露肿瘤。在黏膜下肿瘤近端 5 cm 处纵行切开黏膜 2 cm，逐层剥离黏膜及黏膜下层建立隧道至肿瘤远端 1～2 cm，保证足够的手术操作空间。③在直视下剥离肿瘤，需保留肿瘤包膜完整，同时避免伤及食管黏膜、浆膜(肿瘤完整切除防止播种转移)。④取出肿瘤后用钛夹关闭黏膜入口。黏膜下隧道内镜肿瘤切除术保存瘤体表面的黏膜，同时实现全瘤切除，胃肠道漏和继发感染发生率低。

经口内镜括约肌切开术为一种微创的治疗贲门失弛缓症的手术方法。主要步骤：①食管黏膜层切开(又称开窗)。距胃食管连接 10 cm 处，氩气纵行标记 3 个点，黏膜下注射甘油果糖靛胭脂，黏膜抬举良好，针状刀纵行切开 1～2 cm，开窗，即切开黏膜层暴露黏膜下层。②黏膜剥离建立黏膜下隧道。沿食管黏膜下层，用 IT 刀、钩刀自上而下剥离，边剥离边进行黏膜下注射，必要时用 Co-grasper 止血，建立黏膜下隧道至胃食管结合部(gastroesophageal junction，GEJ)下方胃底约 2 cm。③环形肌切开。在胃镜直视下应用 IT 刀切开环形肌 8～10 cm，其中食管部 6～8 cm，延伸至胃壁约 2 cm。切开过程中由上到下、由浅而深切断所有环状肌束，尽可能保留纵形肌束，避免透明帽顶裂纵形肌。④钛夹关闭黏膜层切口。用甲硝唑冲洗创面，多枚钛夹对缝黏膜层切口。经口内镜括约肌切开术建立隧道较黏膜下隧道内镜肿瘤切除术长，隧道内环形肌全程切开，而黏膜下隧道内镜肿瘤切除术隧道仅为通往病变的通道，这样可以避免破坏病变表面的黏膜，两者术后均用钛夹关闭黏膜入口，保护手术创面，能降低穿孔、感染等并发症的发生率。

八、术后护理

(一)患者护理

(1)撤去弯盘、擦去患者颜面部分泌物,嘱患者休息片刻,待无不良感觉时再起身。

(2)嘱患者回病房后卧床休息,监测生命体征、神志、肠鸣音;遵医嘱给予制酸、保护胃黏膜、止血、补液等处理。

(3)术后禁食水48～72小时。

(4)嘱患者定期胃镜下随诊1～12月。

(二)器械及附件处理

(1)内镜同胃肠镜检查术后处理。

(2)附件:一次性耗材,毁形后按医疗垃圾处理。其他附件按消毒规范处理。

九、并发症及防治

(一)气体相关并发症

包括气胸、皮下气肿、纵隔积气及腹腔积气等。多数患者可自行缓解,少数气胸或腹腔积气者需要引流处置。术后应及时复查X线片,了解有无气胸、气腹等并发症,给予迅速处理。

(二)隧道黏膜穿孔

较常见。可以在隧道内喷洒纤维蛋白胶或用止血夹夹闭。术中对较大的血管进行预凝固处理,对创面的出血及时电凝止血。

(三)感染

包括隧道内感染、纵隔感染、腹腔感染等。应充分做好术前准备,防止术中食物反流导致误吸。术后加强饮食管理,一般由流质饮食逐步过渡到普通饮食。

(四)其他

如迟发性出血、胸腔积液、食管狭窄、溃疡和胃食管反流病、隧道入口裂开等。

十、注意事项

(1)建立隧道的主要目的就是要保持其完整性,因此在隧道建立之初,就要确定使用隧道的哪侧壁做屏障。如果要切除黏膜,则要保持固有肌层的完整性,以免造成损害,若发生破裂要及时处理。如果要对固有肌层进行手术,以及穿破固有肌层进行固有肌层以外的手术,则要保护黏膜层的完整,这样隧道技术才能起到应有的作用。

(2)其他同内镜下黏膜剥离术。

(徐　真)

第八节　内镜下消化道狭窄扩张术及护理

炎症、肿瘤、外来压迫等原因可导致消化道部分轻度狭窄或中、重度狭窄,从而造成消化道梗阻或不完全梗阻。目前,内镜下治疗消化道狭窄的主要方法有扩张术、切开术、消化道支架置放术、凝

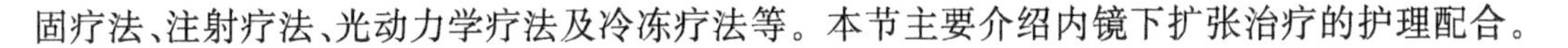

固疗法、注射疗法、光动力学疗法及冷冻疗法等。本节主要介绍内镜下扩张治疗的护理配合。

一、食管贲门狭窄扩张术

内镜下食管贲门狭窄扩张术用于治疗各种原因引起的食管贲门狭窄。扩张的主要方法有探条扩张术、球囊(气囊或水囊)扩张术。具体的手术方法主要取决于狭窄的性质、严重程度和患者的具体情况。护士应熟悉操作步骤,与术者配合默契;送入扩张器时动作要轻柔、准确,扩张时准确记录每次扩张的时间,以确保扩张的效果。

(一)适应证

1.食管、贲门急性梗阻

(1)良性病变所致梗阻:贲门失弛缓症、腐蚀性食管炎。

(2)恶性病变所致梗阻:食管、贲门肿瘤。

2.食管、贲门慢性梗阻

(1)良性病变所致梗阻:反流性食管炎、腐蚀性食管炎、食管术后吻合口炎等炎性狭窄;食管或贲门术后吻合口瘢痕、食管溃疡瘢痕、食管烧伤后瘢痕等瘢痕狭窄;食管蹼、膜或环,Schatzki环等先天性异常;贲门失弛缓症、弥漫性食管痉挛等食管动力性障碍;食管平滑肌瘤等良性肿瘤。

(2)恶性病变所致梗阻:食管癌、贲门癌等恶性肿瘤。

(二)禁忌证

(1)不能合作者。

(2)合并严重心肺疾病或其他严重病症者。

(3)严重衰竭无法耐受手术者。

(4)局部炎症、水肿严重者。

(5)狭窄部位过高或狭窄严重,引导钢丝无法通过者。

(三)术前准备

1.器械准备

(1)根据狭窄的程度选择孔道大小合适的内镜。

(2)探条式扩张器:包括非钢丝引导的扩张器和钢丝引导的扩张器。最常用的是 Maloney 扩张器和 Savary 扩张器。

(3)引导钢丝:检查引导钢丝是否平直,如有折痕、成角,应事先整理使钢丝平直。

(4)球囊(气囊或水囊)扩张器:分为钢丝引导和非钢丝引导两种,最常用的是 RigiflexOTW 和 Rigiflex TTS 扩张器。每一个球囊先接注射器注气,检查球囊是否有漏气。

(5)球囊扩张专用压力枪、测压表和注射器。

(6)生理盐水。

(7)X 线透视机。

(8)水溶性润滑剂。

(9)其他同常规胃镜检查。

2.患者准备

(1)向患者及家属解释扩张治疗的意义及可能出现的并发症,以取得患者及家属的配合,并签署手术同意书。

(2)行必要的上消化道钡餐造影、胃镜检查及组织检查,以明确狭窄的部位、长度、特点及病因等。

(3)调整抗凝血药物治疗，做血常规、血型、凝血功能和肝、肾功能等化验检查。必要时行心肺功能检查，心肺功能较差者术前予以纠正。

(4)术前24～36小时开始进流食，手术当天至少禁食12小时，保证食管无食物残留，防止术中误吸。如果食管腔内有残留食物，则需延长禁食时间，也可通过持续胃肠减压或胃镜吸引、冲洗使食管清洁。

(5)术前30分钟肌内注射地西泮10 mg、654-2 10 mg。

(6)术前对患者咽喉部表面进行麻醉(同常规胃镜检查)。

(7)不能配合操作的患者，可在全麻下进行手术，以防发生意外。

(四)术中护理配合

1.患者护理

(1)同常规胃镜检查护理。

(2)在手术过程中，保持患者体位不变，固定好牙垫，嘱患者放松全身，缓慢做深呼吸；如口腔有分泌物，嘱患者让其沿口角自然流出，不宜吞咽，以防引起呛咳或窒息。

(3)扩张会使狭窄的黏膜撕裂，患者可出现不同程度的胸痛，术中应严密观察患者的意识、面色、生命体征及疼痛的情况。如发现患者意识及生命体征出现异常或患者对疼痛难忍、置入的探条式扩张器遇到阻力时，应立即停止扩张，不可强行通过，以免因扩张过度致使狭窄口黏膜撕裂过深而导致出血或穿孔等严重并发症。

2.治疗过程中的配合

(1)探条扩张术：①术者插入胃镜进行常规胃镜检查，观察狭窄情况，估计狭窄部直径及所需扩张器的型号，测量狭窄部远端至门齿的距离。②将引导钢丝经胃镜活检孔道送入胃内，越过狭窄部位，在透视下或胃镜直视下使引导钢丝的弹簧帽端抵达胃底或胃体部。术者退镜，护士送引导钢丝，两者的速度应保持一致，保证引导钢丝在胃内且不打弯。术者固定引导钢丝，使引导钢丝不从口中滑出。③术者拔出胃镜后，护士持稳引导钢丝。根据狭窄情况先选择较细的探条进行扩张，将引导钢丝穿入扩张器中心管道内，沿引导钢丝送人扩张器，待有阻力感后慢慢于透视下将扩张器的扩张部(即圆柱形部分)通过狭窄口送到狭窄部远端，推进时要注意固定引导钢丝，不要使引导钢丝插入太深。停留3分钟左右，退出扩张器。退出探条时注意均匀向外抽，但要时时向前送引导钢丝，不要让引导钢丝随探条一同退出，注意保持引导钢丝的位置固定不变。④依次增加扩张器的直径，使狭窄部分逐渐被扩开。扩张完毕后，扩张器连同引导钢丝一起退出。⑤术者再次插入胃镜检查，观察狭窄部黏膜撕裂情况，如出血较多，可用去甲肾上腺素止血或其他方法止血。

(2)OTW球囊导管扩张术：①手术前两个步骤同探条扩张术。②根据患者狭窄部位情况选用直径30 mm、35 mm或40 mm的球囊扩张器，先将球囊内空气抽空，锁住导管尾部三通接头通球囊的通道，在球囊外涂以润滑油便于插入。将球囊装置的中央孔道套入引导钢丝，在透视下或内镜直视下确定球囊中央位于狭窄部中央。③接带压力计的注射器向球囊内注气或注水，在X线或内镜监视下进行扩张，扩张压力一般为20～40 kPa，维持1分钟，放气；再注气、放气，反复2～3次；扩张期间应注意患者的反应，如有异常应立即停止注气。扩张完毕后，扩张器连同引导钢丝一起退出。④最后一个步骤同探条扩张术。

(3)TTS球囊导管扩张术的配合：①手术步骤的第一步同探条扩张术。②护士将TTS球囊外涂润滑油，抽尽球囊内空气，递给术者，经内镜活检孔道插入直到导管先端露出在视野内。③选较细的一根球囊导管，将导管插入狭窄部位的中央有孔处，术者缓缓向前推进导管，至阻力突然消失，说明球囊导管已越过病变部位，按照术前已测定好的每一球囊的注气量，用带压力计的注射器向球囊中注气，注意压力变化不能超出术前测定的压力太多，否则球囊容易破裂；充气2分钟，放气；再充气、放气；反复多次后，抽尽球囊中的空气，将球囊从活检孔道中退出；换稍粗一级的球囊导管如上法扩张，如此一直扩张到20～25 mm球囊。④术者再次插入胃镜检查，观察狭窄部黏膜撕裂情况，如出血较多，可用去甲肾上腺素止血或其他方法止血。

(五)术后护理

1.患者护理

(1)术后卧床休息24小时，避免用力咳嗽。注意观察患者生命体征情况，观察患者有无胸痛、咳嗽、发热、呼吸困难、皮下气肿、呕血及黑便等不适，出现异常及时处理。

(2)扩张治疗术后禁食6小时，6小时后无特殊不适可进食温凉流质食物1～2天，再进半流质食物，以后逐步过渡到普食。避免暴饮暴食，减少油腻食物。餐后2小时或睡眠时应抬高床头15°～30°，防止食物反流。

(3)术后常规应用止血药、制酸剂、黏膜保护剂、抗生素3～5天。

(4)其他护理同胃镜检查护理常规。

(5)指导患者定期随访疗效，观察有无反流性食管炎、狭窄再形成等远期并发症。效果不佳者1～2个月后可重复治疗。

2.器械及附件处理

(1)内镜处理：同胃镜检查。

(2)探条处理：探条不能高压蒸汽消毒，只能用2%戊二醛溶液浸泡消毒。清洗、浸泡时探条应保持平直，不能弯曲，探条中央管道应用清洗刷清洗干净，再接专用钝针头，接注射器或高压水枪注水冲洗。消毒后放回原装箱内保存，探条的先端必须插回厂家配置的保护用硬钢丝，以免探条的先端变形、折损。

(3)球囊导管为一次性使用物品，禁止重复使用。

(六)并发症及防治

1.出血

在扩张之后可发生出血，多数可自行停止，极少数出血不止者可行内镜止血。

2.穿孔

对小的穿孔可先采取保守治疗，立即禁食，给予肠道外营养，给予抗生素治疗；如穿孔较大，应立即行外科手术治疗。

3.胃食管反流

应避免平卧位，穿着宽松的衣服，应用制酸剂，促进胃动力等。

4.吸入性肺炎

需应用抗生素治疗。

5.继发感染

可发生菌血症或败血症，需应用抗生素治疗。

(七)注意事项

(1)治疗前全面评估患者，掌握适应证、禁忌证，选择合适的治疗方法。充分沟通，解除患者的顾虑。

(2)治疗前至少禁食12小时，保持食管清洁。如果食管腔内有残留食物者则需延长禁食时间，也可通过持续胃肠减压或胃镜吸引、冲洗使食管清洁。

(3)行Savary扩张器扩张的患者必要时需安排在X线机的检查台上，利用X线机对引导钢丝进行定位。护士应与术者配合密切，退镜和送引导钢丝的速度要一致，保留引导钢丝在胃腔内不打弯，直到内镜完全退出。当扩张器经过引导钢丝时，护士应在插入引导钢丝时保持引导钢丝的末端盘绕和拉紧，不允许向前或向后滑动，并注意引导钢丝的标记。

(4)探条扩张时，推进探条应注意缓慢往外抽拉固定引导钢丝，防止引导钢丝插入过深；退探条时要用力均匀往前送引导钢丝，勿使引导钢丝同时被带出体外。使用球囊(气囊或水囊)扩张时，术前需测定球囊注气量及压力。

(5)操作时护士应与术者密切配合，谨慎操作，用力适度，遇有阻力勿强行通过以免发生意外或损坏器械。

(6)手术中密切观察患者的面色、呼吸、脉搏及疼痛等变化，发现异常及时处理。术后注意有无出血、穿孔、感染等并发症，发现异常及时报告医师处理。

(7)治疗后合理安排膳食，告知患者进食宜少量多餐，细嚼慢咽，避免暴饮暴食，少进油腻食物或刺激性强的食物，如浓茶、咖啡、酒等，以免胃酸增多引起反流症状。

(8)检查结束，及时清理设备及用物，定期检查设备性能，如有故障及时报告、维修。

(9)指导患者定期复诊，出现严重不适，应立即来院就诊。

二、结肠扩张术

结肠扩张术用于治疗各种原因引起的大肠狭窄。大肠狭窄可分为良性狭窄和恶性狭窄。良性狭窄常见于炎症性疾病、术后吻合口狭窄及外伤等；恶性狭窄常见于结/直肠肿瘤及盆/腹腔肿瘤压迫等。良性狭窄可行内镜下球囊扩张术治疗，恶性狭窄可于扩张术后行金属支架置放术解除肠梗阻。

(一)适应证

(1)结/直肠良、恶性肿瘤术后吻合口狭窄。

(2)结/直肠炎性狭窄、溃疡性结肠炎、克罗恩病、结核、血吸虫病肉芽肿、性病淋巴肉芽肿、放线菌病、肠粘连。

(3)放射性肠炎，烧伤，具有腐蚀性的药物、栓剂的损伤引起的肠腔狭窄。

(4)置放金属支架前扩张肠腔，结/直肠狭窄手术前解除梗阻。

(二)禁忌证

(1)梗阻肠管已坏死穿孔，有瘘管和深溃疡，有较大憩室。

(2)重度内痔出血，狭窄部位有严重炎症、出血。

(3)严重心肺功能衰竭，凝血功能障碍，有严重出血倾向。

(4)不能合作者。

(三)术前准备

1.器械准备

(1)肠镜治疗孔道直径达3.7 mm和4.2 mm的治疗内镜。

(2)扩张导管、球囊导管。

(3)导丝。

(4)球囊扩张专用压力枪、测压表和注射器。

(5)泛影葡胺、生理盐水。

(6)润滑剂。

(7)吸引器、X线透视机。

(8)其他物品同普通结肠镜检查。

2.患者准备

(1)向患者及家属解释扩张治疗的意义及可能出现的并发症,取得患者及家属的配合,并签署手术同意书。

(2)术前行钡剂造影、结肠镜检查,重度狭窄者行泛影葡胺造影,以明确狭窄的部位、程度及特点等。

(3)至少术前3天停服影响凝血功能的药物,行血常规、血型、凝血功能和肝、肾功能等化验检查。必要时行心肺功能检查,心肺功能较差者术前予以纠正。

(4)肠道准备、术前用药同肠镜检查,禁用甘露醇准备肠道。

(四)术中护理配合

1.患者护理

同结肠镜检查。

2.治疗过程中的配合

(1)OTW球囊导管扩张术的配合:①术者插入肠镜观察肠道狭窄情况。②自内镜钳道管口插入引导钢丝,将引导钢丝的前端越过狭窄段放置在远端,在X线下定位,明确狭窄部位病变后,退出内镜,保留引导钢丝。此时护士应与术者密切配合,术者退镜,护士送引导钢丝,两者的速度应一致,保证引导钢丝留在肠腔内而又不会打弯,直到内镜完全退出。术者固定引导钢丝,不让引导钢丝从口中滑出。③将球囊内空气抽尽,锁住导管尾部三通接头通球囊的通道,在球囊外涂以硅油便于插入。④引导钢丝尾部插入球囊导管先端孔中,沿引导钢丝送入球囊导管。在透视下可见球囊两端的标志,接带压力计的注射器向球囊中注气,如球囊中部成腰,说明球囊位置正确;如果成腰偏高或偏低,应调整球囊位置再注气,一般球囊压力达到40 kPa,维持1分钟,放气;再注气、放气,反复2～3次;扩张期间应注意患者的反应,如有异常应立即停止注气。⑤术者将球囊导管和引导钢丝一起退出;护士接过球囊导管和引导钢丝立即用清水冲洗干净,留待进一步清洗消毒。⑥如遇术后采用吻合器铁钉的吻合口狭窄,在做球囊扩张时,尽量不要让球囊导管前后移动,防止损伤球囊。⑦内镜能顺利通过扩张后的狭窄段的远端,仔细观察有无肿瘤和其他病变,必要时协助取活检。如出血较多可行内镜下止血术。

(2)TTS球囊导管扩张术的配合:①同OTW球囊导管扩张术。②将TTS球囊导管外涂润滑剂,抽空球囊内空气,递给术者,经内镜钳道管插入直到导管先端露出(在视野内);注意阻力大时不可强行用力,应检查是否将球囊中的空气完全抽空。③选较细的一条球囊导管,将导管插入狭窄部位的中央有孔处,术者缓缓向前推进导管至阻力突然消失,说明球囊导管已越过病变部位,按照术前已测定的每一球囊的注气量,用带压力计的注射器向球囊中注气,注意压力变化不能超出术前测定压力太多,否则球囊容易破裂;充气2分钟、放气,再充气、再放气,反复多次后,抽空球囊中的空气,将球囊从钳道管中退出;换稍粗一级的球囊导管如上法扩张;如此一直扩张到20～25 mm球囊。④术者用水冲净使视野清晰后,进镜观察,注意扩张部位损伤,如出血多,护士配合术者行内镜下止血。

(五)术后护理

1.患者护理

(1)术后卧床休息24小时。注意观察患者腹部体征,观察患者有无腹痛、发热、便血等不适,出现异常及时处理。

(2)术后禁食1～2天,如无不适可进流质饮食,次日可进半流质饮食,以后逐步增加饮食中的固体含量,进少渣饮食。

(3)术后常规应用抗生素3～5天。

(4)其他护理同结肠镜检查护理常规。

(5)指导患者定期随访疗效,为防止术后再狭窄,指导患者术后2周再次行扩张治疗。

2.器械及附件处理

(1)内镜处理同结肠镜检查。

(2)球囊导管为一次性使用物品,用后弃之。

(3)引导钢丝清洗消毒后备用。

(六)并发症及防治

1.出血

在扩张之后可发生出血,多数可自行停止,极少数出血不止者可行内镜止血。

2.穿孔

对小的穿孔可先采取保守治疗,立即禁食,肠道外营养,给予抗生素治疗;如穿孔较大,应立即行外科手术治疗。

3.感染

需应用抗生素治疗。

(七)注意事项

(1)按要求做好肠道准备,保证肠道清洁。

(2)术中密切观察患者的面色、呼吸、脉搏、腹胀、腹痛等情况;术后注意有无腹胀、腹痛、发热及黑便等情况,发现异常及时通告医师。

(3)术中操作应轻柔、少量注气,在插入引导钢丝和球囊导管的过程中如遇阻力过大,不可强行用力,压力泵应缓慢逐渐加压。

(4)其他同食管贲门扩张术。

(徐　真)

第九节　经皮内镜下胃造瘘术及护理

经皮内镜下胃造瘘术(percutaneous endoscopic gastrostomy,PEG)是指在内镜引导下经腹部皮肤穿刺放置造瘘管,直接给予胃肠营养支持的一种内镜下治疗技术。对于不能经口进食的患者,留置鼻胃管是临床常用的治疗方法,但长期留置鼻胃管容易导致吸入性肺炎,同时鼻腔、咽喉、食管长期受压易发生局部黏膜糜烂、出血等并发症。经皮内镜下胃造瘘术能建立肠内营养支持治疗，有效地改善各种不能经口进食患者的营养状况，提高生活质量，操作简单安全，也能较好地解决留置鼻胃管注食所引发的并发症问题。护士应积极掌握其适应证及置管后注意事项，术中顺利配合术者操作，以达到满意的治疗效果。

一、适应证

(1)食管广泛瘢痕形成者。

(2)严重的胆外漏需将胆汁引流回胃肠道者。

(3)各种中枢神经系统疾病或全身性疾病导致的吞咽障碍：①脑血管意外，脑肿瘤，脑干炎症、变形或咽肌麻痹。②系统性硬化、重症肌无力。③完全不能进食的神经性厌食或神经性呕吐。④意识障碍、痴呆。

(4)耳鼻喉科肿瘤(咽部、喉部、口腔)。

(5)颌面部肿瘤。

(6)气管切开，同时需行经皮内镜下胃造瘘术者。

二、禁忌证

(1)严重的凝血功能障碍者。

(2)完全性口、咽、食管、幽门梗阻者。

(3)大量腹水者。

(4)胃前壁有巨大溃疡、肿瘤或穿刺部位腹壁广泛损伤，皮肤感染者。

(5)器官变异或胃大部切除术后残胃极小者。

(6)胃张力缺乏或不全麻痹者。

三、术前准备

(一)器械准备

(1)前视或前斜视治疗胃镜：胃镜的安装与检查同常规胃镜检查。

(2)牵拉式置管法：备 3 号粗丝线或引导钢丝 150 cm、16 号套管穿刺针、造瘘管等。

(3)直接置管法：备 18 号穿刺针、16 F 或 18 F 特制套有塑料外鞘的中空扩张器、12 F 或 14 F的 Foley 球囊造瘘管、长 40 cm 的 J 形引导钢丝。

(4)1%利多卡因、生理盐水、注射器、润滑剂、抗生素软膏。

(5)手术切开包：消毒剂、棉签、无菌洞巾、无菌敷料、无菌止血钳和剪刀等。

(6)圈套器。

(7)两个吸引装置。

(8)必要时备齐急救药品，确保各种抢救及检查仪器性能良好。

(9)其他物品同常规胃镜检查。

(二)患者准备

(1)向患者及家属讲明手术的目的和风险性，取得患者及家属同意后，签署手术同意书。

(2)术前评估患者身体状况。检查血常规、出凝血时间、肝功能等。凝血功能障碍者禁忌。

(3)了解患者过敏史及用药情况，如近期正在服用阿司匹林、NSAIDs 类和抗血小板凝集药物，应停药至少 7 天后才可行经皮内镜下胃造瘘术。

(4)做好心理护理。清醒患者置管前向患者解释经皮内镜下胃造瘘术的目的、方法及注意事项,告之术中可能出现恶心、腹痛、腹胀等不适,可以通过深呼吸缓解,以消除其紧张、恐惧心理。

(5)术前禁食12小时,禁水4小时。

(6)建立静脉通道,术前1小时给予静脉滴注抗生素预防感染。术前30分钟肌内注射地西泮10 mg、654-2 10 mg。

(7)其他同常规胃镜检查护理。

四、术中护理配合

(一)患者护理

(1)给予持续低流量吸氧,有效提高其血氧饱和度,减少心肺意外的发生。

(2)根据术者指令协助患者调整体位,保证患者安全,防止坠床。

(3)术中注意观察患者神志、面色、生命体征变化,如有异常,立即停止手术,并做对症处理。

(4)由于患者是在局部麻醉下接受手术,术中处于清醒状态,随时了解和安慰患者,消除其紧张情绪。

(5)及时清理口咽分泌物,保持呼吸道通畅,防止误吸。

(二)治疗过程中的配合

1.牵拉式置管法

(1)体表定位:协助患者取左侧卧位,术者插入胃镜后取平卧位,抬高头部15°～30°并左转,双腿伸直。向胃内注气使胃前壁与腹壁紧密接触。将室内灯光调暗,观察胃镜在腹壁的透光点,胃镜下可见到胃前壁压迹,即确定该处为造瘘部位。助手在腹壁透光处用手按压此点,术者在内镜直视下可见胃腔内被按压的隆起,指导助手选定体表经皮内镜下胃造瘘术最佳穿刺位置,一般在左上腹左肋缘下4～8 cm处。术者固定胃镜并持续注气,保持胃腔张力。护士将圈套器经胃镜活检孔插入胃腔内并张开置于胃内被按压的隆起处。

(2)局部麻醉:助手消毒穿刺点皮肤,铺无菌巾。抽1%利多卡因在腹壁各层注入。

(3)助手于穿刺部位皮肤做小切口至皮下,再钝性分离皮下筋膜至肌膜下。

(4)助手将经皮内镜下胃造瘘术套管穿刺针经皮肤切口垂直刺入胃腔的圈套器内,退出针芯,沿套管将长150 cm的粗丝线或导丝插入胃腔。圈套器套紧粗丝线或导丝后,连同胃镜一起退出口腔外,使粗丝线或导丝一端在口腔外,一端在腹壁外。

(5)术者将口端粗丝线或导丝与造瘘管尾部扎紧,将造瘘管外涂抹润滑油。助手缓慢牵拉腹壁外粗丝线或导丝,将造瘘管经口、咽喉、食管、胃和腹壁拉出腹壁外。

(6)再次插入胃镜,观察造瘘管头端是否紧贴胃壁,确认后退镜。用皮肤垫盘固定锁紧造瘘管,于造瘘管距腹壁20 cm处剪断,装上Y形管。

2.直接置管法

(1)体表定位、麻醉同牵拉置管法。

(2)术者插入胃镜,向胃内注气使胃前壁与腹壁紧密接触。助手用18号穿刺针在确定好的腹壁穿刺点处垂直穿刺入胃内,拔出针芯,将J形导丝头端由针管插入胃腔。

(3)助手拔出穿刺针,沿导丝切开皮肤至肌膜,根据扩张器的直径确定皮肤切口的大小。将特制套有外鞘的中空扩张器在导丝引导下旋转进入胃腔内。拔出扩张器,保留外鞘于胃腔内。

(4)将Foley球囊造瘘管通过外鞘插入胃腔,向球囊内注气或注水,使其充分扩张。向外牵

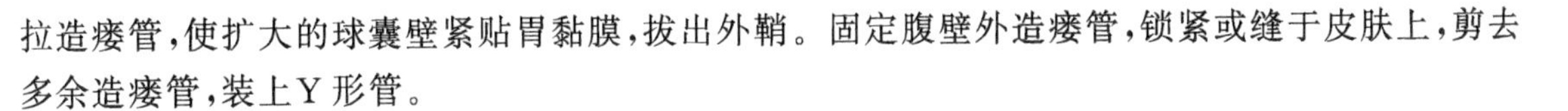

拉造瘘管，使扩大的球囊壁紧贴胃黏膜，拔出外鞘。固定腹壁外造瘘管，锁紧或缝于皮肤上，剪去多余造瘘管，装上Y形管。

五、术后护理

(一)患者护理

(1)术后患者保持头背部抬高或取侧卧位，防止误吸。

(2)术后注意观察患者有无发热、呼吸困难等表现，发现异常及时报告医师处理。遵医嘱应用抗生素及止血剂。

(3)经皮内镜下胃造瘘术喂饲护理：①经皮内镜下胃造瘘术术后24小时禁食、禁水。24小时后先从造瘘口注入50 mL生理盐水，4小时后再注入50 mL，如无不适，可给予营养液。②每次喂饲量为100～300 mL，由低浓度到高浓度，由慢到快。喂饲时，清醒患者取坐位或半卧位，昏迷患者抬高床头30°，以防止食物反流和吸入性肺炎。每次注入食物或药物后，应用50 mL。温水冲管，以防堵塞。③每次喂饲前应用50 mL。注射器抽吸，以检查食物潴留情况。如果食物潴留超过50 mL，应停止食物注入，并且报告医师。④尽量不经营养管给片剂药物，必要时需研碎溶解后输注。

(4)造瘘管周围皮肤护理：①术后24小时内密切观察穿刺口周围敷料，如有脓性或血性分泌物污染应及时更换。②注意观察造瘘口周围皮肤的情况，注意有无红、肿、热、痛及胃内容物渗漏。③保持造瘘管周围清洁，可以用肥皂和清水清洗。保持敷料清洁、干燥直到造瘘管周围切口闭合为止。如造瘘管周围切口闭合，无分泌物排出，可撤掉敷料。④保持造瘘口周围皮肤清洁、干燥，防止感染。⑤每天用2%碘伏液消毒造瘘口2次，无菌纱布遮盖，胶布固定。

(5)造瘘管的护理：①妥善固定造瘘管，注意保持造瘘管的适当松紧度，过松易于出现胃内容物沿管侧向腹壁流出，过紧则易造成局部缺血，进而出现红肿，甚至局部坏死等情况。②保持造瘘管通畅，每次灌注营养液后用温开水冲洗导管，如需喂饲药物，必须充分捣碎溶解后方可注入，并用温开水冲洗导管。③如长时间不喂养，至少每8小时应冲洗管道1次。

(二)器械及附件处理

检查结束后，一次性物品应销毁，内镜及其附件按消毒规范进行处理。

六、并发症及防治

(一)恶心呕吐

常因营养液灌注过多和过快所致。营养液的量以递增方式注入，配方根据患者的能量需求、耐受程度及全身疾病状况而定。从少量开始，根据患者的适应能力逐渐调快输注的速度，保持在注入食物时将床头抬高30°～40°或坐起。如出现恶心呕吐，应暂停灌注，用30～50 mL温开水冲洗导管并夹闭，清洁口腔，保持呼吸道通畅，必要时肌内注射胃复安10 mg。

(二)腹泻和腹胀

营养液乳酸和脂肪过多及长期大量抗生素使肠道菌群失调可引起腹胀、腹泻。温度过高可能灼伤肠道黏膜，过低则会刺激肠道引起痉挛。同时输注食物应遵循由少到多、由慢到快、由稀到浓的原则进行。指导患者床上勤翻身，多下床活动，促进肠蠕动，同时辅助应用促进消化或增强胃肠动力的药物。

(三)造瘘口皮肤感染

在经皮内镜下胃造瘘术后一周内每天检查造瘘口周围的皮肤,观察有无红、肿、热、痛及胃内容物渗漏,保持造瘘口周围皮肤清洁、干燥,防止感染。造瘘口根据具体情况换药,有胃内容物渗漏者,用锌氧油保护皮肤。沐浴时避免淋湿造瘘口,保持造瘘口的清洁、干燥。

(四)肉芽生长预防

主要方法:①保持造瘘口清洁、干燥。②帮助患者翻身时动作轻柔,保护管道不被拉扯,减少管道刺激瘘口变大或使渗液从管口旁渗出。③每次从造瘘管注入食物量不超过 300 mL,每次鼻饲的时间为 15～20 分钟。出现肉芽组织时,用 10%氯化钠局部湿敷半小时,再用 0.9%外用生理盐水清洗后用氧气吹干或棉签抹干,用无菌纱布 Y 形固定,直至肉芽组织痊愈。出现肉芽生长时用 3%～10%的高渗盐水局部湿敷。

(五)堵塞管道

造瘘管堵管、断管及脱管食物的颗粒过大、输注速度太慢、药物与食物配伍不当形成凝块都可堵塞管道。因此所有食物均用搅拌机搅碎调匀;喂药时药片要研碎溶解后注入,保持造瘘管的清洁、通畅,每次注入食物或药物前后均用 30～50 mL 温开水冲洗造瘘管,每次注完食物后不要平睡,应坐起 30 分钟,以免食物反流阻塞造瘘管。为防止造瘘管滑脱,应定期检测球囊的完整性,必要时重新充气,至少维持 8 mL 的体积。造瘘管体外段断裂时可用力拔出残端,更换造瘘管;造瘘管胃内段断裂时应及时在胃镜下取出残端。

(六)误吸

误吸常因呕吐时食物进入气管或食物反流所致,管饲过程中及管饲后 30 分钟内给患者采取半坐位。合理安排吸痰时间,在给患者管饲前应进行较彻底吸痰,管饲后 1 小时内尽量不吸痰。患者一旦发生误吸,尽快吸出口腔、咽喉、气管内的食物,情况较严重时用纤维支气管镜冲洗,配合抗生素治疗。

(七)咽喉部疼痛或异物感

主要原因与胃镜检查,管腔压迫或损伤咽喉部组织有关。必要时行雾化吸入,每天两次,缓解咽喉部不适症状。

七、注意事项

(1)造瘘管放置后即可进行间歇性喂养,每次应注入适量的肠内营养物,避免快速大量输注而发生胃食管反流。

(2)患者应保持半卧位,减少误吸的危险。

(3)患者出院后可继续利用造瘘管进行持续肠内营养支持,维持正常营养状态。

(4)造瘘管要及时更换和拔除,如果造瘘管出现磨损、破裂或梗阻时就应及时更换。患者病情好转,可以自主经口进食时,则可拔除造瘘管。但拔管必须在窦道形成以后,通常至少在放置术后 10 天。目前常用的造瘘管借助内镜帮助即可拔除,不需手术,有些造瘘管还可直接从体外拔除。为了更加方便、更加美观,拔除原造瘘管后还可为患者更换一种按压式的胃造瘘装置,该装置一般应在腹壁窦道形成、拔除之前的造瘘管后放置。

(5)患者出院前,要对患者及其家属进行相关教育。①管饲指导:指导患者如何正确地进行管饲,包括一些注意事项。②营养指导:根据每个患者的实际情况,合理科学地进行营养成分的搭配，保证量与质的需求。③造瘘口、造瘘管清洁护理的指导。④并发症预防指导，告知相关的并发症，如有发生可及时就医。⑤定期复诊。

（徐　真）

第十节　经皮内镜下空肠造瘘术及护理

经皮内镜下空肠造瘘术（percutaneous endoscopic jejunostomy，PEJ）是通过内镜在空肠放置饲养管的造瘘技术。空肠营养管（空肠管）适用于不宜经胃十二指肠进食的患者或胰腺疾病的患者，可通过肠道吸收人体各种必需的营养。空肠上端滴注营养液是完全胃肠内营养的方法之一，可获得与胃肠外营养相同的疗效，又有助于胃肠道功能和形态的恢复，因此在临床营养支持中占有越来越重要的地位。临床护士应掌握放置空肠营养管的相关知识，配合术者在内镜下进行此项操作。

一、适应证

（1）上消化道吻合口瘘者。
（2）急性重症胰腺炎患者。
（3）胃大部分切除术后输出襻近端梗阻患者。
（4）胃肠功能障碍患者。
（5）胃底贲门癌等胃内广泛侵犯转移等病症必须行肠内营养者。

二、禁忌证

除大量腹水外，其余同经皮内镜下胃造瘘术。

三、术前准备

（一）器械准备

（1）空肠营养管。
（2）其他同经皮内镜下胃造瘘术。

（二）患者准备

同经皮内镜下胃造瘘术。

四、术中护理配合

（一）患者护理

同经皮内镜下胃造瘘术。

（二）治疗过程中的配合

（1）将空肠营养管润滑备用。
（2）协助术者进镜，经鼻前庭、后鼻道到达咽喉部，进入食管、胃直至十二指肠降段的远端，护士将准备好的超细导丝用二甲硅油润滑后递给术者，从活检孔道插入到达十二指肠降段的远端后开始退出内镜，在退出内镜的同时，等距离插入导丝，直至内镜完全退出，护士将导丝固定好，防止滑脱，并将露在鼻腔外的导丝以直径不小于20 cm的圈盘好，然后将二甲硅油注进空肠营养管并将表面涂二甲硅油，拉直并固定导丝，再沿导丝将空肠营养管插入至十二指肠远端或空肠，之后固定营养管将导丝拔出，即完成营养管的置放过程，最后用胶布固定营养管。

(3)确定小肠营养管放置成功的方法：①从小肠营养管中抽吸液体测定其酸碱度，如为碱性，即可确定在小肠内。②在X线透视下直接检查小肠营养管的位置。

(4)退镜后，协助患者将牙垫取下，并嘱其将口中分泌物吐出，用纸巾擦干净。

五、术后护理

(一)患者护理

(1)全麻的患者需保持左侧卧位直到完全苏醒并能控制分泌物的排出，且有人陪同，交代麻醉术后注意事项。

(2)置管后注意观察患者腹部情况，有无食物反流和消化道出血等症状，胰腺炎患者置管后监测患者血糖和血、尿淀粉酶。喂养前后用等渗盐水冲洗鼻肠管，以防堵塞。

(3)其他同经皮内镜下胃造瘘术术后护理。

(二)器械及附件处理

胃镜及其附件按消毒规范进行处理。

六、并发症及防治

(一)腹泻

最常见，营养液的配制及灌注方法不当是引起腹泻的主要原因。脂肪过多、纤维素少、渗透压高的营养液均可引起腹泻，因此要注意观察患者的大便次数、量及性质，定时送检，并注意调整灌注的速度、营养液的温度。发生腹泻时，及时分析原因，给予处理。

(二)营养管移位

妥善固定营养管是防止营养管移位的最重要措施。定期检查营养管的位置，测量外露部分的长度，做好记录，回抽液体，以确保其在小肠内。对烦躁的患者可适当约束或戴上无指手套，防止患者自己拔管。

(三)导管堵塞

连续输注营养液时，尤其是高浓度营养液时，应用无菌水冲洗营养管，以防止营养物沉积于管腔内堵塞导管。每天输注完毕后，应用无菌水冲洗营养管。应用细的小肠营养管时，禁止经该导管输注颗粒性或粉末状药物，以防止导管堵塞。当营养管堵塞时应先查明原因，排除了导管本身的因素后，用注射器试行向外(而不是向内)负压抽取内容物，不要用导丝插入导管内疏通管腔，以免引起小肠营养管破裂。

七、注意事项

(1)必须保证胃镜前端到达空肠上段，对手术或术后出现瘘的患者进镜时避开瘘口，由吻合口进入正常胃腔直至空肠上段，需要术者动作轻巧熟练。

(2)置管成功后要外固定好鼻肠管。使用黏度高、透气性好的胃管贴，贴在鼻翼两侧并将管道牢牢固定好，导管尾端固定在耳上、头侧，避免压迫管道。4小时检查营养管的位置1次，测量外露部分的长度，做好记录，做到班班交接。固定管道的胶布如出现潮湿、污染、脱落等及时更换。

(3)营养液的选择：鼻空肠营养管营养给予不同于经胃的营养，对营养液的配方、浓度、渗透压及污染情况要求相对较高。由于空肠内无胃酸的杀菌作用，因而对营养液的细菌污染要特别注意，要求按静脉输注标准操作，尽量避免污染。如自行配制营养液每次仅配制当天量，于4 ℃保存。输注时饮食的温度应接近体温，配好的饮食在容器中悬挂的时间不应超过8小时，新鲜饮食不应与已用过的饮食混合。配制时间过久食物可能变质凝固，也可导致导管堵塞并注意防止霉变、腐败的食物引起细菌或真菌性肠炎。

(4)输注方式：实践表明，连续输注营养液吸收效果较间歇性输注好，患者胃肠道不良反应少，营养支持效果好。插管后应立即注入生理盐水50 mL，以冲洗插管时分泌的胃液及胆汁等黏液。在情况允许时，尽量使用输液泵输入，第1次泵注营养液前，应缓慢泵入5%葡萄糖生理盐水500 mL，以检查管道是否通畅，并使肠道有个适应过程。先以60 mL/h速度输入，如果耐受良好，可以逐渐增加速度，直至120 mL/h为止。开始输注时速度较慢，易发生堵管，应加强观察，发现问题及时处理。输注完毕后应使用温开水或生理盐水冲洗管道。一旦发生灌注不畅，考虑堵管的可能，可使用20 mL注射器反复冲洗、抽吸，或将胰酶溶于温水后注入。

(5)做好健康教育与沟通：做好患者和家属的健康教育，讲解鼻肠管的固定方法、输注方式及营养液的配制方法，告知家属如何防止及观察并发症。

(赵　杰)

消毒供应中心护理

第一节　消毒供应中心的设备配置

一、消毒供应中心基本设备配置

为保障消毒供应中心正常运作及工作质量，应具备以下必备条件。

(1)自来水、热水、蒸馏水或软水。有充足的水、电及饱和蒸汽供应。

(2)清洗装置、冲洗池，如需要可配棉球、纱布等敷料制作设备。

(3)压力蒸汽灭菌，干热灭菌器。

(4)空气消毒设备、无菌物品存放柜及筐、包装台、下收下送设备、空调降温设备。

(5)防护用品，如防护手套、防水衣及鞋、护目镜。

(6)各区域(无菌区除外)配备工作人员洗手设备。

(7)具有与医院污水处理室相通的污水排放管道。

二、消毒供应中心标准设备配

有条件的医院除基本设备配置外，还应有以下设备配置。

(1)全自动清洗消毒机、超声波清洗机、导管清洗器、车辆清洗装置。

(2)气体灭菌设备。

(3)空气净化设备、烘干设备、压缩空气供应装置。

(4)各区域(无菌区除外)配备工作人员感应或脚控开关洗手设备。

(5)灭菌物品质量监测设备。

(6)计算机管理设备。

(张成程)

第二节　消毒供应中心的组织管理与业务要求

一、消毒供应中心组织管理

(一)组织管理

体制消毒供应中心应实行护理部垂直管理体系内的护士长负责制，护理部负责人员及组织与质量管理。医院感染管理部门实施业务指导和院内感染的项目监控。

(二)人员配置与结构

(1)按照消毒供应中心功能和任务的不同，工作人员与床位之比约为(1.5～3)∶100，其中具有护理专业技术职称人员占30%～50%。

(2)护士长具备相应的临床工作经历，应经过护理管理、消毒供应中心业务管理知识的培训。

(3)护理人员应经过相应的理论与技术培训。

(4)从事操作消毒灭菌设备的工作人员应持有相应的上岗证(如压力容器、低温灭菌设备)；消毒员应除具有上述相应上岗证外，还必须具有省(市)级以上消毒灭菌知识专项培训(包括理论和操作)证书。

二、消毒供应中心人员业务管理要求

随着科学技术的不断发展，各种高尖端的精密仪器和设备在临床科室的使用越来越广泛；手术的复杂性、手术器械的精致性，对消毒供应中心人员提出更加严格的业务要求。医院消毒供应中心应具有护理业务技术管理规程，以保证工作人员的业务水平。具体管理方案有如下几种。

(1)严格执行《消毒技术规范》《医院感染管理规范》《技术操作常规》。

(2)有学习计划和制度，定期开展科室业务学习，对科室人员按岗分层考核业务要求。

(3)科室每周有工作质量检查，医院护理部及感染管理部门负责对其质量管理实施监督和指导。

(4)参与护理部举办的各种理论、业务学习及考核。

(5)开展继续教育，实行学分制。

(张成程)

第三节　消毒供应中心的岗位操作及质量标准

一、消毒供应中心岗位操作规程

(一)下收下送岗位操作规程

(1)按照科室所需各种物品用量，有计划装车。

(2)下收下送过程中严禁无菌、污染物品混拿混放。

(3)与病房护士共同清点回收物品，填写物品交换清单。

(4)根据临床需求及时将物品送至科室。

(5)与清洗间工作人员清点交接各种回收器械。

(6)下收、下送的各类物品必须全部密闭存放。

(7)下送、车每次使用后，及时清洁消毒。

(二)物品清洗岗位操作规程

(1)与下收人员交接回收物品数量，填写物品交换清单。

(2)根据器械类别、性能进行分类，选择相适应的清洗方法。保证清洗质量。

(3)检查各种清洗设备，保证性能完好，所用消毒液及酶浓度合格。

(4)按照岗位要求做好自身防护，清洗人员相对固定。

(5)清洗机工作完毕及时关闭电源，每天做好清洗机保养工作。

(6)做好室内卫生保洁工作，每天空气消毒。

(三)物品包装岗位操作规程

(1)各类器械须经过清洗后方能进入包装区。

(2)及时烘干清洗消毒后的各类器械并分类放置。

(3)检查各器械的性能，刀刃、关节处均应去锈上油，包装时各关节必须充分撑开。

(4)物品包装后应及时灭菌，不得长时间放置，以防止再污染和热源产生。

(5)检查各种包装材料，完整无损方可使用。

(6)各包大小应符合灭菌设备要求。

(7)各种物品应严格执行一用一包装原则，做到分类包装。

(8)按照各种治疗包的基数配制，实行一人配制，一人核对的制度，核查无误方可包装并签名。

(9)按照规范放置包内指示卡，包外贴化学指示胶带；治疗包标记清楚，注明品名、灭菌及失效日期。

(四)物品灭菌岗位操作规程

(1)使用前检查灭菌器的性能是否完好，预真空压力蒸汽灭菌器每天第一锅做 B-D 试验。

(2)将待灭菌物品按消毒规范要求摆放在灭菌器内。

(3)尽量将同类物品同锅次灭菌。

(4)根据灭菌物品的类别选择不同的灭菌程序。

(5)灭菌过程中随时观察各项参数(时间、温度、压力、浓度)发现问题及时解决，记录每个灭菌周期的关键数据。

(6)检查指示胶带的变色情况，遇有不合格者必须查找原因后重新灭菌。

(7)出锅时应无关闭容器筛孔，再分类放入无菌物品储存柜内。

(8)每天清洁灭菌器，每月维护、保养一次。

(五)物品发放岗位操作规程

(1)上班时间坚守岗位，严格按照无菌区规定着装和行走。

(2)每天检查灭菌物品的数量、有效期及容器筛孔关闭情况。根据供需情况，及时调整物品种类和基数。

(3)无菌物品分类放置,按有效期先后顺序整齐摆放于储物架上;超过有效期的物品严禁发放,需重新包装灭菌。

(4)发放无菌物品时,应核对品名、数量、失效日期,并检查外包装有无破损。

(5)严格执行借物制度,填写借物清单并督促按时归还。

(6)每天对发放物品申请单进行核算、登记。

二、消毒供应中心质量标准

(一)物品清洗质量标准

(1)每天确保使用中的消毒液及酶浓度在有效范围内。

(2)清洗物品分类放置,清洗设备维修保养及时。

(3)针头锐利无钩,针梗通畅无弯曲、无污垢、无锈迹,穿刺针配套准确。

(4)金属器械清洁、无锈、无污垢、无血迹,刀、剪刀面锋利,各器械关节灵活,卡口紧密。

(5)玻璃类物品光亮、透明、无污垢、无裂痕及破损。

(6)橡胶类物品无污迹、无裂痕、无破裂及粘连,保证管腔通畅。

(二)物品包装质量标准

(1)盘、盆、碗等器皿类物品尽量单个包装,若需多个包装则器皿间应有吸湿毛巾或纱布隔开。

(2)待灭菌物品如能拆卸,则拆卸包装。有筛孔的容器应将筛孔打开,容器内存装物品不宜过多、过紧。

(3)各种包内物品齐全、性能好,包名与包内容物相符。

(4)打包程序规范化,标签清楚,包内有指示卡,包外有指示胶带。

(5)物品捆扎不宜过紧。采用下排气式压力蒸汽灭菌的物品包,体积不得超过 30 cm×30 cm×25 cm;采用预真空和脉动真空压力蒸汽灭菌器的物品包,体积不得超过 30 cm×30 cm。小于 50 cm。金属包的重量不超过 7 kg,敷料包重量不超过 5 kg。

(6)采用环氧乙烷灭菌时,灭菌包体积不得超过 25 cm×25 cm×30 cm。

(7)采用干热灭菌时,灭菌包体积不得超过 10 cm×10 cm×20 cm;油剂、粉剂的厚度不超过 0.635 cm;凡士林纱布条厚度不超过 1.3 cm。

(三)包装材料质量标准

(1)一次性无纺布、一次性复合材料必须经国家卫生行政部门批准后方可使用。

(2)新包装材料应先用生物指示剂验证灭菌效果后方可使用。

(3)包装材料应允许物品内部空气的排出和蒸汽的透入。

(4)新棉布应洗涤去浆后再使用,重复使用的包装材料和容器,应做到一用一洗。

(5)包布清洁无破损,包装层数不少于两层。

(6)自动启闭式或带筛孔的容器(储槽等),必须完好无损,筛孔开启灵活。

(四)灭菌物品装载质量标准

(1)下排气灭菌器的装载量不得超过柜室容量的 80%;预真空灭菌器的装载量不得超过柜室容积的 90%,同时预真空和脉动真空压力蒸汽灭菌器的装载量又分别不得小于柜室容积的 10%和 5%。

(2)不同性能物品同时灭菌,则以最难达到灭菌要求的物品所需温度和时间为标准。

(3)物品装放时,上下左右需有一定空间,以利于蒸汽流通。

(4)混合装载时,难于灭菌的大包放在上层,较易灭菌的小包放在下层,敷料包放在上层,金属物品放在下层。

(5)金属包应平放,布包类物品应垂直放置,玻璃瓶应使开口向下或侧放以利蒸汽进入和空气排出。

(6)小包应采用标准篮筐装载存放。

(7)纸塑包装物品灭菌时应将纸塑相间交错并垂直放置。

(8)有筛孔的容器,应将筛孔打开。

(五)无菌物品储存质量标准

(1)物品摆放有序,分类放置。

(2)无菌物品应放在洁净的储物架上,储物架应不易吸潮、表面光洁。一次性无菌物品须去外包装后进入无菌间保存。

(3)无菌物品应放于离地高 20~25 cm,离天花板 50 cm,离墙远于 5 cm 处的储物架上。

(4)下送的无菌物品应封闭存放或加防尘罩。

(5)储存有效期:在温度 25 ℃下,棉布类包装 7~14 天,潮湿多雨季节应缩短天数;纸塑包装相应延长。

(张成程)

第四节 消毒供应中心的管理业务知识及相关指标

一、消毒供应中心有关术语

(一)消毒

杀灭或清除传播媒介上的微生物,使其达到无害化的处理。

(二)灭菌

杀灭或清除传播媒介上的一切微生物的处理。

(三)消毒卫生标准

不同对象经消毒与灭菌处理后,允许残留微生物的最高数量。

(四)载体

试验微生物的支持物。

(五)无菌保证水平

指灭菌处理后单位产品上存在活微生物的概率。即在 100 万件灭菌物品中,污染微生物的可能性要低于一件,用来评价医疗产品的灭菌质量。

(六)生物负载

被测试的一个单位物品上承载活微生物的总数。

(七)灭菌时间

指当灭菌器达到规定温度后为达到灭菌要求所需持续的时间。

(八)热穿透时间

指物品中心达到规定温度所需的时间。

(九)热死亡时间

指微生物经某种温度作用被杀灭所需的时间,一般以细菌芽孢的热死亡时间为准。

(十)安全时间

为使蒸汽灭菌器灭菌效果得到确切保证所需增加的时间,一般为热死亡时间的50%。

(十一)无菌检验

证明灭菌后的物品中是否存在活的微生物所进行的试验。

(十二)人员卫生处理

对污染或可能被污染人员进行人体、着装、随身物品等的消毒与清洗等除污染处理。

(十三)高度危险性医用物品

这类物品是穿过皮肤或黏膜而进入无菌组织或器官内部的器材,或与破损的组织、皮肤、黏膜密切接触的器材和用品。

(十四)中度危险性医用物品

这类物品仅和破损的皮肤、黏膜相接触而不进入无菌组织内。

(十五)低度危险性医用物品

这类物品和器材仅直接或间接地和健康无损的皮肤相接触。

(十六)消毒剂

能杀灭细菌繁殖体、部分真菌和病毒,不能杀灭细菌芽孢的药物。

(十七)化学消毒法

利用化学液体或气体浸泡或渗透以破坏细胞蛋白质,可达到不同水平的消毒,也有部分化学方法可达到灭菌水平。

(十八)高水平消毒法

可以杀灭各种微生物,对细菌芽孢杀灭达到消毒效果的方法。

(十九)中水平消毒法

可以杀灭和去除细菌芽孢以外的各种病原微生物的消毒方法。

(二十)低水平消毒法

只能杀灭细菌繁殖体(分枝杆菌除外)和亲脂病毒的化学消毒剂和通风换气、冲洗等机械除菌法。

(二十一)煮沸消毒法

一般情况下微生物在100 ℃水中煮沸后5～15分钟均可杀死。

(二十二)巴氏消毒法

以75 ℃左右的热水消毒30分钟,可使蛋白质凝固,达到高水平消毒。

(二十三)干热灭菌器灭菌法

利用电控制温度在160～180 ℃持续1～3小时,利用传导辐射使热度均匀散布,渗透到物品内部把细菌烤干,以达到灭菌目的,粉剂、油类可用此方法。

(二十四)放射线灭菌法

利用γ或β射线的能量,转变成热及化学能,以射线强度的穿透力来杀死微生物,需要有特殊的仪器和设备以及特殊的防护措施。

(二十五)蒸汽灭菌法

温度在120 ℃以上时,各类型的细菌在此温度中2分钟即可死亡,由于蒸汽的穿透性较空气高,比重较空气轻,将灭菌器内的空气完全排除时,蒸汽便能达到饱和状态。当蒸汽在一定的压力时高压可促成高温度,使微生物体内的蛋白质发生变性和凝结,致使不能复原,而达到灭菌目的,故蒸汽灭菌的要素是压力、温度、时间、饱和水蒸气。

(二十六)超热蒸汽

在一定压力下,蒸汽温度比纯蒸汽条件应该达到的温度还高2 ℃以上。

(二十七)重力(下排汽)灭菌器

利用蒸汽比空气轻的原理,蒸汽由灭菌器上方进汽口进入,渐渐充满整个锅内,将锅内的空气排出锅外。

(二十八)预真空(脉动)灭菌器

利用抽气装置先将灭菌器中空气快速排出锅外,再将蒸汽充入锅内,可缩短蒸汽穿透灭菌包的时间,提高灭菌器内温度,以达到省时的效果。

(二十九)灭菌过程监测

包括物理(工艺)、化学、生物监测,只有将三种方法结合起来,才能最大限度地表示灭菌过程的成功,从而保证灭菌的质量。

(三十)物理(工艺)监测

又称机械性能监测,灭菌器装置所有的温度表、压力表,真空表,可以指示温度、时间、压力是否达到标准,此项监测仅能指出设备本身的机械状况,不能说明物品是否完全灭菌。

(三十一)生物监测

通过标准化的菌株和合乎要求的抗力来考核整个负荷是否达到无菌保证水平,是唯一能确定灭菌完全的方法。

(三十二)生物指示物

将适当载体染以一定量的特定微生物,用于指示消毒或灭菌效果的制品。

(三十三)化学指示物

利用某些化学物质对某一杀菌因子的敏感性,使其发生颜色或形态改变,以指示杀菌因子的强度(或浓度)和/或作用时间是否符合消毒或灭菌处理要求的制品。

(三十四)过程监测化学指示剂

如包外指示胶带,用来指示包裹是否经过灭菌过程,以颜色的变化来区分灭菌过和未灭菌过的物品,但无法对是否灭菌完全提供可靠的指示。

(三十五)多参数化学指示剂

如包内指示卡,主要反映灭菌的关键参数。①干热:温度、时间。②压力蒸汽:温度、时间、压力。③环氧乙烷:浓度、温度、时间、湿度。用来考核每个包裹的灭菌情况。

(三十六)B-D测试

即真空灭菌器残余空气测试。蒸汽灭菌的功能决定于所有灭菌物品的表面是否完全与饱和蒸汽接触,为了检查预真空灭菌器内是否还有空气的残存,每天第一锅次必须在空锅的情况下,做B-D测试,以评估预真空灭菌器内排除空气及蒸汽接触的情况。

(三十七)供应室清洁区

灭菌前,供应室人员对清洁物品进行检查、包装及存放等处理的区域。

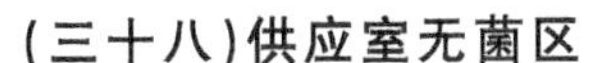

(三十八)供应室无菌区

供应室内无菌物品存放的区域。

(三十九)环氧乙烷气体灭菌

又名氧化乙烯，在低温下为五色液体，具有芳香醚味，沸点为 10.8 ℃，嗅阈值为 760～1 064 mg/m^3，密度为 1.52，易燃易爆，其最低燃烧浓度为 3%。环氧乙烷气体穿透力强、杀菌力强、杀菌谱广，可杀灭各种微生物包括细菌芽孢，属灭菌剂。一般要求灭菌条件为浓度 800～1 000 mg/L。温度 55～60 ℃，相对湿度 60%～80%，作用时间 6 小时。

(四十)超声清洗机

以一种空化作用的力学过程，通过清洗液传播超声波的处理装置，将高频率的声波转变成机械性的振动，使器械上的污垢松动脱离。对难以接触到的表面的清洁特别有效，需配合温水及特殊配方的清洗剂(如多酶清洗剂)使用。

(四十一)小装量效应

常规预真空灭菌方法，使真空度抽至 2.7 kPa(20 mmHg)绝对压力，柜室内的物品装填量不能小于柜室容积的 10%，否则影响灭菌效果。这种装入物品少灭菌效果反而差的现象称为小装量效应。

二、消毒供应中心建筑面积计算公式

消毒供应中心建筑面积(m^2)＝(0.8～1.0)×床位数＋50 m^2

备注：①当综合性医院日门急诊人次与实际床位数的关系符合 3∶1 的比例时，则公式中的床位数等于医院实际床位数。②当综合性医院日门急诊人次与实际床位数的关系不符合 3∶1 的比例时，则公式中的床位数可以按照下列公式进行调整；专科医院的床位数则应按照下列公式进行调整。

床位数(张床)＝实际床位数/2＋日平均门急诊人次/6。

消毒供应中心床位数与建筑面积的关系可参考表 10-1。

表 10-1　消毒供应中心建筑面积

床位数(床)	200	300	400	500	600
建筑面积(m^2)	283	396	503	589	750
床位数(床)	720	800	900	1 000	
建筑面积(m^2)	875	968	1 089	1 210	

从上述数据中得出的推算公式，可作为消毒供应中心建筑面积另一种计算方法：消毒供应中心建筑面积(m^2)＝1.2×床位数＋[(－11)～(＋43)]m^2

三、消毒供应中心压力蒸汽灭菌设备配置估算方法

(一)消毒供应中心供应给医院各科室物品

(1)压力蒸汽灭菌处理的物品。

(2)低温气体灭菌处理的物品。

(3)其他灭菌处理的物品。

(4)一次性医疗用品。

(5)其他。

(二)消毒供应中心压力蒸汽灭菌处理的物品供应量

计算参考系数:①门诊部门0.4升/人次;②病房部门4升/床位;③手术部门,50升/台;④其他部门(①+②+③)×20%,单位为升;⑤医院每天所需压力蒸汽灭菌处理的物品供应量=①+②+③+④,单位:升。

(三)压力蒸汽每天每台正常运行的参考系数

(1)每台灭菌器有效使用的容积(升)=灭菌器固定容积×(75%~80%)。

(2)机器运转周期:从准备到工作结束约50分钟。

(3)最高运转次数:每天工作时间7小时,机器连续运转次数为420分钟/50分钟=8.4次≈8次。

(4)实际运转次数:平常运转最高次数60%~70%为理想,即8次×(60%~70%)=4.8~5.6次=5~6次。

(四)消毒供应中心所需压力蒸汽灭菌器台数

$$\text{灭菌的台数}=\frac{\text{医院每天所需压力蒸汽灭菌处理的物品供应量}}{\text{每台灭菌器有效使用面积}\times\text{实际运转次数}}$$

例:某医院床位数1 500张,医院日手术数为70台,医院日平均门诊量为6 000人。则:①消毒供应中心每天需供应门诊部门灭菌物品量=0.4升/人次×医院日平均门诊量6 000人=2 400升;②消毒供应中心每天需供应病房部门灭菌物品量=4升/床位×医院床位数1 500张=6 000升;③消毒供应中心每天需供应手术部门灭菌物品量=150升/台×医院日手术数台=10 500升;④消毒供应中心每天需供应其他部门灭菌物品量=(2 400+6 000+10 500)×20%=3 780升;⑤消毒供应中心每天所需供应医院灭菌物品总量=2 400+6 000+10 500+3 780=22 680升;⑥每台灭菌器固定容积如为1 000(升),则灭菌器有效使用容积=1 000×80%=800升;⑦每台灭菌器每天实际运转次数5次;⑧消毒供应中心所需灭菌器的台数=22 680升/(800升×5次/天)=5.67台≈6台。

四、选择消毒灭菌方法的原则

(1)使用经卫生厅行政部门批准的消毒药、械,并按照批准使用的范围和方法在医疗卫生机构和疫源地等消毒中使用。

(2)根据物品污染后的危害程度选择消毒、灭菌的方法:①高度危险性物品,必须选用灭菌方法处理。②中度危险性物品,一般情况下达到消毒即可,可选用中水平或高水平消毒法。但中度危险性物品的要求并不相同,有些要求严格,例如内窥镜、体温表等必须达到高水平消毒,需采用高水平消毒法消毒。③低度危险性物品,一般可用低水平消毒法,或只作一般的清洁处理即可,仅在特殊情况下,才做特殊的消毒要求。例如,在有病原微生物污染时,必须针对所污染病原微生物的种类选用有效的消毒方法。

(3)根据物品上污染微生物的种类、数量和危害性,选择消毒、灭菌的方法:①对受到细菌芽孢、真菌孢子、分枝杆菌和经血传播病原体(乙型肝炎病毒、丙型肝炎病毒、艾滋病病毒等)污染的物品,选用高水平消毒法或灭菌法。②对受到真菌、亲水病毒、螺旋体、支原体、衣原体和病原微生物污染的物品,选用中水平以上的消毒方法。③对受到一般细菌和亲脂病毒等污染的物品,可选用中水平或低水平消毒法。④对存在较多有机物的物品消毒时,应加大消毒剂的使用剂量和/或延长消毒作用时间。⑤消毒物品上微生物污染特别严重时,应加大消毒剂的使用剂量

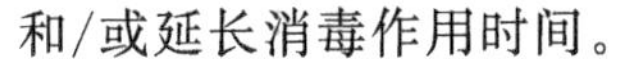

和/或延长消毒作用时间。

(4)根据消毒物品的性质选择消毒方法。选择消毒方法时需考虑一是要保护消毒物品不受损坏，二是使消毒方法易于发挥作用。应遵循以下基本原则：①耐高温、耐湿度的物品和器材，应首选压力蒸汽灭菌；耐高温的玻璃器材、油剂类和干粉等可选用干热灭菌。②不耐热、不耐湿以及贵重物品，可选用环氧乙烷或低温蒸汽甲醛气体消毒、灭菌。③器械的浸泡灭菌，应选择对金属基本无腐蚀性的消毒剂。④选择表面消毒方法，应考虑表面性质，光滑表面可选择紫外线消毒器近距离照射，或液体消毒剂擦拭；多孔材料表面可采用喷雾消毒法。

五、消毒供应中心灭菌效果监测方法

(一)压力蒸汽灭菌效果监测方法

1.化学监测法

(1)化学指示卡(管)监测法：将既能指示蒸汽温度，又能指示温度持续时间的化学指示卡(管)放入待灭菌包的中央，经过一个灭菌周期后，取出指示卡(管)，根据其颜色及性状的改变，判断是否达到灭菌条件。

(2)化学指示胶带监测法：将化学指示胶带粘贴于每一待灭菌物品包外，经过一个灭菌周期后，观察其颜色的改变，以指示是否经过灭菌处理。

(3)对预真空和脉动真空压力蒸汽灭菌，每天进行一次 B-D 试验。将 B-D 测试包水平放于灭菌柜内底层，靠近柜门与排气管口处；柜内除测试包外无任何物品，134 ℃、3.5～4.0 分钟后，取出 B-D 测试纸观察颜色变化，均匀一致变色，说明冷空气排队效果良好，灭菌器可以使用；反之，则灭菌器内有冷空气残留，需检查 B-D 测试失败原因，直至 B-D 测试通过后灭菌器方能使用。

B-D 测试包制作方法：将 100%的脱脂纯棉布折叠成长 30 cm± 2 cm，宽 25 cm±2 cm，高 25～28 cm的布包裹，重量为 4 kg±5%；将专门的 B-D 测试纸放入布测试包中间即可；或用一次性 B-D 测试包。

2.物理监测法

根据待灭菌物品的性能，选择所需灭菌温度、时间、压力；根据所设定的物理参数是否能达到，辅助判断灭菌效果。

3.生物监测法

将两个生物指示剂(嗜热脂肪杆菌芽孢)置于标准试验包中心部位，后将标准试验包置于灭菌柜内排气口上方。经过一个灭菌周期后，将生物指示剂取出培养，并设阴性和阳性对照，观察其颜色变化以判断灭菌效果。

(1)下排气压力蒸汽灭菌器标准试验包制作方法：将 3 件平纹长袖手术衣，4 块小手术巾，2 块中手术巾，1 块大毛巾，30 块 10 cm×10 cm 8 层纱布敷料，包裹成大小为 25 cm×30 cm×30 cm即可。

(2)预真空和脉动真空压力蒸汽灭菌器标准包制作方法：16 条全棉手术巾每条 41 cm×66 cm，将每条手术巾的长边先折成 3 层，短边折成 2 层，然后叠放，包裹成大小为 23 cm×23 cm×15 cm 即可。

(二)干热灭菌效果监测方法

1.化学监测法

将既能指示温度又能指示温度持续时间的化学指示剂 3～5 个分别放入待灭菌的物品中，并置于灭菌器最难达到灭菌的部位，经过一个灭菌周期后，取出化学指示剂，根据其颜色及性状的改变，判断是否达到灭菌条件。

2.物理监测法

将多点温度检测仪的多个探头分别放于灭菌器各层内、中、外各点。关好柜门，将导线引出，由记录仪中观察温度上升与持续时间。若所示温度（曲线）达到预置温度，则灭菌温度合格。

3.生物监测法

将枯草杆菌芽孢菌片分别装入灭菌试管内（1片/管）。在灭菌器与每层门把手对角线内、外角处放置2个含菌片的试管，经过一个灭菌周期后取出试管。在无菌条件下，加入普通营养肉汤培养基（5毫升/管），以36 ℃±1 ℃培养48小时，观察初步结果，无菌生长管继续培养至第7天。

（三）环氧乙烷灭菌效果监测方法

1.化学监测法

（1）化学指示卡监测法：将环氧乙烷化学指示卡放入每个待灭菌物品包中央，作为灭菌效果的参考。经过一个灭菌周期后，取出指示卡，根据其颜色及性状的改变，判断是否达到灭菌条件。

（2）化学指示胶带监测法：将化学指示胶带粘贴于每一个待灭菌物品包外，经过一个灭菌周期后，观察其颜色的变化，以指示是否经过灭菌处理。

2.物理监测法

根据待灭菌物品的性能，选择所需灭菌的温度、时间、压力、浓度。根据所设定的物理参数是否能达到辅助判断灭菌效果。

3.生物监测法

每月用生物指示剂监测一次。将生物指示剂置于环氧乙烷测试包内，根据灭菌器大小，均匀选择几个点，将测试包置于灭菌器中。经过一个灭菌周期后，将生物指示剂取出培养，并设阴性和阳性对照，观察其颜色变化以判断灭菌效果。

环氧乙烷测试包分为挑战测试包和常规测试包。挑战包主要用于对灭菌器灭菌性能的考核，一般用于新购入或维修后灭菌器灭菌性能的测试。常规测试包主要用于平时的常规生物监测之用。

（1）挑战包制作方法：将一生物指示剂放入一个20 mL注射器内，去掉针头和针套，生物指示剂带孔的塑料帽应朝注射器针头处，再将注射器芯放在原位（注意不要碰及生物指示剂），另选一成人型气管插管或一个塑料注射器（内放化学指示卡），一条长25.4 cm，内径0.76 cm，管壁厚1.6 mm的琥珀乳胶管和4条全棉清洁手术巾（46 cm×76 cm），每条巾单先折叠成3层，再对折，即每条巾单形成6层，然后将叠好的巾单从下至上重叠在一起，再将上述物品放于巾单中间层，最后选两条清洁布或无纺布包裹，用化学指示胶带封扎成一个测试包。

（2）常规测试包制作方法：与挑战包制作方法类似，先将一生物指示剂放于一个注射器内（同前），再用一条全棉小手巾两层包裹后用纸塑包装袋封口即可。

（张成程）

第五节　清洗、消毒及灭菌质量监测

一、清洗质量监测

(一)器械、器具或物品清洗质量监测

日常监测应以目测为主,每件清洗后的器械、器具和物品都应检查。目测是目前全世界公认的一种清洗效果监测方法,操作简单,效果明显。材质表面光滑的器械如盆、盘、碗等,可通过肉眼直接目测检查;复杂器械、器械关节或缝隙处等,使用带光源放大镜(4～6倍)检查,以提高检查效果;管腔器械可以采用专用探条进行探查。对每件器械均应进行清洗消毒质量检查,并且重点检查齿牙、咬合面、关节等复杂部位。清洗后的器械表面及其关节、齿牙应光洁,无血渍、污渍、水垢等残留物质和锈斑视为合格。不合格器械应视污染性质进行再处理。肉眼可观测到的血渍、污渍应返回污染区重新进行清洗;放大镜下观测到的微量污渍可直接使用75%～80%的乙醇擦拭去污,乙醇仅适用于不锈钢材质或金属、玻璃等类材质。其他材质慎用,应返回污染区重新清洗或去污处理。目前国内外对清洗效果的评价方法很多,但没有一个被医院广泛接受、公认的标准方法。除目测外,监测方法还有蛋白残留量测定、潜血测试、标准污染物测试和ATP三磷酸腺苷监测等。

(二)清洗消毒设备清洗质量监测

清洗消毒设备的清洗质量应根据设备运行中显示的参数、器械清洗质量的目测检查、清洗测试物监测结果、清洗用水监测等指标综合起来分析。在设备每次运行中还应观测喷淋壁的旋转、喷水口有无堵塞等运行情况。每批次清洗的物理参数符合清洗设备厂商的技术标准,并在误差范围内视为合格;不符合标准的清洗循环,视为清洗失败,应重新进行清洗工作,清洗设备停止使用,进行检修;对清洗不合格的物品,应分析原因,并采取相应的措施。设备循环参数符合标准,而测试物监测结果不符合标准,查找原因予以纠正。

二、消毒质量监测

(一)湿热消毒监测

消毒供应中心在物品检查包装前应对其进行消毒,以保障检查包装灭菌区环境和操作人员的安全。一些物品经过消毒后会直接用于患者,因此,为保证消毒效果和质量应进行消毒质量监测。每次消毒设备运行时,通过设备自动测试打印记录,观测消毒维持的时间和温度,或A0值是否符合消毒质量标准。监测不合格,应及时查找原因或修正参数;消毒后直接使用的物品应重新消毒处理。

(二)化学消毒剂消毒监测

化学消毒剂必须以足够浓度在适当温度下保持与器械、器具或物品的表面接触特定时间,才能达到消毒的要求。不同种类的消毒剂所需的浓度、温度及暴露时间不同,必须严格按照消毒产品卫生许可批件中的规定使用,包括使用中的注意事项。应记录消毒剂监测日期、消毒剂名称、

具体监测的浓度等项目、监测结果、监测人签名等；监测记录留存≥6 个月；监测不合格应立即纠正后使用。

（三）器械消毒监测

经过消毒后可直接供应临床部门使用的器械物品应定期进行消毒效果测试，如呼吸机管路及其配件。应每季度进行消毒效果的监测，由检验室进行细菌培养。直接使用的消毒物品的抽样，则根据消毒后直接使用物品的种类而定，原则上是选取有代表性的和难于消毒的物品 3～5 件进行监测。监测结果不合格，应从清洗、消毒方面查找原因并改进，不合格的物品重新清洗消毒。

三、灭菌质量监测

（一）物理监测

由于灭菌过程的特殊性，无法用肉眼或其他直接的方法进行监测，只能通过间接的手段对其过程进行监控，物理监测指通过灭菌器自带的探头对关键物理参数进行监测和记录的方法。物理监测能马上显示监测结果，及时发现灭菌失败，对部分灭菌失败较敏感；其局限性是灭菌器温度探头一般位于排气口上方，无法监测包裹中心部位温度，监测结果只能反映灭菌器炉腔温度，如局部灭菌物品装载过密，则该部位的实际温度可能比显示的温度低。另外，物理监测的缺陷也包括了探头等需要定期校验。物理监测很重要，但不能代替化学监测和生物监测。

（二）化学监测

化学监测指利用某些化学物质对某一杀菌因子的敏感性，使其发生颜色或形体改变，以指示杀菌因子的强度（或浓度）和/或作用时间是否符合消毒或灭菌处理要求的制品。化学监测能帮助发现因不正确的包裹、不正确的装载和灭菌器故障等引起的灭菌失败。其局限性是化学监测“合格”并不能证明该监测物品无菌。化学监测仅是整个灭菌质量考核体系中的一部分，应同时结合物理监测、生物监测来综合评价灭菌过程的有效性。

（三）生物监测

生物是唯一含有活的微生物（芽孢）对该灭菌过程进行监测和挑战的监测技术。它能够直接反映该灭菌过程对微生物的杀灭能力和效果，是最重要的监测手段。因为灭菌过程的目的就是要杀灭微生物，而对灭菌过程最大的挑战来自对该灭菌过程有最大抗力的芽孢。灭菌器和灭菌循环参数的设定都是基于对特定芽孢的杀灭，生物指示剂是灭菌器和灭菌循环设计的基础和出发点，所以在实际灭菌的工作中生物指示剂的地位不可替代，是最重要的监测方法。但生物监测也不能代替物理监测和化学监测。

随着医院信息化的普及，CSSD 信息化管理也于近几年开始发展。通过信息系统获得监测数据和信息，可以评价 CSSD 的工作质量，及时发现各个科室灭菌包的储存时限，提前预警，促进 CSSD 质量标准的落实和质量的持续改进，并将 CSSD 的医院感染预防和控制关口前移，可以有效预防医院感染的发生。

（张成程）

第六节　器械清洗、消毒及灭菌操作流程的要求

一、清洗流程的要求

(一)影响因素

清洗是指去除医疗器械、器具和物品上污物的全过程，包括冲洗、洗涤、漂洗和终末漂洗。影响清洗质量的重要因素有清洁剂、清洗用水及设备。清洁剂应选择符合国家相关标准和规定，低泡、与器械的材质(如高分子、不锈钢等)、污染物种类相适宜。洗涤用自来水水质应符合GB5749—1985《生活饮用水卫生标准》的规定；纯化水应符合电导率≤15 μS/cm(25 ℃)。

(二)清洗方法

清洗不彻底，残留的污染物会形成生物膜，影响消毒质量，造成灭菌失败，并且还可造成器械锈蚀、腐蚀和损坏，缩短器械的使用寿命。因此应根据器械材质和精密程度选择有效的清洗方法。耐湿耐热的器械采用机械清洗方法；精密、复杂器械采用手工清洗方法；污染量较重的器械应进行预处理清洗后再作常规清洗；精密器械的清洗，应遵循生产厂家提供的使用说明或指导手册。手工清洗可以针对性地的去除器械上湿性、干性的血渍和污渍、锈迹、水垢、化学药剂残留、医用胶残留等。手工清洗时水温最好在15～30 ℃；去除干固的污渍应先用酶清洁剂浸泡，再刷洗或擦洗；刷洗操作应在水面下进行，防止产生气溶胶；管腔器械应用压力水枪冲洗，可拆卸部分应拆开后清洗；应选用相匹配的刷洗用具、用品，不应使用钢丝球类用具和去污粉等用品，避免器械磨损。手工清洗后的器械应及时进行消毒处理后传送到检查、包装与灭菌区，避免二次污染。清洗池、清洗用具等应每天清洁与消毒。超声波清洗水温应控制在35～45 ℃将器械放在清洗设备专用篮筐中，浸没在水面下；设定清洗时间最好为3～5分钟，可根据器械污染情况适当延长清洗时间，不宜超过10分钟；清洗时应盖好超声清洗机盖子，防止产生气溶胶。清洗消毒器清洗的器械、器具和物品应充分接触水流；器械轴节应充分打开；可拆卸的零部件应拆开；管腔类器械应使用专用清洗架；精细器械和锐利器械应固定放置；冲洗、洗涤、漂洗时应使用软水，终末漂洗、消毒时应使用纯化水。预洗阶段水温应≤45 ℃；金属器械在终末漂洗程序中应使用润滑剂。塑胶类和软质金属材料器械，不应使用酸性清洁剂和润滑剂；设备舱内、旋臂应每天清洁、除垢。清洗的环境即去污区应保持清洁，及时去除台面污染物和杂物，防止微粒污染产生。

二、消毒流程的要求

(1)消毒处理特指污染器械清洗后，进行消毒的过程，可使用化学或物理的方法杀灭或清除传播媒介上的病原微生物。消毒方法首选机械热力消毒，如自动化清洗消毒机；少量精密器械可采用75%乙醇消毒；大量手工清洗器械可采用酸性氧化电位水流动冲洗浸泡消毒，或取得国务院卫生行政部门卫生许可批件(新研发、对器械没有腐蚀性)的消毒药械进行消毒。

(2)消毒后的干燥目的是去除消毒后器械上的残留水，以防止细菌的生长和锈蚀。根据器械的材质选择适宜的干燥温度，金属类干燥温度70～90 ℃；塑胶类干燥温度65～75 ℃。无干燥设备以及不耐热器械、器具和物品可使用消毒的低纤维絮擦布进行干燥处理。穿刺针、手术吸引头

等管腔类器械，应使用压力气枪或95%乙醇进行干燥处理。不应使用自然干燥方法进行干燥。

三、灭菌流程的要求

(1)灭菌是指杀灭或清除传播媒介上一切微生物，包括细菌芽孢和非致病微生物的处理。灭菌的影响因素包括灭菌设备的效能、灭菌方法及程序的选择、操作人员技能水平等、灭菌前的清洗去污、制作包装等。因此，灭菌操作人员需要全面了解和掌握质量要求，严格执行灭菌操作规程和进行全面的灭菌过程质量监测和质量追溯，以保证灭菌成功。

(2)常规灭菌方法包括热力灭菌和低温灭菌方法。热力灭菌方法包括湿热灭菌法和干热灭菌法。湿热可使菌体蛋白凝固、变性；干热可使菌体蛋白氧化、变性、碳化和使电解质浓缩引起细胞的死亡。湿热灭菌方法中的压力蒸汽灭菌方便、效果好、无毒，因此，是目前医院消毒供应中心使用主要的灭菌方法。医院消毒供应中心常用灭菌设备还有干热灭菌器、低温环氧乙烷灭菌器、过氧化氢等离子低温灭菌器等。

(张成程)

第七节 手 消 毒

一、外科手消毒

外科手消毒是手术前医务人员手与前臂的消毒过程，包括外科手术前医务人员用肥皂(皂液)和流动水洗手，再用手消毒剂清除或者杀灭手部暂居菌和减少常居菌等环节。

(一)外科手消毒应遵循以下原则

先洗手，后消毒；不同患者手术之间、手套破损或手被污染时，应重新进行外科手消毒。

(二)洗手方法与要求

洗手之前应先摘除手部饰物，并修剪指甲，长度应不超过指尖；取适量的清洁剂清洗双手、前臂和上臂下1/3，并认真揉搓。清洁双手时，应注意清洁指甲下的污垢和手部皮肤的皱褶处；流动水冲洗双手、前臂和上臂下1/3；使用干手物品擦干双手、前臂和上臂下1/3。

(三)外科手消毒方法

1.冲洗手消毒方法

取适量的手消毒剂涂抹至双手的每个部位、前臂和上臂下1/3，并认真揉搓2～6分钟，用流动水冲净双手、前臂和上臂下1/3，无菌巾彻底擦干。流动水应达到相关要求。特殊情况水质达不到要求时，手术医师在戴手套前，应用醇类手消毒剂在消毒双手后戴手套。手消毒剂的取液量、揉搓时间及使用方法遵循产品的使用说明。

2.免冲洗手消毒方法

取适量的免冲洗手消毒剂涂抹至双手的每个部位、前臂和上臂下1/3，并认真揉搓直至消毒剂干燥。手消毒剂的取液量、揉搓时间及使用方法遵循产品的使用说明。

(四)外科手消毒产品的选择

美国强调持续杀菌能力，欧盟强调杀真菌能力，我国已有的手消毒剂卫生标准并未对此有特

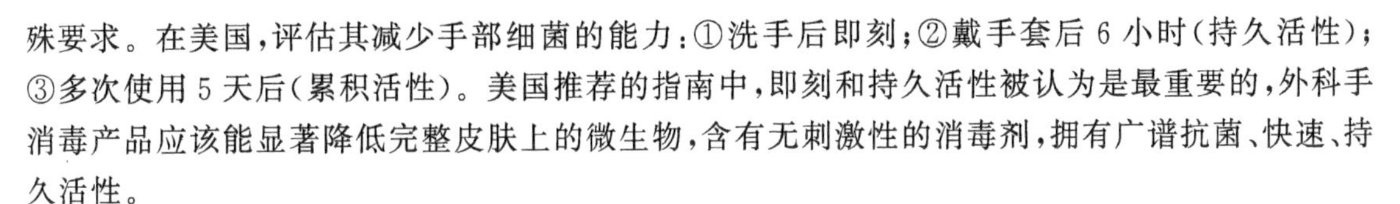

殊要求。在美国,评估其减少手部细菌的能力:①洗手后即刻;②戴手套后6小时(持久活性);③多次使用5天后(累积活性)。美国推荐的指南中,即刻和持久活性被认为是最重要的,外科手消毒产品应该能显著降低完整皮肤上的微生物,含有无刺激性的消毒剂,拥有广谱抗菌、快速、持久活性。

(五)外科手消毒设施

(1)应配置洗手池。洗手池设置在手术间附近,水池大小、高矮适宜,能防止洗手水溅出,池面应光滑无死角易于清洁。洗手池应每天清洁与消毒。

(2)洗手池及水龙头的数量应根据手术间的数量设置,水龙头数量应不少于手术间的数量,水龙头开关应为非手触式。

(3)应配备清洁剂。肥皂应保持清洁与干燥。盛放皂液的容器宜为一次性使用,重复使用的容器应每周清洁与消毒。皂液有浑浊或变色时及时更换,并清洁、消毒容器。

(4)应配备清洁指甲用品;可配备手卫生的揉搓用品。如配备手刷,手刷应柔软,并定期检查,及时剔除不合格手刷。

(5)手消毒剂应在卫生行政部门备案,有效期内使用。

(6)手消毒剂的出液器应采用非手触式。消毒剂宜采用一次性包装,重复使用的消毒剂容器应每周清洁与消毒。

(7)应配备干手物品。干手巾应每人一用,用后清洁、灭菌;盛装消毒巾的容器应每次清洗、灭菌。

(8)应配备计时装置、洗手流程及说明图。

(六)注意事项

(1)不应戴假指甲,保持指甲和指甲周围组织的清洁。

(2)在整个手消毒过程中应保持双手位于胸前并高于肘部,使水由手部流向肘部。

(3)洗手与消毒可使用海绵、其他揉搓用品或双手相互揉搓。

(4)术后摘除外科手套后,应用肥皂(皂液)清洁双手。

(5)用后的清洁指甲用具、揉搓用品如海绵、手刷等,应放到指定的容器中;揉搓用品应每人使用后消毒或者一次性使用;清洁指甲用品应每天清洁与消毒。

二、卫生手的消毒

卫生手消毒是指手的预防性消毒的过程。医务人员用手消毒剂揉搓双手,以减少手部暂居菌的过程。

(一)原则

洗手与卫生手消毒应遵循以下原则:①手部有血液或其他体液等肉眼可见的污染时,应用肥皂(皂液)和流动水洗手;②手部没有肉眼可见污染时,宜使用速干手消毒剂消毒双手代替洗手;③医务人员在下列情况时应先洗手,然后进行手卫生消毒:接触患者的血液、体液和分泌物及被传染性致病微生物污染的物品后;直接为传染病患者进行检查、治疗、护理或处理传染患者污物之后。

(二)规范

我国WS/T 313—2009《医务人员手卫生规范》规定在下列情况下,医务人员可根据上述原则选择洗手或使用速干手消毒剂。

(1)直接接触每个患者前后,从同一患者身体的污染部位移动到清洁部位时。

(2)接触患者黏膜、破损皮肤或伤口前后,接触患者的血液、体液、分泌物、排泄物、伤口敷料等之后。

(3)穿脱隔离衣前后,摘手套后。

(4)进行无菌操作、接触清洁、无菌用品之前。

(5)接触患者周围环境及物品后。

(6)处理药物或配餐前。

(三)方法

医务人员卫生手消毒应遵循以下方法。

(1)取适量的速干手消毒剂于掌心。

(2)每个步骤认真揉搓双手至少 15 秒,应注意清洗双手所有皮肤,包括指背、指尖和指缝,具体揉搓步骤为:①掌手相对,手指并拢,相互揉搓;②手心相对,双手交叉指缝相互揉搓,交换进行;③掌心相对,双手交叉指缝相互揉搓;④弯曲手指使关节在另一手掌心旋转揉搓,交换进行;⑤右手握住左手大拇指旋转揉搓,交换进行;⑥将五个手指尖并拢放在另一手掌心旋转揉搓,交换进行。

(3)揉搓时保证手消毒剂完全覆盖手部皮肤,直至手部干燥。

(四)卫生手消毒设施

应配备合格的速干手消毒剂,并应方便医务人员使用。卫生手消毒剂应符合下列要求:①应符合国家有关规定;②宜使用一次性包装;③医务人员对选用的手消毒剂应有良好的接受性,手消毒剂无异味、无刺激性等。

三、手消毒剂的进展

手消毒剂是应用于手消毒的化学制剂,如乙醇、异丙醇、氯己定、碘伏等。

(一)醇类

当手未被致病菌明显玷污时,醇类手消毒剂是国际权威卫生机构推荐使用的最佳手部卫生用品。目前大多数以醇类为基础的手消毒剂含有乙醇、丙醇或异丙醇或两种成分的复方。醇类的抗菌活性主要是使蛋白质变性。60%～80%的醇类抗菌活性最强,浓度越高,有效性越低,这主要是由于蛋白质在缺水的情况下不容易变性。醇类在体外试验中对革兰阳性(G^+)和革兰阴性(G^-)菌(包括多种耐药菌如 MRSA 和 VRE)、结核分枝杆菌和多种霉菌都有非常好的杀菌作用,然而对芽孢和原生动物虫卵没有活性。乙醇很容易灭活亲脂性病毒和许多亲水性病毒(如腺病毒、鼻病毒和轮状病毒,但不包括甲型肝炎病毒,对乙型肝炎病毒的杀灭效果尚有争议),杀灭真菌孢子则需要适当延长时间。

醇类不是好的清洁剂,当手脏或有明显可视的含蛋白质的物质时,不推荐使用醇类,建议使用肥皂和水洗手。醇类用于皮肤能快速杀菌,但是没有持久(残留)活性。氯己定、季铵盐或三氯生加入醇类配方可产生持久活性。频繁使用乙醇进行手消毒会导致皮肤干燥,除非加入保湿剂和其他护肤因子。例如解决乙醇干燥的问题可以通过添加 1%～3%的甘油和其他护肤因子。即使含有保湿剂,耐受度较好的醇类手消毒剂也会引起破损(切口、磨损)皮肤的刺痛。伴有浓烈香味的醇类手消毒剂会导致很多呼吸道过敏的医护人员难以耐受。醇类手卫生产品受很多因素的影响,包括醇类的种类、浓度、接触时间、使用乙醇的量和使用醇类时手是否湿润等,少量

(0.2～0.5 mL)乙醇洗手并不比普通肥皂和水洗手更有效。理想用于手消毒的乙醇量未知,且可能因为不同配方有所不同。然而通常如果揉搓双手不到10秒双手感觉干,则说明使用乙醇的量不够。乙醇性湿纸巾只含有少量乙醇,与肥皂和水洗手比较有效性并不高。

医院中常用的醇类手消毒液包括液体剂、凝胶和泡沫剂。很少有数据显示各种类型手消毒剂的相对有效性。一个小型研究发现乙醇类凝胶在降低医护人员手部菌落的有效性方面低于液体剂。最近研究发现相同的结论,液体剂在降低医护人员手部菌落上显著性优于测试凝胶。但目前已经发现新一代的凝胶配方比以前的版本有更好的抗菌有效性。更多的关于乙醇液体和凝胶对降低医院相关性感染的有效性研究有待开展。此外值得考虑的是医务人员的依从性,即如果体外试验有效性低的凝胶使用更加广泛,则其总体使用效果也许更好。

尽管醇类手消毒剂具有显见的益处,但它确实存在局限性,最突出的一点是醇类手消毒剂使用后不能从手上移走污垢和其他污物,也不能杀死类似炭疽或艰难梭菌之类的细菌孢子。最新的研究重点是提高手消毒剂对难杀死、无包膜病毒的效果。已经有几项研究报告描述了醇类手消毒剂在杀死无包膜病毒方面的有效性,这些手消毒剂均是在醇消毒的基础上,增添了可加强醇对特殊病毒杀灭效果的成分。

(二)氯己定

氯己定本身难溶于水,但其葡萄糖酸的形式是水溶性的。抗菌活性似乎是黏附并破坏细胞浆膜,导致细胞内容物沉淀。氯己定的即刻抗菌活性比乙醇慢。它具有很好的抗 G^+ 菌作用,对 G^- 和霉菌的作用较弱,对分枝杆菌作用小,对芽孢无效。体外试验显示对有包膜的病毒如疱疹病毒、HIV、巨细胞病毒、流感病毒和呼吸道合胞病毒有效,但明显对无膜的病毒如轮状病毒、肠道病毒和腺病毒有效性较低。氯己定的抗菌活性不受有机物质包括血液的影响。因为氯己定是阳离子分子,它的活性会被天然肥皂、各种无机阴离子、阴离子的表面活性剂及含阴离子乳化剂的护手霜减弱。葡萄糖酸氯己定已被大量用于手卫生产品。氯己定通过皮肤吸收很少见。使用1%及以上浓度的氯己定应注意避免接触眼睛,因为氯己定可以导致结膜炎和严重的角膜损伤。因为耳毒性,应避免在内耳和中耳的手术中使用。应避免和脑组织与脑膜接触。皮肤刺激和浓度有关,频繁使用4%氯己定洗手易导致皮炎。变态反应不常见。偶然的几起医院感染暴发和氯己定污染有关。氯己定耐药也有报道。

氯己定具有明显的残留活性。低浓度(0.5%～1.0%)的氯己定加上乙醇比单纯乙醇具有显著性的残留活性,且氯己定具有很好的安全性。目前医院使用的手消毒剂,多数是乙醇与氯己定的复合制剂,除了这两种主要成分,还有很多其他的成分,如护肤成分等。复合制剂可以增加消毒效果。因为乙醇作用快,但持续时间短;而氯己定作用起效慢,但持续时间较长,两者合用可以互补。外科手消毒用有效含量≥2 g/L 氯己定-乙醇(70%,体积比)溶液,使用方法及作用时间应遵循产品使用说明。

(三)氯二甲酚

氯二甲酚的抗菌作用是使细菌的酶明显失活,并破坏细胞壁。体外试验对 G^+ 和 G^- 菌、分枝杆菌和许多病毒有同等的活性作用。氯二甲酚对铜绿假单胞菌的作用较小,加入二胺四乙酸乙醇(EDTA)可以增加对假单胞菌属和其他病原体的活性。

过去25年来,很少有关于氯二甲酚用于医护人员的文章发表,研究的结论有时也是相互矛盾的。将氯二甲酚用于外科洗手,有报道称3%氯二甲酚和4%葡萄糖酸氯己定相比较具有即刻和持久活性。而另外有研究发现氯二甲酚的即刻和持久活性比葡萄糖酸氯己定和碘伏差。不同研究之间的分歧可能是由于所含浓度、配方的不一致性或是否含有 EDTA 所致。有研究总结认为氯二甲酚作用没有葡萄糖酸氯己定和碘伏快，而残留活性比葡萄糖酸氯己定弱。

氯二甲酚的活性受有机物的影响较小，但易被非离子表面活性剂中和。氯二甲酚一般耐受性较好，相关过敏不常见；会被皮肤吸收；有效浓度为 0.30%～3.75%。

(四)六氯酚

六氯酚是双酚类化合物，包括两个酚基团和三个氯。20 世纪 50 年代和 20 世纪 60 年代初，3%的六氯酚广泛用于卫生洗手、外科洗手和医院内新生儿洗澡。抗菌活性和引起微生物重要酶系统失活有关。六氯酚是抑菌剂，对金黄色葡萄球菌有很好的作用，但对 G^- 杆菌、霉菌和分枝杆菌的作用较弱。

对六氯酚用于洗手和术前消毒液的研究证实单次洗手后已有适当的作用。多次使用后六氯酚有几小时的持久活性，并逐渐降低手上的菌落(累积效应)。事实上重复使用 3%六氯酚，药物会被皮肤吸收，婴儿洗澡和常规使用 3%六氯酚洗手，血液六氯酚水平为百万分之 0.1～0.6。早在 20 世纪 70 年代，使用六氯酚婴儿洗澡有时会产生神经毒性(黄斑变性)。结果 1972 年美国 FDA 警告六氯酚不再常规用于婴儿洗澡。而医院内不再使用六氯酚婴儿洗澡后，大量的调查发现和医院相关的金黄色葡萄球菌感染事件明显上升了。很多例子说明重新使用六氯酚进行婴儿洗澡后，感染的发生率下降。然而目前的指南建议不要使用六氯酚进行婴儿洗澡，因为存在潜在的神经毒性。美国 FDA 未将六氯酚归于安全和有效的抗菌消毒剂，因为皮肤吸收率和毒性作用高，含有六氯酚的产品应该避免使用。

(五)碘和碘伏

从 1800 年起，碘已经被广泛认为是有效的消毒剂。然而因为碘会刺激皮肤及引起皮肤着色问题，碘伏因其杀菌有效性已大部分替代碘。

碘分子快速渗透细胞壁，导致蛋白合成困难和细胞膜改变。碘伏为有效碘、碘化物或三碘化物和高分子聚合物。碘分子的量(“游离碘”)确定了碘伏的抗菌活性。碘和各种聚合物结合可以提高碘的溶度，并可促进碘离子持续释放，降低皮肤的刺激。碘伏的抗菌活性会受到 pH、温度、暴露时间、有效碘浓度、有机物和无机物化合物(如乙醇和清洁剂)的影响。

碘和碘伏对 G^+、G^- 菌和很多芽孢形式的细菌(梭菌属、杆菌属)有效，对分枝杆菌、病毒和霉菌也有效。然而用于消毒的碘伏浓度通常不能杀死芽孢。人体试验已经证实这类消毒剂可以降低可能来源于医护人员手上的微生物。在美国 FDA 中将 5%～10%的碘伏归为安全和有效的医护人员手消毒剂。碘伏使用后的持久活性有很多争议。有研究显示持久活性为 6 小时，但是很多其他的研究证实使用碘伏洗手后持久活性为 30～60 分钟。在人体试验中，碘伏的活性会被有机物如血液或唾液显著性降低。大多数用于手卫生的碘伏含有 7.5%～10.0%聚维酮碘。含更低浓度聚维酮碘的碘伏也有很好的抗菌活性，稀释会提高游离碘的浓度。然而游离碘的量越大，皮肤刺激性也越大。碘伏对皮肤的刺激和产生的变态反应比碘少，但是比其他消毒剂在手卫生中引起的接触性皮炎要多。偶尔由于工艺原因会出现 G^- 菌的污染，并导致感染的暴发或假暴发。外科手消毒用碘伏消毒液原液擦拭揉搓作用至少 3 分钟。

(六)季铵盐类化合物

尽管美国 FDA 在 1994 年颁布的暂定最终规范中将季铵盐类归于“种类Ⅲ”(即效率不高)的活性物种类，但仍有几种市售的手消毒剂以苯扎氯胺或苯扎溴铵作为活性物。专家一般将季铵盐类手消毒剂定位为替代醇类手消毒剂、无灼烧感的手消毒剂，或满足使用者偶发性或有意的潜在消费需求，这些都是季铵盐类的正面作用，但有效性和对皮肤的刺激性或敏感性（变态反应）是其不足之处，尚需得到进一步的科学论证。

季铵盐类的抗菌活性归因于它对胞质膜的吸附性并导致低分子量胞质成分的缺失。季铵盐是最早用于抑制细菌和真菌的季铵葡萄糖苷类化合物。季铵盐对 G^+ 菌的杀灭作用优于对 G^- 菌，对分枝杆菌和真菌的抑活性则相对较弱，对脂包膜病毒的作用也不大。由于季铵盐的作用部位瞄准了细胞膜，因而它们对非包膜病毒也没有活性。其抗菌活性会受到有机物的影响，并且可能被阴离子表面活性剂和非离子表面活性剂、水、蛋白质和其他物质所中和。

通常季铵盐化合物耐受性较好。不过由于对 G^- 菌的作用弱，苯扎氯胺有可能会被这一类细菌污染。大量感染暴发的发生与季铵盐化合物被 G^- 细菌污染有关。因为这个原因，在美国最近 20 年已很少使用该类化合物作为手消毒剂了。然而更新的苯扎氯胺和苯扎溴胺洗手产品已经推广用于医护人员洗手。最近在外科 ICU 医护人员中作临床研究发现用含有季铵盐化合物的产品擦手，效果与肥皂和水洗手相似，但两者的效果都比乙醇性手消毒剂差。

(七)三氯生

三氯生在水中的溶解性差，但易溶于醇类。三氯生可通过损害细胞膜杀死微生物。三氯生有一定的抗菌谱，但是偏向于抑菌。最小抑菌浓度为 0.1～10.0 μg/mL，而最小杀菌浓度为 25～500 μg/mL。在较低浓度下，三氯生就能表现出抑菌性，并对烯酰还原酶具有靶向性，而烯酰还原酶是生物体进行脂肪酸合成的重要物质。三氯生对 G^+ 菌（包括 MRSA）的作用强于 G^- 杆菌（尤其是铜绿假单胞菌），除了对 G^+ 和 G^- 菌具有低活性外，对大多数细菌均表现出广谱抗菌性。三氯生对分枝杆菌和假丝酵母菌属有一定的活性，但是对细丝真菌的活性较弱。从配方角度考虑，三氯生的水溶性相当差，而且倾向于随表面活性剂进入胶束。因此，很难在配方中维持其抗菌活性。目前关于三氯生的数据许多被用来评价含三氯生手消毒产品的有效性，但几乎没有什么数据是用来支持三氯生用于免洗产品。由于三氯生的环境累积性和存在的潜在健康危险性引起了广泛的注意，美国 FDA 已禁止此类产品用于普通民用洗手液和沐浴液。

大量研究发现三氯生对细菌菌落的降低数比氯已定、碘伏和乙醇产品低。就像氯己定，三氯生也有皮肤上的持久活性。它在医疗产品中的活性会受 pH、表面活性因子或保湿剂和部分配方中离子的影响。三氯生的活性不受有机物的影响，但可能会受某些配方中表面活性因子的凝胶形态的影响。大多数浓度低于 2%的三氯生都有很好的耐受性并很少引起变态反应。很多报道认为提供含三氯生的产品给医护人员手消毒可以减少 MRSA 引起的感染。三氯生对 G^- 杆菌缺乏足够的抗菌活性会导致偶然有三氯生被污染的报道。

(八)其他消毒剂

100 多年前已有研究证实使用次氯酸洗手对降低产妇由于产褥热而导致的病死率有重要意义，并有研究发现用 4%次氯酸溶液洗手大约 5 分钟直至手部光滑，其有效性是 60%异丙醇使用 1 分钟的 30 倍。然而次氯酸反复使用会对皮肤造成严重刺激，并且气味难闻，所以现在已很少用于手卫生。

美国 FDA 正在评估大量用于临床消毒的消毒剂，然而没有对其用于医护人员的手卫生作出足够的评估。使用传统不同浓度的消毒剂（如低浓度的碘伏）或新成分的消毒剂产品可能被推广用于医护人员手消毒。例如初步研究已经证实在乙醇中加入含银的聚合体在动物和人体身上有持久活性。体外试验具有很好活性的化合物必须做人体试验以证实它能够去除医护人员手上的常驻菌和暂驻菌。

（张成程）

第八节 医院环境的消毒

一、医院环境微生物污染

(一)医院物体表面微生物污染状况及与医院感染的关系

医院环境特别是物体表面是一个巨大的储菌库,物体表面存在着多种多样的细菌、真菌、病毒、衣原体等微生物。大多数病原体可以通过附着在微滴、皮屑或灰尘颗粒上而分散在病区空气中,也可以最终沉淀在地板及柜子、窗帘、床单、电脑、电话和所有诊疗设备表面,还有一些病原菌,如假单胞菌属多聚集在如水槽、淋浴和浴缸等潮湿的地方,而难辨梭状芽孢杆菌和耐万古霉素肠球菌(VRE)则常污染厕所或便桶。

国外对物体表面微生物污染的关注较早,在20世纪70年代以前,医院感染控制人员对医院物体表面进行常规采样监测。结果显示,医院物体表面细菌污染很普遍,病房内地面和其他物体表面普遍受到潜在致病菌如金黄色葡萄球菌、肠球菌和革兰阴性细菌污染,但这并不能说明物体表面微生物污染是医院感染的来源。20世纪70年代以后,美国CDC和美国医院协会认为医院感染率与空气或环境物体表面一般微生物污染水平无关,因而不再提倡对医院物体表面进行连续的常规监测。但是近年来,物体表面污染在医院感染传播中的作用重新受到重视,认为特别是患者诊疗区域频繁接触的物体表面,在病原体传播过程中发挥重要作用。研究显示具有流行病学意义的能够导致医院感染的微生物检出率往往很高,某些病原菌包括艰难梭菌芽孢、耐万古霉素肠球菌(VRE)、耐甲氧西林金黄色葡萄球菌(MRSA)、肺炎克雷伯菌和鲍曼不动杆菌,在干燥的物体表面可以存活4～5个月或更长时间,诺沃克病毒和流感病毒以及真菌如白色念珠菌,也能持续在医院的环境中存活很长时间,这使它们有机会被重新转移并传播到患者身上。Dr.Boyce等对MRSA感染患者周围的10个常接触表面进行病原微生物培养,发现平均有59%的接触表面被MRSA污染,其中以床架(100%被污染)、血压计袖带(88%被污染)、电视遥控器(75%被污染)、床头柜(63%被污染)、洗手盆(63%被污染)被污染的程度较严重。另一项研究表明,感染MRSA和VRE的风险与患者所住的病房前一位患者是否感染MRSA或VRE有关。这从另一个角度证实了环境中的MRSA、VRE可以导致MRSA、VRE的医院内感染。物体表面微生物污染可以通过直接接触的传播方式将病原菌传播给患者,同时还能间接的经由医务人员的手进行病原菌的传播。Dr.Hayden等对没有直接接触VRE感染患者,但触及过患者病室内物体表面的医务人员手套取样,发现有52%被VRE污染。一项在实验室模拟条件下的研究证明,微生物从物体表面到手的传播效率为27.59%～65.80%,为物体表面微生物污染能通过医务人员的手间接导致院内感染的可能性提供了有利的证据。中国疾病预防控制中心在“全国医院消毒与感染控制监测项目”中开展了医院频繁接触的物体表面细菌菌落总数和(条件)致病菌监测,在随机采样监测的情况下,我国医院有5%以上的物体表面细菌总数超标明显;部分科室甚至有5%以上的物体表面细菌总数超过10^3 cfu/cm^2,物体表面(条件)致病菌检出率在8.3%～30.1%,特别是在ICU和血透室检出率很高,且发现(条件)致病菌检出率与菌落总数呈正相关。综上数据说明,医院内病原体可以通过污染物体表面直接以及间接传播给患者,是医院内病原体传播的主要途径之一，尤其邻近患者诊疗区域频繁接触的物体表面上的病原菌在医院内感染的过程起着重要作用。

(二)物体表面消毒在医院感染控制中的作用

清洁是用清水或去污剂清除物体表面的污垢及部分微生物的过程，它是维护医院环境的一项基础工作。许多研究结果表明，清洁是减少医院感染干预措施中的一个重要组成部分，但是清洁只能移除病原体，并不能彻底阻断病原体的传播。清洁巾在对环境进行清洁时，很容易使病菌从一个表面转移到另一个表面，反而造成了污染。Dr.Barker 等的研究表明，诺如病毒污染的物表用清洁剂清洗后，物体表面 100%仍有诺如病毒的污染。不仅如此，抹布清洗后再擦干净的表面，原来干净的表面也沾染有诺如病毒，而且清洁人员的手也被污染。

消毒是指清除或杀灭人体表面和外部环境中的病原微生物或其他有害微生物，使之达到无害化的一个过程。大量研究显示，物体表面消毒能够减少病原微生物负载水平，消毒后微生物菌落总数会显著降低，致病菌的检出率也会显著降低，并可杀灭或清除已污染的致病微生物和多重耐药菌，对切断病原菌传播途径，减少医院感染具有重大意义。Mahamat 等人在一系列研究中，发现在对 MRSA 感染或定植患者的病房使用含氯消毒剂进行终末消毒后，医院内 MRSA 的感染率下降 27%，而在第二年 5 月份停止此项措施后换用普通清洁剂做终末除菌，MRSA 的感染率增加 28.1%。充分证明了环境的清洁消毒对减少医院内感染的重要性。

在控制传染病和医院感染的暴发流行的过程中，提高环境物体表面的消毒效果对控制医院感染暴发至关重要。医院感染暴发现场研究发现，仅对环境进行清洁是不够的，致病菌如鲍曼不动杆菌、艰难梭菌、MRSA、铜绿假单胞菌和 VRE 等引起的医院感染暴发期间，在对患者进行隔离、接触预防、加强手卫生及单纯清洁环境物体表面往往不能控制这些感染的暴发。当将单纯清洁改为用含氯消毒剂(500～600 mg/L)对物体表面进行消毒后，能降低物体表面的污染，检出致病微生物的平板上平均菌数就会明显降低。Dr.Markogiannakis 等的研究结果已证实，在多耐药不动杆菌属感染发病率高的重症病区，加强环境表面及医用仪器的清洁消毒、手卫生和对医护人员的教育，可降低多耐药不动杆菌属感染的发病率。在关闭该病区并且对它进行彻底消毒后的 4 个月中，多耐药不动杆菌属感染的发病率为 0。其他类似研究发现，无论是对病区所有病房环境物体表面或仅对艰难梭菌相关腹泻患者所在的病房物体表面用含氯消毒剂进行消毒均能控制艰难梭菌相关腹泻的流行。在另一项对骨髓移植病房有艰难梭菌相关腹泻流行的干预试验表明，在将用于患者病房环境物体表面消毒的消毒剂从季铵盐改为次氯酸盐溶液后，骨髓移植患者中与艰难梭菌有关腹泻的发病率显著的降低，从每 1 000 例患者住院日发病 8 例降为 3 例，而重新改为季铵盐后，每 1 000 例患者住院日发病又恢复到 8 例。

所以，物体表面消毒对于减少病原微生物负载水平，杀灭或清除已污染的致病微生物和多重耐药菌，控制医院感染暴发具有重要作用。在目前手卫生依从性较低的情况下，物体表面的消毒，尤其是对感染的重点部门、患者诊疗区域频繁接触的物体表面消毒显得尤为重要。

二、空气消毒

空气是很多感染性疾病的传播媒介，由于空气中微生物多以气溶胶形态存在，颗粒小，可以随着气流运动扩散，因此，空气消毒是医院感染防控的重要措施，对医院感染防控的高危区域来说更是如此。医院应根据临床科室的感染风险评估结果，采取适宜的空气消毒措施，使其室内空气质量符合国家相应标准的要求。室内空气消毒主要手段包括过滤或静电除菌、消毒剂熏蒸、喷雾及臭氧、紫外线杀菌等。近年来,国内外空气消毒也在研发一些新技术,如等离子体技术、光催化、溶菌酶、金属离子抗菌剂等,我国在中草药如艾烟空气消毒方面也有积极探索,但尚未在医院内广泛使用,其杀菌效果也有待提高。

等离子体空气消毒的原理是电晕线在高压正脉冲电源作用下产生正脉冲电晕放电,形成稳定的等离子体,微生物经过等离子体区域时,受到高强度电场效应,高速粒子击穿效应的作用,并受到等离子体云中高能紫外线光子和活性自由基的作用,破坏菌体蛋白质和核酸而死亡,从而达到消毒目的。

纳米光催化材料的空气净化原理是在一定强度的紫外线照射下,使二氧化钛固体表面生成空穴,同时也生成电子空穴使水分子氧化,电子使空气中的氧还原,生成活性基团·OH和氧负离子,·OH氧化能力较强,使得有机物质和有害气体起氧化还原反应,分解成水和CO_2,具有净化空气的能力。常用的半导体纳米粒子有二氧化钛氧化锌、硫化镉、三氧化钨、铍等,其中以二氧化钛最为常用。

人工负离子空气净化的原理是将直流高压电源的输出端与电晕线连接,当接通电源时,电晕线可产生大量的空气负离子,微生物在高能紫外线光子和活性自由基的作用下,菌体蛋白质和核酸被破坏而死亡。

近年来,除了空气消毒技术的革新,在管理和技术要求方面,我国也出台了一系列技术规范和标准,如《医疗机构消毒技术规范》(WS/T367—2012)、《医院洁净手术部建筑技术规范》(GB50333—2013)、《医院空气净化管理规范》(WS/T368—2012)、《公共场所集中空调通风系统卫生规范》(WS394—2012)、《公共场所集中空调通风系统清洗消毒规范》(WS/T396—2012)等,对医疗机构各类区域空气消毒作出了明确规范要求。

(一)手术室

手术室按照建设类别可分为洁净手术室和非洁净手术室,分别采取不同的消毒方式对空气进行消毒处理。

洁净手术室采取空气洁净技术,对手术室空气进行循环、过滤,按照不同洁净级别的设计要求,通过空气的初效过滤、中效过滤和高效过滤,减少空气中的尘埃颗粒及微生物,达到消毒目的。我国住房和城乡建设部与国家市场监督管理总局联合发布的《医院洁净手术部建筑技术规范》(GB50333—2013)对洁净手术部建设与管理进行了详细的规定,特别要求负压手术室顶棚排风口入口处以及室内回风口入口处均必须设高效过滤器,并应在排风出口处设止回阀,回风口入口处设密闭阀。正负压转换手术室,应在部分回风口上设高效过滤器,另一部分回风口上设中效过滤器;当供应负压使用时,应关闭中效过滤器处密闭阀,当供应正压使用时,应关闭高效过滤器处密闭阀。

非洁净手术室可选用下列设备或装置进行消毒空气:安装循环风紫外线空气消毒器或静电吸附式空气消毒器、紫外线杀菌灯,以及其他能使消毒后空气中的细菌总数不超过4 cfu/(15/30 min·9 cm直径平皿)、获得国家卫健委消毒产品卫生许可批件或在省级卫生计生行政部门备案的其他空气消毒产品;也可选择安装空气净化消毒装置的集中空调通风系统。

(二)隔离病房

隔离病房分为两类,一类为传染病隔离病房,用于传染源隔离,主要执行消毒隔离措施,预防病原微生物从患者及其污染区域向外扩散,防止感染发生。另一类为保护性隔离病房,主要是保护免疫力低下的易感患者处于相对洁净的环境中，免于微生物侵袭，如重症监护病房、骨髓移植病房等，这类环境可采取净化空调系统对空气进行净化消毒处理，使之达到相应的洁净度要求；同时，选择使用的空气消毒产品应能使消毒后空气中的细菌总数≤4 cfu/(15/30 min·9 cm直径平皿)。使用空气洁净技术的隔离病房，应保证空气流向由洁到污并使污染区域保持相对负压。

(三)传染病病房

传染病病房可选用的空气净化消毒方式包括通风、循环风紫外线空气消毒器或静电吸附式空气消毒器净化消毒、紫外线灯照射消毒、化学消毒液喷雾或熏蒸消毒，以及其他能使消毒后空气中的细菌总数≤4 cfu/(5 min·9 cm 直径平皿)且获得国家卫健委消毒产品卫生许可批件或在省级卫生计生行政部门备案的其他空气消毒产品；也可在集中空调通风系统加装净化消毒装置进行空气净化消毒。

需要注意的是，呼吸道传染病患者所处场所应该选用以下方法：负压隔离病房，安装空气净化消毒装置的集中空调通风系统等；受客观条件限制的医院可采用通风，包括自然通风和机械通风，宜采用机械排风，通过稀释，降低空气中病原微生物浓度，减少或消除感染风险。

(四)普通病房及相关区域

医院内普通病房及相关区域的空气消毒一般情况下通风即可，也可采用循环风紫外线空气消毒器或静电吸附式空气消毒器、紫外线杀菌灯、化学消毒液等进行消毒，以及选取获得国家卫健委消毒产品卫生许可批件或在省级卫健委生行政部门备案的其他空气消毒产品；必要时，也可选用集中空调通风系统装置进行空气净化消毒。

(五)集中空调系统

集中空调系统宜设置去除送风中微生物、颗粒物和气态污染物的空气净化消毒装置，其新风应直接取自室外，不应从机房、楼道及天棚吊顶等处间接吸取新风。集中空调系统的新风口应设置防护网和初效过滤器，送风口和回风口应设置防虫媒装置，设备冷凝水管道应设置水封。中央空调的通风系统清洁十分重要，但由于清洁面积大且纵横交错，容易成为卫生死角，由此造成的室内空气污染问题严重。传统人工清洁方式费时费力，且清洁效果不佳，已不能满足现实的需要，利用机器人进行清洁的空调清洁业正在悄然兴起。集中空调系统加湿方式宜选用蒸汽加湿，选用自来水喷雾或冷水蒸发的加湿方式应有控制军团菌等繁殖的措施。集中空调使用过程中，要严格注意预防引发军团菌等的感染，措施包括开放式冷却塔的设置应远离人员聚集区域、建筑物新风取风口或自然通风口，不应设置在新风口的上风向，宜设置冷却水系统持续消毒装置；开放式冷却塔应设置有效的除雾器和加注消毒剂的入口等。在日常监测中，集中空调系统冷却水和冷凝水中不得检出嗜肺军团菌，并应对集中空调系统相关部位进行定期清洗。当空气传播性疾病暴发流行时，应每周对运行的集中空调系统的开放式冷却塔、过滤网、过滤器、净化器、风口、空气处理机组、表冷器、加热(湿)器、冷凝水盘等设备或部件进行清洗、消毒或者更换。近年来，静电等离子加光催化中央空调清洁技术将静电等离子技术和光催化技术结合起来，为解决中央空调空气污染问题提供了一种可供选择的新方法。

三、物体表面消毒

(一)消毒关注的重点部位

越来越多的研究表明，医院住院患者诊疗区域内频繁接触的物体表面在医院感染病原微生物传播过程中具有重要意义，因此医院在物体表面消毒工作中应对物体表面分类管理，区别对待，重点加强频繁接触物体表面的消毒。我国GB15982－2012《医院消毒卫生标准》和WS/T367－2012《医疗机构消毒技术规范》均对医院物体表面分类提出了要求，包括低度危险的诊疗用品（如血压计袖带、听诊器等），频繁接触的物体表面（如治疗车、床栏、床头柜、门把手、灯开关、水龙头等）、患者生活卫生用品（如毛巾、面盆、痰盂、便器、餐饮具等，室内用品如桌子、椅子、凳子、床头柜等）、床单元（含床栏、床头柜等）。要求部分物体表面以清洁为主，频繁接触的表面定期清洁和/或消毒，遇明显污染随时去污、清洁与消毒。感染性疾病科、重症监护病区、保护性隔离病区（如血液病病区、烧伤病区）等重点科室、耐药菌及多重耐药菌污染的诊疗场所应做好随时消毒和终末消毒。并特别要求，拖布（头）和抹布宜清洗、消毒，干燥后备用，推荐使用脱卸式拖头。物体表面的消毒方法，采用中、低效的消毒剂消毒。

美国CDC和HICPC联合发布的《医疗卫生机构环境感染控制指南》和《医疗机构消毒灭菌指南》将环境物体表面分为两大类，一是医疗表面（如医疗仪器按钮或把手、推车、牙床等），二是卫生表面（如地板、墙面、桌面等）。卫生表面分为两类，一是很少接触的表面（如地面、天花板等），二是频繁接触的表面（如桌面、门把手、窗栏杆、灯开关等）。

（二）医院物体表面消毒的频率

各国在物体表面消毒的频率上并无统一的规定。美国CDC《医疗机构消毒灭菌指南》建议每天1次或每周3次，我国GB15982－2012《医院消毒卫生标准》将医院环境和物体表面分为Ⅰ、Ⅱ、Ⅲ、Ⅳ类，并对物体表面的细菌总数限值做了规定。要求物体表面应保持清洁，当受到肉眼可见污染时应及时清洁、消毒。对治疗车、床栏、床头柜、门把手、灯开关、水龙头等频繁接触的物体表面应每天清洁、消毒。人员流动频繁、拥挤的诊疗场所应每天在工作结束后进行清洁、消毒。感染性疾病科、重症监护病区、保护性隔离病区（如血液病病区、烧伤病区）、耐药菌及多重耐药菌污染的诊疗场所应做好随时消毒和终末消毒。WS/T367－2012《医疗机构消毒技术规范》要求，低度危险性诊疗用品如血压计袖带、听诊器等，患者生活卫生用品如毛巾、面盆、痰盂（杯）、便器、餐饮具等，室内用品如桌子、椅子、凳子、床头柜等，床单元（含床栏、床头柜等）的表面均以保持清洁为主，或进行定期清洁和/或消毒，遇污染应及时清洁与消毒，患者出院、转院或死亡进行终末消毒。物体表面无明显污染时，采用湿式清洁。在感染高风险的部门如手术部（室）、产房、导管室、洁净病房、骨髓移植病房、器官移植病房、重症监护病房、新生儿室、血液透析病房、烧伤病房、感染疾病科、口腔科、检验科、急诊等病房与部门的物体表面特别提出要求，应保持清洁、干燥，每天进行消毒，遇明显污染随时去污、清洁与消毒。"全国医院消毒与感染控制监测项目"监测结果显示，重点科室频繁接触的物体表面可能需加强消毒频次。因为研究发现，物体表面在消毒8小时后细菌总数即显著升高，33%的物体表面超过10 cfu/cm^2，而细菌总数＞10 cfu/cm^{2}的物体表面（条件）致病菌的检出率高于≤10 cfu/m^{2}样本的2.3倍，因此建议频繁接触的物体表面每天应至少消毒2次。

（三）消毒方法

对医院内物体表面进行清洁消毒的方法有很多，主要包括擦拭消毒、喷雾消毒和紫外线照射等。

擦拭消毒法是指用布或其他擦拭物浸以消毒剂溶液后，通过依次往复的物理机械动作，将消毒剂涂抹至拟消毒物品表面，从而降低或消除其病原微生物的数量。传统的擦拭消毒法消毒时，要求使用干净的抹布或其他擦拭物浸消毒剂溶液，作用至所用消毒剂要求的时间后，再用清水擦洗，去除残留消毒剂，以减轻可能引起的腐蚀、漂白等损坏作用。常用于擦拭的消毒剂有75%乙醇、含氯制剂（健之素和84消毒液）和季铵化合物等。在消毒剂溶液配制使用过程中，需要定时监测消毒液有效浓度，以保证消毒效果。虽然传统的擦拭消毒法，费用低、效果好，但也存在费时费力等缺点，并且使用后的抹布由于医院内晾晒空间不足，难以达到有效晾干，长期处于潮湿状态，容易形成二次污染。目前许多医院使用商品化的消毒湿巾进行擦拭消毒。消毒湿巾以非织造布、织物、无尘纸或其他原料为载体，纯化水为生产用水，适量添加防腐剂等辅料，并浸有特定浓度对手、皮肤黏膜、物体表面、医疗设备表面或生产设备表面具有清洁消毒作用的消毒液。与传统的擦拭消毒法相比，消毒湿巾使用非常方便，可以放置在患者床边或挂在治疗车上、操作台面等，即取即用，"清洁-消毒"在擦拭过程中可一步完成，使用后即可抛弃，减少了复用环节，不仅节约人力、时间，还能避免交叉污染。许多研究比较了使用抹布与使用消毒湿巾对物体表面进行擦拭消毒的效果，结论却存在显著差异。陈文婷等的研究表明：使用浸有双链季铵盐的消毒湿巾后物体表面细菌数与使用前比较差异有统计学意义，且其消毒持续效果优于使用500 mg/L含氯消毒剂和使用75%乙醇擦拭后的消毒效果。沈辛酉和张瑾则认为含氯消毒剂与复合双链季铵盐湿巾的消毒效果没有统计学差异。徐敏等使用某种一次性消毒湿巾对重症ICU物体表面进行消毒后，MRSA及鲍曼不动杆菌检出率与清洁前比较，差异无统计学意义。作者认为含有季铵盐类的消毒湿纸巾在运送保存过程中很容易受到温度、pH、有机物和拮抗物等环境因素的影响，从而降低消毒效果。由此提醒消毒湿纸巾的推广应建立在规范化使用的基础上。Gonzalez EA等用纱布浸清水和用浸有苄索氯铵、柠檬酸、次氯酸钠、过氧化氢、邻苯基苯酚/邻苯基对氯苯酚5种消毒液的商品化消毒湿巾分别擦拭被金黄色葡萄球菌、枯草杆菌芽孢和产芽孢梭状芽孢杆菌芽孢污染的麻醉器械，结果表明，用清水擦拭去除器械表面细菌的效果与用消毒湿巾擦拭并无太大差别；消毒湿巾的湿润度对消毒效果有较大影响。无论是采用传统的擦拭消毒法消毒还是使用消毒湿巾进行擦拭消毒，都需要注意以下几点：①不耐湿的物品表面不能应用该方法实施消毒处理；②擦拭时应防止遗漏；③污物可导致消毒剂有效浓度下降，因此表面污物较多时，应适时更新消毒液或消毒湿巾，以防止污物中的病原体对消毒剂溶液或消毒湿巾的污染。

喷雾消毒法包括普通喷雾消毒法和气溶胶喷雾消毒法。普通喷雾消毒法指用普通喷雾器喷洒消毒液进行表面消毒的处理方法，各种农用和医用喷雾器均可应用。气溶胶喷雾消毒法指用气溶胶喷雾器喷雾消毒液进行空气或物体表面消毒的处理方法，雾粒直径20 μm以下者占90%以上。由于所喷雾粒小，浮于空气中易蒸发，可兼收喷雾和熏蒸之效。喷雾时，应使用产生雾粒的直径在20 μm以下的喷雾器。常用于喷雾消毒的消毒剂有过氧乙酸和过氧化氢等。室内采用喷雾消毒时，喷前需将食品、衣被及其他不需消毒的物品收叠放好，或用塑料膜覆盖防湿，并关好门窗；喷雾时，按自上而下、由左向右顺序喷雾。喷雾量以消毒剂溶液可均匀覆盖在物品表面或消毒液的雾团充满空间为度。作用30～60分钟后，打开门窗通风，驱除空气中残留的消毒液的雾粒及气味。消毒过程中，消毒人员应佩戴防护口罩、眼镜，穿防护服，站在上风向，特别注意防止消毒剂进入呼吸道。

紫外线属低能量电磁波，是一种不可见光，杀菌波长范围为200～270 nm，杀菌中心波长为253.7 nm。紫外线具有强大的杀菌能力，只要直接照射，强度足够可杀灭各种微生物，可引起细菌细胞内成分，核酸、蛋白与酶变性，使核酸中的胸嘧啶形成二聚体，致使其死亡。但是有些微生物对紫外线具有抗性，其中以真菌孢子为最强，细菌芽孢次之，繁殖体为最敏感，但有少数例外，如藤黄八叠球菌对紫外线的抗性比枯草杆菌芽孢还强。紫外线穿透力极弱，遇到障碍物，照射强度可明显减弱，当每立方厘米空气中含尘粒 800～900 个时，只能透过 70%～80%，空气中水分含量也可影响其穿透力，紫外线在水中的穿透随其厚度增加而降低，水中有机质和无机盐均可影响其穿透力。而且，照射强度与照射距离平方呈反比，因而杀菌力随之减弱。紫外线消毒时，应注意消毒环境的温度，适宜于 20～40 ℃，可发挥其最佳杀菌作用；紫外线灯管应定期清洁，防止尘埃沉积；并注意个人防护，避免紫外线直接照射。紫外线杀菌剂量计算的公式是紫外线照射剂量[$(\mu W \cdot s)/cm^2$]＝紫外线辐照强度($\mu W/cm^2$)×照射时间(s)。虽然紫外线杀菌作用取决于辐照剂量，但是紫外线的辐照强度是关键，如果辐照强度低于 40 $\mu W/cm^2$时，即便延长时间使其达到杀菌剂量，仍不能将其杀灭。一般情况下，在辐照强度大于 70 $\mu W/cm^2$时，杀灭细菌繁殖体的剂量为 10 000 $(\mu W \cdot s)/cm^2$；杀灭病毒和真菌的剂量为 50 000～60 000 $(\mu W \cdot s)/cm^2$；杀灭细菌芽孢的剂量为 100 000 $(\mu W \cdot s)/cm^2$；杀灭真菌孢子的剂量为 350 000 $(\mu W \cdot s)/cm^2$。一般物体表面可用功率为 30W 紫外线灯距离 1 m 处照射 15～20 分钟。对某些纸张、票据、化验单等污染物品可采用低臭氧高强度紫外线消毒器，短距离(1～2 cm)，照射强度可达到 7 500～12 000 $\mu W/cm^2$，在 30 秒内对所照射的部位可达到消毒要求。

四、水消毒

(一)诊疗用水的消毒处理

1.内镜用水

医用内镜分为硬式内镜和软式内镜。硬式内镜主要由金属材料构成，如腹腔镜、胸腔镜、宫腔镜、关节镜、阴道镜、直肠镜等；而软式内镜的镜体主要由高分子材料构成，如纤维胃镜、支气管镜等。内镜的材质不能耐受高温高压，构造精密，管腔窦道多，易腐蚀，且经常暴露于有机质中，特别容易被病原微生物污染。因此，必须加强内镜的清洗消毒管理，确保消毒与灭菌效果。据报道，美国平均每年进行内镜检查的人次达 2 千万例次，但由内镜检查引起的感染很少，这归功于有效的清洗、消毒与灭菌。

内镜室用水主要为内镜清洗用水。《内镜清洗消毒技术操作规范》中关于硬式内镜和软式内镜的清洗消毒规定中指出，清洗流程主要包括水洗、酶洗、清洗 3 个步骤，最后进入消毒灭菌环节。采用化学消毒剂浸泡消毒的硬式内镜，消毒后应当用流动水冲洗干净，再用无菌纱布擦干；采用化学消毒剂浸泡灭菌的硬式内镜，灭菌后应当用无菌水彻底冲洗，再用无菌纱布擦干。此外，采用化学消毒剂浸泡灭菌的软式内镜，使用前必须用无菌水彻底冲洗，去除残留消毒剂。内镜附件中注水瓶及连接管采用高水平以上无腐蚀性化学消毒剂浸泡消毒，消毒后用无菌水彻底冲净残留消毒液，干燥备用。注水瓶内的用水应为无菌水，每天更换。目前，我国尚未制定针对内镜室清洗用水的卫生标准。

清洗剂只有清洗作用而无消毒作用，作为含酶清洗剂，水温会影响到酶的活性，水温过高会导致酶活性降低甚至失去活性；水温过低则应适当延长浸泡时间。有文献指出含酶清洗剂可含有脂肪酶、糖酶、淀粉酶以及蛋白酶，它在温度为 15～30 ℃且 pH 接近中性的情况下，可有效清除血迹、蛋白质等多种有机物类的顽固性污垢，发挥最佳作用。

清洗用水直接关系到内镜的微生物污染状况和热原质污染水平。中国疾病预防控制中心环境所的调查表明，我国内镜漂洗用水普遍存在较严重的微生物污染问题，用有效的消毒措施(如过滤、投加含氯消毒剂或过氧乙酸)消除水中的微生物，特别避免因生物膜的产生导致水体的二次污染。采用过滤法除菌时,最好每月更换滤膜;采取投加消毒剂的方式时,可采用少量(1～2 mg/L)长期维持,并定期清洗消毒管路、容器的方法。

2.血液透析用水

血液透析室用水主要为透析用水,是将自来水经过过滤、软化、活性炭吸附及反渗处理形成的反渗水,透析用水与透析浓缩液按一定比例混合即成透析液。透析用水按照行业标准YY0572—2005《血液透析和相关治疗用水》规定,处理水所含细菌总数,应不得超过100 cfu/mL;在水处理装置的输出端的细菌内毒素,应不得超过1 EU/mL;在血液透析装置入口的输送点上的细菌内毒素,应不得超过5 EU/mL。

对水处理系统进行消毒的主要目的不是在发现微生物后进行杀灭,而是预防微生物的繁殖和生物膜的形成。目前血液净化水处理系统所采取的消毒方式:①热消毒;②化学消毒,其中包括过氧乙酸、甲醛、专用消毒剂、次氯酸钠以及臭氧;③紫外线消毒。

目前我国血液透析中心水处理系统最常用的消毒方法是化学消毒法。过氧乙酸具有良好的消毒效果,是目前常用的高效消毒剂,但它会腐蚀水处理系统的材料,使用时要注意过氧乙酸的浓度。目前国际上比较推崇的水处理系统消毒方法是热水消毒。但热水消毒的效果取决于热水的温度和加热的速率,一旦温度和加热速率没有达到消毒的要求,其消毒效果就会降低。另外,热水消毒不能清除已经产生的生物膜,但是对于生物膜的产生可以起到一定的预防作用。对于有反渗水水箱的非直供水处理系统,在水箱内安装一个紫外线灯,便可以起到杀死细菌的作用。

全自动在线血液透析水处理机的整体设计是利用单片机微控制单元(micro control unit,MCU)控制血液透析机的制水和消毒过程,利用各种传感器对水质的生物和化学指标进行监测,并通过触摸屏使整个控制过程非常方便。全自动在线水处理机的制水、消毒和检测过程全自动化,极大地节省了时间,它能在整个制水工程中不断对水质进行检测,保证反渗水水质达到国家要求,从而有效防止血液透析医疗事故甚至是医院感染的发生。为了方便以后的质量控制并及时发现水处理机报警,在每天制水、消毒结束后可打印水质报告和消毒报告。

3.口腔用水

口腔综合诊疗台水路(dental unitwaterlines,DUWLs)是一套复杂的相互连接的细孔管道。供水中的微生物及气动涡轮牙科手机在停止旋转时由于回吸现象造成回流的污染物是DUWLs的污染来源。这些水源性细菌能附着在管路表面并形成生物膜,这就是未经管路消毒处理的无菌水独立供水系统也存在输出水细菌含量超标的原因。国内外报道从口腔综合诊疗台水路中分离出的细菌包括嗜肺军团菌、非结核分枝杆菌、铜绿假单胞菌、鲍曼不动杆菌等致病微生物。

为控制DUWLs输出水质量,目前通常应用物理方法和化学方法,但效果各异。前者包括使用防回吸装置或微生物滤膜、保持DUWLs管路干燥以及改善DUWLs材料等。美国CDC推荐使用牙科手机后,应放水和气来冲洗20～30秒,以减少口腔液体回吸到DUWLs中,但此方法对已存在生物膜的DUWLs无效;后者包括使用消毒剂和电化学活性水生物膜处理方案。常见的DUWLs消毒剂包括过氧化氢、过氧化氢银离子、次氯酸钠、二氧化氯、氯己定、过氧乙酸和加热柠檬酸等。Lin等研究发现,日常使用时在市政水中加入体积分数为0.05%的过氧化氢,且每周使用体积分数2%过氧化氢进行定期消毒,12周后的观察结果显示,这种做法可以有效控制DUWLs中的生物膜和浮游微生物污染,但不能完全清除已定植的生物膜。电化学活性水(electrochemically activated solution,ECA)目前已广泛用于医院消毒、农业及工业领域。这种ECA在牙科综合治疗台(dental chair unit,DCU)供水现场生成,自来水经过滤软化处理后,加入低浓度的氯化钠,经电解水生成器电解后,阳极生成主要成分为次氯酸的混合溶液,该溶液具有杀灭细菌及穿透生物膜的特性。

近年来,有人研发了能够控制 DUWLs 生物膜的新型的有特殊配置的 DCU 和集成自动化水处理系统。O'Donnell 等报道了都柏林牙科大学医院应用集成式自动化水处理系统整体管理医院 DCU 供水和 DUWLs 输出水质量。该系统的显著优势是可持续保证 DCU 供水质量和输出水质量。O'Donnell 等经过 100 周观察,每周检测,DCU 供水和 DUWLs 输出水中需氧异养细菌的均值分别为小于 1 cfu/mL 和 18.1 cfu/mL,而相应未经处理的自来水是88 cfu/mL。另外,该系统具有良好的口腔安全性及 DCU 部件兼容性。

美国牙医学会(American Dental Association,ADA)科学事务委员会曾设立在 200 年前达到口腔综合治疗台用水细菌总数<200 cfu/mL 的目标,但至今未实现。2005 年版《医疗机构口腔诊疗器械消毒技术操作规范》中明确规定,进入患者口腔内的所有诊疗器械必须达到"一人一用一消毒或者灭菌",但对综合治疗台用水仍未做相关规定。目前我国还没有出台口腔综合治疗台消毒技术规范,对 DUWLs 中的细菌总数评定,大多数采用 GB5749－2006《生活饮用水卫生标准》,即细菌总数≤100 cfu/mL。

4.湿化水

湿化水多用于呼吸机、氧气湿化瓶、雾化器、婴儿暖箱和婴儿蓝光箱等,湿化水使用时应进行灭菌或煮沸消毒,使用中的湿化瓶(储水罐)及湿化水应每天更换;储水瓶使用后应浸泡消毒,冲洗沥干后封闭保存。依据 GB15982－2012《医院消毒卫生标准》,湿化瓶属中度危险医疗用品,细菌总数≤20 cfu/cm^2,不得检出致病性微生物(金黄色葡萄球菌、大肠埃希菌、铜绿假单胞菌)为合格。

氧气湿化瓶是氧气吸入治疗的重要装置,当患者进行氧疗时,氧气通过湿化瓶中的湿化液而被湿化,从而使患者吸入湿润的氧气,减少干燥氧气对呼吸道黏膜的刺激,提高患者的舒适度。但氧气湿化瓶的污染可导致湿化液污染,引起患者呼吸道感染。美国 CDC 指出,氧气湿化装置能够产生大量的直径<4 μm 的气溶胶,当湿化液被细菌污染时,便会产生含有高浓度细菌的气溶胶,当患者吸入含有细菌的气溶胶时,气溶胶会沉积于患者的下呼吸道。有研究将 90 件经手工清洗的湿化瓶,分别采用含氯消毒片、75%乙醇、酸性氧化电位水三种方法消毒。对消毒后的湿化瓶进行采样,监测细菌数和致病菌,三种方法消毒的湿化瓶合格率均为 100%。

我国原卫生部《消毒技术规范》要求,通过管道间接与浅表体腔黏膜接触的器具如氧气湿化瓶等,可在清洁的基础上,用含氯或含溴消毒剂 500 mg/L 浸泡 30 分钟后,清水冲净、晾干、清洁干燥封闭保存备用。《现代医院消毒学》中提到,物理煮沸消毒湿化瓶,是先将清洗干净的湿化瓶用蒸馏水煮沸 10～20 分钟,然后晾干保存备用;化学方法消毒湿化瓶,是将经过清洁处理的湿化瓶浸泡在 500～1 000 mg/L 有效氯溶液内 10～30 分钟,取出用无菌蒸馏水冲洗干净,晾干保存备用。在选择氧气湿化瓶消毒后冲洗液时,《消毒技术规范》要求用清水冲净;《现代医院消毒学》要求用无菌蒸馏水冲洗干净;美国 CDC 指出,呼吸治疗器械经化学消毒后,如需要冲掉残留的化学消毒剂或灭菌剂,首选无菌水,因为自来水或自制蒸馏水可能含有微生物,将会引起肺炎。可见国内外对冲洗液的要求不同。

5.配药用水

配药中心用水应达到制药用水级别,包括去离子水、纯化水、注射用水和灭菌注射用水等。去离子水需应用软水机离子交换技术,硬度值≤0.03 mmol/L,常用于医疗器械、器具及物品的洗涤、漂洗以及灭菌用水;纯化水为饮用水通过蒸馏法、离子交换法、反渗透法或其他适宜方法制得的符合《中华人民共和国药典》二部中“纯化水”项下规定,且不含任何添加剂的水;注射用水为纯化水经蒸馏得到的水。2010 版《中华人民共和国药典》中明确规定,纯化水电导率不超过 5.1 μS/cm(25 ℃),细菌、霉菌和酵母菌总数≤10 cfu/100 mL;注射用水内毒素含量不超过 0.25 EU/mL,电导率≤1.3 μS/cm(25 ℃),细菌、霉菌和酵母菌总数≤10 cfu/100 mL;灭菌注射用水的标示装量为 10 mL 或 10 mL 以下时,电导率限度为 25 μS/cm(25 ℃),标示装量为 10 mL 以上时,电导率限度为 5 μS/cm(25 ℃)。

(二)清洗消毒用水

1.消毒供应中心用水

《医院消毒供应中心第 2 部分:清洗消毒及灭菌技术操作规范》中提到,医疗器械、器具的清洗方法包括机械清洗和手工清洗。机械清洗适用于大部分常规器械的清洗。手工清洗适用于精密、复杂器械的清洗和有机物污染较重器械的初步处理。清洗用水分冲洗、洗涤、漂洗和终末漂洗四步。由于各种评价方法优缺点不一,至今为止,国际上尚无评定医疗器械清洗效果的统一方法,但一般认为清洗的结果应尽可能地降低生物负荷,去除有机和无机污物,保障灭菌时间达到10 的无菌保障水平。

(1)预清洗用水:对于消毒供应中心的监测,尚未制定规范规定监测频率及内容,只制定了部分用水卫生标准,《医院消毒供应中心第 1 部分:管理规范》规定医疗器械清洗用自来水水质应符合《生活饮用水卫生标准》。可重复使用医疗器械的清洗、消毒和灭菌是医疗机构控制医院感染的重要工作之一。美国 AAMIST79、CDC 消毒灭菌指南和 WHO 感染控制指南中均明确指出,医疗器械上任何污染物的存在,都会起到保护微生物的作用。因为器械表面残留的有机或无机污染物会阻碍消毒剂和灭菌剂与器械表面的有效接触,从而影响消毒灭菌效果,因此,器械在消毒灭菌前进行全面细致的清洗操作非常重要。

医疗器械清洗对水质的要求较高,但并非每个清洗过程都需要高纯度水。因此,在一个完整的器械清洗流程中,可以根据清洗方法和程序的不同,使用不同水质的水。我国目前没有针对预清洗用水的相关规定,大多数采用 GB5749－2006《生活饮用水卫生标准》,即细菌总数≤100 cfu/mL。

器械清洗用水的水温也应有效控制,冲洗环节以冷水或温水为宜,多酶清洗环节水温 30～40 ℃为宜(酶的活性最强,水温＞45 ℃,活性反而下降;仅少数的酶可以耐受 70 ℃水温),漂洗和热水消毒环节水温则越高越好。

(2)最后冲洗用水:《医院消毒供应中心第 2 部分:清洗消毒及灭菌技术操作规范》中规定,手工清洗的终末漂洗用水应用软水、纯化水或蒸馏水进行冲洗,且清洗时的水温控制在 15～30 ℃;若用超声波冲洗器(台式)清洗,则终末漂洗用水应用软水或纯化水进行冲洗,且洗涤时水温应≤45 ℃;若用清洗消毒器清洗,则冲洗、洗涤、漂洗时应用软水,终末漂洗、消毒时应使用纯化水,且预洗阶段水温应≤45 ℃。纯化水为饮用水通过蒸馏法、离子交换法、反渗透法或其他适宜方法制得的符合《中华人民共和国药典》二部中“纯化水”项下规定,且不含任何添加剂的水。2010 版《中华人民共和国药典》中明确规定,纯化水电导率≤5.1 μS/cm(25 ℃),细菌、霉菌和酵母菌总数≤10 cfu/100 mL。

(3)衣物洗消用水:医用织物又称医院布草,指医院及其他卫生医疗机构可重复使用的纺织品,包括患者使用的衣物、床单、枕巾、手术巾及医务人员使用的工作服、手术衣等。医用织物被患者的血液、体液、排泄物等污染后，具有传染性，必须进行洗涤及消毒处理。有研究对抽取的93家医疗机构洗衣房洗涤消毒后的医用织物共计711份标本进行采样检测，从48份标本中分别检出大肠菌群、金黄色葡萄球菌、肺炎克雷伯菌、铜绿假单胞菌和白色念珠菌等细菌或真菌，总检出率为6.75%。洗涤消毒后的医用织物细菌总数在0～15 200 cfu/100 cm^2范围，有15件检出大肠菌群，1件检出革兰阳性致病球菌。结果提示医用织物的洗涤质量存在一定问题，特别是洗涤消毒后的医用织物污染菌量超标，且检出条件致病菌。

2012版《可重复使用医用织物洗涤消毒技术规范》中规定，医用织物洗涤（消毒）用水的卫生质量应符合GB5749《生活饮用水卫生标准》要求。洗涤周期包括预洗、主洗、漂洗、中和等四个步骤。预洗是指用温度不超过35 ℃的水，去除水溶性污垢的冲洗过程。一般织物的预洗应采用低温、高水位方式，预洗时间不宜少于10分钟；确认被气性坏疽、传染性非典型肺炎、人感染高致病性禽流感、甲型H1N1流感以及突发原因不明传染病病原体或其他具有生物污染风险的污染织物应先进行消毒处理，再进行常规预洗。主洗分为热洗涤和冷洗涤两种方法。根据被洗涤医用织物的污染情况可加入碱、清洁剂或乳化剂、消毒洗涤原料。热洗涤要求70 ℃的水洗涤25分钟或90 ℃的水洗涤10分钟。除了确认被气性坏疽、传染性非典型性肺炎、人感染高致病性禽流感、甲型H1N1流感及突发原因不明传染病病原体或其他具有生物污染风险的污染织物以外，其他医用织物（包括一般织物和污染织物）应使用250～400 mg/L（污染织物的消毒应适当加大用量）的含氯消毒剂等浸泡20分钟以上后，再冷洗去掉有机物。漂洗是通过稀释的方法去除医用织物中所有悬浮污渍和残留化学洗剂，每次漂洗时间不应低于3分钟，每次漂洗间隔应进行一次脱水，漂洗次数应不低于3次。中和是对最后一次漂洗时的水进行中和，中和后水中的pH应为6.5～7.4。

另外还需对洗涤设备进行清洗消毒。污染织物放入洗涤设备时，应立即对其设备入口处进行消毒处理，可用含氯消毒剂擦拭消毒；洗涤工作完毕后，还应对该设备内胆和外表面进行清洗和擦拭消毒处理，其消毒处理工作应于当天完成。

洗涤服务机构污水应采用封闭管道排放，并进行无害化处理，污水排放应符合GB18466《医疗机构水污染物排放标准》和国家相关规定。

2.卫生手和外科手用水

皮肤菌群通常可以被划分为常驻菌群和暂驻菌群。前者居住在皮肤角质层上皮细胞下面，也可以在皮肤表面发现。WS/T313－2009《医务人员手卫生规范》中定义，常驻菌能从大部分人体皮肤上分离出来，是皮肤上持久的固有寄居菌，不易被机械的摩擦清除，如凝固酶阴性葡萄球菌、棒状杆菌类、丙酸菌属、不动杆菌属等。真菌中最常见的皮肤常驻菌落是瓶形酵母菌（马拉色真菌）。通常情况下，常驻菌不会引起感染，但能在无菌体腔、眼睛或非完整皮肤内引起感染。在医院这一特殊环境下，常居菌多为条件致病菌，尤其当医护人员进行手术或其他侵入性操作时，常居菌便能通过医护人员的手被带入深部组织，此时医护人员的手就成为这些细菌的宿主，如凝固酶阴性葡萄球菌、链球菌、革兰阴性菌或真菌。当医护人员通过手将这些寄生菌传播给某些易感患者时，这些常居菌就成了感染源。若菌群失衡，则常驻菌群大量繁殖，便会导致感染的发生。暂驻菌是寄居在皮肤表层，常规洗手容易被清除的微生物。直接接触患者或被污染的物体表面时可获得，可随时通过手传播，与医院感染密切相关。

不论是手卫生还是由皮肤消毒不善引起的院内感染一直存在。美国国家医疗安全网络（NHSN）报告显示，美国每年约有500 000例手术部位感染病例发生，占所有医院感染总发病率的20%左右。在美国,ICU每年发生80 000例导管相关性血流感染,我国的导管相关性血流感染也不乐观。

外科手消毒是外科手术前医务人员用肥皂(皂液)和流动水洗手,再用手消毒剂清除或杀灭手部暂居菌和减少常居菌的过程。《消毒技术规范》中规定,外科手消毒包括消毒刷洗手臂法和先刷洗后消毒手臂法,前者是在用肥皂流动水洗手的基础上,取无菌小刷蘸取洗手液涂擦手、臂,以无菌水冲洗干净后,另取无菌刷蘸取洗手液刷手、臂2分钟,无菌水冲净后待干,或取无菌擦手巾擦干。后者是取无菌刷蘸肥皂液,按规定顺序无遗漏地刷洗手臂三遍,每遍刷完用无菌水冲净,待自然干或用无菌小毛巾由手向肘部擦干。用以上任一方法刷洗完毕后,将消毒液3~5 mL涂擦于手和前臂,干燥后,戴上灭菌手套。

洗手是指医务人员用肥皂(皂液)和流动水洗手,去除手部皮肤污垢、碎屑和部分致病菌的过程。卫生手消毒是指医务人员用速干消毒剂揉搓双手,以减少手部暂居菌的过程。WS/T313－2009《医务人员手卫生规范》中规定,医护人员在各种操作前,应用皂液流动水冲洗双手。进行各种操作后,应进行卫生手消毒。

一些感应式水龙头可能因为内部存在非金属管路,导致细菌生物膜产生,使水中的微生物严重超标。建议使用金属管路和抗菌管材,避免生物膜的产生,也可采用过滤、加热等方式消除水中的微生物。

3.配制消毒剂用水

《消毒产品生产企业卫生规范》(2009年版)中规定,生产用水的水质应符合以下要求:隐形眼镜护理用品的生产用水应为无菌的纯化水;灭菌剂、皮肤黏膜消毒剂和抗(抑)菌制剂的生产用水应符合纯化水要求;其他消毒剂、卫生用品的生产用水应符合GB5749《生活饮用水卫生标准》的要求。

2007年,原国家卫生部以国卫监督发(2007)265号印发《次氯酸钠类消毒剂卫生质量技术规范》和《戊二醛类消毒剂卫生质量技术规范》。前者规定,配制次氯酸钠类消毒剂的水应符合GB5749－2006《生活饮用水卫生标准》的生活饮用水,或在生活饮用水基础上进一步净化得到的水;后者要求,配制戊二醛类消毒剂的水应为纯化水。2010版《中华人民共和国药典》中明确规定,纯化水电导率≤5.1 μS/cm(25 ℃),细菌、霉菌和酵母菌总数≤10 cfu/100 mL。

(三)医院污水

1.定义及分类

国家环境保护总局和质量监督检验检疫总局于2005年7月发布了《医疗机构水污染物排放标准》,2006年1月1日起开始实施。该标准规定了医疗机构污水、处理过程中产生的废气、污泥的污染物控制项目及排放和控制限值、处理工艺和消毒要求、取样与监测等内容。该标准将医院污水定义为医疗机构门诊、病房、手术室、各类检验室、病理解剖室、放射室、洗衣房、太平间等处排出的诊疗、生活及粪便污水,当医疗机构其他污水与上述污水混合排出时一律视为医疗机构污水。GB18466－2005《医疗机构水污染物排放标准》的实施,对于加强医疗机构污水排放的控制和管理,预防和控制传染病的发生和流行,保障人体健康,维护良好的生态环境具有积极的意义。

医院污水分为传染病医院污水、非传染病医院污水及特殊性质污水。传染病医院污水指传染性疾病专科医院及综合医院传染病房排放的诊疗、生活及粪便污水;非传染病医院污水指各类非传染病专科医院以及综合医院除传染病房外排放的诊疗、生活及粪便污水;特殊性质医院污水指医院检验、分析、治疗过程产生的少量特殊性质污水，主要包括酸性污水、含氰污水、含重金属污水、洗印污水、放射性污水等。

2.污染来源及危害

2013版《医院污水处理技术指南》中提到，医院各部门的功能、设施和人员组成情况不同，产生污水的主要部门和设施有诊疗室、化验室、病房、洗衣房、X线片洗印、动物房、同位素治疗诊断、手术室等排水；医院行政管理和医务人员排放的生活污水，食堂、单身宿舍、家属宿舍排水。不同部门科室产生的污水成分和水量各不相同，如重金属废水、含油废水、洗印废水、放射性废水等。

医院污水受到粪便、传染性细菌和病毒等病原性微生物污染，具有传染性，可以诱发疾病或造成伤害；医院污水中含有酸、碱、悬浮固体、BOD、COD和动植物油等有毒、有害物质；牙科治疗、洗印和化验等过程产生污水含有重金属、消毒剂、有机溶剂等，部分具有致癌、致畸或致突变性，危害人体健康并对环境有长远影响；同位素治疗和诊断产生放射性污水。放射性同位素在衰变过程中产生α-、β-和γ-放射性，在人体内积累而危害人体健康。

3.特点

2013版《医院污水处理技术指南》中提到，由于医院性质不同，医疗条件和医疗种类也不尽相同，所以其产生的医疗污水的成分、致病菌种类、排水量都存在较大差异。医院污水来源及成分复杂，含有病原性微生物、有毒、有害的物理化学污染物和放射性污染等，具有空间污染、急性传染和潜伏性传染等特征，不经有效处理会成为一条疫病扩散的重要途径，并严重污染环境。

4.污水排放要求

GB18466－2005《医院污水排放标准》中规定：传染病、结核病医疗机构污水中粪大肠菌群数不得超过100 MPN/L；肠道致病菌、肠道病毒及结核杆菌不得检出；pH为6～9；采用含氯消毒剂消毒的排放标准为消毒接触池接触时间≥1.5小时，接触池出口总余氯6.5～10 mg/L；采用其他消毒剂对总余氯不做要求。综合医疗机构和其他医疗机构污水排放要求粪大肠菌群数不得超过500 MPN/L；肠道致病菌和肠道病毒不得检出；pH为6～9；采用含氯消毒剂消毒的排放标准为消毒接触池接触时间≥1小时，接触池出口总余氯3～10 mg/L；预处理标准为消毒接触池接触时间≥1小时，接触池出口总余氯2～8 mg/L。采用其他消毒剂对总余氯不做要求。

5.医院污水处理

医院污水处理系统主要包括预处理、一级处理、二级处理、深度处理和消毒处理等单元。特殊性质污水应经预处理后进入医院污水处理系统。HJ2029－201《医院污水工程技术规范》中规定，特殊性质污水处理要求达到以下标准才能排入医院污水处理系统。酸性废水宜采用中和法，中和至pH 7～8；含氰污水宜采用碱式氯化法，处理槽有效容积应能容纳不小于半年的污水量；含汞污水宜采用硫化钠沉淀＋活性炭吸附法，处理后含汞浓度低于0.02 mg/L；含铬污水宜采用化学还原沉淀法，处理后六价铬含量小于0.5 mg/L；洗印污水宜采用过氧化氢氧化法，处理后六价铬浓度需符合相关标准。放射性废水处理后直接排放，不进入医院污水处理系统。传染病医院污水应在预消毒后采用二级处理＋消毒工艺或二级处理＋深度处理＋消毒工艺；非传染病医院污水，若处理出水直接或间接排入地表水体或海域时，应采用二级处理＋消毒工艺或二级处理＋深度处理＋消毒工艺；若处理出水排入终端已建有正常运行的二级污水处理厂的城市污水管网时，可采用一级强化处理＋消毒工艺。

2002版《消毒技术规范》中规定，一级处理工艺流程：污水通过排水管汇集到污水处理站，对于粪便污水应先通过化粪池沉淀消化处理，然后进入污水处理站。处理站设有隔栅、调节池、计量池、提升泵和接触池。消毒剂通过与水泵联动或与虹吸定量池同步定量投加至待处理污水中，通过管道或专用设备充分与污水混合后，进入接触池，在接触池内污水与消毒剂经过一定时间的接触后达到水质净化和消毒要求之后，排放入城市下水道。化粪池和沉淀池产生的污泥定期进行清除和消毒处理。二级处理工艺流程：污水的二级处理即生物处理，是利用微生物的代谢过程将污水中的有机物转化为无机物。典型的二级处理工艺流程为污水－隔栅－调节池－初次沉淀池－生化处理－二次沉淀池－加消毒剂接触池。常用的方法有生物转盘法、生物接触氧化法、射流曝气法、塔式生物滤池、氧化沟法等。

医院污水的处理越来越受到人们的重视，应根据医院的类型、规模、总污水量和污水性质，明确污水来源，选择合理、有效的处理工艺，保证医院污水得到有效处理，使出水水质符合现行有关国家排放标准的规定。

(1)生物学方法：医院污水采用生物处理，一方面降低水中的污染物浓度，达到排放标准；另一方面可保障消毒效果。微生物处理的实质是利用微生物降解医院污水中的有机物，消除病原体赖以生存的基础，它在医院污水的处理中发挥着重要作用。

1)简易生化处理：沼气净化池利用厌氧消化原理进行固体有机物降解。简易生化处理工艺的流程为“沼气净化池→消毒”。沼气净化池分为固液分离区、厌氧滤池和沉淀过滤区。三区的主要功能分别为去除悬浮固体，吸附胶体和溶解性物质，进一步去除和降解有机污染物，最后通过沉淀和过滤单元去除剩余悬浮物和降解有机污染物，保证出水质量。沼气净化池的处理效率优于腐化池和沼气池，造价低，动力消耗低，管理简单，但不能保证出水 COD、BOD 等理化指标达标。对于经济不发达地区的小型综合医院，条件不具备时可采用此法作为过渡处理措施，之后逐步实现二级处理或加强处理效果的一级处理。

2)活性污泥法：活性污泥法是以活性污泥为主体，通过悬浮生长的微生物在好氧条件下对污水中的有机物、氨氮等污染物进行降解的废水生物处理工艺的污水生物处理工艺。通过向医院污水中注入空气并进行曝气，每天保留沉淀物，更换新鲜污水，经过一段时间后，因好氧性微生物繁殖而形成黄褐色的污泥状絮凝物，即活性污泥。活性污泥上栖息着具有强大生命力和降解水中有机物能力的微生物群，以菌胶团为主，具有很强的吸附与氧化有机物的能力，从而降低污水的化学需氧量(COD)和生物需氧量(BOD)，达到污水净化的效果。活性污泥工艺的优点是对不同性质的污水适应性强，建设费用较低。活性污泥工艺的缺点是曝气过程中易造成对空气的二次污染；产生的大量活性污泥增加了处理难度；由于活性污泥法对于水质水量波动的冲击耐受能力较差，易发生污泥膨胀和污泥流失，运行效果不稳定，分离效果不够理想。活性污泥法适用于800 床以上水量较大的医院污水处理工程。对于 800 床以下、水量较小的医院常采用活性污泥法的变形工艺-序批式活性污泥法(sequencing batch reactor activated sludge process，SBR)。SBR 工艺是活性污泥法的一种变形，具有流程简单、管理方便、基建投资省、运行费用较低、处理效果好及设备国产化程度高等优点。

3)生物接触氧化法：生物接触氧化法是一种具有活性污泥法特点的生物膜法，兼有生物膜法和活性污泥法的优点。它是从生物膜法派生出来的一种废水生物处理法，基本原理与一般生物膜法相同，它采用固定式生物填料作为微生物的载体，利用栖附在填料上的生物膜和充分供应的氧气，通过生物氧化作用，将污水中有机物氧化分解，从而达到净化目的。生物接触氧化法的优点是：抗冲击负荷耐受能力高，运行稳定性好；容积负荷高，占地面积小，建设费用较低；污泥产量较低，无须污泥回流，运行管理简单。另外，由于生物接触氧化法的微生物固定生长于生物填料上，在反应器中能保持很高的生物量，克服了悬浮活性污泥容易流失的缺点。其缺点是部分脱落的细碎生物膜可能造成水中的悬浮固体浓度升高。生物接触氧化法适用于500床以下的中小规模医院污水处理工程。尤其适用于场地面积小、水量小、水质波动较大和污染物浓度较低、活性污泥不易培养等情况，管理方便。

4)曝气生物滤池(biological aeratel filter，BAF)法：此法是在生物接触氧化法的基础上，融合饮用水处理过滤工艺而发展起来的一种好氧生物膜污水处理工艺。它采用一种具有很大的比表面积的新型粗糙多孔的粒状滤料，滤料表面生长有生物膜，池底提供曝气，污水流过滤床后，被过滤和吸附的污染物便被滤料表面的微生物氧化分解。目前BAF已从单一的工艺逐渐发展成集生物氧化和截留悬浮固体为一体的综合工艺，有去除悬浮物、COD、BOD、硝化、脱氮、除磷、去除AOX(有害物质)的作用等作用。其优点是出水水质好，能去除污水中的悬浮物、COD、细菌和大部分氨氮；微生物不易流失，对有毒有害物质有一定适应性，运行可靠性高，抗冲击负荷能力强；无污泥膨胀问题；BAF容积负荷高于常规处理工艺，占地面积小。缺点是需进行反冲洗，反冲水量较大，且运行方式复杂。该工艺适用于300床以下的小规模医院污水处理工程，尤其适用于场地面积小和水质要求高等的情况。

5)膜生物反应器(membrance bioreactor，MBR)法：膜-生物反应器是将膜分离技术与生物反应器有机结合而产生的一种新型污水处理工艺。根据膜分离组件的设置位置，可分为分置式MBR和一体式MBR两大类。MBR由膜过滤取代传统生化处理技术中的二次沉淀池和沙滤池，利用组件进行固液分离，截留的污泥回流至生物反应器中，收集渗透液并回用。其优点是抗冲击负荷能力强，出水水质优质稳定，能有效去除SS和病原菌；实现了反应器水力停留时间(HRT)和污泥龄(SRT)的完全分离，使运行控制更加灵活稳定；生物反应器内微生物量浓度高，处理装置容积负荷高，占地面积小，减少硝化所需体积；有利于增殖缓慢的微生物的截留和生长，提高系统硝化效率；能延长一些难降解有机物的水力停留时间，提高降解效率；剩余污泥产量低甚至无。缺点是膜需进行反洗，增加医院管理难度和运行成本。但与传统处理工艺相比，其独特的优势和对污水的回收再利用符合绿色节能的建设趋势。该工艺适用于300床以下的小规模的医院污水处理工程，尤其适用于场地面积小、水质要求高和紫外消毒等的情况。

需要注意的是，生物学方法与化学消毒法可能存在拮抗作用，医院污水中残留的消毒剂、抗生素等也可能导致生物法处理中微生物的抑制甚至死亡，影响去污效果。

(2)物理方法：紫外线消毒是利用特殊设计的高功率、高强度和长寿命的C波段紫外光发生装置产生的一定剂量的强紫外光照射流水，导致水中的各种细菌、病毒、寄生虫以及其他病原体发生能量的传递和积累，使其细胞组织中DNA的各种结构键断裂或发生光化学聚合反应，丧失复制繁殖能力，从而达到消毒杀菌和净化的目的。紫外线消毒法具有杀菌速度快、效果好；操作简单、易实现自动化；无臭味和有害物质残留；运行管理和维修费用低的优点。但紫外线穿透力弱，杀菌效率不高；电耗大；紫外灯管与石英套管需定期更换；对处理水的悬浮物浓度有要求且无后续杀菌作用。因此在消毒前需对污水进行一定的深度处理，降低水中悬浮物浓度，以保证良好的透光性。HJ2029－2013《医院污水处理工程技术规范》中规定，当二级处理出水254 nm紫外线透射率不小于60%、悬浮物浓度小于20 mg/L时可采用紫外消毒；在有特殊要求的情况下(如排入有特殊要求的水域)也可以采用紫外消毒方式。医院污水宜采用封闭型紫外线消毒系统。医院污水紫外线消毒系统应设置自动清洗装置。当水中悬浮物浓度<20 mg/L，推荐的照射剂

量为 60 mJ/cm²，照射接触时间应大于 10 秒或由试验确定。GB18466－2005《医疗机构水污染排放标准》中规定，污水悬浮物浓度＜10 mg/L，照射剂量为 30～40 mJ/cm²，照射接触时间应大于 10 秒或由试验确定。2013 版《医院污水处理技术指南》中规定：被处理的水中悬浮物浓度＜10 mg/L，在此条件下推荐的照射强度为 25～30 μW/cm²，照射时间＞10 秒。

(3)化学消毒方法。

1)氯气：氯是一种强氧化剂和广谱杀菌剂，能有效杀死污水中的细菌和病毒，并具有持续消毒作用。优点是工艺、操作简单，技术成熟，投量准确，效果可靠。缺点是腐蚀性强，有毒，运行管理有一定的危险性，杀灭病毒效果较差，能产生具有致癌、致畸作用的有机氯化物(THMs)，污水负荷波动对杀菌效果影响较大，处理后的水有氯或氯酚味。

2)液氯：液氯消毒是医院污水消毒中最常用的方式之一，液氯在水中能迅速产生次氯酸根离子，被广泛应用于自来水和医院污水消毒。由于氯气是一种有刺激性气味的黄色有毒气体，必须有专用的贮存设备和加氯设备。典型的加氯设备有人工定时开启式加氯和自动提升加氯。研究表明，液氯会与氨反应生成一氯胺、二氯胺及三氯胺而消耗液氯，也能形成有致癌作用的三卤甲烷(THM)，加上液氯的不完全性，所以液氯消毒受到限制。液氯的含氯浓度高，液氯中有效氯含量比次氯酸钠溶液高 5～10 倍，消毒能力强且价格便宜。

3)次氯酸钠：次氯酸钠消毒是利用次氯酸钠溶液或现场制备的次氯酸钠溶液作为消毒剂，其溶解后产生的次氯酸对水中的病原菌具有良好的杀灭效果，可对污水进行消毒。其消毒机制和杀菌效果与液氯相同。优点是无毒，运行、管理无危险性。缺点是使污水的 pH 升高，有废渣产生，且当污水中含有大量有机物时，氯与这些污染物很容易形成具有致癌、致畸作用的有机氯化物(THMs)，持久稳定地存在于水生环境中。

4)二氧化氯：二氧化氯(ClO_2)在水中的溶解度是氯的 5 倍，具有很强的氧化能力，用量少而作用快，投放简单方便，不受 pH 影响，二氧化氯消毒范围广，可以杀灭一切微生物，包括细菌繁殖体、细菌芽孢、真菌、分枝杆菌和病毒等，能有效地破坏水中的微量有机污染物，如苯并芘蒽醌、氯仿、四氯化碳、酚、氯酚、氰化物、硫化氢及有机硫化物等；能很好地氧化水中一些还原状态的金属离子如 Fe^{2+}、Mn^{2+}、Ni^{2+} 等。二氧化氯最大的优点在于与腐殖质及有机物反应几乎不产生有机氯化物(THMs)而造成二次污染，不生成并抑制生成有致癌作用的三卤甲烷，也不与氨及氨基化合物反应，因此可用于控制藻类、腐败植物和酚类化合物产生的嗅和味问题。与传统的消毒杀菌剂氯气相比，它不会与水中的酚类产生有怪味的氯酚，不会与水中的氨生成有害的氯氨，且比氯杀菌效果好。缺点是二氧化氯发生器价格较昂贵，运行、管理有一定的危险性；必须现场制备和使用；制取设备复杂，操作管理要求高。基于以上特点，联合国世界卫生组织(WHO)将其列为安全的消毒剂(Al)级，美国环境保护署(EPA)和美国食品药品监督管理局(FDA)批准它可用于医院、药品加工等部门。综上所述，二氧化氯消毒技术是目前医院污水消毒处理技术中综合社会、经济、环境、生态效益于一体的较为适宜的方法。

5)臭氧消毒：臭氧是一种强氧化剂和高效杀菌消毒剂，它可以与细菌、病毒直接作用，接触时间短，杀菌效果好，并能有效去除污水中的色、臭味和酚氰等有机污染物，分解难生物降解的有机物，且受污水中氨氮含量、pH 和水温的影响较小，不产生有机氯化物，能增加水中溶解氧。根据臭氧发生量的大小，其制造成本也不一样。一般来讲，臭氧发生器价格、运行及维护费用较高；运行、管理有一定的危险性，操作复杂；对水质要求也较高；且常由于尾气处理不当易造成二次污染；制取臭氧的产率低。臭氧法用于医院污水消毒，可有效地杀灭大肠菌、脊髓灰质炎病毒等病毒。传染病医院污水应优先采用臭氧消毒，处理出水再生回用或排入地表水体时应首选臭氧消毒。

6)电化学法：电化学处理法包括电化学氧化还原、电凝聚、电气浮、光电化学氧化、内电解等方法，具有絮凝、气浮、氧化和微电解作用，在废水处理中电絮凝、电气浮和电氧化过程往往同时进行。多维电极法利用多个电极的电解过程，通过电解表面的吸附、催化、氧化还原等作用，将污水中的细菌污染物首先吸附在电极表面，当外加电压达到污染物分解电压时，就会发生电解反应，使污染物分解而去除。有研究表明，选用表面涂有钌、铱、铂等贵金属氧化物的网状钛板作阳极，不锈钢板作阴极，控制电压 30 V、电流密度 6 mA/cm^2、水力停留时间为 15 分钟、空气流量为 40 L/h、极水比为 1.0 的试验条件，对医院污水进行消毒处理，污水中粪大肠菌群除菌效果最好。用电化学消毒方法处理医院污水简单有效、投资运行费用低；无须添加化学药剂，不影响水质；设备体积小、自动化程度高；易与其他治理技术联用等优点越来越受到人们重视。

7)光触媒技术：光触媒是光和触媒(催化剂)的合成词，是一种以纳米级二氧化钛为代表的具有催化功能的光半导体材料的总称。纳米材料在光的照射下，把光能转变成化学能，促进有机物的合成或使有机物降解的过程就是光触媒技术，又叫作光催化技术。纳米光触媒在光照射下，价带电子被激发形成电子和空穴，与吸附于其表面的 O_2 和 H_2O 作用，生成超氧化物阴离子自由基，通过这些自由基的强氧化分解能力，破坏有机物中的 C—C 键、C—H 键、C—N 键、C—O 键、O—H 键、N—H 键；同时破坏细菌的细胞膜，固化病毒的蛋白质，从而杀死细菌、病毒。二氧化钛光催化可作为二氧化氯、臭氧和紫外线水消毒的替代品，光触媒技术在消毒杀菌、防污除臭、净化空气以及分解水中有机物等方面的应用，是近年来国内外研究的热点领域之一。在医院污水处理中，光触媒技术有着其他污水处理方法不能达到的效果优势：它不仅能去除医院污水中的化学污染物和放射性物质，还能达到消毒的目的。

8)单过硫酸氢钾的复合钠盐：单过硫酸氢钾复合盐是全国首创、独创的非氯复合活性氧的新型生活饮用水专用消毒剂。其分子式为 $KHSO_5$，存在形式为 K_2HSO_5、$KHSO_4$、K_2SO_4 复盐。它的水溶液接近中性，在水中能产生各种高能量、高活性的自由基、活性氧衍生物等过氧化氢的衍生物，通过破坏微生物细胞膜通透性，致使细胞内容物流失，从而丧失能量依赖性膜运输系统的功能，还能与核酸中钙、铁等金属离子结合，产生羟自由基，使 DNA 的磷酸二酯键断裂。有研究表明，单过硫酸氢钾的复合钠盐溶液浓度为 10～40 mg/L 时，接触时间为 5 分钟即对细菌繁殖体，如大肠埃希菌、金黄色葡萄球菌具有较强的杀灭作用，杀灭率达 100%；对真菌的杀灭率>99.50%；但对细菌芽孢及乙肝病毒表面抗原未观察到其灭活作用。另外，单过硫酸氢钾的复合钠盐用于水消毒时，几乎不产生三氯甲烷及其他有机卤代物。

9)溴氯海因：溴氯海因，化学品名 1-溴-3-氯-5，5-二甲基海因，1-溴-3-氯-5，5-二甲基乙内酰脲，俗称溴氯海因(1-Bromo-3-Chloro-5，5-Dimethyl-hydantoin，BCDMH)，是近年来国际上普遍采用的缓慢释放型杀毒剂，特别适于水体和公共环境的大面积消毒。该消毒剂在水中能够通过不断释放出活性 Br^- 和 Cl^- 离子，缓慢释放出次溴酸和次氯酸，将微生物体内的生物酶(如带有—SH 基的酶)氧化从而达到杀菌目的。与传统消毒剂相比，它的杀毒效果更显著，可有效杀灭各种微生物且余氯含量和气味少，适用于工业水处理以及矿泉(温泉)浴池的消毒，还可用于各种水处理，卫生间消毒除臭、消毒漂白及农业上用于花卉及种子消毒、杀菌，养殖业、水果保鲜等方面。但该消毒剂在使用过程中需要工作人员定期接触投放，具有一定职业风险。

(张成程)

第九节　医疗废物处理

一、医疗废物分类

医疗废物是指医疗卫生机构在医疗、预防、保健以及其他相关活动中产生的具有直接或间接感染性、毒性以及其他危害性的废物。医疗废物是一种危害极大的特殊废物，这些废物主要来自患者的生活废弃物、医疗诊断、治疗过程中产生的各类固体废物，它含有大量的病原微生物、寄生虫和其他有害物质。在我国，医疗机构大多集中在城市中心区域，如果对这些医疗废物不加以管理并合格处理，其中含有的传染性物质、有毒有害物质等必然会造成严重环境污染，给群众身体健康、生命安全和生存环境带来巨大威胁，目前医疗废物的处置问题已引起世界各国广泛重视。

医疗废物共分五类，并列入《国家危险废物名录》。医疗废物中可能含有大量病原微生物和有害化学物质，甚至会有放射性和损伤性物质，因此医疗废物是引起疾病传播或相关公共卫生问题的重要危险性因素。

（一）感染性废物

携带病原微生物具有引发感染性疾病传播危险的医疗废物如下。

（1）被患者血液、体液、排泄物污染的物品，包括棉球、棉签、引流棉条、纱布及其他各种敷料，一次性使用卫生用品、一次性使用医疗用品及一次性医疗器械，废弃的被服，其他被患者血液、体液、排泄物污染的物品。

（2）医疗机构收治的隔离传染病患者或者疑似传染病患者产生的生活垃圾。

（3）病原体的培养基、标本和菌种、毒种保存液。

（4）各种废弃的医学标本。

（5）废弃的血液、血清。

（6）使用后的一次性使用医疗用品及一次性医疗器械视为感染性废物。

（二）病理性废物

在诊疗过程中产生的人体废弃物和医学试验动物尸体如下。

（1）手术及其他诊疗过程中产生的废弃的人体组织、器官等。

（2）医学试验动物的组织、尸体。

（3）病理切片后废弃的人体组织、病理蜡块等。

（三）损伤性废物

能够刺伤或割伤人体的废弃的医用锐器如下。

（1）医用针头、缝合针。

（2）各类医用锐器，包括解剖刀、手术刀、备皮刀、手术锯等。

（3）载玻片、玻璃试管、玻璃安瓿等。

（四）药物性废物

过期、淘汰、变质或被污染的废弃药品如下。

（1）废弃的一般性药品，如抗生素、非处方类药品等。

(2)废弃的细胞毒性药物和遗传毒性药物,包括致癌性药物,如硫唑嘌呤、苯丁酸氮芥、萘氮芥、环孢霉素、环磷酰胺、苯丙氨酸氮芥、司莫司汀、三苯氧氨、硫替派等;可疑致癌性药物,如顺铂、丝裂霉素、阿霉素、苯巴比妥等;免疫抑制剂。

(3)废弃的疫苗、血液制品等。

(五)化学性废物

具有毒性、腐蚀性、易燃易爆性的废弃化学物品如下。

(1)医学影像室、实验室废弃的化学试剂。

(2)废弃的过氧乙酸、戊二醛等化学消毒剂。

(3)废弃的汞血压计、汞温度计。

二、医疗废物的管理

《医疗废物管理条例》(2003 年 6 月公布,2011 年 1 月修订)中规定医疗卫生机构应当及时收集本单位产生的医疗废物,并按照类别分置于防渗漏、防锐器穿透的专用包装物或密闭容器内。医疗废物专用包装物、容器,应当有明显的警示标识和警示说明。

医疗卫生机构应当建立医疗废物的暂时贮存设施、设备,不得露天存放医疗废物;医疗废物暂时贮存的时间不得超过 2 天。医疗废物集中处置单位的贮存、处置设施,应当远离居(村)民居住区、水源保护区和交通干道,与工厂、企业等工作场所有适当的安全防护距离,并符合国务院环境保护行政主管部门的规定。医疗废物集中处置单位应当至少每 2 天到医疗卫生机构收集、运送一次医疗废物,并负责医疗废物的贮存、处置。

医疗废物的收集及运送如下。

(1)按类别分置于专用包装物或容器内,确保包装物或容器无破损、渗漏和其他缺陷,破损的包装应按治疗废物处理。

(2)废物盛放不能过满,大于 3/4 时就应封口,封口紧实严密,注明科室和数量。

(3)分类收集,禁混、禁漏、禁污(利器放入利器盒内,非利器放入包装袋内)。

(4)运送时防止流失、泄漏、扩散和直接接触身体;运送医疗废物应使用防渗透、防遗撒、无锐利边角、易于装卸和清洁的专用运送工具,各种包装和运送工具应有专用医疗废物标识。

(5)建立医疗废物暂存处、设备,不得露天存放,并设专人负责管理。

(6)做好登记,内容包括来源、种类、重量和数量、交接时间、最终去向及经办人签名等,资料保存三年。

(7)对垃圾暂存处、设施及时清洁和消毒处理,禁止转让买卖医疗废物。

(8)医疗垃圾存放时间不得超过 2 天,每天工作结束后对运送工具进行清洁消毒。

(9)发生医疗废物流失、泄漏、扩散和意外事故发生时,应在 48 小时内及时上报卫生行政主管部门;导致传染病发生时,按有关规定报告,并进行紧急处理。

三、医疗废物处理处置技术

(一)医疗废物焚烧处置技术

采用高温热处理方式,使医疗废物中的有机成分发生氧化分解反应,实现无害化和减量化。该技术主要包括热解焚烧技术和回转窑焚烧技术,热解焚烧技术又分为连续热解焚烧技术和间歇热解焚烧技术。

医疗废物焚烧处置过程中会产生废气、废水、固体废物和噪声等污染，其中大气污染主要为医疗废物焚烧过程中产生的烟气，通常含颗粒物、二氧化硫、氮氧化物、氯化氢、氟化氢、重金属(铅、汞、砷、六价铬、镉等)和二噁英等。在污染物削减及排放过程中，二噁英、酸性气体和重金属等污染物排放浓度应达到相应的污染控制要求，废水排放达到消毒和净化要求，焚烧残渣的热灼减率低于5%。

(二)医疗废物非焚烧处理技术

1.高温蒸汽处理技术

高温蒸汽处理技术利用水蒸气释放出的潜热使病原微生物发生蛋白质变性和凝固，对医疗废物进行消毒处理。该技术主要包括先蒸汽处理后破碎和蒸汽处理与破碎同时进行两种工艺形式。

医疗废物高温蒸汽处理过程中主要产生废气，以及少量废水、固体废物和噪声等。大气污染物主要为预排气和高温蒸汽处理过程中产生的挥发性有机污染物和恶臭。

2.化学处理技术

化学处理技术利用化学消毒剂对传染性病菌的灭活作用，对医疗废物进行消毒处理。医疗废物化学处理工艺流程包括进料、药剂投加、化学消毒、破碎、出料等工艺单元。化学消毒通常选用石灰粉作为消毒剂，pH控制在11.0～12.5。

医疗废物化学消毒过程中主要产生废气，以及少量废水、固体废物和噪声等。大气污染物主要为进料和破碎过程中产生的挥发性有机污染物、恶臭和病原微生物。

3.微波处理技术

微波处理技术通过微波振动水分子产生的热量实现对传染性病菌的灭活，对医疗废物进行消毒处理。采用医疗废物微波处理技术或微波与高温蒸汽组合技术的工艺。微波发生源频率采用915 MHz±25 MHz或2 450 MHz±50 MHz。微波处理的温度不低于95 ℃，作用时间不少于45分钟。若采用加压消毒，微波处理的物料温度应低于170 ℃，以避免医疗废物中的塑料等含氯化合物发生分解，造成二次污染。

医疗废物微波处理过程中主要产生废气，以及少量废水、固体废物、噪声和微波辐射等。大气污染物主要为破碎和微波消毒处理过程中产生的挥发性有机污染物、恶臭和病原微生物。

(三)医疗废物处理处置新技术

1.电子辐照技术

电子辐照技术是通过高能脉冲破坏活体生物细胞内的脱氧核糖核酸(DNA)，改变分子原有的生物学或化学特性，对医疗废物进行消毒。该技术目前已应用于医疗用品消毒领域。

2.高压臭氧技术

高压臭氧技术是以臭氧为消毒剂，在高压作用下进行医疗废物的消毒处理。影响该技术应用的关键因素是臭氧的浓度水平。通过电脑程控装置，确保处置舱的臭氧浓度达到一定浓度。该技术适用于感染性、损伤性和部分病理性医疗废物的处理。该技术已在一些国家得到应用。

3.等离子体技术

等离子体技术通常包括两种方式，一种是通过直流高压产生快脉冲高能电子，达到破膜、分子重组、除臭和杀菌的效果；另一种是通过对惰性气体施加电流使其电离而产生辉光放电，在极短时间内达到高温使医疗废物迅速燃烧完全。该技术具有减容率高、适用范围广、处置效率高、有害物质产生少等特点。

4.磁化裂解技术

磁化裂解装置处理腔内，强制通入序号设定量的磁化空气，磁化气流在(150～250 ℃)的密闭腔内，形成等离子体。磁化裂解过程是指有机固体废物在空气被磁化的条件下，点火后(150～250 ℃)热量开始氧化、分解，然后高温燃尽有机气体达标排放。该技术具有高效减量及低能耗作用，残余灰分重量为原来的2%左右，一般固废焚烧发电要用大量燃料能维持1 000 ℃以上高温，而磁化裂解低温运行，大幅度节省能源消耗，同时避开产生二噁英温度低条件(340～850 ℃)。

四、医疗废物的检测和评价

《医疗废物化学消毒集中处理工程技术规范》(试行)中关于检测、评价及评估，要求设备在安装及检修后必须经国家环境保护总局认可的检测单位，采用生物学方法对处理后残渣进行消毒效果检测合格后方可运行，严禁在未经检测或检验不合格的情况下进行医疗废物化学消毒处理。在运行过程中，应采用同样的方法对消毒效果进行检测并不定期进行抽样测试，检测频率至少为2次/年。

医疗废物化学消毒处理效果生物指示剂检测指标可采用枯草杆菌黑色变种芽孢(ATCC 9372)作为代表性菌种。在实验室条件下，通常参照《消毒技术规范》(2002年版)和《医疗废物化学消毒集中处理工程技术规范》(试行)进行模拟现场试验，判定标准为枯草杆菌黑色变种芽孢的平均杀灭对数值>4.00，达到消毒合格要求。

(张成程)

第十节 微波消毒

波长为0.001～1.000 m，频率为300～300 000 MHz的电磁波称为微波。物质吸收微波能所产生的热效应可用于加热，在加热、干燥和食品加工中，人们发现微波具有杀菌的效能，于是又被逐渐用于消毒和灭菌领域。近年来，微波消毒技术发展很快，在医院和卫生防疫消毒中已有较广泛的应用。

一、微波的发生及特性

微波是一种波长短而频率较高的电磁波。磁控管产生微波的原理是使电子在相互垂直的电场和磁场中运动，激发高频振荡而产生微波。磁控管的功率可以做得很大，能量由谐振腔直接引出，而无须再经过放大。现代磁控管一般分为两类：一类是产生脉冲微波的磁控管，其最大输出功率峰值可达10 000 kW，另一类是产生连续微波的磁控管，如微波干扰及医学上使用的磁控管，其最大输出功率峰值可达10 kW。用于消毒的微波的频率为2 450 MHz及915 MHz，由磁控管发生，能使物品发热，热使微生物死亡。微波频率高、功率大，使物体发热时，内外同时发热且不需传导，故所需时间短，微波消毒的主要特点如下。

(一)作用快速

微波对生物体的作用就是电磁波能量转换的过程，速度极快，可在10^{-9}秒之内完成，加热快速、均匀，热力穿透只需几秒至数分钟，不需要空气与其他介质的传导。用于快速杀菌时是其他因子无法比拟的。

（二）对微生物没有选择性

微波对生物体的作用快速而且不具选择性，所以其杀菌具有广谱性，可以杀灭各种微生物及原虫。

（三）节能

微波的穿透性强，瞬时即可穿透到物体内部，能量损失少，能量转换效率高，便于进行自动化流水线式生产杀菌。

（四）对不同介质的穿透性不同

对有机物、水、陶瓷、玻璃、塑料等穿透性强，而对绝大部分金属则穿透性差，反射较多。

（五）环保、无毒害

微波消毒比较环保、无毒害、无残留物、不污染环境，也不会形成环境高温。还可对包装好的，较厚的或是导热差的物品进行处理。

二、微波消毒的研究与应用

（一）医疗护理器材的消毒与灭菌

微波的消毒灭菌技术是在微波加热干燥的基础上发展而来的，这一技术首先是在食品加工业得到推广应用，随着科技的发展，微波的应用越来越广泛。现在微波除了用于医院和卫生防疫消毒以外，还广泛用于干燥、筛选及物理、化工等行业。但是微波消毒目前仍处于探索研究阶段，许多试验的目的主要是探索微波消毒的作用机制。目前使用较多的有以下几种。

1.微波牙钻消毒器

目前市场上，已有通过国家正式批准生产的牙钻涡轮机头专用微波消毒装置，WBY 型微波牙钻消毒器为产品之一，多年临床使用证明，该消毒器有消毒速度快，效果可靠，不损坏牙钻，操作简单等优点。

2.微波快速灭菌器

型号为 WXD-650A 的微波快速灭菌器是获得国家正式批准的医疗器械微波专用灭菌设备，该设备灭菌快速，5 分钟内可杀灭包括细菌芽孢在内的各种微生物，效果可靠，可重复使用，小型灵活，适用范围广，特别适合用于需重复消毒、灭菌的小型手术用品，它可用于金属类、玻璃陶瓷类、塑料橡胶类材料的灭菌。

3.眼科器材的专用消毒器

眼科器械小而精细、要求高、消毒后要求不残留任何有刺激性的物质。目前，眼科器械消毒手段不多，越来越多的眼科器械、仿人工替代品、角膜接触镜（又称隐形眼镜）等物品的消毒开始使用微波消毒。

4.口腔科根管消毒

有研究者（2003）将 WB-200 型电脑微波口腔治疗仪用于口腔急、慢性根尖周炎及牙髓坏死患者根管的治疗，微波消毒组治愈率 95.2%、好转率 3.1%、无效率 1.8%，常规组分别为 90.0%、5.0%、5.0%，统计学处理显示，两者差别显著。

5.微波消毒化验单

用载体定量法将菌片置于单层干布袋和保鲜袋内，用 675 W 微波照射 5 分钟，杀菌效果与双层湿布袋基本一致，照射 8 分钟，对前两种袋内的大肠埃希菌、金黄色葡萄球菌、枯草杆菌黑色变种芽孢平均杀灭率均达到 99.73%～99.89%，而双层湿布包达到 100%。有报道，利用家用微波炉对人工染菌的化验单进行消毒，结果以 10 张为一本，800 W 照射 5 分钟，以 50 张为一本，照射 7 分钟，均可完全杀灭大肠埃希菌、金黄色葡萄球菌和铜绿假单胞菌，但不能完全杀灭芽孢；以 50 张为一本，800 W 作用 7 分钟可以杀灭细菌繁殖体，但不能杀灭芽孢。

6.微波消毒医用矿物油

医用矿物油类物质及油纱条的灭菌因受其本身特性的影响，仍是医院消毒灭菌的一个难题。常用的干热灭菌和压力蒸汽灭菌都存在一些弊端，而且灭菌效果不理想。采用载体定性杀菌试验方法，观察了微波灭菌器对液状石蜡和凡士林油膏及油纱布条的杀菌效果。结果液状石蜡和凡士林油膏经 650 W 微波灭菌器照射 20 分钟和 25 分钟，可全部杀灭嗜热脂肪杆菌芽孢；分别照射 25 分钟和 30 分钟，可全部杀灭枯草杆菌黑色变种芽孢，但对凡士林油纱布条照射 50 分钟，仍不能全部杀灭枯草杆菌黑色变种芽孢，试验证明，微波照射对液状石蜡和凡士林油膏可达到灭菌效果。

(二)食品与餐具的消毒

由于微波消毒快捷、方便、干净、效果可靠，将微波应用于食品与餐具消毒的报道亦较多。将 250 mL 酱油置玻璃烧杯中，经微波照射 10 分钟即达到消毒要求。有研究者(1988)将细菌总数为 312×10^6 cfu/g 的塑料袋装咖喱牛肉置微波炉中照射 40 分钟，菌量减少至 413×10^2 cfu/g。市售豆腐皮细菌污染较严重，当用 650 W 功率微波照射 300 g 市售豆腐皮 5 分钟，可使之达到卫生标准。用微波对牛奶进行消毒处理，亦取得了较好的效果。用微波炉加热牛奶至煮沸，可将铜绿假单胞菌、分枝杆菌、脊髓灰质炎病毒等全部杀灭；但白色念珠菌仍有存活。用 700 W 功率微波对餐茶具，如奶瓶、陶瓷碗及竹筷等照射 3 分钟，可将污染的大肠埃希菌全部杀灭，将自然菌杀灭 99.17%以上；照射 5 分钟，可将 HBsAg 的抗原性破坏。专用于餐具和饮具的 WX-1 微波消毒柜，所用微波频率为 2 450 MHz，柜室容积为 480 mm×520 mm×640 mm。用该微波消毒柜，将染有枯草杆菌黑色变种(ATCC9372)芽孢、金黄色葡萄球菌(ATCC6538)、嗜热脂肪杆菌芽孢及短小芽孢杆菌(E601 及 ATCC27142)的菌片放置于成捆的冰糕棍及冰糕包装纸中，经照射 20 分钟，可达到灭菌要求。

(三)衣服的消毒

用不同频率的微波对染有蜡状杆菌(4 001 株)芽孢的较大的棉布包(16 cm×32 cm×40 cm)进行消毒，当微波功率为 3 kW 时，杀灭 99.99%芽孢，2 450 MHz 频率微波需照射 8 分钟，而 915 MHz者则仅需5 分钟。微波的杀菌作用随需穿透物品厚度的增加而降低。如将蜡状杆菌芽孢菌片置于含水率为 30%的棉布包的第 6、34 和 61 层，用 2 450 MHz 频率(3 kW)微波照射 2 分钟，其杀灭率依次为 99.06%、98.08%和 91.57%。关于照射时间长短对杀菌效果影响的试验证明，用 2 450 MHz 频率(3 kW)微波处理，当照射时间由 1 分钟增加至 2、3、4 分钟时，布包内菌片上的残存芽孢的对数值由 3.8 依次降为 1.4、0.7 和 0。在一定条件下，微波的杀菌效果可随输出功率的增加而提高。当输出功率由 116 kW 增至 216 kW 和316 kW时，布包内菌片上的残存蜡状杆菌芽孢的对数值依次为 3.0、1.5 和 0。将蜡状杆菌芽孢菌片置于含水率分别为 0、20%、30%、45%的棉布包中，用 450 MHz(3 kW)微波照射 2 分钟。结果，残存芽孢数的对数值依次为 3.31、2.39、1.51 和 2.62。该结果表明，当含水率在 30%左右时最好，至 45%其杀菌效果反而有所降低。有报道，用家用微波炉，以 650 W 微波照射 8 分钟，可完全杀灭放置于 20 cm×20 cm×

20 cm 衣物包(带有少量水分)中的枯草杆菌黑色变种芽孢。有报道,用915 MHz(10 kW)微波照射 3 分钟,可使马鬃上蜡状杆菌芽孢的杀灭率达 100%。

(四)废弃物等的消毒

用传送带连续照射装置对医院内废物,包括动物尸体及组织、生物培养物、棉签,以及患者的血、尿、粪便标本和排泄物等进行微波处理。结果证明,该装置可有效地杀灭废弃物中的病原微生物。为此,他建议在医院内,可用这种装置代替焚烧炉。在德国(1991),污泥的农业使用有专门法规,如培育牧草用的污泥,必须不含致病微生物。传送带式微波处理为杀灭其中病原微生物的方法之一。用微波-高温压力蒸汽处理医疗废物,效果理想。处理流程见图 10-1。

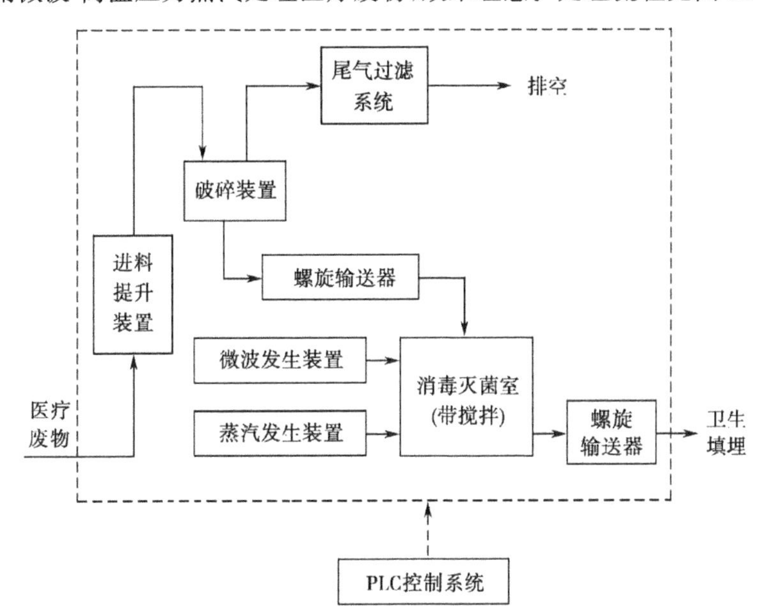

图 10-1　微波高温高压处理医疗废物流程

(五)固体培养基的灭菌

金龟子绿僵菌是一种昆虫病原真菌,在农林害虫生物防治中应用广泛。为了大批量培养绿僵菌,其培养基的灭菌工作十分重要。目前常用的灭菌方法是传统的压力蒸汽灭菌法,存在灭菌时间长,不能实现流水作业等缺点。微波灭菌具有灭菌时间短、操作简便及对营养破坏小等特点。

为探讨微波对金龟子绿僵菌固体培养基的灭菌效果及其影响因素,用家用微波炉、载体定量法对农业用绿僵菌固体培养基灭菌效果进行了实验室观察,结果随着负载量的增大,杀菌速度降低。负载量为 200 g 以下时,微波处理 3 分钟,全部无菌生长。负载量为 250 g 时,微波照射 4 分钟,存活菌数仍达 100 cfu/g,试验证明,随着微波处理时间的延长,灭菌效果增强。以 100 g 固体培养基加 60 g 水的比例经微波处理效果比较好,灭菌处理 3 分钟均能达到灭菌目的。微波对绿僵菌固体培养基灭菌最佳工艺为:100 g 的固体培养基加 60 g 水,浸润 3 小时,在 800 W 的微波功率处理 3 分钟,可达到灭菌效果。

三、影响微波消毒的因素

(一)输出功率与照射时间

在一定条件下,微波输出功率大、电场强、分子运动加剧、加热速度快,消毒效果就好。

(二)负载量的影响

杨华明以不同重量敷料包为负载,分别在上、中、下层布放枯草杆菌芽孢菌片,经 2 450 MHz、3 kW照射 13 分钟,结果 4.25～5.25 kg 者,杀灭率为 99.9%;5.5 kg 者,杀灭率为 99.5%;6.0 kg 者,杀灭率为 94.9%。

(三)其他因素

包装方法、灭菌材料含湿量、协同剂等因素对微波杀菌效果的影响也是大家所认同的,这些因素在利用微波消毒时应根据现场情况酌情考虑。

四、微波的防护

微波过量照射对人体产生的影响,可以通过个体防护而减轻,并加以利用,因此在使用微波时需要采取的防护措施如下。

(一)微波辐射的吸收和减少微波辐射的泄漏

当调试微波机时,需要安装功率吸收天线,吸收微波能量,使其不向空间发射。设置微波屏障需采用吸收设施,如铺设吸收材料,阻挡微波扩散。做好微波消毒机的密封工作,减少辐射泄漏。

(二)合理配置工作环境

根据微波发射有方向性的特点,工作点应置于辐射强度最小的部位,尽量避免在辐射束的前方进行工作,并在工作地点采取屏蔽措施,工作环境的电磁强度和功率密度,不要超过国家规定的卫生标准,对防护设备应定期检查维修。

(三)个人防护

针对作业人员操作时的环境采取防护措施。可穿戴喷涂金属或金属丝织成的屏障防护服和防护眼镜。对作业人员每隔 1～2 年进行一次体格检查,重点观察眼晶状体的变化,其次为心血管系统,外周血常规及男性生殖功能,及早发现微波对人体健康危害的征象,只要及时采取有效的措施,作业人员的安全是可以得到保障的。

(张成程)

第十一节 超声波消毒

近 20 年来,人们一直在努力寻找一种更迅速、更便宜而又能克服高温(饱和蒸汽或干热)消毒灭菌方法和化学消毒法的弱点的消毒方法,超声波消毒就是其中的一种。随着超声波的使用越来越广泛,人们对其安全性产生了担忧。事实上,临床实践证明,即使以超过临床使用数倍的剂量也难以观察到其对人体的损伤,现在普遍认为,强度小于 20 mW/cm^2 的超声波对人体无害,但对大功率超声波照射还是应注意防护。

一、超声波的本质与特性

超声波和声波一样,也是由振动在弹性介质中的传播过程形成的,超声波是一种特殊的声波,它的声振频率超过了正常人听觉的最高限额,达到 20 000 Hz 以上,所以人听不到超声波。

超声波具有声波的一切特性，它可以在固体、液体和气体中传播。超声波在介质中的传播速度除了与温度、压强及媒介的密度等有关外，还与声源的振动频率有关。在媒介中传播时，其强度随传播距离的增长而减弱。超声波也具有光的特性。可发生辐射和衍射等现象，波长越长，其衍射现象越明显。但由于超声波的波长仅有几毫米，所以超声波的衍射现象并不明显。高频超声波也可以聚焦和定向发射，经聚焦而定向发射的超声波的声压和声强可以很大，能贯穿液体或固体。

二、超声波消毒的研究与应用

(一)超声波的单独杀菌效果

用 2.6 kHz 的超声波进行微生物杀灭试验，发现某些细菌对超声波是敏感的，如大肠埃希菌、巨大芽孢杆菌、铜绿假单胞菌等可被超声波完全破坏。此外，超声波还可使烟草花叶病毒、脊髓灰质炎病毒、狂犬病毒、流行性乙型脑炎病毒和天花病毒等失去活性。但超声波对葡萄球菌、链球菌等效力较小，对白喉毒素则完全无作用。

(二)超声波与其他消毒方法的协同作用

虽然超声波对微生物的作用在理论上已获得较为满意的解释。但是，在实际应用上还存在一些问题。例如超声波对水、空气的消毒效果较差，很难达到消毒作用，而要获得具有消毒价值的超声波，必须首先具有高频率、高强度的超声波波源，这样，不仅在经济上费用较大，而且与所得到的实际效果相比是不经济的。因此，人们用超声波与其他消毒方法协同作用的方式，来提高其对微生物的杀灭效果。例如，超声波与紫外线结合，对细菌的杀灭率增加；超声波与热协同，能明显提高对链球菌的杀灭率；超声波与化学消毒剂合用，即声化学消毒，对芽孢的杀灭效果明显增强。

1.超声波与戊二醛的协同消毒作用

据报道，单独使用戊二醛完全杀灭芽孢，要数小时，在一定温度下戊二醛与超声波协同可将杀灭时间缩短为原来的 1/12～1/2。如果事先将菌悬液经超声波处理，则它对戊二醛的抵抗力是一样的。将戊二醛与超声波协同作用，才能提高戊二醛对芽孢的杀灭能力(表 10-2)。

表 10-2　超声波与戊二醛协同杀菌效果

戊二醛含量(%)	温度(℃)	超声波频率(kHz)	完全杀灭芽孢所需时间(分钟)
1	55	无超声波	60
1	55	20	5
2	25	无超声波	180
2	25	250	30

2.超声波与环氧乙烷的协同消毒作用

Boucher 等用频率为 30.4 kHz，强度为 2.3 W/cm^2 的连续性超声波与浓度 125 mg/L 的环氧乙烷协同，在 50 ℃恒温，相对湿度 40%的条件下对枯草杆菌芽孢进行消毒，作用 40 分钟可使芽孢的杀灭率超过 99.99%，如果单用超声波时只能使芽孢的菌落数大约减少 50%。因此认为环氧乙烷与超声波协同作用的效果比单独使用环氧乙烷或超声波消毒效果好，而且还认为用上述频率与强度的超声波，在上述的温度与相对湿度的条件下，与环氧乙烷协同消毒是最理想的条件。环氧乙烷与超声波协同消毒在不同药物浓度、不同温度条件及不同作用时间的条件下消毒效果有所不同。环氧乙烷与超声波协同消毒在相同药物浓度、相同温度时，超声波照射时间越长，杀菌率越高；在相同药物浓度、相同照射时间下，温度越高，杀菌率越高；而在相同照射时间、相同温度下，药物浓度越高，杀菌率也越高。

3.超声波与环氧丙烷的协同消毒作用

有报道，在10 ℃，相对湿度为40%的条件下，暴露时间为120分钟时，不同强度的超声波与环氧丙烷协同消毒的结果不同，在环氧丙烷浓度为500 mg/L，作用时间为120分钟时，用强度为1.6 W/cm^2 的超声波与环氧丙烷协同作用，可完全杀灭细菌芽孢。在相同条件下，单独使用环氧丙烷后，不能完全杀灭。而且，在超声波与环氧丙烷协同消毒时，存活芽孢数是随声强的增加而呈指数下降。

4.超声波与强氧化高电位酸性水协同杀菌

强氧化高电位酸性水是一种无毒无不良气味的杀菌水，技术指标：氧化还原电位（ORP）值≥1 100 MV，pH≤2.7，有效氯≤60 mg/L。如单独使用超声波处理10分钟，对大肠埃希菌杀灭率为89.9%；单独使用强氧化高电位酸性水作用30秒，对大肠埃希菌杀灭率为100%；超声波与氧化水协同作用15秒，杀灭率亦达到100%。单用超声波处理10分钟、单独用强氧化高电位酸性水作用1.5分钟，可将悬液内HBsAg阳性血清的抗原性完全灭活，两者协同作用仅需30秒即可达到完全灭活。

5.超声波与其他消毒液的协同杀菌作用

据闫傲霜等试验表明，用超声波（10 W/cm^2）与多种消毒液对芽孢的杀灭均有协同作用，特别是对一些原来没有杀芽孢作用的消毒剂，如氯己定（洗必泰）、苯扎溴铵（新洁尔灭）、醛醇合剂等，这种协同作用不仅对悬液中的芽孢有效，对浸于液体中的载体表面上的芽孢也有同样效果。Ahemd等报道，超声波可加强过氧化氢的杀菌作用，使其杀芽孢时间从25分钟以上缩短到10～15分钟。Jagenberg-Werke用超声波使过氧化氢形成气溶胶，使之均匀附着在消毒物表面，从而提高消毒效果。

Burleson用超声波与臭氧协同消毒污水，有明显增效作用，可能是因为超声波：①增加臭氧溶解量；②打碎细菌团块和外围有机物；③降低液体表面张力；④促进氧的分散，形成小气泡，增加接触面积；⑤加强氧化还原作用。声化学消毒的主要机制是由于超声波快速而连续性的压缩与松弛作用，使化学消毒剂的分子打破细菌外层屏障，加速化学消毒剂对细菌的渗透，细菌则被进入体内的化学消毒剂的化学反应杀死。超声波本身对这种化学杀菌反应是没有作用的，但它能加速化学消毒剂在菌体内的扩散。在声化学消毒中，超声波的振幅与频率最为重要。

（三）超声波的破碎作用

利用高强度超声波照射菌液，由于液体的对流作用，整个容器中的细菌都能被破碎（图10-2）。超声波的破碎作用应用于生物研究中，能提高从器官组织或其他生物学基质中分离病毒及其他生物活性物质（如维生素、细菌毒素等）的阳性率。

三、影响超声波消毒效果的因素

超声波的消毒效果受到多种因素的影响，常见的有超声波的频率、强度、照射时间、媒质的性质、细菌的浓度等。

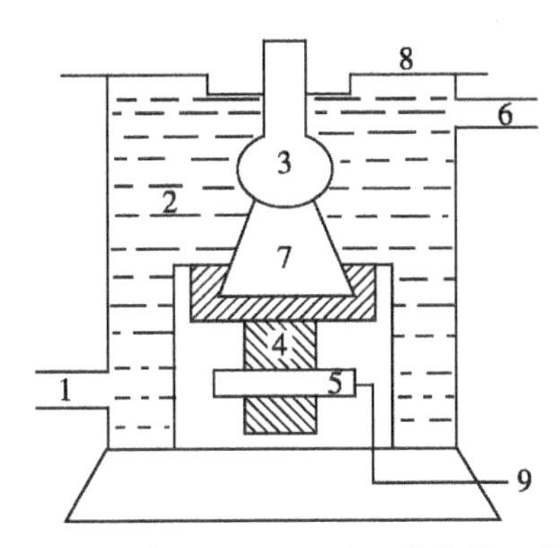

1.冷却水进口；2.冷却水；3.处理容器；4.换能器；5.高频线圈；
6.冷却水出口；7.增幅杆；8.固定容器装置；9.电源输入

图 10-2　超声波细胞破碎器结构

(一)超声波频率

在一定频率范围内，超声波频率高，能量大，则杀菌效果好，反之，低频率超声波效果较差。但超声波频率太高则不易产生空化作用，杀菌效果反而降低。

(二)超声波的强度

利用高强度超声波处理菌液，由于液体的对流作用，整个容器中的细菌都能被破碎。据报道，当驱动功率为 50 W 时，容器底部的振幅为 10.5 μm，对 50 mL 含有大肠埃希菌的水作用 10～15 分钟后，细菌 100%破碎。驱动功率增加，作用时间减少。

(三)作用时间和菌液浓度

超声波消毒的消毒效果与其作用时间成正比，作用时间越长，消毒效果越好。作用时间相同时，菌液浓度高比浓度低时消毒效果差，但差别不很大。有人用大肠埃希菌试验，发现 30 mL 浓度为 3×10^6 cfu/mL 的菌液需作用 40 分钟，若浓度为 2×10^7 cfu/mL 则需作用 80 分钟。15 mL 浓度为 4.5×10^6 cfu/mL 的菌液只需作用 20 分钟即可杀死。另有人用大肠埃希菌、金黄色葡萄球菌、枯草杆菌、铜绿假单胞菌试验发现，随超声波作用时间的延长，其杀灭率皆明显提高，而且在较低强度的超声波作用下以铜绿假单胞菌提高最快，经统计学处理发现，铜绿假单胞菌、枯草杆菌的杀灭率和超声波作用时间之间的相关系数有统计学意义。

(四)盛装菌液容器

R.Davis 用不锈钢管作容器，管长从 25 cm 不断缩短，内盛 50%酵母菌液 5 mL，用 26 kHz 的超声波作用一定时间，结果发现，细菌破碎的百分数与容器长度有关，在 10～25 cm 之间，出现 2 个波峰和 2 个波谷，两波峰或两波谷间相距约 8 cm。从理论上说盛装容器长度以相当于波长的一半的倍数为最好。

(五)菌液容量

由于超声波在透入媒质的过程中不断将能量传给媒质，自身随着传播距离的增长而逐渐减弱。因此，随着被处理菌悬液的菌液容量的增大，细菌被破坏的百分数降低。R.Davis 用 500 W/cm^2 的超声波对43.5%的酵母菌液作用 2 分钟，结果发现，容量越大，细菌被破坏的百分数越低。此外被处理菌悬液中出现驻波时，细菌常聚集在波节处，在该处的细菌承受的机械张力不大，破碎率也最低。因此，最好使被处理液中不出现驻波，即被处理菌悬液的深度最好短于超声波在该菌悬液中波长的一半。

(六)媒质

一般微生物被洗去附着的有机物后,对超声波更敏感。另外,钙离子的存在、pH 的降低也能提高其敏感性。

(张成程)

第十二节　紫外线消毒

紫外线(ultraviolet ray,简称 UV)属电磁波辐射,而非电离辐射(图 10-3),根据其波长范围分为 3 个波段:A 波段(波长为 400.0～315.0 nm)、B 波段(315.0～280.0 nm)、C 波段(280.0～100.0 nm),是一种不可见光。杀菌力较强的波段为 280.0～250.0 nm,通常紫外线杀菌灯采用的波长为 253.7 nm,广谱杀菌效果比较明显。

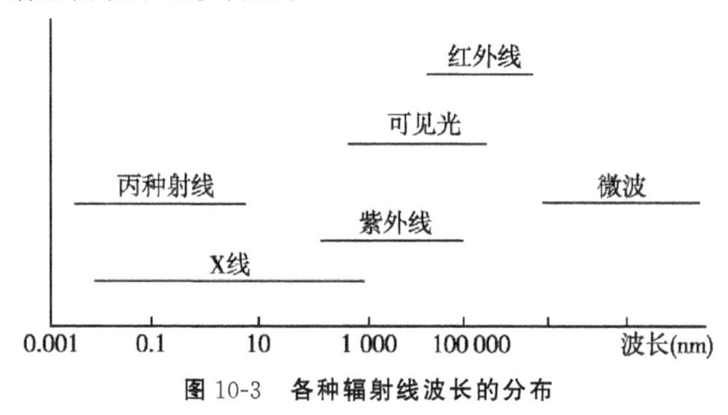

图 10-3　各种辐射线波长的分布

一、紫外线的发生与特性

(一)紫外线的发生

目前用于消毒的紫外线杀菌灯多为低压汞灯,它所产生的紫外线波长 95%为 253.7 nm。用于消毒的紫外线灯分为普通型紫外线灯和低臭氧紫外线灯,低臭氧紫外线灯因能阻挡 184.9 nm 波长的紫外线向外辐射,减少臭氧的产生,因此目前医院多选择低臭氧紫外线灯。

(二)紫外线灯消毒特性

紫外线灯的杀菌特性有以下几点。

(1)杀菌谱广:紫外线可以杀灭各种微生物,包括细菌繁殖体、细菌芽孢、结核杆菌、真菌、病毒和立克次体。

(2)不同微生物对紫外线的抵抗力差异较大,由强到弱依次为真菌孢子>细菌芽孢>抗酸杆菌>病毒>细菌繁殖体。

(3)穿透力弱:紫外线属于电磁辐射,穿透力极弱,绝大多数物质不能穿透,因此使用受到限制;在空气中可受尘粒与湿度的影响,当空气中每立方厘米含有尘粒 800～900 个,杀菌效力可降低 20%～30%,相对湿度由 33%增至 56%时,杀菌效能可减少到 1/3。在液体中的穿透力随深度增加而降低,小、中杂质对穿透力的影响更大,溶解的糖类、盐类、有机物都可大大降低紫外线的穿透力。酒类、果汁、蛋清等溶液只需0.1～0.5 mm,即可阻留 90%以上的紫外线。

(4)杀菌效果与照射剂量有关。杀菌效果直接取决于照射剂量(照射强度和照射时间)。

(5)在不同介质中紫外线杀菌效果不同。

(6)杀灭效果受物体表面因素影响。紫外线大多是用来进行表面消毒的,粗糙的表面不适宜用紫外线消毒,当表面有血迹、痰迹等污染物质时,消毒效果亦不理想。

(7)协同消毒作用。有报道,某些化学物质可与紫外线起协同消毒作用,如紫外线与醇类化合物可产生协同杀菌作用,经乙醇湿润过的紫外线口镜消毒器可将杀芽孢时间由60分钟缩短为30分钟,污染有HBsAg的玻璃片经3%过氧化氢溶液湿润后,再经紫外线照射30分钟即可完全灭活,而紫外线或过氧化氢单独灭活上述芽孢菌都需要60分钟左右。

二、紫外线消毒装置

(一)紫外线杀菌灯分类

紫外线灯管根据外形可分为直管、H型管、U型管;根据使用目的不同被分别制成高强度紫外线消毒器、紫外线消毒箱、紫外线消毒风筒、移动式紫外线消毒车、便携式紫外线灯等。

(二)杀菌灯装置

1.高强度紫外线灯消毒器

高强度的紫外线灯是专门研制出的H型热阴极低压汞紫外线灯,它在距离照射表面很近时,照射强度可达5 000 $\mu W/cm^2$以上,5秒内可杀灭物体表面污染的各种细菌、真菌、病毒,对细菌芽孢的杀灭率可达99.9%以上,目前国内生产的有9 W、11 W等小型H型紫外线灯,在3 cm的近距离照射,其辐射强度可达到5 000～12 000 $\mu W/cm^2$。该灯具适用于光滑平面物体的快速消毒,如工作台面、桌面及一些大型设备的表面等。有报道,多功能动态杀菌机内,在常温常湿和有人存在情况下,对自然菌的消除率在59%～83%之间,最高可达86%。

2.紫外线消毒风筒

在有光滑金属内表面的圆桶内安装高强度紫外线灯具,在圆桶一端装上风扇,进入风量为25～30 m^3/min,开启紫外线灯使室内空气不断经过紫外线照射,不间断地杀灭空气中的微生物,以达到净化空气的目的,适合有人存在的环境消毒。

3.移动式紫外线消毒车

有立式和卧式两种,该车装备有紫外线灯管2支、控制开关和移动轮,机动性强。适合于不经常使用或临时需要消毒的表面和空气的消毒。

4.循环风空气净化(洁净)器

现在市场上有很多种类的空气净化器,这些净化器大多由几种消毒因素组合而成,紫外线在其中起着非常重要的杀菌作用,而且还具有能在各种动态场所进行空气消毒的显著特点。某公司生产的MKG空气洁净器,就是由过滤器、静电场、紫外线、空气负离子等消毒因素和进、出风系统组成。连续消毒45分钟,可使空气中喷染的金黄色葡萄球菌和大肠埃希菌的杀灭率达到99.9%以上,对枯草杆菌黑色变种芽孢的杀灭率达到99.0%以上。朱伯光等研制了动态空气消毒器(图10-4),由循环箱体、风机、低臭氧紫外线灯、初效和中效过滤器、程控系统等组成。结果在60 m^3房间,静态开启30分钟,可使自然菌下降80%,60分钟下降90%,动态环境下可保持空气在Ⅱ类环境水平。但循环风空气消毒器内可能存在未被破坏的细菌,重复使用的消毒器内可能存在定植菌,进而造成空气二次污染。

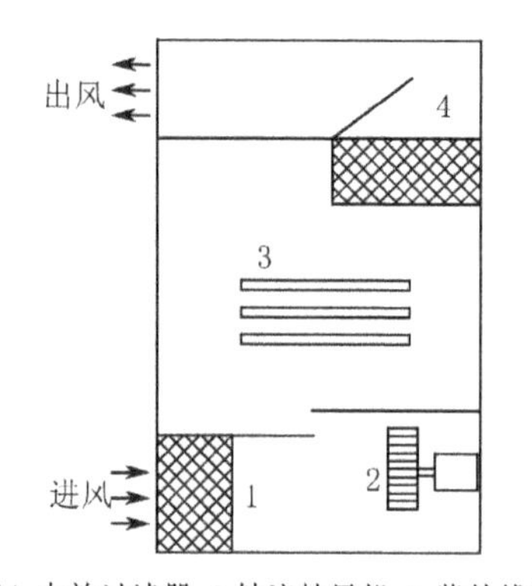

1、4.初、中效过滤器；2.轴流抽风机；3.紫外线灯管

图 10-4　动态空气消毒器结构

5.高臭氧紫外线消毒柜

高臭氧紫外线消毒柜是一种以高臭氧、紫外线为杀菌因子的食具消毒柜。在实验室用载体定量灭活法进行检测，在环境温度 20～25 ℃，相对湿度 50%～70%的条件下，开机 4 分钟，柜内紫外线辐射强度为 1 400～1 600 $\mu W/cm^2$，臭氧浓度 40.0 mg/m^3，消毒作用 60 分钟加上烘干 45 分钟，对玻片上脊髓灰质炎病毒的平均灭活对数值≥4.0。以臭氧和紫外线为杀菌因子的食具消毒柜，工作时臭氧浓度为 53.6 mg/L，紫外线辐照值为 675～819 $\mu W/cm^2$，只消毒或只烘干均达不到消毒效果，只有两者协同作用 90 分钟，才可达到杀灭对数值>5.0。

三、影响紫外线消毒效果的因素

与紫外线消毒效果有关的因素很多，概括起来可分为两类：影响紫外线辐射强度、照射剂量的因素和微生物方面的因素。

（一）影响紫外线辐射强度和照射剂量的因素

1.电压

紫外线光源的辐射强度明显受到电压的影响，同一个紫外线光源，当电压不足时，辐射强度明显下降。

2.距离

紫外线灯的辐射强度随灯管距离的增加而降低，辐射强度与距离成反比。

3.温度

消毒环境的温度对紫外线消毒效果的影响是通过影响紫外线光源的辐射强度来实现的。一般，紫外线光源在 40 ℃时的辐射强度最强，温度降低时，紫外线的输出减少，温度再高，辐射的紫外线因吸收增多，输出也减少。因此，过高或过低的温度对紫外线的消毒都不利，杀菌试验证明，5～37 ℃范围内，温度对紫外线的杀菌效果影响不大。

4.相对湿度

当进行空气紫外线消毒时，空气的相对湿度对消毒效果有影响，RH 过高时，空气中的水分增多，可以阻挡紫外线，因此用紫外线消毒空气时，要求相对湿度最好在 60%以下。

5.照射时间

紫外线的消毒效果与照射剂量呈指数关系，照射剂量为照射时间和辐照强度的乘积，所以要杀灭率达到一定程度，必须保证足够的照射剂量，在光源达到要求的情况下，可以通过保证足够

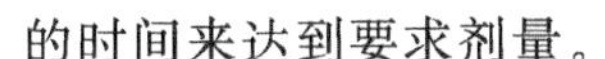

的时间来达到要求剂量。

6.有机物的保护

有机物对消毒效果有明显影响，当微生物被有机物保护时，需要加大照射剂量，因为有机物可以影响紫外线对微生物的穿透，并且可以吸收紫外线。

7.悬浮物的类型

紫外线是一种低能量的电磁辐射，其能量仅有 6 eV，穿透力很弱，空气尘埃能吸收紫外线而降低杀菌率，当空气中每立方厘米含有尘粒 800～900 个，杀菌效能可降低 20%～30%。如枯草杆菌芽孢在灰尘中悬浮比在气溶胶中悬浮时，对紫外线照射有更大的抗性。

8.紫外线反射器的使用

为了更有效地对被辐照表面进行消毒，必须使用对波长为 253.7 nm 的紫外线具有高反射率的反射罩，反射罩的使用，还可以避免操作者受紫外线的直接照射。

(二)微生物方面的因素

1.微生物的类型

紫外线对细菌、病毒、真菌、芽孢、衣原体等均有杀灭作用，不同微生物对紫外线照射的敏感性不同。细菌芽孢对紫外线的抗性比繁殖体细胞大，革兰阴性杆菌最易被紫外线杀死，紧接着依次为葡萄球菌属、链球菌属和细菌芽孢，真菌孢子抗性最强。抗酸杆菌的抗力，较白色葡萄球菌、铜绿假单胞菌、肠炎沙门菌等要强 3～4 个对数级。即使在抗酸杆菌中，不同种类对紫外线的抗性亦不相同。

根据抗力大致可将微生物分为 3 类：高抗性的有真菌孢子、枯草杆菌黑色变种芽孢、耐辐射微球菌等；中度抗性的有鼠伤寒沙门菌、酵母菌等；低抗性的有大肠埃希菌、金黄色葡萄球菌、普通变形杆菌等。

2.微生物的数量

微生物的数量越多，需要产生相同致死作用的紫外线照射剂量也就越大，因此，消毒污染严重的物品需要延长照射时间，加大照射剂量。

四、紫外线消毒应用

(一)空气消毒

紫外线的最佳用途是对空气消毒，也是空气消毒的最简便方法。紫外线对空气的消毒方式主要有 3 种。

1.固定式照射

紫外线灯固定在天花板上的方法：①将紫外线灯直接固定在天花板上，离地约2.5 m；②固定吊装在天花板或墙壁上，离地约 2.5 m，上有反光罩，往上方向的紫外线也可被反向下来；③安装在墙壁上，使紫外线照射在与水平面呈 3°～80°范围内；④将紫外线灯管固定在天花板上，下有反光罩，这样使上部空气受到紫外线的直接照射，而当上下层空气对流交换时，整个空气都会被消毒(图 10-5)。

通常灯管距地面 1.8～2.2 m 的高度比较适宜，这个高度可使人的呼吸带受到最高辐射强度有效照射，使用中的 30 W 紫外线灯在垂直 1 m 处辐照强度应高于 70 $\mu W/cm^2$（新灯管＞90 $\mu W/cm^2$），每立方米分配功率不少于 1.5 $\mu W/cm^2$，最常用的直接照射法时间应不少于 30 分钟。有报道，60 m^3烧伤病房，住患者 2～3 人，悬持 3 支 30 W 无臭氧石英紫外线灯，辐照强度值＞90 $\mu W/cm^2$，直接照射 30 分钟，可使烧伤病房空气达到Ⅱ类标准（空气细菌总数≤200 cfu/cm^3）的合格率为 70％，60 分钟合格率达到 80％。

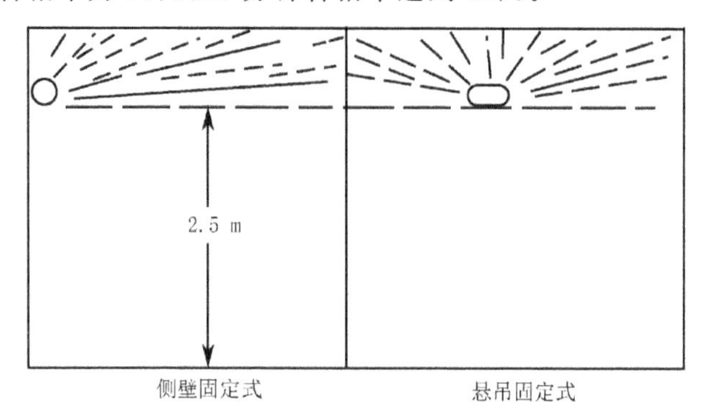

图 10-5　固定式紫外线空气消毒

2.移动式照射

移动式照射法主要是利用其机动性，即可对某一局部或物体表面进行照射，也可对整个房间的空气进行照射。

3.间接照射

间接照射是指利用紫外线灯制成各种空气消毒器，通过空气的不断循环达到空气消毒的目的。

（二）污染物体表面消毒

1.室内表面的消毒

紫外线用于室内表面的消毒主要是医院的病房、产房、婴儿室、监护病房、换药室等场所，某些食品加工业的操作间也比较常用。一般较难达到卫生学要求，必要时可以在灯管上加反射罩或更换高强度灯管，提高消毒效果。

2.设备表面的消毒

用高强度紫外线消毒器进行近距离照射可以对平坦光滑表面进行消毒。如便携式紫外线消毒器可以在近距离表面 3 cm 以内进行移动式照射，每处停留 5 秒，对表面细菌杀灭率可达 99.99％。

3.特殊器械消毒的应用

针对某些特殊器械专门设计制造的紫外线消毒器，近几年已开发使用。如紫外线口镜消毒器，内装3 支高强度紫外线灯管，采用高反射镜和载物台，一次可放 30 多支口镜，消毒 30 分钟可灭活 HBsAg。紫外线票据消毒器可用于医院化验单、纸币和其他医疗文件的消毒。

（三）饮用水和污水的消毒

紫外线消毒技术正以迅猛发展的态势出现在各种类型的水消毒领域，许多大型水厂和污水处理厂开始使用紫外线消毒技术和装置。紫外线用于水消毒，具有杀菌力强，不残留对人体有害有毒物质和安装维修便捷等特点。目前，紫外线水消毒技术已在许多国家得到推广和使用。按紫外线灯管与水是否接触，紫外线消毒装置分为灯管内置式和外置式两类。目前正在使用和开发的大多数紫外线消毒技术均为灯管内置式装置。

紫外线用于水的消毒有饮用水的消毒和污水的消毒。饮用水的消毒是将紫外线灯管固定在水面上，水的深度应小于 2 cm，当水流缓慢时，水中的微生物被杀灭。另一种方法是制成套管式的紫外线灯（图 10-6），水从灯管周围流过时，起到杀菌作用。国内现已研制出纯水消毒器，使用特殊的石英套，能确保在正常水温下灯管最优紫外输出。每分钟处理水量 5.7 L，每小时 342 L。

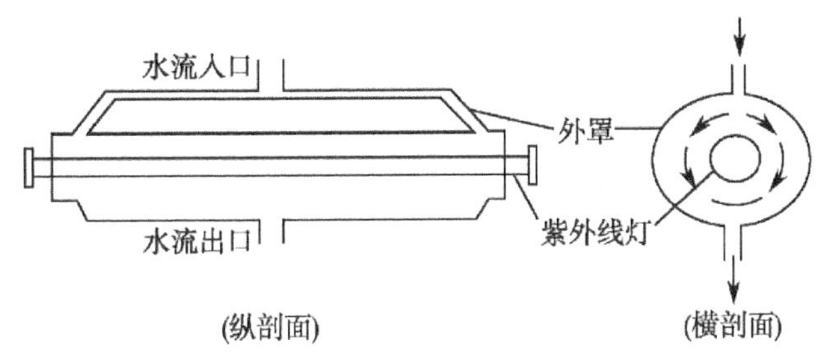

图 10-6　套管式紫外线灯水消毒

(四)食具消毒

餐具保洁柜以臭氧和紫外线为杀菌因子。实验室载体定量杀菌试验，启动保洁柜 60 分钟，对侧立于柜内碗架上左、中、右三点瓷碗内表面玻片上大肠埃希菌的平均杀灭率分别为 99.89%、99.99%、99.98%，对金黄色葡萄球菌的平均杀灭率为 99.87%、99.98%、99.96%，但是启动保洁柜 180 分钟，对平铺于保洁柜底部碗、碟内的玻片 HBsAg 的抗原性不能完全破坏。

五、消毒效果的监测

紫外线灯具随着使用时间的延长，辐射强度不断衰减，杀菌效果亦会受到诸多因素的影响，因此对紫外线灯做经常性监测是确保其有效使用的重要措施，监测分为物理监测、生物监测两种，在卫健委的《消毒技术规范》里均有较详细说明。

(一)物理监测

物理监测器材是利用紫外线特异敏感元件制成的紫外线辐射照度计，直接测定辐照度值，间接确定紫外线的杀菌能力，国家消毒技术规范将其列入测试仪器系列。

仪器组成：由受光器、信号传输系统、信号放大电路、指示仪(或液晶显示板)等部件组成。测试原理：当光敏元件受到照射时，光信号转变成电信号，通过信号传输放大器由仪表指示出读值或转变成数字信号，在显示窗口显示出来。测试前先开紫外线灯 5 分钟，打开仪器后稳定 5 分钟再读数。

(二)生物监测

生物监测是通过测定紫外线对特定表面污染菌的杀灭率来确定紫外线灯的杀菌强度。方法：先在无菌表面画出染菌面积 5 cm × 5 cm，要求对照组回收菌量达到(5×10^5)～(5×10^6)cfu/cm^2。打开紫外线灯后 5 分钟，待其辐射稳定后移至待消毒表面垂直上方 1 m 处，消毒至预定时间后采样并做活菌培养计数，计算杀菌率，以评价杀菌效果。

(张成程)

第十三节　过滤除菌

用物理阻留方法去除介质中的微生物，称为过滤除菌。大多数情况下，过滤只能除去微生物而不能将之杀死。处理时，必须使被消毒的物质通过致密的滤材从而将其中的微生物滤除，因此只适用于液体、气体等流体物质的处理。乳剂、水悬剂过滤后，剂型即被破坏，故不宜使用此法。过滤除菌的效率主要随滤材性能而异，微生物能否被滤除，则取决于它本身的大小。

近几年发展较快的是过滤除菌净化材料，特别是有机高聚物制备膜过滤材料，被认为是21世纪最有发展前途的高科技产品之一。常用的高分子膜材料有纤维素类、聚砜类、聚丙烯腈(PAN)、聚偏氟乙烯(PVDF)、聚醚酮(PEK)、聚酰亚胺(PI)等工程高分子材料。高分子纳米滤膜是近年国际上发展较快的膜品种之一，该类膜对相对分子质量在300以上的有机物的截留率较高，对细菌、病毒的过滤效果较好。

一、液体的过滤除菌

(一)除菌作用与原理

滤材对液体中微生物滤除的机制：①毛细管阻留，亦称网击阻留，即滤材中无数微孔参差不齐重叠排列形成曲折狭窄的通道(毛细管)，液体通过时微生物被机械阻挡于通道之中(图10-7A)；②筛孔阻留，即微生物颗粒大于滤材上的微孔，因而被阻留在滤材的表面(图10-7B)；③静电阻留，微生物多带有负电荷(或兼性)，而滤材多带有正电荷，由此而被吸附。

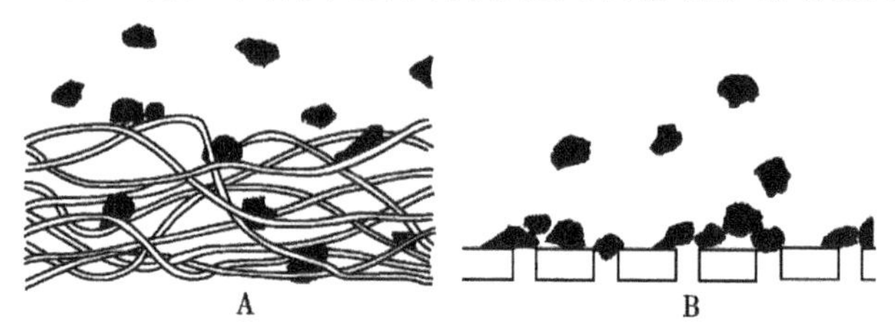

图10-7　滤器机械阻留颗粒形式

(二)液体除菌的设备与方法

过滤设备分为滤器、管道、阀门、液体容器以及加压泵或抽气机等部分。其中以滤器为主，其他则使用一般的通用设备即可。

常用滤器根据滤材制作材料的不同，可分为硅藻土滤器、素磁滤器、石棉板滤器、垂熔玻璃滤器(又称烧结玻璃滤器)和薄膜滤器五大类。

1.硅藻土滤器与素磁滤器

(1)结构：硅藻土滤器主体是用含有硅石(SiO_2)的硅藻碎片，以稀盐酸净化、水洗后锻制而成，质地较素瓷滤器软，如在煅制中加入银，可大大加强过滤效果，硅藻土滤器壁厚一般为6～12 mm，孔径大小分为三种规格：粗号(V)孔径8～12 μm，中号(N)孔径5～7 μm，细号(W)孔径2～3 μm。

素磁滤器主体是用磁土与白陶土混合物烧制而成。两者的原料不同，但过滤机制、使用方法、过滤性能基本相似。这一类滤器有盘状与柱状两种。柱状滤器中空，细长似烛，故又称为滤烛。素磁滤器壁厚一般为3～5 mm，按孔径大小分为多种规格，常以L_1、L_2、L_3、L_5、L_7、L_9、L_{11}、L_{13}编号。其中以L_1的孔径最大，L_{13}的孔径最小。L_1、L_2、L_3依次相当于硅藻土滤器的粗号、中号、细号。L_5孔径为1.5～1.7 μm，L_7小于1.3 μm。对于型号不明的滤器，可做“气泡压力试验”以测定其孔径的大小。

(2)过滤设备的安装：滤器在使用时应与其他设备组装成一套完整的过滤装置(图10-8)。大型过滤装置可根据具体情况进行设计，其基本原理与结构同实验室装置。必要时，可用多个滤器并联以加大滤过量。过滤加压可用空气压缩机、钢瓶装压缩空气，甚至打气筒。抽真空可用真空泵或流水泵。

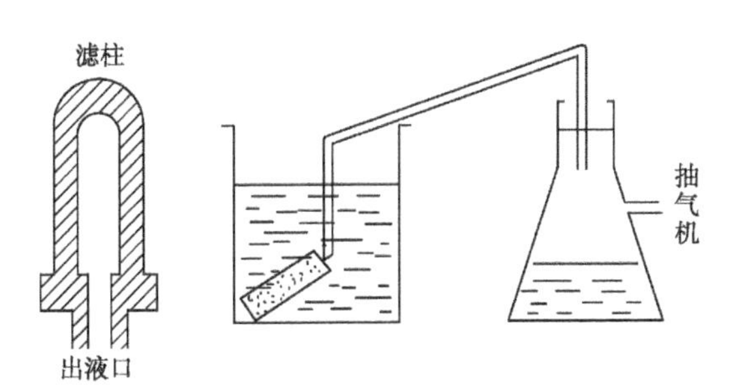

图 10-8 素磁过滤装置

(3)使用方法:新滤器应经下列处理后再使用。①清水中浸泡 12～24 小时,除去滤器内的空气;②用 1.5～1.8 kg/cm^2 压力的水冲洗滤器内外,除去尘埃颗粒;③用同样压力的水通过滤器,除去其中所有的空气;④做气泡压力试验,以确定滤器性能是否合乎要求;⑤将滤器接到抽气机,除去滤孔中的水和其他固体颗粒;⑥用 30～40 ℃温度,将滤器烤干备用。

滤器临用前,根据需要,可在干热烤箱中进行除菌(温度勿超过 300 ℃,否则可损坏滤器)。过滤时,将灭菌的滤器按规定安装后,先用小量新制备的蒸馏水试滤一下,待一切正常,即可过滤需要灭菌的液体。

使用后的滤器应及时进行清洗。如不将残留的物质除净,特别是有机物质,干烤时残渣干结可阻塞滤孔。清洗步骤如下:①用软刷轻轻将滤器外层的滤渣除去,边刷边洗;②用压力为 1.5～1.8 kg/cm^2 的水通过滤器(要和过滤时液体通过的方向相反),同时用软刷在表面轻刷,直到流出的水比较清洁通畅为止;③用 2%碳酸钠溶液煮沸 30 分钟;④用清水煮沸 1 小时,煮时经常换水;⑤如有大量蛋白质沉着物存在,可用 pH 8.5 的胰消化酶浸泡过夜(40 ℃);⑥用水通过滤器 5 分钟,除去已被煮松或经胰消化酶分解的颗粒;⑦用 1N 盐酸通过滤器,将 pH 中和至 7;⑧趁湿的时候试验滤器有无缺陷;⑨将完好的滤器在 30～40 ℃下烤干备用。

2.石棉板滤器

(1)结构:石棉滤板是用石棉与其他纤维浆压制而成,厚2～6 mm。将石棉滤板夹于特制金属漏斗中即成石棉板滤器,石棉滤板下衬有筛孔垫板以防加压时破裂。多层滤板滤器使液体经两次过滤,可用于医院制备无菌水。石棉滤板有不同的孔径,各国甚至各厂产品的孔径编号多不一致。一般 K_1、K_3、K_5 的孔径分别为 7、6、5 μm 左右,K_7、K_{10}、EK 的孔径分别是 3、2、1 μm;以 S 编号的,其孔径通常在 1 μm 以下,如 S_1(0.3～0.5 μm),S_2(0.1 μm);所以,EK、S_1、S_2 的规格,可用于除菌过滤。使用前应用压力蒸汽或干热灭菌,用后即废弃。该滤器吸附性较强,并易使滤液呈碱性,故用前可先以 0.1%稀盐酸处理,使滤器呈中性;另外,此滤器在运用中,可发现有细微的石棉纤维脱落,据报道有中毒和致癌的危险,应引起注意。1975 年,美国食品、药品部门,已禁止使用该滤器;1979 年美国药典亦规定:无菌医药制剂,不得使用石棉过滤,如必须使用,则其滤过液一定要附加其他滤器,以保证除去脱落在制剂中的石棉纤维。

(2)过滤设备的安装:开放式滤斗型支架,只能用负压法过滤;密闭型的可使用加压法。

(3)使用方法:石棉滤板只用 1 次即弃去,不必洗涤,使用方便。使用前,应经压力蒸汽或干热灭菌。滤板上层质松,下层质密,安装时不得颠倒,否则很快即堵塞。

过滤时,先用蒸馏水浸润,使滤板膨胀以增加滤过速度。用于过滤油液时,用醇浸润。滤板带碱性,易使某些物品产生沉淀或影响滤液质量。必要时,可先用 0.1%稀盐酸滤洗,然后用蒸馏水洗除余酸，使呈中性。石棉滤板常有微细纤维脱落，当要求滤液不含杂质时，可在流出管下接一小型垂熔玻璃滤器将之滤除。

3.垂熔玻璃滤器

(1)结构：用纯硬质玻璃粉在适当温度下熔融制成滤板，将滤板固定在各式玻璃漏斗上即成垂熔玻璃滤器，亦有制成烛式滤器者。垂熔玻璃滤器的型号各厂不一，常以 G 编号(其中 G6＜1.5 μm)。

(2)过滤设备的安装：漏斗式滤器过滤时的装置与石棉板滤器相同。烛式滤器的过滤装置与硅藻土滤器相似。

(3)使用方法：垂熔玻璃滤器可反复使用。用前以压力蒸汽或干热灭菌，但干热温度不宜超过 200 ℃。用后可用水反向冲洗。另一方法是将之浸于碳酸氢钠浓溶液，再放到稀盐酸中，使产生的二氧化碳将黏附于孔内的颗粒带出，然后再用水冲净。本类滤器不可放于硫酸、重酪酸钾清洗液中处理，否则酪酸钾易吸附在滤板的玻璃颗粒上。

还有用青铜、不锈钢、银等金属粉末烧结制成的金属滤器，同样可用于过滤除菌，但目前运用较少。

4.薄膜滤器

(1)结构：将滤膜固定于过滤漏斗或特制框架上即成薄膜滤器(图 10-9)。滤膜可用纤维素酯或高分子聚合物制成。其孔径大的有 14 μm，小的仅 0.01 μm。最常见的滤膜是用硝化纤维素制成的。其制法有：①将刚铝石滤柱浸入硝化纤维素的冰醋酸溶液中，使硝化纤维素将滤柱包裹，待溶剂蒸发后，滤柱表面即形成一层薄膜；②溶硝化纤维素于戊醇二戊醚、乙醚、乙醇、丙酮或其他溶剂中，将溶液倾于平面玻璃上，待溶剂蒸发，再将膜小心洗入蒸馏水中即得；③所得硝化纤维素滤膜约厚 0.15 mm，其孔隙比较均匀，一般不超过平均直径的 5%～10%。孔径大小在制作时可调节，如欲制作孔径较大的滤膜可在溶液中加入少量的水；如欲制作孔径较小的滤膜，可加入少量醋酸或乙二醇。此外，孔径还可用蒸发时间来控制，蒸发愈快孔径愈大。

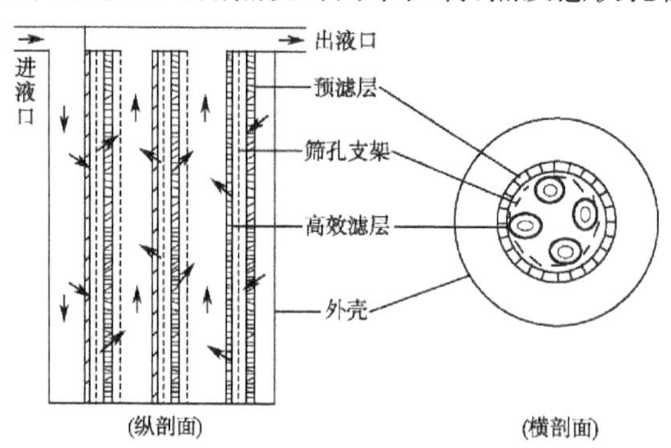

图 10-9　筒式薄膜滤器结构

滤膜制成后，可用气泡压力试验测定其孔径大小。除菌过滤，孔径不应大于 0.22 μm。

(2)过滤设备的安装：薄膜滤器的支架一般用金属制作，滤膜夹于当中，其下应有金属筛板状衬垫，防止加压时薄膜破裂。过滤时的装置与石棉板滤器相同。小型的可装在注射器上使用。为增加单位体积中的过滤面积，亦可将滤膜安装于筒状滤器内。

(3)使用方法：滤膜不能滤除小于孔径的微生物，选用滤膜时应予注意。用前须经煮沸消毒或压力蒸汽灭菌，但温度勿超过 125 ℃。滤膜只可使用 1 次，故不存在事后洗涤问题。

5.自制过滤器除菌

介绍一种简单的自制除菌装置(图 10-10)。适用于不宜采用高效过滤除菌方法而应过滤除菌的液体。如医院在配制 RPMI1640、DMEM、0.25%胰蛋白酶、Dhank 液等工作中,可以尝试采用这种方便的过滤除菌方法。

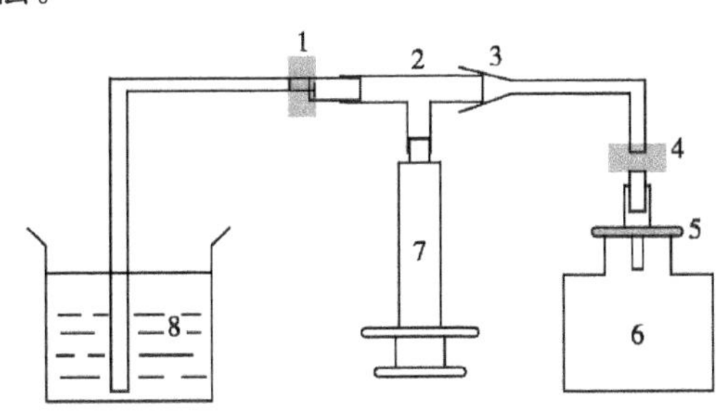

1、4.静脉输液管自带的滤器;2.三通;3.断口被扩张的静脉输液管;
5.无菌针头滤器;6.无菌容器;7.注射器;8.待过滤的液体

图 10-10　简易过滤器

(三)使用注意事项

(1)各厂生产的滤器或滤膜的编号与孔径大小的关系多不一致,选用时应以厂家说明书为准。必要时,应先进行孔径大小或滤效的测定。

(2)过滤时,应慢慢加压,压力不宜过高,否则可影响滤器性能。对石棉滤板,因质地疏松,压力一般在 0.3～0.5 kg/cm^2 即可;对孔径小的薄膜滤器,需大一些,最大的可增加至 7 kg/cm^2 左右。至于其他滤器,使用压力多介于 1.0～1.5 kg/cm^2。

当滤孔堵塞须加压以保持流量时,不宜过急过高,否则反可将颗粒紧压于滤孔内,增加堵塞程度。有时,轻轻搅动滤液或使用搏动压力即可使堵塞情况改善。

(3)滤膜、滤板切忌折皱,保存、取用应加小心。可反复使用的滤器,经处理后,应重新测定有无裂纹或孔径有无变化。

(4)液体过于混浊,切勿直接过滤,否则滤器很快即可被堵塞。必要时,可在前面加一孔径较大的预滤器先将大颗粒去除。

(5)溶液与滤器的酸碱度都可影响滤效,应控制在中性条件。有报道 pH 9～10 时,细菌较易通过滤孔。对于蛋白质液体,在其等电点的 pH 情况下,易形成颗粒,堵塞滤孔。

(6)温度低,溶液黏稠度大,过滤速度慢时,不宜加大压力,适当加温(25 ℃左右)即可克服。

(四)滤孔大小测定方法

制作滤膜或重复使用经清洁处理的滤器时,都需测定其孔径大小。滤孔大小的测定,一般采用气泡压力法,其具体试验步骤随滤器种类不同而异。

1.烧结滤器气泡压力测定法

烧结滤器气泡压力测定法的原理是空气通过不同大小孔径时所需压力不同,孔径愈小所需压力愈大。由空气通过滤器所需压力可推算出滤孔的最大孔径概值。本法适用于硅藻土、素磁、垂熔玻璃滤器。器材与装置测试时,将滤器、空气压缩机、压力表与管道连接好后进行测试,测试方法:①将滤器浸于蒸馏水中;②以水均匀通过滤材,驱尽所有存留于滤孔中的空气;③通入压缩空气,逐渐增大压力;④观察并记录由滤器逸出第 1 个气泡时的压力;⑤按表 10-3 查知滤器的最大孔径概值。

表 10-3　烧结滤器孔径与气泡压力关系

最大孔径概值(μm)	气泡压力	
	(kg/cm^2)	(1b/in2)
5.3	0.6	8
3.5	0.8	12
2.8	1.0	15
2.3	1.3	18
2.1	1.4	20
1.7	1.8	25
1.4	2.1	30
1.2	2.5	35
1.9	3.2	45
0.8	3.5	50

2.薄膜滤器气泡压力测定法

原理与烧结滤器气泡压力测定法相同。由于两类滤器过滤主要机制不同,因此气泡压力与孔径大小的关系亦有差别。本法适用于各式薄膜滤器。器材与装置测定时,使用专门的测试装置。

测试方法:①将滤器先浸泡于蒸馏水中 3 分钟;②取出用试样夹夹好;③将蒸馏水灌入压力罐中;④打开压力罐与滤膜之间的阀门,加压,使水通过测试滤膜流入贮液瓶内;⑤待水面浸没出气管时,关断此阀门;⑥徐徐打开压力表阀门,使空气将管道中剩余的水压出到贮液瓶内;⑦逐渐增大压力;⑧观察并记录贮液瓶逸出第一个气泡时的压力,按表 10-4 查知滤器的最大孔径概值。

表 10-4　薄膜滤器孔径与气泡压力关系

最大孔径概值(μm)	气泡压力	
	(kg/cm^2)	(1b/in2)
1.20	0.7	10
0.80	1.0	15
0.65	1.3	19
0.45	2.0	29
0.30	2.5	36
0.22	3.4	49

(五)滤效的测定

1.原理

以体积较小的细菌测试滤器效能。

器材与装置:利用原过滤装置,这样可以比较准确地说明滤器在使用中是否可靠。

2.菌种

神灵色杆菌,0.6 μm×0.5 μm～1.0 μm×0.5 μm 大小,菌落呈红色,易于鉴别,并且是非病原菌,使用安全。

3.测试方法

(1)将神灵色杆菌 24 小时肉汤培养液用肉汤稀释 25 倍。

(2)经滤器过滤,收集滤液 50 mL(使用负压法,负压不低于 53.3 kPa)。

(3)将滤液放于 25～30 ℃室温下观察 5 天,并防止再污染。

(4)观察结果,如无菌生长说明滤效可靠。

(六)使用评价

液体过滤除菌,不加热,不使用化学药物,不仅可滤除活菌,并可滤除死亡的菌体。目前,已广泛用于医疗卫生、实验室试验与工业生产。除了除菌外,还可用于病毒分离、细菌计数与测定微生物颗粒大小等。

液体过滤的滤器,虽然种类很多,但各有特点。目前使用最为广泛的是薄膜滤器。薄膜制作简易,价格低廉,滤速较快,使用方便,能适应多种需要,正逐渐取代其他种类滤材。

二、空气的过滤除菌

(一)空气除菌作用与原理

滤除空气中的微生物,很少单纯依靠筛孔阻留的原理。筛式滤器,滤材孔径必须小于拟去除颗粒,因此阻力大,不适于大流量的空气过滤。目前应用的空气滤材都是由各种紧密排列的纤维组成,它们的孔隙有的大于拟滤除的微生物颗粒,其过滤作用机制主要有:①随流阻挡,即颗粒随气流运动直接碰撞于纤维上被阻留;②重力沉降,即当空气通过滤材时,颗粒由于重力沉降而黏附于纤维之上;③惯性碰撞,即当气流经过曲折的纤维空隙时,空气中颗粒因惯性作用不能随气流绕过而撞于纤维之上;④扩散黏留,即颗粒在气流中,不断进行布朗运动而黏附于纤维之上;⑤静电吸附,即纤维带有静电时,可将空气中的微粒吸附其上。

细菌的颗粒比较大,对其已有不少效果较好的滤材。病毒一般都附着在其他物质上,颗粒往往也大于 1 μm;但在特殊情况下,如在微生物实验室或敌人生物战洒布病毒战剂气溶胶时,仍可能存在单个病毒颗粒。对病毒的滤效,除用噬菌体进行试验外,尚无其他资料报道。在要求去除空气中单个病毒颗粒时,除过滤法外,还可兼用其他方法进行消毒处理(如紫外线照射、火烧等)。

空气过滤设备主要包括:滤器、风机、管道等。其中以滤器为主,其他则使用一般的通风设备即可。滤器由支架与滤材组成。支架多用金属、塑钢或彩钢结构,其大小随用途而定。常用形式有两种,一种是平面结构,即将滤材平铺固定于支架上;一种是波状结构,即将滤材反复折叠铺于支架并加以固定,这种结构可扩大单位体积内的过滤面积(图 10-11)。滤材多由各种纤维组成,有的质地紧密呈纸状,有的质地疏松呈棉毡状,纤维愈细滤效愈好。用于过滤的纤维直径可小于 1 μm。

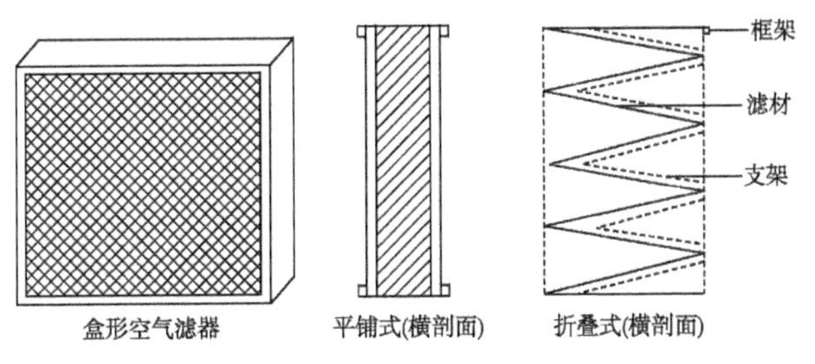

图 10-11 空气滤器结构

(二)空气除菌过滤设备

空气滤材随其滤效可分为4级(表10-5):①粗滤材,一般用于预过滤,多由动植物纤维或合成纤维制成,有的涂以黏性物质(油类)以增加黏留效果;②中效滤材,适用于通风量较大,对滤效要求不太严格的场合,多用泡沫塑料、玻璃纤维或纸浆做成;③高效滤材,用于通风量较小,要求较严格的场合,多用玻璃棉、高级纸浆与石棉纤维制成;④超高效滤材,用于要求严格的场合,多用石棉纤维、超细玻璃棉、矿渣棉或带静电的过氯乙烯纤维制成(表10-6)。

表10-5 各种滤材的滤效

滤材等级	微生物阻留率(%)
粗效滤材	10～60
中效滤材	60～90
高效滤材	90～99
超高效滤材	>99.9

表10-6 5种超高效滤材的性能

滤材名称	纤维直径(μm)	性状	微生物阻留率(%)
石棉滤烟纸	1～5	深灰色,滤纸状,质紧密	99.99～100.00
超细玻璃棉	1～3	白色,棉状,质疏松	99.9～100.0
超细玻璃棉毡	1～3	色黄,由超细玻璃棉加树脂制成	99.9～100.0
过氯乙烯纤维	<1	色白,薄絮状,带静电,外护以纱布层	99.90～99.99
矿渣棉	5～10	灰色,棉状,质疏松	99.9

其他清除空气中微生物的方法:①液体冲洗除菌,目前多被滤材过滤法所取代;②静电吸附除菌装置,有固定式和移动式两大类,此类装置不适用于有爆炸性气体的场所,亦不适用于处理高温、高湿气体;③空气火烧器,对空气中微生物有特效,其缺点是通风量过多,难以保持温度,耗电量大,只适于特殊场合处理污染严重的少量空气。

(三)建筑物通风中滤器的使用

空气过滤装置可用于建筑物的空气除菌及个人防护。仅介绍一般建筑物通风时对空气除菌的使用方法。

1.建筑物的通风

方式有两种:①湍流式通风;②层流式通风。

湍流式通风即空气由一侧进风口送入,由另一侧出风口排出,因为通风时在室内形成明显的湍流,所以称为湍流式通风。这种方式的通风,一般要求风量相当于每小时换气6～20次,所需滤器较小,滤速要求较快。设备与维持费用较低廉,但对室内微生物清除不彻底(图10-12)。

层流式通风即使空气由一侧以同等速度流向另一侧(或由上向下),将污染空气平推而出。因为通风时,气流在房间中按整个横截面平推行进,故称层流式通风。层流式通风,送风量大,最多可相当于每小时换气600～700次。通风中使用滤器的面积大,气流通过滤器的流速较慢。这类通风,设备与维持费用高,但过滤效果好(图10-13)。

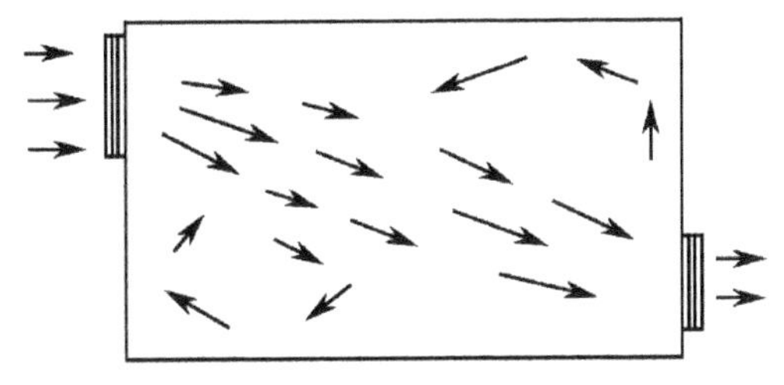

图 10-12　室内湍流式通风

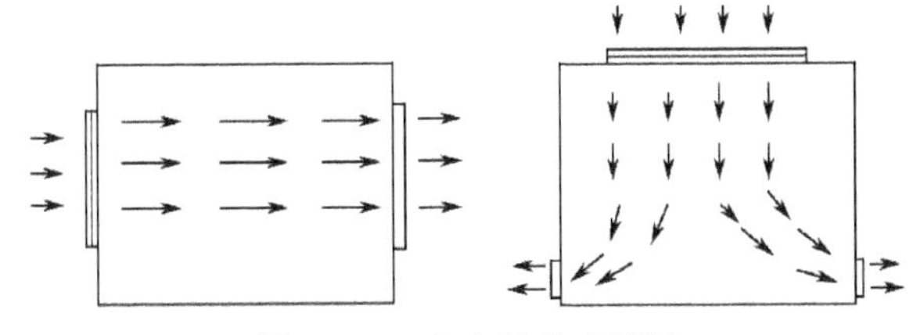

图 10-13　室内层流式通风

2.滤器的选择

湍流式通风时，如室内有人活动不断形成新的微生物气溶胶，则到一定时间后空气中微生物的浓度即达到平衡。这种平衡与滤器的滤效和室内人员活动产生微生物气溶胶的浓度有关。虽为一假设条件，但有关数据说明，滤器的滤效愈好，平衡时微生物浓度愈低，但到一定程度后，再提高滤效，微生物浓度的降低亦有限。由于提高滤器的滤效收益不大，而增加的费用却很高，得不偿失，因此，一般医院的病房、手术室等，使用滤效为 90%左右的滤器即可。如需进一步降低空气中微生物数量，则应采取抑制微生物气溶胶措施，例如地板涂蜡、不在室内抖动衣物、动作轻巧、戴口罩等。

特殊情况下，如对生物战剂气溶胶的防护，或烈性菌实验室中的排风过滤设备，为尽量减少危险，保证安全，应使用超高效滤器。饲养无菌动物的进风过滤，亦需使用超高效滤器。层流式通风，多用于要求较严格的场合，因此对滤器的要求也比较高，至少应使用高效滤器。

3.滤器与风机的位置

滤器与风机位置的设计，应考虑防止风机的污染及微生物从管道与风机的裂缝中漏出再次污染清洁空气。当室内污染，对排出空气进行过滤时，应按图 10-14 的相关位置进行安装。如室外空气污染，对送入空气进行过滤时，应按图 10-15 的相关位置进行安装。此外，滤器位置愈靠近清洁区空气的出入口处愈好。

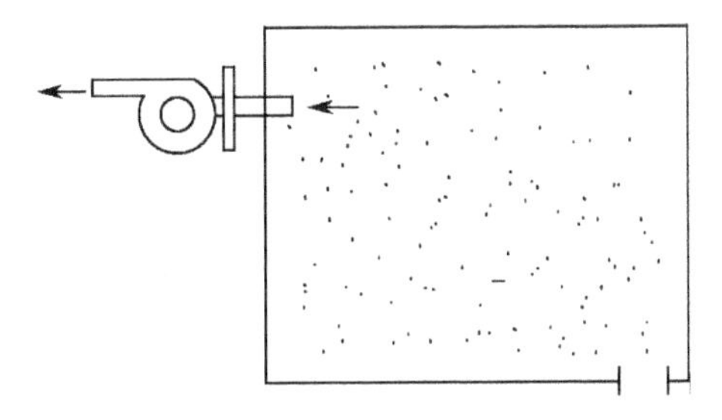

图 10-14　排气滤器的安装(室内负压)

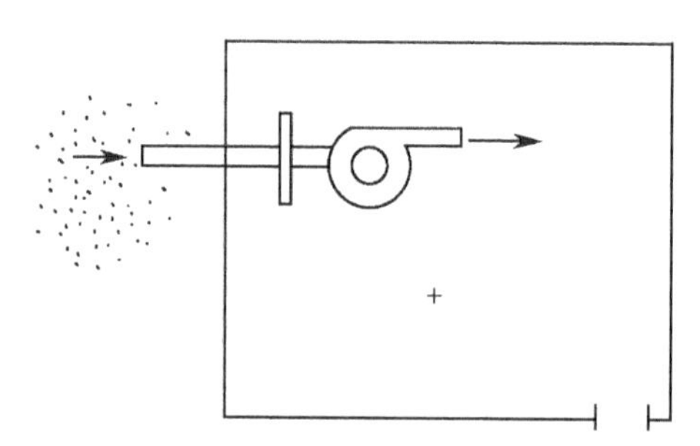

图 10-15 进气滤器的安装(室内正压)

4.多级过滤

空气中含尘量大,增加了滤器的负荷,会缩短使用时间。因此,使用高效和超高效滤器时,最好在前面安装一粗滤器,先将大部分尘土滤除。这样,可延长高效和超高效滤器的使用时间。当气流阻力保持在 0.25 cm 水柱时,使用预滤装置,动力费用增加不多。在通风量大的情况下,采取多级过滤,是一项很重要的措施,特别对于层流式通风的空气过滤。

5.通风压差

为减少空气的再污染,除在通风中送入清洁空气外,还应防止污染空气的回流。防止污染空气回流最简便的方法即是在建筑物内不同部分形成压差。一般清洁区的空气压力应比污染区高 2～10 Pa。为防止开门时空气压力突然降低,可修建空气缓冲间(又称气锁)予以缓冲。

6.滤器的维护与更换

(1)安装维护注意事项:滤器的安装必须谨慎,勿使滤材折皱、破损。框架应大小合适,结合紧密,保持密封。安装地点要保持干燥,不用时应加盖防护罩,减少表面尘土沉积。通风过滤时,应控制流量,勿使滤材受力过大而破损。

(2)更换条件:滤器使用前、后与使用时,应建立检查制度,发现下列情况即须更换。①滤材折皱、破损;②框架松脱;③滤材表面有真菌生长;④阻力增大,超过风机负荷(一般不超过10 Pa)或影响流量。

(3)滤器的消毒:使用过的滤器,积满灰尘与微生物,特别是用于烈性菌实验室与生物气溶胶防御工事的滤器,危险性较大,因此更换时应进行消毒。

对于能向外排风的滤器,先就地做初步消毒,拆下后再做进一步的处理,初步消毒的方法,可在室内向滤器的出风口处喷以消毒液气溶胶 30 分钟,喷药同时开动风机,使药液随空气分散到滤材各处。消毒处理后,静置一夜即可取下,如使用甲醛溶液(福尔马林),用量为 35 mL/m^3,为防止甲醛聚合在管道与框架上,可用甲醇稀释以减少聚合反应(甲醛溶液∶甲醇=5∶3)。对不能向外排风的滤器,可先向滤器正反两面喷以消毒液(或油液),防止微生物颗粒飞扬,然后小心卸下,装于塑料袋内,拿到外面再进行环氧乙烷熏蒸、消毒液浸泡或压力蒸汽灭菌等方法处理。拆卸时,工作人员必须做好个人防护,以免吸入或接触到滤器上的病原微生物。事后,应进行认真的消毒处理。

(四)负压病房

负压隔离病房是控制呼吸道传染病有效的医疗隔离设施,负压隔离病房室内空气压力低于室外并形成病房内负压梯度,控制室内污染空气对外界的影响。北京某部队医院负压病房主要功能区由负压病房、负压卫生间、负压缓冲区组成,室外新风经初效过滤进入空调处理器,再经中效过滤,最后经高效过滤器将新风送入负压病房,负压值依次为－50 kPa、－40 kPa、－20 kPa,

进风量 400 m^3/h，排风量 450 m^3/h，换气 12 次/小时，结果显示，负压病房缓冲区含菌量最低（平均 288 cfu/m^3），病房最高（平均 6 250 cfu/m^3、真菌 858 cfu/m^3），提示病房细菌污染严重，要进一步加强管理和环境、污水、空气的消毒措施，不能只依靠过滤系统来控制室内微生物含量。

（五）呼吸道过滤装置

我国目前缺少呼吸道防护装备对微生物气溶胶滤除率的生物测试验证国家标准，无统一评价其微生物气溶胶过滤性能的方法。目前对呼吸道防护装备的性能仅限于物理检测，检测指标按国家标准 GB13554-92 和 GB6165-85 及其他行业、部门的相关标准执行，这些标准规定过滤效率的检测方法为钠焰法和油雾法。呼吸道防护装备对微生物气溶胶过滤效果是确定产品是否能够有效防护空气传播传染性病原体的重要指标。以黏质沙雷菌气溶胶对滤毒罐、高效滤材、高效过滤器的过滤效果进行测定，结果滤毒罐滤除率为 99.9%～100.0%，高效滤材滤除率 100%，高效过滤器滤除率为 91%～96%。所测试的几种高效过滤防护装备对黏质沙雷菌气溶胶的滤除效果波动在 91%～100%，不同单位研制生产的高效过滤装备防护效果差异较大，但滤毒罐和高效滤材滤除率达到 99.99%和 100.00%。

（六）使用注意事项

1.通风时应控制适宜流量

气流速度较慢时，扩散黏留与重力沉降机制可较好发挥作用；气流速度较快时，惯性碰撞可较好发挥作用。因此，往往是中速滤效较差。对于 1 μm 以下的小颗粒，最好使用低速过滤（6～15 cm/s）；对于大颗粒，则使用高速过滤（60 cm/s 以上）效果较好。

2.要考虑过滤性能是否符合要求

增加滤材的厚度可增加一定的阻留率，但有一极限，当适于本类滤材阻留的颗粒大部滤除，滤材再厚，滤效亦不会有明显增加。

3.滤材的装填密度应适当

纤维装填过于紧密，虽可增加滤效，但气流阻力增大，容尘量降低，反而不利。

4.避免潮湿

滤器用前不宜用压力蒸汽灭菌，否则可使滤材中间形成“甬道”，降低滤效。潮湿不仅增加阻力，有时亦可凝并纤维，使微生物易于穿透。

5.远离污染环境和灰尘

空气中微生物颗粒愈多，愈难清除彻底。此外，颗粒大小不同，滤除机制也不同，因此粒谱愈广，清除愈难。

（张成程）

参考文献

[1] 潘红丽，胡培磊，巩选芹，等.临床常见病护理评估与实践[M].哈尔滨：黑龙江科学技术出版社，2022.
[2] 石焕玲，时贞兰，鲍丽秀.现代消化内镜护理技术[M].昆明：云南科技出版社，2020.
[3] 宋鑫，孙利锋，王倩，等.常见疾病护理技术与护理规范[M].哈尔滨：黑龙江科学技术出版社，2021.
[4] 万霞.现代专科护理及护理实践[M].开封：河南大学出版社，2020.
[5] 高淑平.专科护理技术操作规范[M].北京：中国纺织出版社，2021.
[6] 王美芝，孙永叶，隋青梅.内科护理[M].济南：山东人民出版社，2021.
[7] 张红芹，石礼梅，解辉，等.临床护理技能与护理研究[M].哈尔滨：黑龙江科学技术出版社，2022.
[8] 李秋华.实用专科护理常规[M].哈尔滨：黑龙江科学技术出版社，2020.
[9] 吴春格.临床护理研究指导[M].北京：科学技术文献出版社，2020.
[10] 王林霞.临床常见病的防治与护理[M].北京：中国纺织出版社，2020.
[11] 李淑杏.基础护理技术与各科护理实践[M].开封：河南大学出版社，2021.
[12] 刘玉春，牛晓琳，何兴莉.临床护理技术及管理[M].北京：华龄出版社，2020.
[13] 刘杰.临床护理实践[M].汕头：汕头大学出版社，2022.
[14] 张晓艳.临床护理技术与实践[M].成都：四川科学技术出版社，2022.
[15] 王艳.常见病护理实践与操作常规[M].长春：吉林科学技术出版社，2020.
[16] 刘爱杰，张芙蓉，景莉，等.实用常见疾病护理[M].青岛：中国海洋大学出版社，2021.
[17] 李娜.内科护理技术规范[M].长春：吉林科学技术出版社，2020.
[18] 郑鑫，郭伟，王彩霞，等.临床护理思维与实践[M].北京/西安：世界图书出版公司，2022.
[19] 杨青，王国蓉.护理临床推理与决策[M].成都：电子科学技术大学出版社，2022.
[20] 张翠华，张婷，王静，等.现代常见疾病护理精要[M].青岛：中国海洋大学出版社，2021.
[21] 张占堆.外科护理[M].南昌：江西科学技术出版社，2020.
[22] 任潇勤.临床实用护理技术与常见病护理[M].昆明：云南科技出版社，2020.
[23] 吴雯婷.实用临床护理技术与护理管理[M].北京：中国纺织出版社，2021.
[24] 程东阳，郝庆娟.外科护理[M].上海：同济大学出版社，2021.
[25] 王虹.实用临床护理指南[M].天津：天津科学技术出版社，2020.

[26] 孙善碧，刘波，吴玉清.精编临床护理[M].北京/西安：世界图书出版公司，2022.
[27] 张玉荣.新编实用常见病护理常规[M].汕头：汕头大学出版社，2020.
[28] 张苹蓉，卢东英.护理基本技能[M].西安：陕西科学技术出版社，2020.
[29] 王婷婷.临床护理实践精要[M].北京：科学技术文献出版社，2020.
[30] 姜鑫.现代临床常见疾病诊疗与护理[M].北京：中国纺织出版社，2021.
[31] 孙丽博.现代临床护理精要[M].北京：中国纺织出版社，2020.
[32] 刘永华，姜琳琳，谈菊萍.基础护理技术[M].武汉：华中科技大学出版社，2020.
[33] 肖芳，程汝梅，黄海霞，等.护理学理论与护理技能[M].哈尔滨：黑龙江科学技术出版社，2022.
[34] 刘涛.临床常见病护理基础实践[M].哈尔滨：黑龙江科学技术出版社，2020.
[35] 杨庆菊.现代临床护理思维[M].北京：科学技术文献出版社，2020.
[36] 赖冬枚，何颜英.系统化护理干预对甲状腺癌患者心理状态及术后疼痛的影响[J].黑龙江医药，2021，34(1)：238-240.
[37] 刘婷婷，雷梦杰，刘雅倩，等.青春期原发性痛经的自我护理研究进展[J].护理研究，2019，33(1)：83-86.
[38] 赵丹丹.心理干预结合饮食护理在妊娠剧吐治疗中的临床作用分析[J].中国医药指南，2019，17(6)：211.
[39] 王丽华，张晶，李春，等.舒适护理对消化内镜检查患者心理生理评分及成功率的影响[J].实用医院临床杂志，2019，16(2)：228-230.
[40] 蒲连静，边秀艳.实施一体化护理管理对供应室医疗器械护理风险管理的实践与思考[J].中国医院，2020，24(4)：69-71.